2023
药品监管前沿研究

中国药品监督管理研究会
上海市食品药品安全研究会　组织编写

主　编　张　伟　执行主编　唐民皓

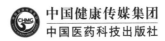
中国健康传媒集团
中国医药科技出版社

图书在版编目（CIP）数据

2023 药品监管前沿研究 / 中国药品监督管理研究会，上海市食品药品安全研究会组织编写；张伟主编 . — 北京：中国医药科技出版社，2024.5

ISBN 978-7-5214-4623-4

Ⅰ .①2… Ⅱ .①中… ②上… ③张… Ⅲ .①药品管理—监管制度—研究—中国—2023 Ⅳ .① R954

中国国家版本馆 CIP 数据核字（2024）第 097973 号

策划编辑　于海平　　**责任编辑**　吴思思
美术编辑　陈君杞　　**版式设计**　也　　在

出版　**中国健康传媒集团** | 中国医药科技出版社
地址　北京市海淀区文慧园北路甲 22 号
邮编　100082
电话　发行：010-62227427　邮购：010-62236938
网址　www.cmstp.com
规格　710×1000 mm $\frac{1}{16}$
印张　31 $\frac{1}{2}$
字数　514 千字
版次　2024 年 5 月第 1 版
印次　2024 年 5 月第 1 次印刷
印刷　北京盛通印刷股份有限公司
经销　全国各地新华书店
书号　ISBN 978-7-5214-4623-4
定价　**150.00 元**

获取新书信息、投稿、
为图书纠错，请扫码
联系我们。

编 委 会

仰望星空　脚踏实地

《2023 药品监管前沿研究》主编的话

　　时序更替，岁物丰成，《2023 药品监管前沿研究》年度汇集终于面世。这是中国药品监督管理研究会和上海市食品药品安全研究会的专家学者一年来精诚合作、辛勤耕耘的收获，也是作为监管决策专家智库奉献给药品监管者、医药业界和社会公众的一份精神食粮。

　　2023 年对于药品监管事业也是非常重要的一年。党的二十大提出了中国式现代化的战略目标，我国要实现从制药大国向制药强国的跨越，作为政府监管智库应当如何顺应国家宏观发展的大战略、大目标，如何为医药产业创新发展和监管深化改革贡献我们的智慧和力量，如何真正体现出一个独立的监管智库所应当具有的社会价值，这是我们不可回避并需要积极面对的问题。

　　近日，中央经济工作会议提出，"坚持高质量发展和高水平安全良性互动"，为医药领域的发展和安全提出了新的要求。首先，药品"高质量发展"是我国实现"制药强国"目标的基本要求。"高质量发展"应当既是"高速"的，又是"优质"的，两者缺一不可。药品监管高度关注药品的安全性和有效性，本身就是"高质量发展"的应有之义。其次，药品"高水平安全"是我国实现"制药强国"目标的基本保证。"高水平安全"既应当具备对药品风险管控的实操"能力"，还应当保持对管控措施的"适度"，两者相辅相成。近年来国家强调药品安全"基于风险"的管理原则，就是要根据风险程度来科学配置监管资源。"高水平安全"所要求的药品风险管理能力之"高"，应当在于风险管理有能力并可以最适度地把控这种能力。近年来，国家药品监管部门全力推进我国药品监管科学行动计划，力求研发出更多药械妆创新产品评价的新工具、新标准和新方法，加速提升药品监管的科学化水平，其目的就是要通过监管科学建设，对药品风险进行更加科学、更为适度地管控。综上可见，医药产业的"高质量发展和高水平安全的良性互动"，为我国要实现从制药大国向制药强国的跨越指明了实现路径。

监管型智库是政府的"外脑"，是政府监管决策的参谋和助手，也是国家治理软实力的重要组成部分。在当前我国医药产业高质量发展的大背景下，监管智库应当走在监管的前沿，关注监管的走向，跟进监管的热点，助力监管政策的优化，做监管决策的探路者。因此，监管智库既要有"仰望星空"的情怀和追求，又要有"脚踏实地"的探索和坚守。切不能脱离国情和监管现状开展研究，也不可好高骛远，热衷于清谈虚浮。

两年前《2022 药品监管前沿研究》出版，初衷是助力政府科学监管，促进产业健康发展，做改革创新前沿的探索者。在"高质量发展和高水平安全良性互动"新要求的引领下，《2023 药品监管前沿研究》再次启动，分为药品监管、医疗器械监管、化妆品监管、执法实践和产业前沿五个部分，收录了未发表的涉及药品监管政策的研究性论文共 35 篇，其中主要来源于中国药品监督管理研究会和上海市食品药品安全研究会组织开展的课题研究成果，也有部分是编辑组定向约稿和征集的研究报告。希望可以为政府决策和政策制定提供智力支持，帮助制药产业和医药行业更好地了解当下创新发展进程中出现问题的背景和本质，寻求解决问题的有效路径。

主　　编　张　伟

执行主编　唐民皓

于 2023 年岁末

目 录

药品监管

医疗器械监管

化妆品监管

执法实践

产业前沿

药品监管

药品上市许可持有人制度下药品分段生产监管政策研究

邵蓉[1,2]，谢金平[1,2]，王文睿[1,2]，韩悦[1,2]，王艺霏[1,2]

1. 中国药科大学药品监管科学研究院；
2. 国家药品监督管理局药品监管创新与评价重点实验室

摘要： 药品上市许可持有人制度下，持有人可以选择自行生产，可以委托生产，也可以多场地生产，市场资源进一步被盘活。目前我国法律层面并未禁止分段生产，但现阶段实践中尚无分段生产的注册申报路径和指导原则，企业无法按照分段生产的方式提交药品注册申请。分段生产对于促进产业分工合作、优化市场资源配置有重要作用。无论在欧盟、美国等发达国家或地区，印度、巴西等发展中国家，均允许并实施药品分段生产。现阶段我国实施药品分段生产宏观环境日益改善，技术层面可行，但在管理和实践层面仍然面临风险和挑战。建议应当明确分段生产的定义，制定实施分段生产的短、中、长期路径，同时从注册审评角度，明确分段生产技术要求；从上市后监管角度，明确监管职责、统一监管标准、加强监管信息化建设；从持有人层面，应当加强质量保证体系的建设，落实对多场地的管理，定期开展联合质量管理会议，确保质量信息传递的有效性、质量风险评估的全面性、关联性；从受托企业角度，应当通过药品生产质量管理规范（GMP）符合性检查并严格遵守委托协议，保证药品质量安全。

关键词： 药品上市许可持有人制度；委托生产；分段生产

长期以来，我国由药品生产企业持有、自行生产品种。当其产能不足的情况下，可以委托其他药品生产企业（不包括部分工序的委托加工行为）。在我国市场经济秩序尚未建立、企业以仿制为主的情况下，以药品生产企业自行生产为主的监管模式具有一定的合理性、稳定性。伴随着 2019 年《药品管理法》全面实施药品上市许可持有人（marketing authorization holder，MAH）制度，MAH 可以选择自行生产，可以委托生产，也可以多场地生产。MAH 制度下，市场资源进一步被盘活。与此同时，伴随着生物医药产业的快速发展，经济全球化、国际分工的不断推进，越来越多企业希望转变传统的供应链运营模式，寻求分工合作，以进一步优化市场资源配置，节约运营成本，并加快药品上市。

在欧盟、美国等发达国家或地区，印度、巴西等发展中国家，均允许并实施药品分段生产，申请人可在药品初次上市申请时或在上市后变更阶段提出药品分段生产申请。在我国现阶段法律层面虽未禁止分段生产，但实践中尚无分段生产的注册申报路径和指导原则，企业无法按照分段生产的方式提交药品注册申请。基于各类原因，行业内对药品分段生产均提出了较高的诉求。因此，本章在对我国药品分段生产探索及需求分析的基础上，结合域外国家法规与探索，重点分析我国实施分段生产面临的政策、法规、经济及社会环境，并提出实施分段生产的路径及政策建议。

一、我国药品分段生产的探索及需求情况

（一）法规背景

药品分段生产和药品委托生产之间存在密切的关联，分段生产本质上是药品委托生产的一种形式。

在 MAH 制度实施前，我国药品委托生产的范围、审批权限都经历了较多变化。2014 年《药品委托生产监督管理规定》中明确，药品委托生产是指"药品生产企业在因技术改造暂不具备生产条件和能力或产能不足暂不能保障市场供应的情况下，将其持有药品批准文号的药品委托其他药品生产企业全部生产的行为，不包括部分工序的委托加工行为"[1]。

在 MAH 制度实施后，药品委托生产在一定程度上被放开，不再限制在产能不足的情况下开展，多场地委托生产也被允许。此时法律层面并未禁止部分工序的委托加工行为。2022 年《中华人民共和国药品管理法实施条例（修订草案征求意见稿）》第六十九条提出"分段生产管理"，并规定"对于生产工艺、设施设备有特殊要求的创新药，或者临床急需等药品，经国务院药品监督

管理部门批准，可以分段生产"，即首次从条例层面提出分段生产内容[2]。

（二）我国药品分段生产的探索情况

1. MAH 制度实施前

MAH 制度实施前，实践中存在"类似分段生产"的探索。

（1）中药前提取。自 2002 年来，原国家药品监督管理局发布《关于加强中药前处理和提取监督管理工作的通知》，明确药品生产企业可以异地设立前处理和提取车间，也可与集团内部具有控股关系的药品生产企业共用前处理和提取车间。实践中以扬子江集团有限公司为例，扬子江药业集团的江苏龙凤堂中药有限公司与扬子江江苏制药股份有限公司拥有中药前处理及提取车间，其中龙凤堂公司车间位于泰州市高港区永安洲镇龙凤堂西路 9 号，江苏制药车间位于泰州市高港区通江东路 128 号。

（2）胰岛素类产品。基于胰岛素的特殊性，管理上逐步从按化学药品注册向按生物制品注册转变。在 2017 年 12 月（原料药实施注册制度期间）以前，存在给生物制品的胰岛素发放原料药批准文号的情况，以前获得批准文号的胰岛素原料药都已在原辅包平台上完成了备案号的转化。因此，即使是持有生物制品批准文号的胰岛素制剂，也存在原液和制剂分段生产的情况（表 1）。

表 1　胰岛素跨境分段生产示例

药品批准文号/原料药登记号	品种名称	企业名称	产品类别	产品来源
Y20209990013	门冬胰岛素	Novo Nordisk A/S：Novo Nordisk A/S 诺和诺德（中国）制药有限公司	原料药	进口
国药准字 S20153001	门冬胰岛素注射液	诺和诺德（中国）制药有限公司	生物制品	国产药品
Y20190021579	甘精胰岛素	Sanofi-Aventis Deutschland GmbH：Sanofi-Aventis Deutschland GmbHFrankfurt Biotechnik，IndustrieparkHoechst；赛诺菲（中国）投资有限公司	原料药	进口
国药准字 S20201001	甘精胰岛素注射液	赛诺菲（中国）制药有限公司	生物制品	国产药品

（3）进口产品及进口分包装。针对进口产品，其在境外生产过程中可以实施分段生产，最终制剂进口到境内。针对进口分包装，我国一直允许进口产品在境外完全最终制剂生产过程后在境内分包装，包括在境内由大包装规格改为小包装规格，或者对已完成内包装的药品进行外包装、放置说明书、粘贴标签等。以某公司左甲状腺素钠片（H20140052）为例，该片剂进口大包装规格为 49 千克 / 桶，之后在国内进行分包装，分包装后规格为 100 片 / 盒。

2. MAH 制度实施后

MAH 制度实施后，实践中基于各类原因，也存在"分段生产"的探索。

（1）新冠疫苗。新冠肺炎疫情下，为保证疫苗供应，我国探索了疫苗原液和制剂的分段生产以扩大产能，譬如北京生物制品研究所有限责任公司的新型冠状病毒灭活疫苗（Vero 细胞），该疫苗除在北京生产外，在长春、成都和上海三地进行分包装。

（2）部分工艺特殊的化学药品。实践中，某 1 类创新药从原料药到制剂生产过程中，需要使用喷雾干燥技术制备固体分散体，以增加原料药的溶解度或者便于后续加工。但由于固体分散体制备过程中大量使用甲醇或者乙醇，并涉及有机溶剂的升温、喷雾、干燥及溶剂回收，整个过程安全风险较高，故需要由具备安全保障能力的企业采用专门的喷雾干燥设备生产。因此增加生产固体分散体的分段步骤，以加快创新药上市，满足公众用药可及性。

（3）部分化学原料药。实践中，国家药监局药品审评中心（center for drug evaluation，CDE）依据相关技术指导原则，在技术审评中可能会要求原料药工艺路线前移。以某企业 A 奥磷布韦片为例，审评中要求其前移奥磷布韦原料药反应路线。由于其中一个起始物料 SH-A 的制备过程会释放氢气，需要在具有特殊资质的防爆车间内建立专门的防爆生产线进行生产，该公司原料药生产基地暂不具备相应安全生产条件。经省级药监部门批准，A 公司将奥磷布韦中间体 SH-A 有关工序生产质量管理体系前移至另一家企业 B。省级药监部门要求 A 企业将 B 企业中间体 SH-A 生产、质量控制等过程纳入其质量管理体系进行全过程管理，并按集中时间段连续生产方式组织中间体 SH-A 生产，有效防范该生产模式下可能存在的风险。

（三）我国药品分段生产的需求情况

根据行业调研显示，现阶段本土制药企业、跨国制药企业针对未上市品种、已上市品种均存在省内、跨省、跨境分段生产的需求。主要表现形式如下：其一，部分品种生产工艺较为特殊。如抗体偶联药物（antibody-drug conjugate，ADC）产品，其由裸抗、连接子与细胞毒性药物三部分组成，生产过程同时涉及化学药品及生物制品生产，生产工艺复杂，多数制药企业不一定同时具备 ADC 药物所有组分的生产能力，并且 ADC 药物中细胞毒素具有较高危险性，需要企业具备相应的设施设备并采取安全防护措施。此类产品往往需要采用专业化的分工生产方式。其二，部分品种因生产工艺的特殊性，对设施设备有特殊需求。如前文提及的部分品种制备固体分散体需要在专门的厂房、采用专用设施设备生产；再如部分品种生产工序需要在专门防爆车间的防爆生产线生产等。此类产品生产涉及专门的车间、生产设施设备，以实现安全生产。再者，部分临床急需的罕见病用药、儿童用药也存在分段生产需求。

二、其他国家或地区有关药品分段生产的法规及实践情况

（一）其他国家或地区有关药品分段生产的法规情况

在欧盟、美国等发达国家或地区，印度、巴西等发展中国家，均允许并实施药品分段生产。美国关于分段生产规定最为详细。日本、印度、巴西并未针对药品分段生产的专门规定。

1. 美国

首先，联邦法规 CFR 规定了生物制品分段生产的记录保存、标签、上市后变更等事宜。在指南方面，美国早在 1992 年就发布了《关于许可生物制品合作生产安排的政策声明》；2008 年，美国食品药品管理局（Food and Drug Administration，FDA）发布更新后的《许可生物制品合作生产安排》（Cooperative Manufacturing Arrangements for Licensed Biologics）指南。指南中明确提出了短缺供应协议（short supply arrangements）、分别生产（divided manufacturing，与我国分段生产存在本质区别）、共享生产（shared manufacturing）以及委托生产（contract manufacturing，实际上是我国提及的分段生产）等合作生产模式，并从持有人或受托方资质要求、上市申请提交

内容、各方责任、标签等多个方面对各类合作生产模式给出相关建议[3]。同时，2016年《药品委托生产质量协议指南》也明确生产包括配料、灌装、分析测试和其他实验室服务、标签、包装、灭菌或终端灭菌等多个操作活动，生产商可执行所有生产活动，也可聘请一个或多个外部方来执行合同下的部分或全部经营和活动[4]。具体而言，分别生产指各持有人均获得特定产品的完整制造许可，共同参与该生物制品的制造；共享生产指各持有人仅获得特定产品的部分制造许可，合作完成产品的制造；委托生产指持有人与受托方签订合同，由受托方完成部分或全部生产过程。其中，分段生产、共享生产模式下由各持有人直接向美国FDA负责；委托生产模式下，受托方向持有人负责，持有人向美国FDA负责（图1）。

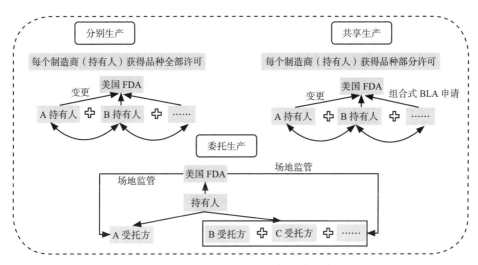

图1　美国生物制品合作生产模式

2.欧盟

欧盟2001/83/EC中规定，从事生产活动均应当获得授权，包括全部制造和部分制造，以及分装、包装或贴签等工序，均应当获得授权。同时，欧盟按照生产工序核发生产许可，其生产范围分为无菌制造、非无菌产品制造、生物医药产品制造、其他产品或制造活动、包装、质量控制测试等，并在各生产范围内对企业给予生产工序的许可，如无菌制造中的批认证、包装中的一级包装、二级包装工序等[5]。欧盟普遍允许并广泛实施药品分段生产。

此外，欧盟、美国、日本、印度及巴西均通过CTD文件提交药品分段生产上市申请，申请人需要在模块三中提交所有参与生产的制造商资料、分段生产工艺流程图等信息。在针对药品分段生产的监管方面，欧盟、美国、日本、印度及巴西对药品分段生产的监管要求与完整工序生产的监管类似，并无特殊性。主要依托本国或本地区既有的监管模式，实行基于风险的检查。对于境外生产场地，若存在国际互认协议（mutual recognition agreement, MRA），监管部门将直接认可对方的检查结果。

（二）其他国家有关药品分段生产的实践情况

目前其他国家普遍实施药品分段生产，从中间体、原液、制剂、包装、放行等各个环节均可以分段。譬如前文提及的 ADC 药物，其由裸抗、连接子以及细胞毒性药物三部分组成，其中生物大分子经细胞发酵获得；连接子与细胞毒性药物经化学合成得到，生产过程涉及不同的生产车间，且对生产商的技术能力要求也不同。欧盟及美国已上市 ADC 药品基本由多家生产商通过分段生产完成产品的制造，裸抗、原液、制剂与包装等生产工序多在不同的生产场地完成（图 2）。

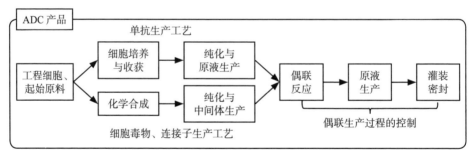

图 2　ADC 类产品生产工艺

以戈沙妥珠单抗（Trodelvy，中文名拓达维）为例，该药物最早于 2020 年 4 月在美国上市，此后 2021 年 11 月以及 2022 年 6 月陆续在欧盟与我国上市。通过查阅美国 FDA 与欧洲药品管理局（European Medicines Agency, EMA）发布的公开信息发现，该药物在美国小分子与连接子、裸抗、原液和制剂在 3 个不同的生产场地完成，其中原液与制剂位于同一生产场地；欧盟并未披露 ADC 药品的小分子与连接子、裸抗和包装的生产场地，但该药物在欧盟原液与制剂位于两个不同的生产场地进行生产（表 2）。

表 2　戈沙妥珠单抗分段生产具体情况

上市国家	小分子+连接子	裸抗	原液	制剂	包装
美国（2020 年 4 月）	Johnson Matthey Pharmaceutical Services	Immunomedics Inc.	BSP Pharmaceuticals S.p.A.	BSP Pharmaceuticals S.p.A.	信息加密
欧盟（2021 年 11 月）	未披露	未披露	BSP Pharmaceuticals S.p.A.	Gilead Sciences Ireland UC	未披露
中国（2022 年 6 月）	仅披露生产商为 BSP Pharmaceuticals S.p.A.（持有人 Gilead Sciences，Inc.）				

三、我国实施药品分段生产面临的情况分析

（一）实施药品分段生产的意义

在当前经济全球化、国际分工不断推进的背景下，通过药品分段生产可进一步促进产业细化分工，优化资源配置，提高专业化生产水平。同时实施药品分段生产有利于鼓励我国药品创新，提高我国制造业的核心竞争力，满足人民用药可及性，对创新药以及罕见病药品、儿科用药、重大疾病用药等临床急需药品，通过药品分段生产可充分利用现有资源，基于供应链灵活安排，加快产品的上市供应速度，早日惠及患者。加之近年来我国医药企业创新活力不断提升，制药企业"出海"势头不断提升，"出海"创新药若能利用国内外现有生产场地实施跨境分段生产，也可助力我国医药产业更好地融入全球产业链。

（二）我国实施药品分段生产面临的环境分析

本章采用环境分析法，从政治要素、经济要素、社会要素以及技术要素 4 个层面对我国实施药品分段生产面临的环境进行分析。现阶段我国实施药品分段生产宏观环境日益改善，技术层面可行，但在管理和实践层面仍然面临风险和挑战。

政策法规方面，目前《中华人民共和国药品管理法》（以下简称《药品管理法》）、《中华人民共和国疫苗管理法》（以下简称《疫苗管理法》）及其他规范性文件中并未禁止分段生产，《中华人民共和国药品管理法实施条例（征求意见稿）》中提及对于生产工艺、设施设备有特殊要求的创新药、临床急需药品等分段生产的相关规定。同时，我国已加入人用药品技术要求国际协调理事会（the International Council for Harmonisation of Technical Requirements for Pharmaceuticals for Human Use，ICH），ICH Q系列指导原则中关于质量源于设计（Quality by Design，QbD）以及风险管理的理念，也要求持有人需对产品与工艺有深刻的理解，对多场地变更、偏差等事项进行有效的管理。整体而言，目前相关法规、指导原则对实践中探索分段生产创造了适宜的法规环境。

宏观经济环境方面，分段生产有利于国内外制药企业充分利用国际资源，参与国际分工，优化产业资源配置，利于产业发展，也利于建立全球供应链。国家药监局于2021年9月提交药品检查合作计划（Pharmaceutical Inspection Convention and Pharmaceutical Inspection Co-operation Scheme，PIC/S）预加入申请，获得国际的认可，并已于2023年9月向PIC/S提交了正式申请。目前，欧盟、美国、日本及印度、巴西等国家或地区都接受药品分段委托生产，并且已有充分的实践经验。整体而言，目前分段生产已在其他国家实施，实施分段生产有利于我国与国际接轨，推动我国参与经济全球化。

技术方面，化学药品制剂部分工序的分段在实践中已开展了相应的探索，技术层面并无壁垒。生物制品原液与制剂是两个明确的、可分割的生产环节，合格放行的抗体及重组蛋白药物的原液，可以在适当条件下长期存放，同时跨国、跨省运输均已实现长期冷链运输。持有人亦可通过药品生产、运输全链条质量保证体系，通过在线监控、在线检查等手段对产品进行实时监控。因此，在确保中间产品稳定性、质量可控的情况下，从技术层面实施药品分段生产是可行的[6]。

社会实践方面，目前我国对药品分段生产进行了一些探索，为实施药品分段生产奠定了一定的实施基础。但现阶段，我国在持有人质量管理能力、与多个受托企业之间的质量沟通能力，跨省监管资源和经验方面仍然面临很大挑战。如何提升持有人的质量保证能力、质量管理意识、加强对受托方的管理能力，如何协同各地药品监管部门的监管是目前实施分段生产面临的较大挑战。

四、我国实施药品分段生产的路径探索及政策建议

（一）我国分段生产的界定

结合对现有法律法规及规范性文件中分段生产概念的分析和现实中药品分段生产的探索和监管情况的梳理，课题组认为分段生产也即分段委托生产，并提出药品分段委托生产的界定。药品分段委托生产是指在药品生产过程中，药品上市许可持有人委托不同药品生产企业分工序生产药品的行为，包括化药原料药合成步骤的分段，制剂生产步骤的分段，生物制品原液、制剂的分段等。药品上市许可持有人应当建立覆盖药品生产全过程和全部生产场地的统一的质量保证体系，确保药品生产过程持续符合药品生产质量管理规范和注册管理要求。

（二）我国分段生产实施路径设计

根据我国国情、其他国家经验、现有法律法规以及调研情况，课题组提出了分段生产实践的短期路径、中期路径、长期路径。

短期路径是以特殊情形特殊处理的方式试点实施分段生产。主要涉及《中华人民共和国药品管理法实施条例（修订草案征求意见稿）》的第六十九条中规定：①生产工艺、设施设备有特殊要求的创新药；②临床急需或者突发公共卫生事件应对急需的药品。同时，基于临床试验用药品的受众有限等特征，可优先对临床试验用药品分段生产进行探索。

中期路径可针对《中华人民共和国药品管理法实施条例（修订草案征求意见稿）》第六十九条提及的"国务院药品监督管理部门规定的其他情形"进一步细化。建议可以遴选部分药品生产企业、部分品种开展先行试点。从制药企业角度选择持有人和受托企业为同一集团公司；多个受托分段生产企业为同一集团公司；亦或是持有人和受托企业具有长期具备分段生产经验的药品生产企业开展，同时应当重点审查持有人的质量管理能力、多场地管理能力；从品种角度选择工艺成熟、稳定、可分割的品种。

从长期路径来看，我国在分段生产的监管思路上应当逐步与国际接轨，发挥持有人的主体责任，基于市场实施分段生产，保障公众用药安全。

（三）我国实施分段生产的政策建议

从药品注册审评角度，应当明确分段生产技术要求。首先，产品工艺应当清晰、稳定、可控，可以分为两个或者多个明确、可分割的生产工序，每个环节生产工艺路线清晰、关键质量参数明确。其次，应当明确中间产品的质量标准、储存期限、包装形式、贮存条件等质量要求，同时明确转运条件、运输设备要求、放行及接收要求，对于冷链产品确保符合冷链管理要求，由此保证中间产品质量可控[7]。再者，应当明确中间产品、成品包装、标签的标识内容及管理要求。

从药品上市后监管角度，应当进一步明确监管职责、统一监管标准、加强监管信息化建设，同时推进药品监管国际互认进程，为分段生产的实施提供监管支持。其中，涉及跨省分段委托生产的，由持有人所在地省局负责持有人的监管，对跨省委托生产中质量责任落实情况开展联合检查或者延伸检查。受托企业所在地省局也应当落实属地监管责任，配合持有人所在地省局开展联合检查。双方省局应当加强监督检查信息互相通报，及时将监督检查信息更新到药品安全信用档案中，可以根据通报情况和药品安全信用档案中监管信息更新情况开展相应的调查[8]。涉及跨国分段委托生产的，持有人或者受托方省局均应当落实监管职责，根据发现的药品安全风险信号商国家药监局审核查验中心，开展境外检查工作。

从持有人层面，应当加强质量保证体系的建设，不断提升对产品、工艺理解，保障药品质量与安全。分段委托生产前，持有人应当评估分段生产的必要性、可行性，同时评估受托企业是否有能力承担需要委托的生产活动并选择适合的受托企业；分段委托生产时，持有人应当与不同阶段受托方（多方）签订同一质量协议，设立职责清晰的管理部门并配备与药品牛产经营规模相适应的管理人员，对受托生产企业的质量管理体系进行定期审核，确保体系衔接、运行稳定；分段委托生产过程中，持有人应当负责分段生产涉及的质量监管、对受托方进行质量审计、对中间产品进行审核并发运放行，对成品进行审核并上市放行，负责变更、偏差管理、药品年度报告等事宜处理和审核批准，同时定期组织召开联合质量管理会议，确保质量信息传递的有效性、质量风险评估的全面性、关联性[9]。

从受托企业角度，应当通过 GMP 符合性检查，严格执行质量协议，按照国家药品标准和经药品监督管理部门核准的注册标准和生产工艺进行生产，并接受药品监管部门的监督检查。受托方应当参与药品上市许可持有人组织的联合质量管理会议，配合药品上市许可持有人及监管部门的审计和检查，并按照要求采取纠正和预防措施，确保持续符合《药品生产质量管理规范》的要求。

（四）我国实施分段生产的技术支撑

在药品注册审评阶段明确分段生产技术要求对于把控分段生产风险至关重要。建议国家药品监督管理部门应当尽快制定《药品分段委托生产技术指导原则》，其中针对药品分段委托生产的情形、药品分段生产的技术要求、药品上市许可持有人和受托方的责任等内容作出相应规定。同时，持有人也应当主导制定《药品分段委托生产质量管理规程》，明确持有人及多个受托方的职责，联合质量管理会议，具体质量事项的责任划分等。

参考文献

［1］国家食品药品监督管理总局. 关于发布药品委托生产监督管理规定的公告［EB/OL］.［2023-10-03］. https://www.nmpa.gov.cn/zhuanti/ypqxgg/ggzhcfg/20140814110901454.html.

［2］国家食品药品监督管理总局. 关于公开征求《中华人民共和国药品管理法实施条例（修订草案征求意见稿）》意见［EB/OL］.［2023-10-03］. https://www.nmpa.gov.cn/xxgk/zhqyj/zhqyjyp/20220509222233134.html.

［3］Food and Drug Administration. Cooperative Manufacturing Arrangements for Licensed Biologics［EB/OL］.（2008-11）［2023-10-03］. https://www.fda.gov/regulatory-information/search-fda-guidance-documents/cooperative-manufacturing-arrangements-licensed-biologics.

［4］Food and Drug Administration. Contract Manufacturing Arrangements for Drugs：Quality Agreements Guidance for Industry［EB/OL］.（2016-11）［2023-10-03］. https://www.fda.gov/regulatory-information/search-fda-guidance-documents/contract-manufacturing-arrangements-drugs-quality-agreements-guidance-industry.

［5］Exponential Moving Average. the Community code relating to medicinal products

for human use［EB/OL］.（2001-11-06）［2023-10-03］. https://www.ema.
europa.eu/en/general-regulatory-procedural-guidance.

［6］黄炳生，吴生齐，张征，等. 广东省药品批发企业委托储运药品的质量风险
及对策研究［J］. 今日药学，2021，31（8）：635-640.

［7］徐晓宏，孙利民，韩云川，等. 药品生产过程中中间产品/待包装产品存
放时限的技术要求及审评考虑［J］. 中国药事，2022，36（12）：1343-1349.
DOI：10.16153/j.1002-7777.2022.12.002.

［8］丁静，王广平. MAH 制度实施中跨省监管协调机制探索［J］. 中国新药杂志，
2019，28（12）：1423-1427.

［9］国家药监局. 关于发布《药品上市许可持有人落实药品质量安全主体责任监
督管理规定》的公告［EB/OL］.（2022-12-29）［2023-10-03］. https://www.
nmpa.gov.cn/xxgk/ggtg/ypggtg/ypqtggtg/20221229195805180.html.

国内外药品技术指导原则体系对比研究

薛斌[1]，王芸[2]，王彤焱[3]，崔建鑫[4]，杨东[4]，于斌[2]，刘熠[3]
1. 中国药品监督管理研究会；
2. 中国外商投资企业协会药品研制和开发行业委员会（RDPAC）；
3. 美国药物信息协会（DIA）；4. 徕博科

摘要： 药品技术指导原则是指与药品有关的各种技术规范、指导原则、技术指南和要求等。虽然技术指导原则不具有行政强制性，但其为药监机构与申请人之间沟通的共同基础，是规范权力运行的重要保障，在药品研发和注册过程中发挥着重要作用。研究通过对中国、美国、欧盟药品技术指导原则体系进行对比研究，全面评估了国内外技术指导原则存在的差异，进行了原因分析，并充分结合行业需求，提出了指导原则制修订建议和培训建议，为进一步完善我国药品技术指导原则体系提供了良好思路。

关键词： 药品；技术指导原则；体系；建议

在我国药品法规体系中，包括相关法律、法规、部门规章、公告文件（规范性文件）以及技术指导原则。药品技术指导原则是指与药品有关的各种技术规范、指导原则、技术指南和要求等。虽然技术指导原则不具有行政强制性，但其为药监机构与申请人之间沟通的共同基础，是规范权力运行的重要保障，在药品研发和注册过程中发挥着重要作用[1]。国家药监局药品审评中心（以下简称药审中心）作为国家药品监督管理局药品注册技术审评机构，主要负责对药品注册申请进行技术审评。基于该职能，药审中心参与制定和发布药品技术指导原则。

近年来，随着医药产业迅猛发展，新技术、新靶点、新机制、新成果不断涌现，药品注册申报数量持续增加，大批创新型高科技药物进入注册审批程序，为满足药品更新换代速度和医药行业发展需求，药品技术指导原则在具有规范性、指导性和应用效果的同时还必须具有前瞻性。为满足药物研发需求和鼓励创新为目标，药审中心加大指导原则的起草制定力度，持续推进审评体系和审评能力现代化建设，致力于构建科学权威公开的审评标准体系，解决影响和制约药品创新、质量、效率的突出问题。《2021 年度药品审评报告》显示，2021 年经国家药监局审查同意发布了 87 个指导原则。开展药品审评标准体系建设以来，已累计发布了 361 个指导原则，覆盖中药、化学药、生物制品等领域，包含古代经典名方、细胞和基因治疗等研发热点难点问题。指导原则的制定与发布进一步完善了药品审评体系，为科学公正的审评决策提供了有力的技术支撑。同时，鼓励科研机构、申请人和行业协会更多地参与药品指导原则编制工作，使药品指导原则体系构建工作形成良性循环，进而更好地推动我国药品指导原则体系更加完善。

为加强药品审评体系和审评能力建设，推动我国医药产业创新发展，持续加强我国药品技术指导原则体系与国际接轨。持续推进我国审评体系及审评能力现代化建设，为医药产业创新发展，满足行业需求，为药品审评提供科学有力的技术支撑。在药审中心的指导下，中国药品监督管理研究会、药品监管研究国际交流专业委员会组织开展了《国内外药品技术指导原则对比研究》课题研究。课题组由来自 RDPAC 的药学团队、DIA 的临床团队和徕博科的非临床药理毒理及临床药理团队，分别对相关专业进行对比研究，分析中外技术指导原则存在的差异和原因，借鉴国际先进经验，对如何构建和完善我国的技术指导原则体系提出相关建议和参考。

一、国内外药品法规及技术指导原则现状

中国药品监管的相关法律法规体系基本可以分为 5 个层级，即法律、法规、部门规章、规范性文件和指导原则（指南）。法律层面以 2019 年 8 月 26 日经第十三届全国人民代表大会常务委员会第十二次会议第二次修订的《中华人民共和国药品管理法》为代表，其中规定了国务院药品监督管理部门主管全国药品监督管理工作。在 2020 年 1 月 15 日经国家市场监督管理总局审议通过并于 2020 年 7 月 1 日起施行的《药品注册管理办法》是部门规章的代表，其中规定国家药监局主管全国药品注册管理工作，负责建立药品注册管理工作体系和制度，制定药品注册管理规范，依法组织药品注册审评审批以

及相关的监督管理工作。药品监督管理部门设置或者指定的药品专业技术机构，承担依法实施药品监督管理所需的审评、检验、核查、监测与评价等工作。药审中心负责药物临床试验申请、药品上市许可申请、补充申请和境外生产药品再注册申请等的审评。根据《国家药监局综合司关于印发药品技术指导原则发布程序的通知》（药监综药管〔2020〕9号）要求，药审中心主要负责对药品注册申请进行技术审评，参与制定和发布药品技术指导原则。

需要特别说明的是，药品技术指导原则有其自身的特点，具体来说：首先，药品技术指导原则是在药品注册管理法规的框架下，遵循药品研发和技术审评的规律撰写的指导性原则，并非硬性规定；其次，随着我国药品研发和评价的发展和变化，药品技术指导原则也会不断地进行修改和完善；再次，药品研发与评价是一个复杂、科学的系统工程，药品研发者与评价者在遵循一般规律和原则的同时，应具体问题具体分析，不应被普遍性要求阻碍创新。为此，足够的行业宣传和培训，及适时地进行更新或修订，会使药品技术指导原则的使用更为准确，也会更好地促进药物的研发。

美国药品监管的相关法律法规体系基本可以分成3个层级[2]：法律（laws）、法规（regulations）和指南（guidance）。以美国《联邦食品、药品和化妆品管理法》（*Federal Food, Drug, and Cosmetic Act, FD&C Act*）为代表的联邦法律由国会起草通过，由总统签署颁发，是美国 FDA 监管依据体系中最为重要的一部分。法规指的是《联邦法规汇编》（*Code of Federal Regulation*, CFR），药品主要规定在 CFR 中第21大类（*Title 21 of the Code of Federal Regulations*, 21 CFR）中。因联邦法规的修订需经过较复杂的法律程序，为了保证法规的条款相对稳定而不必随着科技的进步而频繁修改，联邦法规的条款中不列入过细的操作要求和技术内容。美国 FDA 被授权制订用来解释规范和监管问题及相关的技术性要求和基本原理的指南，作为其法规配套文件和具体执行标准。指南对企业和美国 FDA 无法定的约束作用，只要符合相关法律和法规，美国 FDA 允许企业采用其他的方法和手段；但如果企业采用的方法与指南中的不同，美国 FDA 会与他们对所采用方法是否符合相关的法令及法规进行讨论。

欧盟的药品监管框架主要由2个层面组成：第一层面为法律法规，包括法令、法规等。这些法令法规大部分由欧洲议会和欧盟理事会颁布实施，少部分由欧盟委员会颁布实施。第二层面为系列指南。第2001/83EC号法令对于指南的地位进行了明确说明，规定申请人在申请药品许可时，需参照欧盟人用药品委员会（CHMP）及 EMA 其他委员会发布的与药品质量、安全、疗效相关的指南[3]。与人用药品有关的指南均汇编于《第 2 卷：给申请人的药品法律通知和人用药品监管指南》《第 3 卷：人用药品科学指南》《第 4 卷：人用药品和兽药良好生产实践指南》《第 8 卷：最大限度残留》《第 9 卷：人用药品和兽药药物警戒指南》及《第 10 卷：临床试验指南》[4]。除法规和指南外，EMA 也颁布并实施了很多技术性指导文件和注释作为监管的补充，同时也为行业提供了更多参考。

二、国内外药品技术指导原则对比研究

（一）发布数量的对比

课题组在 CDE 的指导下对美国 FDA、EMA 及我国的技术指导原则进行了检索，截至 2022 年 1 月，美国 FDA 共发布了技术类指南 2335 个，其中共性指南 386 个。共性指南中，主要涉及药学专业 188 个、非临床药理毒理专业 29 个、临床药理专业 14 个、临床专业 140 个，此外还包括多学科指南 15 个。EMA 共发布了技术类指南 322 个，其中共性指南 251 个。共性指南中，主要涉及药学专业 59 个、非临床药理毒理专业 23 个、临床药理专业 13 个、临床专业 125 个，此外还包括多学科指南 31 个。我国国家药监局（NMPA）共发布了技术类指南 325 个，其中共性指南 285 个，包括药学专业 73 个、非临床药理毒理专业 36 个、临床药理专业 15 个、临床专业 132 个，此外还包括多学科指南 29 个（表 1）。

表 1　美国 FDA、EMA 及我国指南发布数量的对比情况

	药学	非临床药理毒理	临床药理	临床	多学科
NMPA	73	36	15	132	29
美国 FDA	188	29	14	140	15
EMA	59	23	13	125	31

由于各国对专业分类的不同，且部分共性指南存在跨学科的情况，课题

组在分工的时候，对上述分类进行了微调，以便于内容的对比工作，具体分工如下：RDPAC 负责对美国 FDA 的 187 个、EMA 的 76 个以及我国的 75 个药学指南进行对比分析。徕博科负责对美国 FDA 的 62 个、EMA 的 30 个和我国的 35 个非临床药理毒理指南进行对比分析；同时还对美国 FDA 的 39 个、EMA 的 24 个和我国的 27 个临床药理专业的指南进行对比分析。DIA 负责临床部分，包括美国 FDA 临床专业 134 个、EMA 临床专业 153 个以及我国的临床专业 119 个指南（表 2）。

表 2　不同专业组对美国 FDA、EMA 及我国指南对比工作分工

	药学组	非临床药理毒理组	临床药理组	临床组
NMPA	75	35	27	119
美国FDA	187	62	39	134
EMA	76	30	24	153

（二）专业领域的对比

1. 药学部分

课题组对我国已有的药学技术指导原则，美国 FDA 和 EMA 官网上公布的药学部分指南进行梳理。各国的药学指南分类并不统一，目前我国药学指南尚未分类，而且由于我国药学指南通常参考了多个美国 FDA、EMA 及其他国家的指南，存在同一个药学指南涵盖不同细化的专业领域的情况，无法简单的对数量进行一一对比。

EMA 在网站上，按照 CTD 资料的顺序，对其指南进行了分类（存在重复的情况），非常方便监管及申办方查询，故课题组参考 EMA 的分类方法，结合当前我国研发实践的需要，按照主题词对我国药学指南进行分类，以方便行业查找和学习，具体的主题词见表 3。

表 3　药学指南主题词列表

化学药品	1-active substance：原料药
	2-impurities：杂质
	3-pharmaceutical development：工艺开发

续表

化学药品	4-manufacturing：生产
	5-specification：质量控制
	6-finished product：制剂
	7-packaging：包装
	8-excipient：辅料
	9-stability：稳定性
	10-post-approval change：上市后变更
	11-specific types of products：特殊类型产品
生物制品	1-raw material/excipient：起始物料 / 辅料
	2-active substance：原液
	3-pharmaceutical development：工艺开发
	4-manufacturing：生产
	5-specification：质量控制
	6-finished product：制剂
	7-stability：稳定性
	8-post-approval change：上市后变更
	9-specific types of products：特殊类型产品

　　课题组对美国 FDA 的 187 个指南、EMA 的 76 个指南以及我国的 75 个药学指南，按照化学药品、生物制品的原料药 / 原液、杂质、辅料包材、工艺开发及质量管控等 20 个主题词分类进行比对。由于我国药学部分的一个指南中常常参考或引用了其他多个国家或多个指导原则，对比结果显示这些指南的内容有较多的重叠，不能单纯从数量上进行比对，此外，各国管理模式及分工不同，很难简单地通过对比指南的数量以及主题词来判断我国由 CDE 颁布的药学部分指南是否存在差异，更适合以行业具体实操中遇到的问题为导向，通过增补指导原则或强化宣贯来解决问题。

　　2. 非临床药理毒理部分

　　课题组对国家药监局、美国 FDA 和 EMA 官网上公布的药理毒理部分指南进行梳理，共对 35 个国家药监局指导原则、62 个美国 FDA 指导原则和 30 个 EMA 指导原则按学科相关主题词进行分类比对；并对欧美有我国是否有进行分类。最后分别按照一般药理、单次重复给药毒性、刺激性等共计 14 个主题词进行分类及对比分析，具体分类请见表 4。

通过分析，课题组发现，由于美国 FDA 的指南相对拆开细分，显得数量较多；而我国的指南相对综合，有些内容在某些指南里有所提及，但未出台专门的指南，所以不能简单按"国外有我国没有的指南"的方式进行区分。尽管我国非临床药理毒理指南数量上显得少于美国 FDA 的，但我国指南实际内容已与欧美的基本一致，有利于药品全球同步研发和注册。

表 4　非临床药理毒理主题词列表

1	致癌性研究试验方案
2	药物慢性啮齿类动物致癌性研究
3	特别的方案评估
4	联合用药的非临床评价
5	改变药物制剂和给药途径的非临床安全性评价
6	严重衰弱或危及生命的血液疾病的药物的非临床研发
7	一般药理和安全药理学
8	PK 和 TK 生物分析方法
9	药代动力学和毒代动力学
10	一般毒理学
11	生殖与发育毒性
12	睾丸毒性评价
13	局部耐受性、刺激性、过敏性、溶血性、光毒性、免疫毒性/原性
14	药物依赖性
15	新药用辅料安全性
16	放射性体内治疗药物非临床评价
17	代谢产物安全性
18	基因与细胞疗法

3. 临床药理部分

按临床药理主题词分类，对比分析国内外发布的临床药理专业的指南，具体内容见表5。对比结果显示，目前我国临床药理指导原则已经比较完备，国家药监局通过前期大量调研，专家咨询及技术委员会讨论，参考了欧美主要相关法规，以及国内工业界以及监管需求，逐步完善临床药理国内指导原则体系。因此，我国绝大多数临床药理指导原则已经与国际指导原则接轨，此部分无需进一步更新。

表 5　临床药理学主题词列表

1	药代动力学（吸收、代谢、排泄）
2	生物利用度
3	生物等效性
4	食物影响
5	免疫原性
6	分析方法
7	药物相互作用
8	特殊人群药代动力学
9	群体药代动力学
10	生理药代动力学模型 PBPK
11	Q–T 间期延长潜在作用
12	TQT
13	药效动力学
14	剂量－效应关系
15	浓度－效应关系
16	儿科用药临床药理学
17	调释制剂临床药代动力学
18	生物类似药临床药理学
19	抗菌药物药代动力学 / 药效学
20	临床微生物学
21	分离株易感性 / 敏感性试验

4. 临床部分

在我国、美国及欧盟的临床部分技术指导原则对比研究中，课题组按照通用型和治疗领域两部分进行梳理，详见表 6。通用型领域主要从一般性、儿童用药和 I 期临床进行对比分析。按照治疗领域进行划分，分别从抗肿瘤药、抗感染治疗领域等 15 个治疗领域进行指南对比。相关热门领域还对美国 FDA 未来的指南发布情况进行了预测。

表 6　临床主题词列表

1	通用型	一般性临床指导原则
2		儿童用药研发临床指导原则
3		I 期临床指导原则
1	治疗领域部分	肿瘤部分指导原则
2		风湿免疫治疗领域指导原则
3		内分泌及代谢指导原则
4		呼吸与过敏指导原则
5		放射与影像学指导原则
6		神经系统疾病临床指导原则
7		抗微生物药物临床指导原则
8		心血管系统疾病临床指导原则
9		皮肤与五官科临床指导原则
10		消化系统临床指导原则
11		泌尿系统临床指导原则
12		细胞和基因治疗临床指导原则
13		疫苗药物临床指导原则
14		血液制品
15		其他

三、药品技术指导原则制修订需求研究

（一）药学部分

1. 我国药学技术指导原则的整体情况

在国家药监局加入 ICH 之前，我国就开展了药学相关技术指导原则的制定工作，加入 ICH 之后，伴随 ICH 各项药学相关指导原则在我国的落地实施，以及近期 CDE 连续发布的系列药学相关技术指导原则，从整体上构建了创新药药学研究指南体系。这一体系包括创新药原料药、制剂研究指南，热点领域（如细胞基因治疗等）的药学研究指南，临床期间药学变更及上市后药学变更指南，仿制药及生物类似药药学指南等，与 EMA 及美国 FDA 的技术要求相似，为行业研发提供了重要的参考依据。

与之相伴，我国药学研究发展历史较长，近年来工业现代化进程明显，药学研究基础日渐成熟；同时我国创新药研发以及跨国同步申报情况增多，行业水平的国际化差异逐渐缩小。但随着行业的快速发展，尤其是创新药研发的增多，行业呼吁加快相关指南的发布。为此课题组开展了行业对指南的需求调研，以期基于新药研发的需求，来布局后续指南的制修订以及培训工作。

2. 行业对药学技术指南的需求

在药学及相关领域，课题组共发起了两次调研，具体如下：

2022 年 6 月的第一次调研，共收到 12 家跨国企业的反馈，涉及 86 项相关药学专业问题。课题组通过深度访谈了解其背后的原因及其国际管理模式的差别，确定 41 个问题可以通过制修订新的文件或指南来给行业指导。2022 年 10 月，在 CDE 的指导下，课题组对其进行整合，梳理出 20 多个需要进一步深度比对的话题。

2022 年 11 月发起了第二次调研，将问题收集范围扩大到本土企业。本次调研共收集到 119 个产业代表的反馈，其中国内企业代表 97 位，占比 81%，可以反映行业的诉求。

通过对比研究及两次调研的结果显示：各个国家制定技术指导原则的前提均有所不同，需要基于管理模式、行业现状、技术水平等综合考虑。在药学方面，行业的需求体现如下。

（1）加快创新药研发热点话题的指南制修订工作，例如在临床期间的药学变更研究具有探索性、渐进性、阶段性的特点，适时推进生物制品药学研究和变更可确保临床试验期间各个开发阶段均获得充分的药学研究支持，也有助于申办方制定合理的药学研发计划和注册策略，因此工业界呼吁相关指南的发布；此外，近年来欧美相继实施了加速产品开发的法规指南框架，如欧盟的优先药品（PRIME）计划和美国的突破性疗法认定，这些框架中都涵盖了加速产品开发时对药学研究的要求。临床急需产品药学指南能够为临床急需产品的药学研发提供更为灵活科学的上市前药学研究要求，行业呼吁相关指南的发布。此外在放射性及特殊药品方面，随着新技术的发展，其相关的指南以及变更等指南也成为行业需求的焦点。

（2）部分国内研发企业对于非共性（即个药相关）的指南需求较高，行业推荐制定高分子化学药品、微生态制剂、ADC、人源性干细胞产品、非处方药、特殊剂型如鼻喷剂、软胶囊、贴剂、咀嚼片、皮肤外用药及其他改良型新药的药学研究相关指南，包括如何进行起始物料、质量控制以及包装材料相关研究等。这些需求也反映出在我国鼓励改良新型药物的前提下，行业正在积极地开展相关工作中。

（3）对于已发布的已上市药学变更指南，行业也呼吁进一步细化及完善，以便更好地支持行业的实施。这些诉求与国内行业正在从以仿制药为主向仿创相结合方向发展相吻合，行业对药品的全生命周期管理也日益成熟。同时，为了继续鼓励行业高质量发展，建议从加强共性指南的宣贯培训入手，包括对与质量标准建立、稳定性研究等相关的指南加强培训，促进行业对相关共性技术要求的深度把握。

（4）在药学专业要求及管理模式上，我国与欧盟、美国存在不同。例如欧盟以药品上市许可持有人及质量负责人（QP）制度为基础，通过主体责任深度落实的管理手段，弱化药品检验相关的要求；美国以核查管理为支持，通过加强现场检查的管理手段，放宽对部分工艺验证性研究结果递交时限等此类要求，但需在包括跨境现场检查时对其研究结果进行确认；此外，基于各国工业界的现状，药典检测项目的方法学和限度要求也存在差异。为此，当前我国行业对药学研究反馈的某些问题，包括检验、工艺验证及药典协调等问题，因为涉及跨部门协作或受其他法规文件限制，不能单纯通过建立技术指导原则予以解决。为此，对于这类相关话题，推荐单独立项，逐步解决。

3. 建议

（1）优先制定和修订 如前所述，结合行业需求和药审中心当前的资源情况，课题组推荐加快制定《创新药（生物制品）临床试验期间药学变更技术指导原则》《临床急需产品（生物制品）药学技术指导原则》《放射性个药药学研究技术指导原则》以及《药品说明书及标签药学相关信息撰写指南》。

对《已上市化学药品药学变更技术指导原则（试行）》及《已上市生物制品药学变更研究技术指导原则（试行）》可以通过多种方式进行修订，包括在试行期后，对其原文修订；或考虑采用问答（Q&A）的方式，给予企业及省级监管部门更多的指导。

（2）适时制定和关注 课题组推荐在合适的情况下，药审中心可以考虑逐步构建《临床试验用生物制品病毒安全性评价技术指导原则》《特殊药品相关药学研究技术指导原则》《辅料及包材相关研究技术指导原则》《中药提取物备案或仿制技术指导原则》以及《部分境外按医疗器械但境内需按照药品审评的药物药学研究技术指导原则》等指南。

对《原料药溶媒及原料药生产过程中物料回收套用的技术指导原则》及制定工艺验证、清洁验证、偏差处理等相关技术指导原则可以再次一级考虑制定。

（3）加强监管对行业的培训 结合调研及深度访谈的结果，对部分行业反馈的问题，可以通过加强培训的方式，对指南中的描述有更充分的解读，便于行业的理解。同时，高效率的使用审评资源，也可以减少审评部门在与企业沟通时反复解读这类共性问题，由此造成的审评资源浪费。为此，课题组推荐加强如下话题的行业培训：

药品质量标准建立方面，当前国际上常参考 ICH Q6A/B 的原则，结合产品的工艺及理化特性进行原料药及制剂的质量标准设定。但我国质量标准检测项目、检测方法等要求均存在其他法规文件的限制，推荐对 ICH Q3 等杂质相关要求、ICH Q2、Q14 及分析方法相关要求以及 ICH Q6A/B 的落地实施等方面为行业进行深度解读，尤其对我国特殊要求的考虑进行详细的介绍，便于企业进行充分的研究和合理的质量标准制定。

在药品稳定性研究方面，虽然我国已经充分实施了 ICH Q1、ICH Q5C 等指南，但在采用某些稳定性研究方法，包括有效期的计算时，行业希望得到技术审评部门的指导，可以通过案例等方式介绍哪些条件下，例如外推法可以使用，哪些情况下不适合使用。这类培训可以统一行业的认识，提升对稳定性研究计划的成功率。

目前上述 ICH 指导原则的落地实施有待加强或在更新中值得业界关注，建议有关部门基于行业问题或需求，对 ICH M4Q 及区域药学资料要求、ICH Q5A 及病毒安全性评价、ICH Q4 及药典协调相关内容、ICH Q8—Q11 及其在我国的落地实施要求以及 ICH Q12 及其在我国的落地实施要求等进行相关培训，协助业界落地实施 ICH 指导原则，促进我国产业发展与国际接轨。

（4）完善指南的分类建设　参考 EMA 的模式，结果我国具体情况，以主题词作为分类，继续加强 CDE 网络平台上指南的分类建设，方便行业及相关部门便捷的查找相关指南。

在未来，课题组将扩大研究团队，纳入更多的本土代表企业收集相关领域的问题，纳入辅料包材企业或行业协会，调研欧美日监管机构对于辅料和包材的审评技术要求，供我国技术审评部门在设计及推进相关技术指南的制定及修订计划时参考和借鉴。

（二）非临床药理毒理部分

1.我国非临床药理毒理技术指导原则的整体情况

我国已经基本建立了非临床指导原则体系。与药学指南相似，自国家药监局加入 ICH 之前，我国就制定了非临床药理毒理的相关指南。在这些指南的制定中，参考了欧美日、WHO、经济合作与发展组织（OECD）化学品和美国环境署（EPA）环境化学品的科学方法；加入 ICH 以来，非临床药理毒理相关指导原则在我国的全面实施，同时国家药监局不断推进我国技术要求的国际接轨，通过持续的调研、专家及技术委员会讨论，在充分借鉴、吸纳了先进理念和技术要求的基础上，对我国的指南根据国情做了合理的改变，包括近年来发布的生物制品临床前安全性评价、抗肿瘤药物非临床评价、基因修饰细胞治疗产品非临床研究等，紧跟国际前沿技术要求，为推进我国非临床指导原则与国际化接轨提供了有力保障。我国指南实际指导内容已与欧美基本一致。

2.行业对非临床药理毒理指导原则的需求

与药学专业相同，也开展了两次调研，第一次调研主要是收集业界对于指导原则领域的痛点难点问题，确定对比研究的思路和方向；第二次调研范围扩大，参与企业共有 119 家，其中国内企业占比 81%，基本反映了业界诉求。

课题组基于国内外非临床药理毒理指导原则的对比，实施 ICH 相关指南的主要异同点，通过行业问题收集征询，并结合相关专家和行业调研讨论的基础上，兼顾我国医药行业现状，提出我国药理毒理指南制定 / 修订及培训的建议。

3. 建议

（1）需要制修订的指南　基于行业研发热点，课题组推荐制修订如下 3 个指导原则，包括：①优先制定放射性体内治疗药物的非临床药理毒理指导原则；②可根据需要，适时制定与临床评价紧密结合的睾丸毒性评价指南；③适时修订《药物刺激性、过敏性和溶血性研究技术指导原则》，将"生物制品"纳入其适用范围中。

（2）亟需加强的培训　国家药监局的法规宣贯和指导原则解读培训一直对业界有着举足轻重的意义。业界反映近期药审中心组织的线上培训效果良好，为此课题组推荐药审中心可以增加线上线下培训，以常见共性问题为导向，继续强化 ICH 指导原则的解读，特别是对我国近 5 年出台的新的指导原则与 ICH 相关指导原则的实施安排充分的培训。另外，对于新的疗法，如细胞治疗、基因治疗、与小核酸治疗等的指导原则，也需要给予更多的培训与指导。

（3）亟需多部门协调制定的指南　课题组还对致癌性研究试验方案、统计设计、分析和解读等话题，以及《特别的方案评估》的相关指导原则等方面进行了国内外情况对比分析。考虑到这些话题涉及跨部门合作，课题组推荐由药审中心整体协调相关部门讨论，协商制定相关指南的必要性及优先级。

（三）临床药理部分

1. 我国临床药理技术指导原则的整体情况

自国家药监局加入 ICH 以来，我国全面实施了 ICH 中与临床药理相关的指导原则；最近 3 年药审中心发布了系列临床药理相关技术指导原则，总体构建了创新药临床药研究指南体系，特别是 2021 年 12 月药审中心正式发布了《创新药临床药理学研究技术指导原则》等，从整体上阐述创新药临床药理学研究相关问题，为创新药研发过程中临床药理学研究的研究内容、研究时机、总体设计等关键问题给出了明确的指导。

通过对 27 个国家药监局、39 个美国 FDA 和 24 个 EMA 的临床药理专业技术指导原则的分析和对比，结果显示我国临床药理指导原则无论是数量上，还是内容上，均与 EMA、美国 FDA 及日本独立行政法人医药品医疗器械综合机构（PMDA）的技术要求基本一致，为推进我国技术要求与国际接轨提供了有力保障。

2. 建议

经过课题组的充分讨论和反复论证，结合 ICH E14 的落地实施，在以下 6 个相关领域［生物分析方法、人体放射性物质平衡研究、孕妇药代动力学、药物相互作用（DDI）、治疗性蛋白药物药代动力学、生理药代动力学模型 PBPK］，课题组推荐进行优先或适时的修订。

其中 ICH M10 作为一个统一的标准，整合了来自世界各地监管机构的生物分析法规的实践，使生物分析工作更易执行并可满足全球监管要求，建议国家药监局与国家药典委员会协商，优先修订生物分析方法相关要求，推动 M10 指导原则在国内的实施。

另外，结合 ICH E14 的落地实施，对于 Q–T/Q–Tc 间期延长、药物量效关系（E–R），课题组也建议加强行业培训，促进监管和行业认识的统一。

下一阶段，课题组计划扩大研究领域，开展仿制药及复杂制剂领域指导原则的研究。重点关注国外已经启动的、有价值的、前瞻性的问题，并针对审评和研发实践，如美国 FDA 的观点、新技术推广计划、监管研究课题等，选取生物前沿制品（双特异抗体、细胞治疗、基因治疗、多肽类药物等）的指导原则，关注欧美指南最新发展动向，同时进行相关行业问题收集，作为后续（2024 年以后）指南制定的参考以及我国指南体系发展的建议。

（四）临床部分

1. 我国临床技术指导原则的整体情况

当前我国临床专业的指导原则有 119 个，与欧美的情况相似（美国 FDA 指导原则 134 个，EMA 指导原则 153 个）。其中在通用性指导原则中，包括一般性临床技术要求、儿童用药研发和 I 期临床的相关指导原则，覆盖了临床试验设计、实施及风险获益评估，对我国药物研发起到关键作用。在具体治疗领域我国的指南涉及了肿瘤治疗、风湿免疫治疗等 15 个领域，在各治疗领域项下，我国指导原则综合性强，在总体上基本覆盖了核心的指导内容。

2. 行业对临床指导原则的需求

课题组通过收集行业反馈的问题，并将境内外临床、法规专家对以往药品注册资料中存在的临床相关问题进行汇总。随后听取药审中心专家的建议，在对比研究中按照通用型和治疗领域两部分进行梳理。

除在临床资料撰写、数据收集等通用指导原则外，美国和我国一般性（包括通用型）的临床指导原则数量均不多；美国 FDA 在具体各个治疗领域的技术类指导原则相对较多，推荐药审中心根据我国具体情况进行制定。

3. 建议

为了细化临床研发的指导，课题组提出了 63 个指南制修订建议以及 43 个培训建议。

在对通用型梳理中，课题组建议在一般性临床指南部分增加新药上市后相关研究的临床指导原则；对儿童相关指南部分，推荐制定儿童高发疾病治疗药物的临床研发指南；对Ⅰ期临床的指南部分，推荐制定针对具体疾病的Ⅰ期临床指导原则。

在对治疗领域梳理中，课题组建议从肿瘤、风湿免疫、内分泌、呼吸与过敏、神经系统、心血管、皮肤和五官、泌尿系统、细胞和基因治疗、疫苗和血液制品 11 个治疗领域进行指导原则的完善以及加强对行业的培训。

（五）小结

1. 由于各国监管特点不同，我国指导原则体系整体综合性强，基本存在"一对多"情况，但根据主题词梳理对比，各主题词项下均有对应指南，整体体系基本完备。

2. 自加入 ICH 以后，有效促进了国际化进程。通过对各专业领域技术要求进行差异对比和原因分析，我国药品技术指导原则已初具规模，与美国 FDA 和 EMA 在技术要求上基本一致，各专业领域已基本具备了创新药研发指导原则体系，能够满足申请人进行创新药的研究和评价的需求。

3. 课题组提出如下的指南制修订建议及培训建议，供药审中心结合工作情况，按照不同的紧急程度进行制修订及培训工作（表 7）。

表 7　指南制修订建议及培训建议

课题建议	药学	非临床	临床药理	临床
指南制修订（86个）	14个	3个	6个	63个
指南培训（63个）	9个	9个	2个	43个

四、完善我国药品技术指南体系建设的建议

（一）构建我国药品技术指南全生命周期的维护机制

对指导原则的全生命周期管理至关重要：美国 FDA 会发布相关的法规及程序手册（*CMC related Manuals of Policies and Procedures*，MAPPs），包含联邦指令和内部行政程序文件，其下属的药品审评和研究中心（Center for Drug Evaluation and Reaserch，CDER）和生物制品审评和研究中心（Center for Biologics Evaluation and Reaserch，CBER）每年都会发布包含指导原则在内的年度制定计划。EMA 对于指导原则的撰写，如文件 *Procedure For European Union Guidelines And Related Documents Within The Pharmaceutical Legislative Framework* 所述，EMA 会根据情况收集所有成员国、欧洲药典、行业协会及欧洲外监管机构国家的建议，形成指南文件。除了指南，EMA 还会发布回顾报告（reflection paper）和问答文件（Q&A），详细阐述当局对特定话题的观点。这些文件的发布流程相对于指南更快和灵活，具体发布什么类型的文件取决于相关题目的范围和话题的现阶段知识的成熟度。

我们推荐可参考 EMA 指南维护机制，基于监管和工业界实际情况，建立并公布年度起草修订计划。对于前沿性议题可从 Q&A 文件和回顾指导文件的撰写起步，逐步完善，最终形成较全面的指南文件。对于已有指南文件的废止和修订可参考以下内容。

（1）颁布指南（尤其是 ICH 类）时，同时明确废止既往与之不一致的相关指南：参考 EMA 和美国 FDA 的做法，在官网上指明其法律法规、管理办法和指导原则的生效状态，是征求意见稿，正式版还是其他状态。如：在欧洲指导原则被废止时仍会被保留在网站上并明确说明其为已废止的状态，有助于行业能明确了解现行的指南情况。所以课题组建议将我国的相关指南仍

保留于现行网站上，但应明确标注其废止同时明确现行的适用版本。使得行业能更清楚应该遵从哪些现行的指南，来指导其研发。

（2）建议将现行的文件分类梳理公示：可参考本文推荐的关键词，对于现行的法规、公告、指南等文件按照申报资料 CTD 格式的章节及特殊产品类别，进行分类梳理，使行业对监管部门的最新要求更明确。

（3）建议展示指南更新的连续性：对于同一指南的更新，建议不更新指南名字，并提供新旧版的花脸稿，让行业能更快了解变更内容。可以借鉴欧洲对变更指南的更新维护方式，既公布更新日期，并同时更新花脸稿。

（二）指南的要求应明确具体，术语规范

在指南的撰写过程中，建议与行业沟通交流，使指南的语言更加具体明确，尽量避免摸棱两可的词汇，从而使指南的指导性更强，减少后期不必要的重复沟通和交流。对于关键要求，建议明确具体的接受限度。

（三）指南实施定位具有灵活性

一般情况下，药品研发均应参考指南的相应要求。在特殊情况下，当该指南不适用时，应允许申请人基于科学进行不同于指南要求的研究。当其结果可以证明产品安全有效和质量可控时，应给与批准。

（四）关于技术上的额外要求以指南形式公示并进行培训

如在某些技术问题上，相较于全球主要监管机构，药审中心有额外要求的，建议应以指南的形式公示出来并进行培训，让行业对申报要求更清晰，并可以提前准备。

（五）征求意见稿的反馈时间建议延长至 3—6 个月

欧美的指南草案发布通常会给以 3—6 个月的时间来征求意见（有些情况下可能会允许更多的时间）。在审核相关意见后，EMA 和美国 FDA 将发布最终版本。对于指南的评论和答复也通常会被发布。这样才能使得监管部门的文件可以更好地被行业采纳并实施。因为，对于任何一个新申请或变更，行业在递交前通常都需要 1—2 年进行准备，所以很难短时间内补充研究资料和更改递交资料。

为此，我们建议加强指导原则制定的计划性，征求意见稿的反馈时间建议延长至3—6个月，并在正式文件实施后再要求按照新的指南要求递交申请。

参考文献

［1］沙明泉，张亚伟，周红洁，等. 我国药品技术指导原则体系建设回顾与展望［J］. 中国药物警戒，2022，19（10）：1045–1049，1059.

［2］国家食品药品监督管理局药品认证管理中心. 国内外药品GMP对比调研报告（二）［J］. 中国药事，2008（11）：1016–1021.

［3］EMA. DIRECTIVE 2001/83/EC OF THE EUROPEAN PARLIAMENT AND OF THE COUNCIL of 6 November 2001 on the Community code relating to medicinal products for human use［EB /OL］.（2001–11–06）［2020–04–15］. https://ec.europa.eu/health/sites/health/files/files/eudralex/vol–1/dir_2001_83_consol_2012/dir_2001_83_cons_2012_en.pdf.

［4］European Commission. EudraLex–EU Legislation［EB/OL］［2020–04–15］. https://ec.europa.eu/health/documentseudralex_en.

新修订《药品管理法》背景下药品标准形成机制研究

郑琛[1]，宋华琳[1]

1. 南开大学

摘要： 在新修订《药品管理法》背景下，为厘清药品标准形成机制，应构建科学完备的药品标准体系，把握我国药品标准体系的法律沿革，明确国家标准、注册标准、地方标准、团体标准、企业标准以及国际标准的性质定位及相互关系，厘清药品标准规范体系与《中华人民共和国标准化法》（以下简称《标准化法》）体系之间的关系。应完善国家药品标准制定程序机制，加强标准制修订全过程精细化管理，明确企业、社会团体、国家药典委员会、管理部门等主体在标准形成过程中的角色和职责。应强化药品标准制定的能力提升与制度保障，为药品标准提高机制提供经费保障，推进药品标准信息化建设，为药品检验机构、医药企业等参与药品标准工作提供激励。药品标准提高工作需要加强药品管理相关部门协调联动，加强与药品注册、药品监管等工作机制的统筹衔接，形成药品安全治理合力。

关键词： 药品标准；药品标准体系；制定程序；制度保障；联动机制

药品标准是为保证人体用药安全有效所制定的上市药品必须达到的质量标准要求，其完善与否将直接影响上市药品质量控制水平的高低，直接影响能否保证上市药品的安全有效。新修订《药品管理法》《标准化法》《关于全面加强药品监管能力建设的实施意见》《国家标准化发展纲要》《"十四五"国家药品安全及促进高质量发展规划》等都对国家药品标准提高工作提出了新的部署和要求。本章拟就药品标准体系、药品标准制定程序、药品标准制定能力的制度保障进行研究，就药品标准与药品注册、药品监管的联动给出建议。

一、构建科学完备的药品标准体系

自1953年颁布第1版《中国药典》至今，我国药品标准体系逐步建立并完善。在新修订《药品管理法》背景下，需要厘清国家药品标准、药品注册标准、地方标准、企业标准、团体标准、国际标准的性质和效力，明确各类标准的定位及相互关系。应发挥药品标准规范体系与《标准化法》体系的协同作用。

2019年修订的《药品管理法》对我国药品标准体系进行了系统化规定，包括国家标准、药品注册标准和地方标准。根据《药品管理法》第二十八条第二款规定，国务院药品监督管理部门颁布的《中国药典》和药品标准为国家药品标准。《药品管理法》第二十八条第一款新增"经国务院药品监督管理部门核准的药品质量标准"，即药品注册标准。《药品管理法》第四十四条第二款认可了省级中药饮片炮制规范作为地方标准的法律效力。

（一）我国药品标准体系及其改革

根据现行《药品管理法》的规定，我国药品标准体系包括国家药品标准、药品注册标准和地方药品标准。此外，团体标准也在药品标准体系中发挥重要的补充作用。企业标准和国际标准在药品标准领域适用的可能性仍应积极探索。

1.国家药品标准

（1）国家药品标准的内容 《标准化法》第十条规定，对保障人身健康和生命财产安全、国家安全、生态环境安全以及满足经济社会管理基本需要的技术要求，应当制定强制性国家标准。《药品管理法》第二十八条规定，药品应当符合国家药品标准，国务院药品监督管理部门颁布的《中国药典》和药品标准为国家药品标准。据此，国家药品标准包括《中国药典》和局（部）颁标准。

《中国药典》是国家药品标准体系的核心。不仅《中国药典》具有法律效力，其附录中包括的指导原则、分析方法等通则性的内容，也与正文具有等同的法律效力。此外，药典制定机构发布的对药典的修订或勘误，也具有等同的法律效力。《中国药典》收载的品种须经过严格的遴选程序，主要收载临床常用、疗效确切、使用安全、工艺成熟、质量可控的品种。

我国局（部）颁标准数量占药品国家标准的绝大部分[1]，不能满足《中国药典》收载条件或有其他特殊情况的国家药品标准品种均收载于局（部）颁标准[2]。局（部）颁标准应当符合《中国药典》的通用技术要求。《中国药典》一经颁布实施，同品种原局（部）颁标准自行废止。一般而言，《中国药典》和局（部）颁标准是对药品最基本的质量要求。

（2）国家药品标准的地位　国家药品标准在药品标准体系中居于核心地位。《中国药典》和局（部）颁标准构成的国家药品标准体系是公共标准，也是基础标准、安全标准和门槛标准，具有普适性，所有上市药品只有符合国家药品标准的规定，才是合格药品，方可上市、销售和使用。但是，《中国药典》收载的指导原则是用于指导药品标准制定和修订，提高药品质量控制水平所规定的推荐性技术要求。此外，国家药品标准作为全国通用的普适性标准，有利于药品在全国流通，形成全国统一大市场。

（3）国家药品标准的完善之道　首先，应提高国家药典更新频率，优化更新方式。当前以更新药典和出版增补本的形式，难以做到标准的持续更新，无法让相关单位在第一时间获取最新信息。因此，建议引入线上公布勘误表等加速修订程序，以形成针对不同情况的修订形式；通过网页链接等方式，公布对药典中某个药品标准的修订，以实现标准修订工作的持续性，让相关主体能易于获得和利用最新药品标准（http://www.usp.org/usp-nf/official-text/accelerated-revision-process）。

其次，应厘清药品标准与药品标准物质的关系。《药品管理法》第二十八条第四款规定，国务院药品监督管理部门设置或者指定的药品检验机构负责标定国家药品标准品、对照品。统观世界各国的制度，药品标准物质是用于药品标准工作的物质，是进行检验、分析、测试的重要参比物质和重要分析依据。《标准化法》第二条规定标准"含标准样品"，因此，国家药品标准品、对照品应构成国家药品标准的一部分。药品标准物质应纳入国家标准的统一工作部署和计划安排。

再次，应提高局（部）颁标准水平。受历史条件和医药工业发展阶段所限，一些局（部）颁标准水平相对较低，在不同程度上存在检测方法落后、专属性不强、不能准确测定有效成分，不能真实反映杂质含量等问题，标准老化现象突出，控制产品质量能力较弱。为此，应完善我国局（部）颁药品标准，改革管理机制；对比国际标准，提升国家药品标准整体水平，为药品监管提供技术支撑[1]。

2. 药品注册标准

（1）药品注册标准的内涵及属性　《药品管理法》第二十八条第一款新增"经国务院药品监督管理部门核准的药品质量标准"，即药品注册标准。其是指，经药品注册申请人提出，由国务院药品监督管理部门药品审评中心核定，国务院药品监督管理部门在批准药品上市许可、补充申请时发给药品上市许可持有人的质量标准。药品注册标准应当符合《中国药典》通用技术要求，不得低于《中国药典》的规定。申报注册品种的检测项目或者指标不适用《中国药典》的，申请人应当提供充分的支持性数据。

药品注册标准具有国家标准和企业标准的双重属性。一方面，注册标准虽然是企业发起和制作的，但经过了国家的核准，体现了国家意志。而且申请人应当执行注册标准，药品注册标准作为假（劣）药的认定标准以及实施行政处罚的依据，具有强制执行性。另一方面，注册标准是由药品生产企业提出的个性化标准，并非所有企业都需要执行，不具备国家标准的通用性属性，在制定程序、公布载体、公布范围和《标准化法》对国家标准的规定等方面存在差异。而且注册标准并非由国家药品监督管理局颁布，只是经过其批准。

（2）药品注册标准的法律地位　《药品管理法》第二十八条第一款规定，经国务院药品监督管理部门核准的药品质量标准高于国家药品标准的，按照经核准的药品质量标准执行；没有国家药品标准的，应当符合经核准的药品质量标准。建议进一步明确药品注册标准法律地位。例如，在监督抽检、生物制品批签发时，品种尚未收录于《中国药典》的，可以按照药品注册标准出具检验结果。此外，当前我国仍以国家药品标准作为判断假（劣）药的标准，而不包含药品注册标准。但并非所有品种都有国家药品标准，针对新药、部分仿制药，可能仅有药品注册标准，此时基于上述品种没有国家标准，当药品所含成分与注册标准不符时，只能援引"其他不符合药品标准的药品"的条款归为劣药，从而可能产生界定不一致的问题，造成立法上的不公平[3]。

（3）药品注册标准的完善　首先，应规范药品注册标准的变更。变更药品注册标准一般包括变更原料药及制剂注册标准中的检验项目、检验方法、限度等。一般而言，变更原料药和制剂注册标准不应引起药品质量控制水平的降低。变更药品注册标准尚需考虑是否会影响到药品的有效期。对于任何药品注册标准的变更，都需说明具体变更情况和原因，提供变更后的质量标准；对质量标准变更合理性进行研究；按变更后的质量标准对三批样品进行检验，应符合规定（参见《已上市化学药品药学变更研究技术指导原则（试行）》，国家药品监督管理局药品审评中心 2021 年 2 月发布）。药品的质量标准发生变更的，药品上市许可持有人应当进行充分研究、评估和必要的验证，并按规定经批准、备案后实施或报告。实务中将药品注册标准变更分为中等变更与重大变更。中等变更涉及新增检验项目、在原标准规定范围内收紧限度、注册标准中文字描述的变更，药品上市许可持有人应当在药品注册标准的变更实施前，报所在地省级药品监督管理部门备案。药品注册标准的重大变更涉及变更检验方法、放宽控制限度以及删除注册标准中的任何项目，药品上市许可持有人应当就此以补充申请方式申报，经批准后实施。

其次，健全由药品注册标准向国家标准的转换机制。在制修订国家药品标准时，要充分关注药品注册标准，特别是原研药标准的制定和变更情况，在药品注册标准的基础上制订最严谨的国家药品标准。应定期将不同企业执行的同品种不同注册标准修订、提升为国家药品标准，并统一发布[2]。

3. 地方药品标准

（1）地方药品标准的含义 《标准化法》第十三条第一款规定，为满足地方自然条件、风俗习惯等特殊技术要求，可以制定地方标准。《药品管理法》第四十四条第二款规定，中药饮片应当按照国家药品标准炮制；国家药品标准没有规定的，应当按照省、自治区、直辖市人民政府药品监督管理部门制定的炮制规范炮制。地方药品标准是指省级药品监管部门颁布的药品标准，主要包括中药材标准、中药饮片炮制规范和中药配方颗粒标准。地方药品标准应当参照《中国药典》的通用技术要求进行制修订，也是今后制定国家药品标准的重要基础及来源。地方药品标准品种被《中国药典》等国家药品标准收载后，其同品种地方药品标准自行废止。

（2）地方药品标准的完善之道 首先，现行《药品管理法》并未明确授权各省级药品监管部门制定中药材地方标准。制定地方药材标准的法律依据是 1987 年原卫生部发布的《地区性民间习用药材管理办法（试行）》。然而，该规范位阶较低，多年未修订。建议在修订后的《药品管理法实施条例》或制定的《药品标准管理办法》中，为省级药品监管部门制定地方药材标准提供明确的法律依据。

其次，建立地方药品标准备案制度。应明确地方药品标准制定主体的备案义务，规定备案时限和所应提交材料；由于标准化是一个动态过程，制定主体应及时通报地方药品标准的修订和废止情况。应建立地方药品标准备案管理信息系统，或在统一的药品标准数据平台中开设备案专栏，实现电子化、网络化管理。应设定地方药品标准备案制度的监督管理措施和法律责任。

再次，明确地方药品标准不宜收载的品种，这包括：无本地区临床习用历史的药材、中药饮片；已有国家药品标准的药材、中药饮片、中药配方颗粒；国内新发现的药材；药材新的药用部位；从国外进口、引种或者引进养殖的非我国传统习用的动物、植物、矿物等产品；经基因修饰等生物技术处理的动植物产品；其他不适宜收载入省级中药标准的品种。

此外，一省制定的地方标准在其他省份是否具有法定效力？各省制定的地方标准出现不协调的情况应如何处理？执行地方炮制规范的中药饮片能否跨省销售？这些问题尚无明确答案。根据《标准化法》，对于全国性流通、使用的地方药材品种，属于"需要在全国范围内统一技术要求"的情形，应当制定国家标准。通过建立全国统一的地方标准备案公开平台，可以使地方标准便于获取和检索。

4. 团体标准

（1）团体标准在药品领域的引入　团体标准是具备相应能力的学会、协会、商会、联合会等社会组织和产业技术联盟协调相关市场主体共同制定满足市场和创新需要的标准，可以供市场自愿选用，增加标准的有效供给。团体标准不得低于强制性国家标准的相关技术要求。《国家标准化发展纲要》提出，大力发展团体标准，实施团体标准培优计划，推进团体标准应用示范，充分发挥技术优势企业作用，引导社会团体制定原创性、高质量标准。

我国在药品团体标准的引入方面展开了积极的探索。例如，上海市计量协会与上海市医药质量协会联合发布《药品包装物减量指南片剂和胶囊剂》，是全国首个药品领域包装物减量相关团体标准。在未来，可以考虑将风险较小、技术创新活跃、产品品种相对成熟的药品领域作为试点领域，先行开展团体标准的政策试点工作。鼓励行业组织通过制定团体标准，加强新产品、新技术标准的前瞻性研究和实践，逐步完善后上升为国家标准。

（2）药品团体标准的制度建构与展望　社会团体尽管形式上是私人行为者，但在标准制定过程中还担当着对公共福祉的考量，以及社会分配层面上的选择，因此应受到公法原理的一定约束。第一，社会团体在组建标准制定委员会时，应注意成员的广泛性和均衡性，吸纳不同类型、规模和特色的企业代表，保证制定主体的中立性。第二，制定团体标准应当遵循开放、透明、公平的原则，保证各参与主体获取相关信息，反映各参与主体的共同需求。应特别关注中小企业的参与能力和参与程度。涉及消费者权益的，应向社会公开征求意见，并处理答复。第三，建立团体标准自我声明公开和监督制度。社会团体应当公开其团体标准的名称、编号等信息，鼓励公开全文或主要技术内容；应当自我声明其公开的团体标准符合法律法规、强制性标准以及国家有关产业政策，并对公开信息的合法性、真实性负责。第四，国家药监局、国家药典委员会应会同相关部门制定团体标准发展指导意见和标准化良好行为规范，对药品团体标准进行必要的规范、引导和监督。

5.企业标准

《标准化法》第十九条规定，企业可以根据需要自行制定企业标准，或者与其他企业联合制定企业标准。企业标准的技术要求不得低于强制性国家标准的相关技术要求。《药品管理法》未对企业标准作出规定。在发达国家，企业标准和行业标准往往是国家标准的先导，欧美药典经常是原研药企业提供其企业标准供国家标准制定参照。应探索在药品领域引入企业标准的可能性，发挥生产企业在标准工作中的作用，合力推动药品标准既守护安全底线又促进行业发展。

6.国际标准

《标准化法》第八条规定，国家积极推动参与国际标准化活动，开展标准化对外合作与交流，参与制定国际标准，结合国情采用国际标准，推进中国标准与国外标准之间的转化运用。国家鼓励企业、社会团体和教育、科研机构等参与国际标准化活动。我国不断推进药品标准国际化发展战略。例如，在 2020 年版《中国药典》中，积极推进 ICH 相关指导原则在《中国药典》的转化实施，加强与国外药典的比对研究，注重国际成熟技术标准的借鉴和转化，推进与各国药典标准的协调。又如，我国先后与美国、英国、欧盟等签署药典合作谅解备忘录。

应加强对国外药品标准动态以及科学前沿的跟踪，加强和国外药典制定组织的交流与合作。通过定期开展药典国际论坛工作，借鉴国外的先进技术和方法，不断提升《中国药典》在国际社会的地位和作用。积极开展与世界卫生组织以及美国、欧洲、英国、日本等国药典机构的交流合作、标准协调，促进药品标准国际间互认，促进中国药品标准特别是中药标准的国际认可。

（二）药品标准规范体系与《标准化法》体系的协调

《标准化法》第十条第五款规定，"法律、行政法规和国务院决定对强制性标准的制定另有规定的，从其规定。"《标准化法》与规范药品标准的《药品管理法》等法律法规规章之间，是一般法与特别法的关系。一方面，若对于某一事项，药品标准规范体系与《标准化法》存在不同规定，根据特别法优于一般法的原理，应优先适用药品标准规范体系。以地方标准制定权为例，根据《标准化法》第十三条的规定，地方标准制定主体可以包括设区的市的标准化行政主管部门。但根据《药品管理法》第四十四条的规定，药品地方标准制定主体仅限省级药监部门行使。此时，药品标准规范体系应当优先适用。另一方面，对于药品标准规范体系尚未作出特别规定的事项，应适用《标准化法》的条文规定以及原则精神。优先适用的特别法过多可能导致一般法有被架空的危险。例如，在标准制定的原则、制定程序和标准实施事项等方面，《标准化法》作出了规定，但药品标准规范体系尚无特别规定，此时药品标准应适用《标准化法》的规定。

二、完善国家药品标准制定程序机制

《关于全面加强药品监管能力建设的实施意见》（国办发〔2021〕16号）指出，"加快完善政府主导、企业主体、社会参与的相关标准工作机制，加强标准制修订全过程精细化管理。"应明确企业、社会团体、国家药典委员会、管理部门等主体在标准形成过程中的角色和职责。

（一）规划与计划阶段

规划与计划是国家药品标准生命周期的起点。目前我国有《"十四五"国家药品安全及促进高质量发展规划》和《＜中国药典＞（2025年版）编制大纲》。《标准化法》第十五条规定，制定强制性标准、推荐性标准，应当在立项时对有关行政主管部门、企业、社会团体、消费者和教育、科研机构等方面的实际需求进行调查，对制定标准的必要性、可行性进行论证评估。未来在国家药品标准规划与计划阶段，应以临床需求为导向，加强与药品审评、国家药品评价性抽样、药品不良反应监测信息互通、共享，注重国际药品标准跟踪比对，充分吸收社会各界意见[4]。

（二）制定与修订阶段

1. 构建起草过程的多方参与机制

应逐步实现药品标准起草主体由国家向企业的转换。目前，国家药典委员会主要将标准提高课题委托给科研院所、药品检验机构、大学等单位参与完成，其中药检机构占主要部分，企业参与较少。但是，企业特别是生产企业真正了解药品标准的内容，他们是标准的生产者和使用者。因此，应强化企业和行业协会在标准制修订过程中的主体责任，引导优势企业和行业协会发挥主导作用；研究机构和企业应重点开展新方法和新技术的研究开发及其标准化工作；药品检验机构应逐步由标准主要起草者，转变为在标准复核中发挥审核和指导作用[5]。

应进一步完善起草过程中的征求意见机制。国家药品标准草案应当向社会公示，广泛征求社会各界意见。就方式而言，可以公开上网公示，也可以通过"函"的形式征求特定主体的意见。就对象而言，不仅面向行政系统内部单位、骨干企业、行业协会，还应面向组织化程度较低的中小企业和消费者，应通过政策上的激励与扶助，让中小企业和消费者更为实质性地参与技术标准制定过程。

2. 健全国家药典委员会制度

《药品管理法》第二十八条第三款规定，国务院药品监督管理部门会同国务院卫生健康主管部门组织国家药典委员会，负责国家药品标准的制定和修订。不同于其他专家委员会的咨询性质，国家药典委员会是药品标准工作中的技术决策机构，与普通专家相比，国家药典委员（以下简称药典委）的职能更为特殊、作用更加重要、管理也应更加规范。

（1）强化专家作用，淡化行政色彩　考虑到药典委员会作为相对独立的技术决策机构的定位，以及客观中立地出具专业意见的需要，应当尽可能切断其与行政机关在任何重大环节上的受支配地位[6]。建议任命或增加资深药典委员担任委员会主任委员和副主任委员，从而体现药典委员会的学术性和权威性。也可以减少执行委员会中相关部委司局及直属单位领导等管理专家的数量，明确其占比上限，从而淡化国家药典委员会作为药品监管技术支撑机构的行政色彩。

（2）完善国家药典委员遴选和管理制度　国家药典委员会委员的构成应做到均衡、合理。以第十一届国家药典委员会组成人员为例，多数专业委员会的委员来源覆盖中国食品药品检定研究院（以下简称中检院）、地方药检所、药审中心等直属事业单位、高校和科研机构、医院、企业等；其中，来自直属事业单位以及高校和科研机构的委员占绝大多数（表1）。在选任药典委员会专家时，应注重在不同机构隶属、不同学科背景、不同学术见解之间的大致均衡。

表 1　第十一届国家药典委员会组成人员举例

国家药典委员会成员组成	总人数	行政机关	直属事业单位	高校和科研机构	医院	企业	行业协会
主任委员	1	1					
副主任委员	5	2		3			
执行委员会	67	13	23	25	2	3	1
理化分析专业委员会	18		9	9			
制剂专业委员会	17		1	12		4	
名称与术语专业委员会	9		2	5	1	1	
生物检定专业委员会	8		6	1		1	
微生物专业委员会	9		8			1	
药用辅料与药包材专业委员会	13		8	3		2	
标准物质专业委员会	8		2	6			
民族医药专业委员会	16		5	9	2		
中医专业委员会	31			14	17		
中药材与饮片第一专业委员会	16		5	10	1		
中药材与饮片第二专业委员会	16		5	10	1		

国家药典委员会成员组成	总人数	行政机关	直属事业单位	高校和科研机构	医院	企业	行业协会
中成药第一专业委员会	15		12			3	
中成药第二专业委员会	15	2	11			2	
天然药物专业委员会	8		1	7			
中药风险评估专业委员会	11		9	2			
医学专业委员会	23		2	3	18		
化学药品第一专业委员会	13		12			1	
化学药品第二专业委员会	13		11		1	1	
化学药品第三专业委员会	13		12			1	
化学药品第四专业委员会	11		9		1	1	
生化药品专业委员会	11		10	1			
放射性药品专业委员会	4		1	1	1	1	
生物技术专业委员会	13		4	4		5	
疫苗制品专业委员会	17		9	2		6	
血液制品专业委员会	7		5	1		1	
生物制品通则专业委员会	5		3			2	

应进一步拓宽药典委员的来源渠道，药典委员可以由相关行政机关、科研机构、高等院校等单位推荐，也可以由资深专家个人推荐，还可以是行政机关在特定领域已经建立经常联系的专家，也可以是通过文献阅读、媒体报道乃至比较搜索引擎出现频次或论著引用率来圈定的专家。

应建立药典委员的动态更新机制。这有助于防止专家过于固定，防止产业界和专家之间形成不当的联系；通过建立药典委员会委员的进入与退出机制，可以将真正活跃在药品标准和药学科学研究第一线的专家，及时充实到国家药典委员会专家队伍之中。

应以制度化的方式对待药典委员的利益冲突问题：第一，在遴选药典委员时，应要求相应候选专家向药典委员会提供其从事相关经济活动的信息。第二，在专家入选药典委员会之后，在每次召开特定会议之前，应要求专家提交其从事相关经济活动的信息。第三，参加国家药典委员会会议的专家应填写利益冲突承诺书。第四，应建立专家信用体系，如发现专家有隐匿商业利益的信息，应记录在案；有多次违规隐匿行为或情节严重的，可解聘。

（3）完善国家药典委员会的组织架构　应丰富专业委员会的组成层级。对于专业范围较宽或者人数较多的专业委员会，可以设立分委员会或工作小组。当特定任务涉及多个专业委员会的知识时，为了确保充分协调与沟通，可以设置兼职委员制度，设立联合分委员会或联合标准制定分委员会[7]。出于对某一特定知识、能力等方面的需要，也可以邀请国家药典委员会之外的专家参与专业委员会会议，或者组成专家咨询委员会。此时，应明确不同主体之间的关系，合理配置各自的职责范围。

（4）完善国家药典委员会的工作程序　应完善国家药典委员会会议制度。首先，应事先让委员知悉会议所讨论的议题，提前数周将会议讨论资料送达委员。其次，在每次会议举行时，应明确设定所讨论的议题和议程。再次，应完善国家药典委员会议事规则，明确会议召集、会议条件、表决要求、决议执行、会议记录等要求。最后，在屏蔽部分商业秘密和个人隐私信息后，可考虑将国家药典委员会会议记录全文在网上公开。

国家药典委员会应做好与相关品种生产企业、标准研究起草单位的沟通协调工作。在遇到问题时，国家药典委员会应及时召开专家会议研究，对于不合理的标准研究方案及时更正；国家药典委员会应加强课题督导，在开题报告、中期审核以及课题结题等阶段全程参与[4]。

国家药典委员会应构建灵活的多方参与机制。药品标准制定的科学之维无法消弭药品标准背后巨大的利益之争，作为具有准立法性质的活动，也需确保充分的民主性。《药典委员会章程》第三十九条确立了观察员制度，允许相关行业协会、学会代表作为观察员列席相关委员会会议。未来可在国家药典委员会中适度增加行业协会、企业界、消费者、公共利益方代表，作为无投票权成员参会。国家药典委员会也可以通过召开专题讨论会等方式，征集生产企业等主体的意见。

3. 建立重大突发事件中的药品标准加快制修订程序机制

为应对药品安全、公共卫生等重大突发事件，应在国家药品标准的制修订常规程序基础上，开辟"绿色通道"，畅通国家药品标准加快制修订路径，缩短药品标准制修订周期。但同时，国家药典委员会审核、征求公众意见等程序不能省略，以确保最低限度的程序正义以及药品标准的科学性和规范性。在缩短时限时，应根据突发事件的严重程度、药品标准问题的繁难水平等因素综合确定。

（三）审批与颁布阶段

应推进国家药品标准免费公开制度。首先，国家药品标准作为"行政机关在履行职责过程中制作或者获取的，以一定形式记录、保存的信息"，"涉及公众利益调整、需要公众广泛知晓"，行政机关应当主动公开。其次，《标准化法》第十七条规定，强制性标准文本应当免费向社会公开。药品标准应遵守国家标准管理的通用性原则和要求[8]。此外，国家标准免费公开也有其他立法例的支持。

国家标准免费公开并不意味着标准不受著作权法保护。标准具有创造性智力成果属性，依法受著作权法保护，其出版发行、网络传播、汇编、翻译等仍应获得版权所有者的授权[9]。公开，只是国家标准文本、题录信息和制修订信息公开，供公众快捷获取和在线阅读，并未允许随意下载、编辑、修改、复制、出版、发行；免费，只是公开信息环节不收费，获取正式出版的标准仍需付费。

《国务院标准化协调推进部际联席会议办公室关于印发＜推进国家标准公开工作实施方案＞的通知》中指出，国家标准公开工作应当遵循整体推进、分步实施，保护版权、免费公开的原则。实践中，国家标准全文公开系统和全国标准信息公共服务平台对各类标准设置了不同的开放程度。应建立国家药品标准公布、查询、利用的网络化公共平台，针对各类标准，选择公开国家标准文本、题录信息或制修订信息，选择仅可在线阅览或可以在线阅览并下载，选择免费与否。

（四）实施与复审阶段

1.确立药品标准执行过渡期

规则变迁牵涉到公众对旧规则秩序的信赖，基于信赖保护原则，行政机关有义务维护公众在旧规则秩序下的行为活动和既得利益，公众也需要一定期限以因应新规则秩序，因此应设置新旧规则更替的过渡条款[10]。药品标准作为普遍性的社会技术规则，在变更时将给生产经营企业、消费者等利害关系人的利益带来深刻影响。为此，在标准修订和提高过程中，应规定过渡期及相应的扶助措施。

国家药品标准颁布后，除特殊情况外给予 6 个月的标准执行过渡期。药品上市许可持有人、药品生产企业在标准执行过渡期内，执行原标准的，按照原标准进行检验；执行新标准的，按照新标准进行检验。新版《中国药典》一经颁布实施，同品种原国家药品标准自行废止。新版《中国药典》未收载的历版《中国药典》品种，除因安全性、有效性等原因被废止药品标准的品种外，仍按原《中国药典》收载的药品标准执行，但应符合新版《中国药典》的通用技术要求。

2.建立和完善复审制度

《标准化法》第二十九条规定，应当建立标准实施信息反馈和评估机制，根据反馈和评估情况对其制定的标准进行复审。标准的复审周期一般不超过 5 年。经过复审，对不适应经济社会发展需要和技术进步的应当及时修订或者废止。首先，应建立药品标准使用的评价及意见反馈机制。国家药典委员会应建立药品标准信息收集平台，鼓励药品生产企业、药品检验机构以及行业协会等相关单位及时反馈意见。其次，应明确评估评价的主体，可以在国家药典委员会内部成立专门负责标准复审的专业委员会，也可以由国家药典委员会组织专家委员会负责。行业协会等社会主体也可以接受委托或独立开展评估评价。最后，应制定复审工作程序，明确标准使用状况评估评价的频率、范围和方法等。标准复审以 5 年为 1 个周期。可将《中国药典》的再版从单纯的"增修订"扩展为全面的复审评价，进而将《中国药典》未收载的国家药品标准逐步纳入该程序范畴[11]。

三、强化药品标准制定的能力提升与制度保障

药品标准提高工作的顺利开展离不开充足稳定的经费支持与必要的政策激励，在电子政务和人工智能与各行各业深度融合的时代背景下，药品标准的信息化建设同样十分必要。

（一）为药品标准提高机制提供经费保障

充足的经费是药品标准提高工作顺利开展的重要物质基础。《中华人民共和国药品管理法实施条例（修订草案征求意见稿）》第十二条指出，国家实施药品标准提高行动计划，设立专项资金，保障药品标准符合产业高质量发展的需要。当前药品标准提高工作的经费保障体制应是政府主导下的多元筹资体制。应加大标准工作的经费支持力度，在业务经费中设立标准工作专项，形成持续稳定的经费保障机制，建立与标准制修订项目挂钩的长效投入机制。同时，拓宽经费渠道，鼓励社会各界自筹经费参与标准制修订，建立健全以政府投入为主、社会投入为补充的多元投入机制，引导和鼓励有条件的检验检测机构、科研机构、生产企业、临床使用单位等加大投入。此外，应强化标准工作经费管理，提高经费使用效益。

（二）推进药品标准信息化建设

首先，建立国家药品标准数据库。在我国，药品标准种类繁多，有很多未收载成册的散件，且无统一权威官方查询平台，存在标准查询获取难、标准版本的有效性难以确认等问题，进而造成药品检验工作难以开展等诸多不便。《中国药典》作为国家药品标准体系的核心，尚无官方网站或 APP 等正规渠道公布的电子版本，获取渠道单一、不便。对此，《"十四五"国家药品安全及促进高质量发展规划》指出，要建立数字化的《中国药典》和动态更新的国家药品标准数据平台。未来应设置集药品标准公布、统计、检索、交流、维护于一体的信息服务平台，为药品检验机构、相关监管部门、社会组织、企业、公众提供准确、快捷、便利的标准资源服务；应大力推进《中国药典》的数字化、电子化，在出版纸质版的同时，同步发行电子版、手机版和网络版，以满足不同客户群的需求。

其次，实现药品标准制修订全过程有记录、可追溯、电子化。从比较法律和制度分析的角度，欧洲药典委员会有药典论坛，主要内容包括药典初稿征集意见、官方公共调查公告、标准物质清单及提供方式、药典会议信息、药典委员会最新信息等[12]。建议通过药品标准信息服务平台，建立药品标准业务管理信息系统与专家决策辅助管理系统，通过开辟网上审评、视频会议等多种方式，规范药品标准制修订工作程序，提高工作质量和效率。

最后，实现药品标准实时更新、动态管理。应将药品标准的发布、修订、勘误等信息在统一的平台公布，形成"从标准颁布、试行标准转正、标准提高、标准修订、标准勘误、标准废止的全生命周期和信息化管理。"药品标准信息服务平台应及时获取药品标准的更新信息，定期更新数据库资源，并在页面底部标明页面更新时间，从而使用户了解最前沿、最权威的药品标准信息。出于全面性的考虑，还应保留不同历史版本的药品标准，但应在标题中明确标注发布时间及是否废止等信息，以便公众和行业专业人员的查询和研究[13, 14]。

（三）为药检机构、医药企业等参与药品标准工作提供激励

目前，国家药典委员会主要将国家药品标准提高课题委托给药品检验机构完成。但是，药品检验机构在完成日常监督检验工作的基础上，还要参与国家药品评价性抽验等科研任务，参与国家药品标准提高工作的人员、时间和精力都很有限。我国药品标准提高工作逐步形成了"国家牵头提高标准，企业被动执行"的局面。医药企业对药品标准相关工作关注度较低、参与度不高，在一定程度上造成了药品标准提高工作中样品收集困难、制定企业标准动力不足等诸多问题。

建议进一步完善药检机构、医药企业等参与药品标准工作的激励机制。例如，标准成果属于科研成果，医药研发机构等可作为申请科研奖励与参加职称评审的相关依据，建立参与标准制定与工作业绩、绩效工资、职称评审相联系的激励机制，对社会贡献大、推动解决重大药品安全事件的检验方法等标准研制单位和人员给予表彰。又如，根据绩效评估结果决定下一年度药品标准课题的申请资格。

四、健全药品标准与药品注册、药品监管的联动机制

药品标准提高工作需要加强药品管理相关部门协调联动，加强与药品注册、药品监管等工作机制的统筹衔接，形成药品安全治理合力。

（一）加强药品标准与药品注册之间的联动

根据《药品注册管理办法》第五十一条第一款的规定，药品上市前要进行注册检验，包括标准复核和样品检验。标准复核是指对申报药品质量标准中设定项目的科学性、检验方法的可行性、质控指标的合理性等进行的实验室评估。

首先，健全药品注册检验工作时限。《药品注册检验工作程序和技术要求规范》《药品注册管理办法》规定了药品注册检验的相关时限，但并未明确药审中心或中检院将药品注册检验分配给相关药品检验机构的时限（根据《药品注册管理办法》第五十三条的规定，特定类型药品的注册检验并非由中检院或者国家药监局负责，而是由指定的药品检验机构负责。）。实践中容易出现申请人临期提交资料而造成受理审核未通过而已无补正材料的时间，或者相关检验材料到达药品检验机构时样品所剩保质期已无法完成检验流程的情况。因此，应将工作时限覆盖药品注册检验全过程，及时、高效地完成标准复核工作。

其次，加强申请人、药审中心和药品检验机构之间的交流协作。在注册检验完成后，药审中心可以基于产品风险、技术审核、标准复核意见、修订的质量标准等对产品进行综合评估，必要时可以启动部分产品质量标准复核。二次检验常见于药品申请前置注册检验中。为减少二次检验的发生，应完善申请人、药审中心和药品检验机构之间的沟通交流渠道。例如，在注册检验申请前，申请人通过沟通交流明确检验机构对拟送检的具体品种的资料、样品、标准物质等要求；在注册检验过程中，申请人可与检验机构对标准和方法等技术问题进行沟通交流，必要时申请人、药审中心和检验机构三方之间也可以进行沟通交流[15]。

（二）加强药品标准与药品监管之间的联动

1. 作为药品监管依据的药品标准

药品标准是药品质量及监督管理等各环节必须遵守的法定依据和准则。药品标准可能作为行政处罚中事实认定的依据。《药品管理法》第九十八条规定了假药和劣药的认定标准。这些认定标准多数与药品标准密切相关，不符合药品标准，很可能被认定为假药、劣药，从而导致生产经营者被处以《药品管理法》第一百一十六条和第一百一十七条第一款规定的行政处罚。

需要指出，这里的"药品标准"不仅包括国家标准、经核准的注册标准，也包括省级药品监督管理部门制定的中药饮片炮制规范等地方标准。根据《药品管理法》第四十四条规定，中药饮片炮制规范在本行政区域内实际上发挥国家强制性标准的作用，如果中药饮片不符合地方标准，在实践中也会被认定为是假药或劣药，从而适用《药品管理法》第一百一十七条第二款规定的相关行政处罚。

2. 以药品监管信息反哺药品标准完善

《药品管理法》第八十一条规定了药品不良反应监测报告制度。在药品上市后流通、使用和日常监测中会产生与药品标准适用相关的信息和数据，这些数据反映了药品标准的适用情况和有待优化与改进之处。因此，应加强药品管理相关主体的协调联动，加强药品不良反应监测报告与药品标准的数据衔接应用。涉及药品标准的相关数据，各级药品不良反应监测机构可以在"药品不良反应监测年度报告"中公布说明，或共享至国家药监局和国家药典委员会。国家药典委员会也应及时关注不良反应监测报告内容和共享信息，并以适当形式反馈，将其作为药品标准制修订以及标准提高工作的重要依据。

参考文献

［1］赵剑锋，洪小栩，张伟，等. 关于国家药品标准提高工作的思考［J］. 中国现代应用药学，2019，36（8）：997-1000.

［2］麻广霖，赵宇新，张伟. 学习贯彻新修订《药品管理法》强化药品标准的地位和作用［J］. 中国食品药品监管，2020（1）：18-31.

［3］谢金平，邵蓉. 按新修订《药品管理法》探讨我国药品注册标准的法律定位［J］. 中国医药工业杂志，2020，51（1）：136-140.

［4］赵剑锋，洪小栩，张伟，等. 基于全生命周期视角的国家药品标准管理思考［J］. 中国现代应用药学，2019，36（18）：2353-2356.

［5］麻广霖，张伟. 改革开放40年中国药品标准工作回顾与展望［J］. 中国药品标准，2018，19（6）：421-429.

［6］陈晋华. 我国药典委员会制度及变革刍议［J］. 中国处方药，2008（7）：52-54.

［7］张栩烽，赵宇新. 美国药典委员会组织架构与标准制修订程序的概述及启示

[J]. 中国药品标准, 2018, 19（2）: 87–91.

［8］赵宇新, 麻广霖. 从历届中国药典委员会章程的演变谈药品标准管理制度的优化［J］. 中国药品标准, 2021, 22（3）: 197–201.

［9］甘藏春, 田世. 中华人民共和国标准化法释义［M］. 北京: 中国法制出版社, 2017.

［10］林三钦. 行政法令变迁与信赖保护——论行政机关处理新旧法秩序交替问题之原则［J］. 东吴大学法律学报, 2004, 16（1）: 131–186.

［11］赵宇新, 麻广霖. 建立国家药品标准复审制度的思考与建议［J］. 中国实验方剂学杂志, 2020, 26（16）: 205–209.

［12］佘清. 欧洲药典委员会访问纪要［J］. 国外医学（预防、诊断、治疗用生物制品分册）, 2005（1）: 38–40.

［13］何英梅, 杨平荣, 任淑玲, 等. 从药品质量标准的视角探讨药品的监督与管理［J］. 中国药事, 2018, 32（12）: 1596–1602.

［14］张静, 关月月, 揣红梅, 等. 美国FDA药品监管法规数据库建设对我国的启示［J］. 中国药事, 2021, 35（12）: 1414–1418.

［15］薛晶, 黄清泉, 黄宝斌, 等. 结合药品注册检验受理常见问题解读与之相关规章［J］. 中国药事, 2022, 36（10）: 1110–1116.

课题立项来源: 中国药品监督管理研究会2022年度研究课题"新《药品管理法》背景下药品标准提高机制研究"

药品上市许可持有人制度下药品分段委托生产法规及风险控制研究

卜华荣[1, 2, 3]，林恒[1, 2, 3]，林丽琴[4]，罗秀彩[5]

1. 浙江省药品监督管理与产业发展研究会；
2. 杭州市钱塘区药品上市许可持有人研究院；
3. 杭州和康药业有限公司；
4. 杭州市食品药品检验研究院；
5. 浙江高跖医药科技股份有限公司

摘要： 随着我国生物医药产业的发展和药品上市许可持有人制度（Marketing Authorization Holder，MAH）的推行，实施药品分段委托生产的呼声也日益增高。本文针对国内外药品分段委托生产法规和实践情况进行了梳理和讨论，为探索我国药品分段生产实施的可行性，探讨可能存在的风险和控制措施等，提供参考思路。

关键词： 药品上市许可持有人；分段委托生产；法规；风险控制

药品生产应严格遵守操作工艺流程、操作规程和注册标准，药品上市许可持人制度下，药品生产分为自行生产和委托生产，委托生产再分为全过程委托生产和分段委托生产。全过程委托生产是指药品生产全过程委托给一个主体企业生产场地进行生产，是目前国内药品委托常见形式。分段委托生产是指药品生产全过程分为两个或多个阶段分别在两个或两个以上主体企业生产场地进行生产，是药品委托生产的一种特殊形式。如生物制品原液和制剂委托给具有相关资质的不同主体企业生产；自原料药实行登记制度后与生产企业是绑定关系，法规上不允许委托生产，但实际需求中受到安全、环保的限制，企业想把工艺路线拆分成两段，把安全、环保要求较高的一段委托给其他主体企业生产，另一段自行生产；化药制剂常见把工艺拆分成几段，如投料、混合、压片等工序分成一段在一家主体企业生产，压片、包装等工序分成一段在其他家主体企业生产，等等；还有受到国内政策影响，某些特殊制剂需要对原料药进行处理，如原料药转晶、游离、粉碎、多个原料药混合等特殊工序，在制剂车间无法实现，需要在原料药车间开展，因此需要委托给其他主体原料药企业生产，制剂端自行生产或者委托生产等；中药提取物和制剂委托给不同主体企业生产等。中药属于有中国特色的药品，发达国家或地区，如美国、日本、欧盟因药品管理品种相对较少，分段委托生产案例较少，但化学药品、生物制品分段委托生产在美国、日本、欧盟比较常见，有明确的法规支持。为此，笔者整理了中国、美国、欧盟、日本等关于委托生产及分段委托生产法规，分析分段委托生产风险因素和控制点，以期为我国探索分段生产的实施提供借鉴。

一、我国委托生产及分段委托相关法规

早在 1999 年 10 月，原国家药品监督管理局印发了《关于药品异地生产和委托加工有关规定的通知》，其中所指的"药品委托加工"即药品委托生产[1]。

2001 年颁布的《药品管理法》第十三条规定：经国务院药品监督管理部门或者国务院药品监督管理部门授权的省、自治区、直辖市人民政府药品监督管理部门批准，药品生产企业可以接受委托生产药品[2]。

2014 年，原国家食品药品监督管理总局公布的《药品委托生产监督管理规定》中，对药品委托生产提出了明确的定义，是指药品生产企业在因技术改造暂不具备生产条件和能力或产能不足暂不能保障市场供应的情况下，将其持有药品批准文号的药品委托其他药品生产企业全部生产的行为，不包括部分工序的委托加工行为。从该定义中可以看出，委托生产必须是完整的生产委托，不得进行分段委托[3]。

2019 年修订的《药品管理法》中正式实施药品上市许可持有人制度，并规定药品上市许可持有人既可以自行生产，也可以委托生产。同时，《药品管理法》也规定了血液制品、麻醉药品、精神药品、医疗用毒性药品、药品类易制毒化学品不得委托生产（国务院药品监督管理部门另有规定的除外）[4]。

同年发布的《疫苗管理法》中，对疫苗的委托生产做了如下规定：疫苗上市许可持有人应当具备疫苗生产能力，超出疫苗生产能力确需委托生产的，应当经国务院药品监督管理部门批准[5]。3年后发布的《疫苗生产流通管理规定》中，则对疫苗可以提出委托生产的3种情形做了具体的规定：

（一）国务院工业和信息化管理部门提出储备需要，且认为持有人现有生产能力无法满足需求的；

（二）国务院卫生健康管理部门提出疾病预防、控制急需，且认为持有人现有生产能力无法满足需求的；

（三）生产多联多价疫苗的。

委托生产的范围应当是疫苗生产的全部工序。必要时，委托生产多联多价疫苗的，经国家药品监督管理局组织论证同意后可以是疫苗原液生产阶段或者制剂生产阶段[6]。

对多联多价疫苗允许原液和制剂分段委托首次写入法规，但设置了限制性条件。

2020年发布的《药品生产监督管理办法》中，明确规定了受托方不得将接受委托生产的药品再次委托第三方生产。同时，还明确了经批准或者通过关联审评审批的原料药应当自行生产，不得再行委托他人生产[7]。

2022年5月9日国家药监局综合司发布的《中华人民共和国药品管理法实施条例（修订草案征求意见稿）》第六十九条【分段生产管理】对分段生产进行了描述。该条款规定："对于生产工艺、设施设备有特殊要求的创新药，或者临床急需等药品，经国务院药品监督管理部门批准，可以分段生产。药品生产过程涉及多个生产地址的，药品上市许可持有人应当建立覆盖药品生产全过程和全部生产地址的统一的质量保证体系，确保药品生产过程持续符合法定要求"[8]。

综上所述，我国药品委托生产已经实施多年，委托形式则以全过程委托生产为主。对于分段委托，政策上还趋于保守，分段委托法规征求意见稿提出的药品被限定为"对于生产工艺、设施设备有特殊要求的创新药"或"临床急需等药品"，适用范围有限。

二、美国委托生产及分段委托相关法规

美国药品委托生产已实践多年。美国联邦法规第 21 章（21 CFR）的 200.10 条款中，对药品委托生产行为进行了描述和规定，并规定美国 FDA 有权将对受托生产企业检查过程中获得和委托方产品合规性相关的任何信息，披露给委托方[9]。

美国 FDA 于 2016 年 1 月发布的指南 *Contract Manufacturing Arrangements for Drugs：Quality Agreements*（《药品委托生产安排：质量协议》），描述了人用药品、兽用药品、生物和生物技术产品、原料药、中间物料等委托生产的情形，并且提到委托生产的形式可以是完整委托或者部分委托，可委托的生产工序包括但不限于配方、化学合成、细胞培养和发酵、灭菌和终端灭菌等。在该指南中，美国 FDA 推荐产品所有人和受托生产企业建立书面的质量协议，用以描述各自的 cGMP 相关角色、职责和药品生产方面的活动。对于分段生产的产品，质量协议应明确规定各方在产品储藏、运输环节所承担的角色，即阶段性生产完成的产品，是先运回产品所有人处，还是由该工序的受托生产企业直接发运至下道工序的受托生产企业。同时，上述情况还应酌情包含对运输条件的监控或验证活动的规定[10]。

此外，美国 FDA 还针对灭菌步骤的委托生产，制定了专门的合规政策指南（*CPG Sec. 100.550*）。该指南中提到，在通常情况下，由执行特定（灭菌）功能的受托生产企业对相应的功能的 cGMP 合规性负主要责任。同时也强调制剂成品的生产企业有责任确保制剂成品符合无菌标准，并且确保是在适当的 cGMP 控制条件下生产的。无论是灭菌步骤的受托生产企业还是制剂成品生产企业，都不得通过协议免除其自身应承担的责任。另外，当产品所有人与制剂成品生产企业不是同一主体时，产品所有人对灭菌步骤的委托生产负有同样的责任[11]。

三、欧盟委托生产及分段委托相关法规

欧盟指令（EU）2017/1572 和欧盟 GMP 中，均提到药品可以进行委托生产，且未对委托生产的产品类型、工序等作限定[12, 13]。

欧盟 GMP 指南第 7 章中规定，对于委托生产，应有书面的合同，明确规定各方的职责。合同应清楚描述由谁来负责委托生产的每一步工作，例如，知识的管理、技术转移、供应链、二次委托、物料的质量和采购、物料的检测和放行。其中二次委托需要在受托企业征得委托方同意的前提下才能进行，没有限定二次委托的工序，这给委托生产企业和受托生产企业提供了更大的灵活度，和我国目前"受托方不得将接受委托生产的药品再次委托第三方生产"的规定，存在明显的区别[13]。

欧盟指令 2001/83/EC 中提到完全和部分生产的企业，都应获得生产授权，明确了药品可以进行分段委托生产[14]。此外，欧盟 GMP 多个附录中也都有对分段委托生产做规定。例如，欧盟 GMP 附录 1 中提到灭菌过程可以进行委托，附录 12 中明确放射性处理步骤可以进行委托，附录 16 的附件 1 则提供了部分委托生产的确认信模板[15-17]。

四、日本委托生产及分段委托相关法规

日本 2005 年 4 月 1 日起生效的修订版《药事法》中取消了原有生产许可与上市许可捆绑的模式，正式引入 MAH 制度，从而使药品可以实现委托生产。厚生省列出了片剂、胶囊剂、丸剂等 11 类制剂推荐的委托生产范围，其他剂型的委托生产，一般由申请者特别提出其质量保证和环境卫生的情况后，给予个别审查。

此外，厚生省规定可以将药品生产过程中的部分工序进行委托，但对中间体移动会增加产品污染风险或会增加产品质量下降风险等情形不宜委托生产，并规定受托生产企业不得将受托生产工序再委托给别的生产企业[18]。

五、分段委托生产的风险因素

分段委托生产是药品全部委托生产更灵活的一种方式，为药品生产提供更多的选择，避免重复建设，浪费资源，降低产品的研发和生产成本，提高研发效率，保护产品的核心机密，同时也更有利于行业分工的专业化，对于专业知识的积累，充分发挥受托生产企业的专业化优势等。但分段委托生产也存在下列风险因素：

1. 新的《药品管理法》实施不到 4 年，我国现阶段药品上市许可持有人和受托生产企业自身的质量管理能力参差不齐，如果分段委托给质量管理水平一般的企业，相对于全过程委托生产，对持有人沟通能力、质量管理能力都提出了更高的要求。现阶段如果将分段委托生产的政策全面放开，无法确保持有人均具备相应水平的质量管理能力，可能会导致质量管理不到位，持有人不能充分承担药品质量安全主体责任。

2. 分段委托生产相较于全过程委托生产，增加了中间产品在不同生产场地之间的运输环节，需进行额外的研究和评估，确保运输过程不对产品质量造成不良的影响。需要持有人在研发阶段就识别出运输过程可能影响产品质量的因素，通过充分的研究、评估和验证，积累足够的数据，为产品运输的质量保障提供支持。对持有人自身的评估能力、研究能力也提出了更高的要求。

3. 我国药品生产企业 4000 多家，呈现"一小二多三低"现象，企业的赔偿能力差异较大。分段委托生产分散在不同主体的企业，涉及面更广，如发生药害事件，因赔偿能力不足而导致患者利益受损风险增加。

4. 现阶段我国药品上市后的质量监管主要以地方药监局管理为主，各地药品监管能力也存在差异。分段委托生产特别是跨省委托生产要求各地方监管部门能够相互协调，对各个工序的生产都监管到位，从全局的角度把控药品的质量风险，对监管也提出了更高的挑战。

六、实施分段委托生产的建议

1. 通过局部试点探索，积累一定的经验后再进行逐步推广

鉴于我国不同地区医药产业的发展程度不同，采取区域性试点。允许医药产业发展较好、基础设施建设较为齐全的地区，先进行分段委托生产试点。同时，可以视情况对试点阶段的持有人和受托企业进行资质筛选，允许满足既定条件的、具有较为丰富的质量管理和生产经验的持有人和受托企业先参与试点，在积累了一定的实践经验后，再逐步进行推广。

可以尝试集团内分段委托生产试点。《中华人民共和国药品管理法实施条例（修订草案征求意见稿）》提到"药品生产过程涉及多个生产地址的，药品上市许可持有人应当建立覆盖药品生产全过程和全部生产地址的统一的质量保证体系，确保药品生产过程持续符合法定要求"，集团企业更有利于实现统一的质量保证体系，对分段生产的产品质量可控。

可以选择临床急需的创新药试点。有些特殊的创新药工艺设计现有的全部委托生产不一定满足工艺要求，采取分段委托，可以解决工艺设计难题。在新药设计阶段，把分段委托的质量控制进行充分评估和研究，更有利于发现产品质量风险，为产品上市的质量控制提供更多的保障。MAH 制度的核心是鼓励创新，好的政策有利于激发药品创新活力。创新药周期长、投入大、风险高，选择创新药试点有利于加快创新药上市历程，降低企业投入成本。

可以选择生物制品试点，目前行业关注度和呼声最高。生物制品中的原液和制剂在发达国家实施分段生产不管在法规和实践上都走在前列。早在 1992 年，美国 FDA 就发布了《关于许可生物制品合作生产安排的政策声明》，批准获得上市许可的生物制品采取合作生产模式。2008 年 11 月，美国 FDA 再次发布了更新的行业指南《许可生物制品合作生产安排》，明确了分段生产（divided manufacturing）、共享生产（shared manufacturing）、委托生产（contract manufacturing）等多种合作模式的生产安排。欧盟在其 GMP 及多项法规中也将分段生产以法规的形式进行了明确。从实践情况看，目前跨国生物制药企业已经充分实践了合作生产方式。全球最大的生物制药公司罗氏集团，其原液生产在美国，制剂灌装分布在欧洲、美国、亚洲等地，产品

供向全球。近年美国获批上市的抗体药物，大多都是采用分段生产方式。如默沙东公司 2014 年获批上市的帕博利珠单抗注射液（商品名 Keytruda），根据美国 FDA 官方网站公开信息显示，Keytruda 的原液由位于美国马里兰州的 MedImmune 公司生产，制剂由先灵葆雅公司位于爱尔兰科克市的工厂进行生产及灌装，由默沙东公司位于美国北卡罗来纳州威尔逊的工厂负责包装贴签[19]。生物制品分段生产技术成熟，质量可控，有利于企业全球化布局和市场竞争，是生物制品生产发展趋势，我国应顺应时代发展，促进国内生物制品发展和走向世界。

2. 出台相应政策法规，强化持有人和受托企业的质量意识

加紧研究药品分段生产相关法律法规，特别是相关技术指导原则发布。从政策法规层面对分段委托生产质量的具体要求做明确的规定。可以借鉴欧盟、美国、日本等发达国家或地区的做法，以质量协议等书面形式，明确分段委托生产各方的主体责任，避免责任不清、责任转嫁等情况的发生。对于持有人，应赋予对各受托方生产的不同阶段的产品进行质量管理的权力，并由持有人对分段委托生产各段的产品放行负最终责任。在出现产品质量问题、收到投诉或产品召回等情形下，应由持有人牵头，各受托方配合持有人开展相应的调查工作。同时，建议质量协议中明确各分段生产工序之间的沟通和衔接机制，并建立书面的中间产品转运流程，由持有人对承运企业的承运能力、资质等进行审核和批准，确保产品转运、接收过程顺畅，保证前一道工序产品的生产以及运输过程中质量相关信息，可以准确无误地传递到下一道生产工序，进而确保最终成品的质量。

此外，建议持有人在产品研发阶段，对各段生产的中间产品的关键质量属性、质量控制要点以及稳定性进行充分的研究，识别出运输过程可能影响产品质量的风险点，确定中间产品适当的运输储藏条件、期限，并在商业化生产前，对各委托工序的中间产品的运输过程进行科学充分的验证，确保商业化生产采用的是经过验证的条件进行中间产品的运输和储藏。

3. 建立相应监管体系，明确监管责任归属和产品注册要求

对于监管机构，一方面需要加强对上市许可持有人和受托生产企业的监督管理，明确各分段工序和最终产品质量监管的责任归属。另一方面，可以规定在产品注册申报资料中，提交分段委托生产相应的运输验证、前后工序交接程序、运输后的中间产品质量验收标准等内容，并在注册审评过程中，对这些内容进行重点审核，在批准分段委托生产前，确保相关的研究和验证工作都已到位。

七、结语

随着我国药品监管法律法规的不断完善，药品上市许可持有人制度的稳步推进以及国外先进实践经验的借鉴，在我国实施药品分段委托生产的可行性与日俱增。同时，分段委托生产对于顺应行业专业化和精细化的发展趋势、进一步整合行业资源以满足生产需求、提高行业整体效率、提升和加快行业发展水平、保护委托企业的产品核心机密、促进我国医药行业和国际接轨等，都有着积极的意义。

现阶段建议监管部门采取试点方式，分步推进；逐步制订并完善分段委托生产实施的相关政策法规，同时增强持有人和受托企业的产品质量风险意识，加强监督管理，落实责任主体，在保障药品质量安全的同时，促进行业进一步健康稳步发展。

参考文献

［1］张绚绚，邵蓉. 中国与欧盟药品委托加工政策比较［J］. 中国医药工业杂志，2014, 45（6）: 599–S60.

［2］全国人民代表大会常务委员会. 中华人民共和国药品管理法［EB/OL］.（2001–02–28）. https://www.gov.cn/gongbao/content/2001/content_60707.htm.

［3］国家食品药品监督管理总局. 国家食品药品监督管理总局关于发布药品委托生产监督管理规定的公告（2014 年第 36 号）［EB/OL］.（2014–08–14）. https://www.nmpa.gov.cn/xxgk/ggtg/ypggtg/ypqtggtg/20140814110901422.html.

［4］全国人民代表大会常务委员会. 中华人民共和国药品管理法［EB/OL］.（2019–08–27）. http://www.npc.gov.cn/npc/c2/c30834/201908/t20190826_300489.html.

［5］全国人民代表大会常务委员会. 中华人民共和国疫苗管理法［EB/OL］.（2019–06–29）. http://www.npc.gov.cn/npc/c2/c30834/201907/t20190702_299244.html.

［6］国家药监局. 国家药监局关于发布《疫苗生产流通管理规定》的公告（2022年 第 55 号 ）［EB/OL］.（2022–07–08）. https://www.nmpa.gov.cn/xxgk/fgwj/xzhgfx wj/20220708185734126.html.

［7］国家市场监督管理总局. 药品生产监督管理办法［EB/OL］.（2020–01–22）. https://www.samr.gov.cn/zw/zfxxgk/fdzdgknr/fgs/art/2023/art_65070d0ee03a4109 ac831ee7b3cee51c.html.

［8］国家药监局综合司. 国家药监局综合司公开征求《中华人民共和国药品管理法实施条例（修订草案征求意见稿）》意见［EB/OL］.（2022–05–09）. https://www.nmpa.gov.cn/xxgk/zhqyj/zhqyjyp/20220509222233134.html.

［9］U.S. Food and Drug Administration.21 CFR 200.10 Contract facilities（including consulting laboratories）utilized as extramural facilities by pharmaceutical manufacturers［EB/OL］.（1990–03–29）. https://www.ecfr.gov/current/title–21/chapter–I/subchapter–C/part–200/subpart–A/section–200.10.

［10］U.S. Food and Drug Administration.Contract Manufacturing Arrangements for Drugs：Quality Agreements Guidance for Industry［EB/OL］.（2016–11–23）. https://www.fda.gov/media/86193/download.

［11］U.S. Food and Drug Administration.CPG Sec. 100.550 Status and Responsibilities of Contract Sterilizers Engaged in the Sterilization of Drugs and Devices［EB/OL］.（2006–10–03）. https://www.fda.gov/regulatory–information/search–fda–guidance–documents/cpg–sec–100550–status–and–responsibilities–contract–sterilizers–engaged–sterilization–drugs–and.

［12］European Commission.COMMISSION DIRECTIVE（EU）2017/1572 of 15 September 2017 supplementing Directive 2001/83/EC of the European Parliament and of the Council as regards the principles and guidelines of good manufacturing practice for medicinal products for human use［EB/OL］.（2017–09–16）. https://eur–lex.europa.eu/legal–content/EN/TXT/PDF/?uri=CELEX：32017L1572&from=el.

［13］European Commission.The Rules Governing Medicinal Products in the European Union Volume 4 EU Guidelines for Good Manufacturing Practice for Medicinal Products for Human and Veterinary Use Chapter 7 Outsourced Activities［EB/OL］.（2012–06–28）. https://health.ec.europa.eu/document/

download/58b5106a-cf6f-4352-9dca-1caf5d27d97e_en?filename=vol4-chap7_2012-06_en.pdf.

［14］European Parliament and Council of the European Union.DIRECTIVE 2001/83/EC OF THE EUROPEAN PARLIAMENT AND OF THE COUNCIL of 6 November 2001 on the Community code relating to medicinal products for human use［EB/OL］.（2022-01-01）. https://eur-lex.europa.eu/legal-content/EN/TXT/PDF/?uri=CELEX：02001L0083-20220101.

［15］European Commission.The Rules Governing Medicinal Products in the European Union Volume 4 EU Guidelines for Good Manufacturing Practice for Medicinal Products for Human and Veterinary Use Annex 1 Manufacture of Sterile Medicinal Products［EB/OL］.（2022-08-22）. https://health.ec.europa.eu/system/files /2022-08/20220825_gmp-an1_en_0.pdf.

［16］European Commission.The Rules Governing Medicinal Products in the European Union Volume 4 EU Guidelines for Good Manufacturing Practice for Medicinal Products for Human and Veterinary Use Annex 12 Use of Ionising Radiation in the Manufacture of Medicinal Products［EB/OL］.（2016-11）. https://health.ec.europa.eu/system/files/2016-11/anx12_en_0.pdf.

［17］European Commission.The Rules Governing Medicinal Products in the European Union Volume 4 EU Guidelines for Good Manufacturing Practice for Medicinal Products for Human and Veterinary Use Annex 16 Certification by a Qualified Person and Batch Release［EB/OL］.（2015-12-12）. https://health.ec.europa.eu/system/files/2016-11/v4_an16_201510_en_0.pdf.

［18］朱佳娴，施绿燕，颛孙燕，等. 欧盟、美国、日本药品上市许可持有人启示［J］. 上海医药，2020, 41（1）：47-50.

［19］顾瑶华，操桂兰，董锐，等. 我国生物制品分段生产可行性建议——基于苏州工业园区生物医药产业的探索［J］. 中国食品药品监管，2021, 215（12）：112-117.

我国药品上市许可持有人制度下境外持有人的境内代理人责权利研究

谢金平[1, 2]，邵蓉[1, 2]
1. 中国药科大学药品监管科学研究院；
2. 国家药品监督管理局药品监管创新与评价重点实验室

摘要： 2019 年《药品管理法》明确规定境外持有人应当设置境内代理人，履行相关义务并承担连带责任。本章采用文献研究法、比较研究法、访谈调研法，在梳理我国过去进口药品代理人管理历程、境内代理人设立的背景和目的、欧美日代理人管理现状的基础上，对新修订《药品管理法》背景下境内代理人的性质、责权利展开分析。我国境外持有人的境内代理人并非民法制度意义上的代理人，而是 2019 年《药品管理法》语境下的代理人。设立境内代理人本质上是为了契合以持有人为主线的全生命周期管理，境内代理人与境外持有人在民事责任上连带，其行政和刑事责任则受到药事法律规章的约束。因此，境内代理人的制度设计中需要考虑代理人的责权匹配，以促进制度更好地实施。

关键词： 境外持有人；企业法人；境内代理人；代理

2019 年《药品管理法》全面实施药品上市许可持有人（MAH），并将其作为基本制度、核心制度，贯穿于整部《药品管理法》。2020 年国家药监局综合司发布《境外药品上市许可持有人境内代理人管理暂行规定（征求意见稿）》，征求意见稿中就境内代理人的定义、条件、责任义务、监管等事项进行了规定。境内代理人制度是 2019 年《药品管理法》下新增的规定，本文拟对进口药品代理人管理历程、境内代理人设立的背景和目的、欧美日代理人管理现状及我国境内代理人的性质、责权利等展开分析，以期完善我国境内代理人的管理。

一、《药品管理法》关于进口药品境内代理人的管理情况

（一）2001 年《药品管理法》关于进口药品代理人的管理情况

1. 相关法律规定

2001 年《药品管理法》实施时，我国尚未实施 MAH 制度。但针对进口药品，由于生产场地在境外，其实质上实施的是 MAH 制度。在进口药品管理方面，2002 年、2007 年《药品注册管理办法》对进口药品提交药物临床试验申请、药品上市申请进行了明确规定。同时，2003 年《药品进口管理办法》明确了药品进口备案、报关、口岸检验等事项。

此时《药品管理法》中对于进口药品没有明确的代理人的要求。其中，1999 年《药品流通监督管理办法》（暂行）【失效】中规定，已获《进口药品注册证》的进口药品在国内市场销售，国外制药厂商必须选定中国合法的进口药品国内销售代理商，国内销售代理商必须向国家药监局备案。销售代理商指取得《药品经营企业许可证》的企业法人，依据其与国外制药厂商之间所签订的协议，从事进口药品国内销售代理等业务的药品经营企业。国内销售代理商又被称为国内总代。此后又相继出现过注册代理人、质量管理代理人等多种代理人角色，依据双方之间的合同约定，负责代为办理注册、质量管理等事项[1]。

2. 实践中的管理情况

根据前文规定可知，过去进口药品没有严格法律意义上的代理人，但是境外持有人会根据自身品种特点，国内销售代理商的销售实力、渠道资源、学术推广能力、市场信誉等选择合适的销售代理商。国内销售代理商可能由境外持有人在中国境内设立的、持有《药品经营许可证》的子公司担任，也可以是国药控股、上海医药、华润医药、九州通等流通企业担任。境外持有人与国内销售代理商签订销售协议，由其负责产品的进口备案、报关、销售代理等工作。需要注意的是，国内销售代理商以自身名义开票，故国内销售代理商本质上是经销的概念，而非代理概念。

此时，进口产品在我国市场的学术推广工作可能由国内销售代理商承担，

也可能由境外持有人在境内设立的子公司承担。在药品上市后管理方面，主要包括不良反应监测、质量投诉及召回等，往往由境外持有人在境内设立的子公司承担，国内销售代理商予以配合协助，如国内销售代理商负责通知子公司流通环节的投诉、进行必要的调查、配合召回等，同时境外持有人也会协调相关工作。

针对进口分包装产品，根据 2007 年《药品注册管理办法》的规定，接受分包装的药品生产企业应当提交补充申请，取得《药品补充申请批件》和药品批准文号。实践中由于进口分包装企业持有药品批准文号，故通常由其负责品种的进口和销售、学术推广、招投标及品种上市后管理工作[2]。进口药品常见的销售管理模式如表 1 所示。

表 1　进口药品常见的销售管理模式

销售模式	物权归属（开票方）	市场推广	招投标	上市后管理
境内子公司（持有《药品经营许可证》）销售模式	境内子公司	境内子公司	境内子公司	境内子公司
国内总代销售模式	国内总代	1.国内总代 2.境内子公司（企业法人或者持有《药品生产许可证》的企业）	国内总代	境内子公司
境内分包装厂销售模式	境内分包装厂	境内分包装厂	境内分包装厂	境内分包装厂

（二）2019 年《药品管理法》关于境外持有人的境内代理人管理情况

1. 相关法律规定

2019 年《药品管理法》全面实施 MAH 制度。随着 2020 年《药品注册管理办法》的实施，我国不再区分国产药品和进口药品，统一划分为境内生产的药品，境外生产的药品。现阶段有两种情况：境内生产的药品，持有人在境内；境外生产的药品，持有人在境外，后者即对应此前的进口药品[3]。

根据 2019 年《药品管理法》第三十八条规定，药品上市许可持有人为境外企业的，应当由其指定的在中国境内的企业法人履行义务，与药品上市许可持有人承担连带责任；第一百三十六条规定，药品上市许可持有人为境外企业的，其指定的在中国境内的企业法人未依照本法规定履行相关义务的，适用本法有关药品上市许可持有人法律责任的规定。即 2019 年《药品管理法》首次从法律层面明确要求境外持有人应当设立中国境内的企业法人，履行《药品管理法》规定的义务，承担连带责任。

2020 年 8 月国家药监局综合司就《境外药品上市许可持有人境内代理人管理暂行规定》征求意见，将境外持有人设立的中国境内企业法人定位为境内代理人，并规定了境内代理人的定义、条件、义务、监管等事项。

境外持有人的境内代理人条件：中国境内设立的企业法人；具有与从事代理工作相适应的质量管理制度，以及与其承担责任相适应的质量管理体系；具有与从事代理工作相适应的办公场所、通信方式、联系电话；具有能够确保产品可追溯的管理系统。

境外持有人的境内代理人义务：①负责建立药品质量保证体系；②负责建立并实施药品追溯制度；③负责建立并实施药品年度报告制度；④负责建立药品上市后的变更管理制度；⑤承担药品上市后召回、质量投诉、质量赔偿等事宜；⑥负责建立药物警戒体系；⑦负责提交药品标准物质；⑧负责与境外持有人联络。

2022 年 5 月国家药监局综合司就《中华人民共和国药品管理法实施条例》征求意见，规定了境内代理人的指定与变更事项，包括指定时间、是否载入药品注册证书、境内代理人的条件、境内代理人的登记及变更管理等内容。

2. 管理的目的

我国 MAH 制度实施前，进口药品实行的也是持有人制度。如前文分析所述，进口药品过去管理中存在国内销售代理商或者注册代理人等，但法律层面对于代理人并无明文规定。在 MAH 制度实施后，2019 年《药品管理法》强调以持有人为主线，落实药品全生命周期管理，由持有人对药品的安全性、有效性、质量可控性负责。此时境内代理人的提出也是契合了境外持有产品的全生命周期管理。通过以境内代理人为主线，加强上市后管理及责任落实，解决由于持有人在境外，监管措施非常有限，特别是遇到召回、不良反应监测、监督抽验等与境外企业沟通联系获取资料难、查处难和追责难等问题。

2019 年《药品管理法》中要求代理人与境外持有人承担连带责任，并在法律责任章节规定当代理人没有依法履行相关义务，适用持有人的法律责任，即代理人直接受到《药品管理法》的约束，需要承担相应的行政责任和刑事责任。此举一方面能够更好地保障患者的合法权益，另一方面通过将代理人纳入药监部门的监管对象中，更好地保障药品上市后管理责任的落实。但是，目前法律层面仅提出了境外持有人设立境内企业法人（境内代理人）的要求，关于目前境内代理人的资质、责任义务及其享有的权利仍然有待进一步明晰。

二、欧美日有关代理人的管理情况

欧盟、美国、日本均实行 MAH 制度，同时也具有各自的特色。欧盟、日本要求持有人必须相对应地在欧盟、日本境内，生产场地可以在境内或者境外。美国规定持有人可以在美国境内或者境外，生产场地也可以在境内或者境外[4]。

（一）日本管理情况

日本采取的是资格准入型的 MAH 制度，企业必须首先取得相应类别的销售企业许可证（分为处方药、除处方药之外的药品、药妆、化妆品四类），方可申请药品上市许可，并在获批后成为持有人。日本持有人必须在日本境内，符合药物质量管理规范和药物警戒质量管理规范的要求，必须根据医药产品的风险级别雇佣 3 名有资质的全职管理者，即总销售合规官、质量保证主管、上市后安全控制主管，全面负责药品生产销售管理。因此日本并没有设置代理人制度。

（二）欧盟管理情况

根据《欧共体人用药品注册指令》（2001/83/EC 指令），欧盟持有人可以指定当地代表，并在药品标签中标注。当地代表的指定不能免除持有人的任何法律责任。当地代表应当覆盖欧盟成员国和欧盟经济区国家（当没有代表时，代表也可以是持有人），持有人能够用当地语言与医疗保健专业人员或者患者联系，负责处理产品质量问题及投诉等[5]。

（三）美国管理情况

当持有人在美国境外且在美国境内没有居住点或者营业地点时，需要指定一个美国代理人，该代理人拥有营业场所及合法地址，负责境外持有人与美国FDA的沟通，包括：①审查、分发、发送和回应所有来自美国FDA的通信，包括紧急通信；②回答有关进口或准备进口到美国的药品问题；③协助美国FDA安排检查；④如果美国FDA不能直接或迅速联系到境外持有人，美国FDA可以向美国代理提供信息或文件。美国FDA向美国代理提供的信息或者文件等同于向境外持有人提供的信息或文件。

因此，欧美日均是结合自身国情实施相应的持有人制度。欧盟虽设有代表、美国设有代理人，但是代表、代理人仅负责联络、处理部分管理事项，不承担连带责任，代表、代理的设置也不能因此免除持有人的任何法律责任。

三、关于我国MAH制度下境外持有人的境内代理人的理论分析

（一）《中华人民共和国民法典》中代理制度

根据《中华人民共和国民法典》（本文以下简称《民法典》），所谓代理制度，是指代理人在代理权限范围内，以被代理人的名义与第三人实施民事法律行为，对被代理人发生效力的民法制度。代理制度属于私法自治的扩张，使民事主体不仅可以利用自己的能力和知识参加民事活动，而且可以利用他人能力和知识进行民事活动，从而扩张民事主体从事民事活动的范围，降低交易成本，为民事主体更好地实现自己的权利、参与社会经济活动提供极大的便利[6]。

依据代理权的取得方式，代理分为委托代理和法定代理，委托代理又称意定代理、授权代理。委托代理是基于被代理人的授权行为，授权行为本身是一个单方意思表示行为，其产生的基础法律关系通常来源于委托合同，也可能来源于劳动合同、合伙协议等。即委托代理关系和委托合同关系并不能直接画等号。

委托代理和委托合同关系的主要区别如下：①是否以被代理人或者委托

人名义。委托代理中，代理人从事民事法律活动一般只能以被代理人的名义进行，不得以自己的名义进行。代理行为的法律后果直接由被代理人承受。委托合同中，受托人可以以自己的名义从事民事活动，也可以以委托人的名义从事民事活动，以谁的名义并不是问题的关键。②从事行为范围及涉及第三人。委托代理中，经授权的代理人仅能代理本人从事民事法律行为和准法律行为。并且，代理人实施的行为通常涉及第三人。委托合同中，受托人既可以从事民事法律行为，也可以从事民事事实行为。为处理委托事项，受托人可能与第三人为某种法律行为，也可以仅处理某项事实行为（图1）[7]。

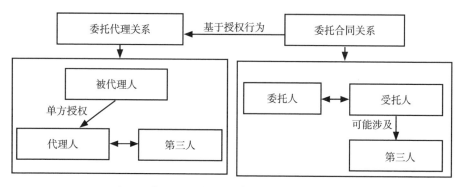

图 1　委托代理关系和委托合同关系的区别

（二）我国 MAH 制度下境内代理人的性质、资质、责任与权利分析

1. 境内代理人的性质

从《药品管理法》及《境外药品上市许可持有人境内代理人管理暂行规定》（征求意见稿）看，药品境外持有人的境内代理人主要协助境外持有人履行上市后管理义务，包括年度报告、变更、上市后召回、投诉等，并不必然涉及注册代理事项，也不必然涉及销售代理事项。这也说明境内代理人本质上是受到境外持有人的委托，履行上市后管理义务，双方之间属于委托合同关系。当然，境内代理人在处理上市后管理事项时，可能需要以境外持有人的身份与药品监管部门联络，此时可能需要得到境外持有人的单方授权，继而产生委托代理关系。需要注意的是，《民法典》中的代理制度不存在连带责任之说，代理人以被代理人的名义与第三人实施民事法律行为，法律后果直

接归属于被代理人。所以，药品境外持有人与境内代理人之间不是民法制度意义上的代理行为，而是《药品管理法》语境下的代理，其名为境内代理人，实则属于境内责任人，需要履行药事法律规章下规定的责任和义务。

2. 境内代理人的资质

根据药事法律规章的规定，境内代理人需要履行药品上市后管理义务，与境外持有人承担连带责任。故理论上境内代理人也应当需要具备质量管理、风险防控、责任承担三大能力，建立与其代理工作相适应的质量保证体系，如此方能更好地履行上市后管理义务。《药品管理法实施条例（征求意见稿）》规定境内代理人应当向省级药品监督管理部门登记，并未对境内代理人增设行政许可。此举符合"简政放权、深化放管服"改革的总体趋势，同时也要求境外持有人应当谨慎遴选、审计境内代理人的资质，确保其具备履责的能力。相比于将境内代理人在药品注册证书中载明，在药品包装、标签、说明书中载明更有利于对外公告境内代理人、落实境内代理人上市后管理职责。至于是在药品批准前或者药品批准后确定境内代理人，理论上应当根据境外持有人开拓市场的能力和进程选择确定，当然统一规定在药品批准前或者批准后确定更便于国家药品监管部门对境内代理人的统一管理。

3. 境内代理人的责任

关于境内代理人承担的责任，包括积极责任和消极责任。积极责任方面，前文已有描述，主要涉及上市后管理义务。消极责任方面，包括民事责任、行政责任、刑事责任。首先，在民事责任方面，主要涉及药品缺陷致人损害的赔偿责任，境内代理人应当与境外持有人对外承担连带责任，对内可给予过错责任追偿。由于药品责任风险属于典型的"长尾风险"，即从事故发生到发现损害后再提出索赔，可能经历几年甚至几十年的时间。这客观上要求监管者在制度设计上，以及境内代理人和境外持有人在内部约定上，都需要考虑产品售后索赔、追偿等事项。

其次，在行政责任和刑事责任方面，均不存在连带之说法。在行政责任方面，境内代理人应当履行药事法律规章规定的责任和义务，并承担未履行义务可能造成的行政责任。在刑事责任方面，典型罪名为生产、销售、提供假药/劣药罪，妨害药品管理罪。其一，生产、销售、提供假药/劣药罪客观方面表现为生产、销售、提供假药行为，若代理人未持有《药品经营许可证》则不可销售所代理品种时，谈不上生产、销售、提供假药/劣药罪；若代理人持有《药品经营许可证》可销售所代理的品种，则可适用《中华人民共和国刑法》《药品管理法》中销售者相关规定。其二，针对妨害药品管理罪，若代理人未代办理注册事项，则不会涉及提供虚假证明等骗取许可的妨害药品管理罪情形；若代理人代理注册事项，明知是提供虚假证明等骗取许可，可能构成妨害药品管理罪的共犯，需要承担相应的刑事责任。

再者，需要注意的是，因境内代理人设置的本质是为了落实药品上市后管理责任，同时避免由于持有人在境外追责难的问题，所以当行政责任、刑事责任涉及罚款、罚金时，可将境内代理人设为处罚对象，由境内代理人缴纳罚款或者罚金，此后境内代理人可基于与境外持有人的委托合同约定进行内部追偿。

4. 境内代理人的权利

药品是特殊的商品。《中华人民共和国产品质量法》第四十一条、四十二条规定产品存在缺陷造成人身、缺陷产品以外的其他财产的损害，生产者承担无过错赔偿责任；销售者承担过错赔偿责任。2009 年通过的《中华人民共和国侵权责任法》【废止】中增加了因药品缺陷致人损害，患者可以向医疗机构请求赔偿，医疗机构赔偿后再向有责任的生产者追偿。2019 年《药品管理法》在赔偿主体中增加了 MAH，同时规定境外持有人的境内企业法人（境内代理人）也应当承担连带责任。此时需要思考的是，若境内代理人并非产品的销售者，也非持有人、生产者、使用者（提供者），其不直接经手产品，不享有产品的销售收益，让其承担民事连带责任是否合理？当然，《药品管理法》要求代理人承担民事连带责任更有利于保障患者的权益。关于责权是否匹配的问题需要在后续制度设计或者境外持有人与代理人的约定中予以考量。

当境内代理人未持有《药品经营许可证》，不得销售代理的产品时，此种情形对现有药品经营制度的影响最小。此时实际上没有改变进口产品销售管理模式，仍然由境外持有人在中国境内设立的、持有《药品经营许可证》的企业或者药品流通企业担任国内销售代理商，负责产品进口、销售，同时增加了境外持有人的境内代理人的这一角色，需要境内代理人建立质量保证体系，与国内销售代理商密切沟通，掌握产品上市后销售流向，做好药品上市后追溯、药物警戒、召回等事项。此外，若允许未持有《药品经营许可证》的境内代理人销售代理产品，此时代理人类似于境内持有人，若自行销售代理的产品，需要符合 2019 年的《药品管理法》规定的经营条件，若自行零售产品，需要取得《药品经营许可证》。此时需要考虑是否需要类似于对境内持有人的管理，给境内代理人发证的问题。

再者，当境内代理人持有《药品经营许可证》可以销售产品时，还需要考虑境内代理人与国内分包装厂的关系。根据 2020 年 8 月国家药监局药品审评中心发布的《境外生产药品分包装备案程序和要求》，进口分包装产品由注册改为备案管理，由境内代理人向国家药监局备案，并不再核发药品批准文号。此时，境外持有人能否自由选择由境内代理人或者国内分包装厂销售产品也需要进一步明确。

四、结语

境外持有人的境内代理人管理是我国 MAH 制度下新增的一项规定，本质上是为了契合以持有人为主线的药品全生命周期管理。通过落实境内代理人的职责，加强对境外持有人持有品种的管理，解决由于持有人在境外，监管措施非常有限，获取资料难、查处难和追责难等问题，更好地保障患者的权益。境内代理人并非民法制度意义上的代理人，而是 2019 年的《药品管理法》语境下的代理人。境内代理人与境外持有人在民事责任上连带，行政和刑事责任则受到药事法律规章的约束。境内代理人制度在设计中需要考虑境内代理人责任和权利的匹配，以促进境内代理人制度更好地实施。

参考文献

［1］陈燕飞. 强化境外持有人主体责任，这一规定公开征求意见［EB/OL］.（2020-08-04）［2022-08-17］. http://www. cnpharm. com/c/2020-08-04/746668.shtml.

［2］王芸. 我国上市许可持有人制度的长期机遇（下）［J］. 中国食品药品监管，2021（5）：54-61.

［3］邵蓉，谢金平. 变革中持续探索 探索中立足国情——再谈我国药品上市许可持有人制度［J］. 中国食品药品监管，2021（6）：78-85.

［4］国家药品监督管理局. 药品管理法疫苗管理法读本［M］. 北京：法律出版社，2021：65-67.

［5］European Medicines Agency. European Medicines Agency pre-authorisation procedural advice for users of the centralised procedure ［EB/OL］. （2022-06-20）［2022-08-17］. https://www. ema. europa. eu/en/documents/regulatory-procedural-guideline/european-medicines-agency-pre-authorisation-procedural-advice-users-centralised-procedure_en-0. pdf.

［6］王利明. 民法 ［M］. 9 版. 北京：中国人民大学出版社，2022.

［7］王利明. 论民法典代理制度中的授权行为 ［J］. 甘肃政法大学学报，2020（5）：2-11.

本文为中国药品监督管理研究会 2022 年度研究课题——"药品上市许可持有人及其相关主体的法律关系及权责利研究"项目（2022-YY-014）。项目负责人邵蓉（中国药科大学药品监管科学研究院）；主要执笔人邵蓉、谢金平。本文转载于《中国医药工业杂志》，2023 年第 10 期

我国药品生产场地码编制规则及管理研究和设想

张波常[1]，张玥[1]，张文思[1]，陆颖[1]
1.国家药品监督管理局信息中心

摘要： 目的：推动我国药品生产场地编码管理，满足药品产业发展和监管需求，促进药品全生命周期数字化管理，提升药品智慧监管水平。方法：通过文献查阅、专家咨询和调查研究等方法，在综合考虑国外药品生产场地编码管理现状和我国药品生产场地管理需求等基础上，研究提出我国药品生产场地码编制规则及管理设想。结果与结论：设想药品生产场地码由国别地区标识、生产企业标识、生产地址标识、车间标识、生产线标识及校验位依次连接组成，用于唯一规范标识药品生产场地，支持对生产地址、车间、生产线分级编码管理。

关键词： 药品生产场地码；编制规则；分级管理

一、研究背景

党的二十大报告中对保障人民健康、深化医药卫生体制改革、强化药品安全监管、促进中医药传承创新发展等作出了一系列重大论述和重大部署，充分体现了党对药品监管工作的高度重视。《"十四五"国家药品安全及促进高质量发展规划》明确提出要推进药品全生命周期数字化管理，建立健全药品监管信息化标准体系，提升"互联网＋药品监管"应用服务水平[1]。《药品监管网络安全与信息化建设"十四五"规划》也提出要稳步推进全生命周期数字化管理，探索"数据驱动"的新型监管[2]。随着信息技术在药品领域应用的日益发展，信息化越来越成为引领药品监管现代化的关键动力。技术发展带动着企业数字化转型和药品智慧监管，药品生产企业、药品监管部门等都在借助信息系统管理药品，促进对药品全生命周期的管理。药品生产是药品全生命周期的起源，加强对药品生产场地的管理，是药品生产质量安全有效的重要保证，而对药品生产场地的编码，则是推动药品生产场地智慧监管的有力助手。

《药品生产监督管理办法》规定，药品生产场地需要统一编码，经批准或者关联审评审批的原料药、辅料和直接接触药品的包装材料和容器生产场地、境外生产场地也需一并统一编码。对药品生产场地实施编码及信息化管理，是贯彻落实《药品生产监督管理办法》相关要求的必然举措[3, 4]。

二、药品生产场地编码意义

统一规范的药品生产场地编码对于提升药品生产企业和监管部门全生命周期精细化管理水平具有重要意义。

药品生产场地码是规范药品生产场地数据信息的重要抓手。通过药品生产场地码，唯一标识药品生产场地信息，促进生产场地信息结构化、标准化、规范化，形成全国统一的药品生产场地数据库，以更好地适应自动化、数字化、智能化生产方式的发展趋势，为后续数据共享及分析利用奠定基础。

药品生产场地码是实现药品全生命周期数字化管理的重要索引，是实现药品精细化监管的有效支撑。利用药品生产场地码关联生产的药品品种、生产许可、生产场地主文件、生产场地变更、监督检查等药品生产和监管信息，搭建药品生产场地与品种关联的桥梁，可应用到药品上市持有人委托生产决策和质量管理、药品生产企业自身规范化精细化管理、监管部门跨省委托生产检查等领域，助力药品全生命周期数字化管理，提升药品管理效能和水平。

三、国外药品生产场地编码情况

美国、欧盟和日本均非常重视并已实现药品生产场地编码管理，对药品生产企业的生产场地有统一编码要求，在企业注册申请时，需获得唯一可识别的药品生产场地码。

（一）美国的药品生产场地编码情况

在美国，药品企业注册时，需要获取邓氏编码（即 DUNS 码）[5]作为药品企业（包括药品上市许可持有人、药品生产企业）的唯一代码，DUNS 码现已成为美国 FDA 注册的强制性要求。DUNS 码是一个 9 位数唯一编码，可作为企业身份识别码，用于识别、组织和整合企业信息，避免企业信息重复录入，目前被全球多个国家和地区广泛使用，例如北美、欧盟、澳大利亚等。企业可以向 Dun & Bradstreet 公司免费获取或由美国 FDA 分配获得。

除了 DUNS 码，药品生产企业还必须具有工厂注册标识符（即 FEI 码）[6]。FEI 码用以标志生产、外包装、标识、存放、设备等药物各类活动的企业和场地。最新的 FEI 码由 10 位数字组成，前 4 位数字表示注册申请地区，后 6 位数字表示在该地区的序号。FEI 码可作为药品生产场地唯一标识符，关联企业和场地的名称、地址、负责人、生产线、药品品种等信息，用于分配、监控和跟踪受监管企业的检查。FEI 码是由美国 FDA 分配，若药品生产场地同时满足以下条件，可共用一个 FEI 码：厂房距离在 3 英里以内；每个厂房中的活动与同一企业密切相关；受同一当地管理部门监督，能够在一次检查中接受美国 FDA 的检查。

（二）欧盟的药品生产场地编码情况

在欧盟，药品上市许可时，药品企业需网上递交电子通用技术文档（即 eCTD）格式的注册申请资料，其中包含生产场地信息[7, 8]，每个药品生产场地均需要提供一个场地代码。对于欧洲经济区（即 EEA）之外的生产场地，需要提供 DUNS 码；对于 EEA 之内的生产场地，需要提供生产 / 进口许可证（即 MIA），确保药品生产企业获得许可并符合 GMP。一个 MIA 中可以注册不同的生产场地，每一个生产场地可用场地注册号（即 OMS）作为场地代码。OMS 由 ORG-9 位数字 –LOC-9 位数字组成，可在 EMA 网站上登记获取。

（三）日本的药品生产场地编码情况

在日本，境内外药品注册申请人和生产企业都必须持有药品企业 code，可从厚生劳动省（即 MHLW）获取，申请人对应申请者 code，生产企业对应制造所 code[9]。药品企业 code 需要体现在相关的注册申请资料中，如注册申请表、生产许可申请表。药品企业 code 由 9 位阿拉伯数字组成，其中申请者 code 后 3 位默认为 000。若为同一企业主体，那么该企业的制造所 code 与申请者 code 前 6 位相同，后 3 位有区别。

四、我国药品生产场地编码需重点考虑的问题

《药品生产监督管理办法》明确提出对药品生产场地统一编码的要求，但根据我们的调研情况，不同药品监管部门、境内外药品生产企业对如何确定统一标准的药品生产场地码编制规则、如何确定药品生产场地编码的颗粒度等具有不同的声音，这也是业界讨论的热点问题。笔者认为，药品生产场地码的编制需要考虑以下问题。

（一）编码原则

1. 实用性

药品生产场地码应保证科学合理，满足企业药品生产场地实际管理要求和药品监管部门的监管要求。

2. 唯一性

药品生产场地码应指向一个生产企业的一个生产地址、车间、生产线，实现"一场地一编码"。药品生产场地码是贯穿该生产场地全生命周期的唯一标识。按照"谁生产，谁有码"的原则，以实际生产企业为企业主体，进行生产场地编码。如药品生产场地涉及委托生产行为，以受托生产企业为生产场地的企业主体，进行生产场地码编制，以保证药品生产场地码的唯一。

3. 稳定性

药品生产场地码应根据生产企业主体（统一社会信用代码）、生产地址、车间、生产线唯一指向药品生产场地，具有稳定性。药品生产场地码可作为

重要索引，关联生产的药品品种、生产许可、生产场地主文件、生产场地变更、监督检查等管理信息。

4. 规范性

药品生产场地码的核发、变更和注销的条件和步骤应当规范、清晰。

（二）编码颗粒度

我国药品全生命周期管理多个环节精细化到对生产线的管理。在药品注册环节，部分省局在药品备案申请资料中，需要对药品的生产车间、生产线的变更内容作出说明；在生产许可申请环节，需要在《药品生产许可证（副本）》载明车间和生产线信息，对于存在委托生产关系的，委托双方不仅需要在副本载明品种信息，还需对受托方生产药品的车间和生产线开展现场检查，作出持有人变更生产地址或者生产范围的决定；在药品生产过程中，部分药品生产企业走在数字化转型的前列，在企业内部对药品生产场地和设备实施编码管理，积极探索场地和设备编码在药品生产管理活动中的应用，例如通过内部生产信息化管理系统，安排生产计划、发布生产命令、实时记录监控设备生产情况，依托编码实现设备的动态管理和产品的生产管理，加快企业数字化转型；在生产监管检查中，药品生产企业的生产地址、车间、生产线都是重点的检查对象；在药品年度报告中，药品上市许可持有人和中药饮片生产企业需要按年度报送每个品种的具体生产车间和生产线[10]，方便监管部门掌握全国药品生产情况。

数据的颗粒度决定了监管的精细度。根据我国药品监管的精细度，相信可以将药品生产场地编码颗粒度进一步细化。目前我国尚未形成全国统一标准规范的药品生产场地数据库，无法为药品生产场地管理提供准确的数据调用、统计和分析服务，也无法通过准确地关联药品生产场地和药品监管信息，以更好地服务于药品全生命周期精细化监管。我们建议将药品生产场地码最小颗粒度定位到生产线，进一步提升监管的靶向性、精准性、有效性。同时，考虑到企业填报和监管审核实际工作情况，药品生产场地码需支持对生产地址、车间、生产线分级编码管理。

（三）境内外药品生产场地码编制规则需统一规范

基于欧美日对药品生产场地的编码到厂区级的现状，部分在我国境内上市的境外药品生产企业认为境外药品生产场地无车间和生产线的概念，部分监管部门认为无法准确审核确认境外药品生产场地信息，但也有声音认为，我国对境内和在我国境内上市的境外药品生产场地的管理均有精细化到生产线的需要。为了方便境内外药品生产场地码在统一的编码体系下被识别、信息共享和规范使用，药品生产场地码编制规则应从实用发展的角度出发，既能兼顾国际现状，也能充分结合我国对药品生产场地的实际监督和管理需求，实现境内外药品生产场地码编制规则的统一规范。

（四）编码工作尽量不额外增加企业和监管工作

据统计，我国大部分药品生产企业已在药品生产许可、药品年度报告等监管活动中维护了生产地址、车间、生产线等生产场地信息，企业对于生产地址、车间、生产线的界定和划分不尽相同，例如以生产品种、剂型、工序或数字顺序作区分。若在药品生产场地编码过程中强制企业按照某个特定规则作场地界定，事必造成大量药品生产企业的许可事项变更，增加企业填报和监管部门审核负担。因此建议对于药品生产场地的界定应以企业填报和监管部门审核为准，特别是对于企业已跟随生产许可事项维护完成的生产场地，由企业自行选择是否重新维护场地信息，根据企业维护的信息统一编码，在药品生产场地统一编码时将企业维护的场地信息自动带出，尽量不额外增加企业和监管工作。

五、我国药品生产场地码编制规则设想

笔者通过文献查阅、座谈研讨、工作例会等方式，研究我国药品生产场地编码相关工作。在充分借鉴国外药品生产场地编码经验和兼顾我国药品监管业务实际基础上，提出我国药品生产场地码的具体定义和编制规则设想。

（一）药品生产场地和编码定义

通过征集省局监管部门、行业专家、药品生产企业的意见，对我国药品生产场地给出界定设想，供参考。药品生产场地是指药品生产企业从事具体

生产活动的生产地址、车间、生产线。生产地址是指药品实际生产场所的地理位置，包括省、市、区（县）、街道、门号等具体位置信息。车间是指生产地址内按照生产工序、产品类型等特征划分出来的独立生产的特定区域或场所。生产线是指车间内产品生产过程所经过的特定线路或工作流程，包括产品生产中部分或全部连接紧密的工序，能反映产品主要特征。药品生产场地示意见图1。药品生产场地码是指用于唯一标识药品生产场地的代码，以数字或者数字与字母组合的形式表现。

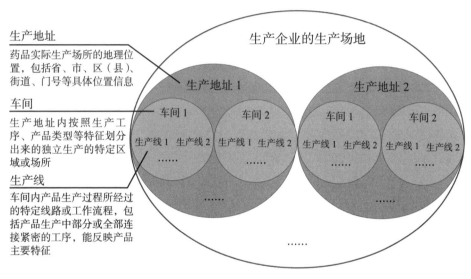

图 1　药品生产场地示意图

（二）药品生产场地码编制规则

为在统一的药品生产场地编码体系下，正确统一地编制和管理药品生产场地码，研究提出境内外统一的药品生产场地码编制规则。

药品生产场地码由国别地区标识、生产企业标识、生产地址标识、车间标识、生产线标识及校验位依次连接组成，不留空格。药品生产场地码编制规则详见图2。

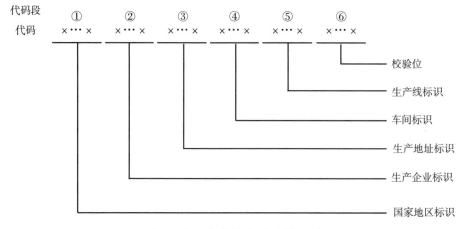

图 2　药品生产场地码编制规则

药品生产场地码编制规则说明如下：

（1）第 1 段代码为国家地区标识，代表不同的国家地区。对于境内企业，可再细分为省份代码；对于境外企业，国别地区标识可取 GB/T 2659.1—2022 中的数字代码。

（2）第 2 段代码为生产企业标识，代表药品生产场地的企业主体。境内企业可取法人和其他组织统一社会信用代码的主体标识码作为生产企业标识；境外企业可取全球通用或多地区广泛使用的企业主体代码作为生产企业标识，如国际通用 DUNS 码、日本"制造所 code"、欧盟 ORG 码或其他可识别的企业主体代码，映射为唯一的生产企业标识，并与境外企业主体代码关联。

（3）第 3、4、5 段代码分别为生产地址、车间、生产线标识，代表某个生产地址、车间、生产线。可参考《法人和其他组织统一社会信用代码编码规则》（GB 32100—2015），并去掉结构易产生歧义的字母（如 I、O、S、V、Z）。

（4）校验位用于确保药品生产场地码编制和使用的正确性。

（5）考虑到企业填报和监管审核实际情况，药品生产场地码支持对生产地址、车间、生产线分级编码管理。编码到生产地址级颗粒度时，生产地址标识按上述规则编制，车间标识和生产线标识默认补零；编码到车间级颗粒度时，生产地址标识和车间标识按上述规则编制，生产线标识默认补零；编码到生产线级颗粒度时，生产地址标识、车间标识和生产线标识均按上述规则编制。

以"北京 ×× 药业有限公司"为例，药品生产场地码编制示例详见图 3。

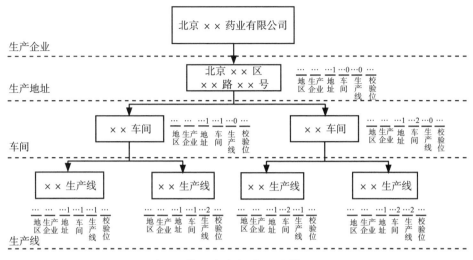

图 3 药品生产场地码编制示例

示例说明："北京 ×× 药业有限公司"，对该公司"北京市 ×× 区 ××
路 ×× 号"这个生产地址编码时，车间标识和生产线标识默认补零，因此该
生产地址编码为"……1…0…0…"；对该生产地址下的车间进行编码时，可
以在车间标识位依次顺延，生产线标识默认补零，即"……1…1…0…"和
"……1…2…0…"；对编码为"……1…1…0…"的这个车间下的生产线进行
编码时，该车间有 2 个生产线，可以在生产线标识位依次顺延，生产线编码
为"……1…1…1…"和"……1…1…2…"。

六、我国药品生产场地码管理设想

药品生产场地码建议由药品监督管理部门进行规范管理，包括码的核发、
变更、注销等。药品生产场地码与生产企业主体、生产地址、车间、生产线
等信息密切相关。如上述信息存在新增，则新核发生产场地码；如上述信息
存在变更，则按照生产场地码变更管理；如上述信息存在吊销、撤销或注销，
则按照药品生产场地码注销管理。

（一）药品生产场地码核发

药品生产企业新增或拆分生产地址、生产车间、生产线时，可获得新的药品生产场地码。对于我国境内药品生产企业的《药品生产许可证》上载明的生产场地，在开展药品生产许可证核发、重新发证、变更等工作时，基于企业维护的药品生产场地信息，获得药品生产场地码；对于经批准或者关联审评审批的原料药、辅料和直接接触药品的包装材料和容器的生产场地，及我国境内上市的境外生产药品生产场地，在企业完善生产场地基础信息并经过药品监管部门审核确认后，可获得药品生产场地码。

（二）药品生产场地码变更

药品生产场地码与生产企业主体、生产地址、车间、生产线等信息密切相关。如发生企业被收购兼并而导致统一社会信用代码变化等生产企业主体实质性变更，则生产场地码变更，同时关联原生产场地码信息，确保生产场地码真实、准确、可追溯；如只是对场地名称、生产类型、生产品种等场地或关联信息的修改完善，而未发生生产企业主体变更，则生产场地码不变，以保持生产场地码稳定性，但应做好生产场地码历史记录管理。

（三）药品生产场地码注销

当药品生产企业主体、生产地址、车间、生产线等信息吊销、注销，或生产场地被合并时，生产场地码将随之注销，生产场地码不再被使用，同时应做好生产场地码历史记录管理。

七、结语

药品生产场地码是用于唯一标识药品生产场地的代码，是实现药品监管信息关联的重要索引。本章研究提出我国药品生产场地码编制规则设想，支持按需对药品生产场地进行分级编码，并关联药品品种、药品生产许可、生产场地主文件、生产场地变更、监督检查等监管信息，实现药品全生命周期数字化管理，提升药品监管效能和水平。同时，建议在药品生产场地码的核发、变更、注销等环节中，均需做好药品生产场地码的历史记录管理，从而实现药品生产场地的追踪和溯源。

参考文献

［1］中国政府网."十四五"国家药品安全及促进高质量发展规划印发［EB/OL］.（2022-01-02）［2023-06-25］. https://www.gov.cn/xinwen/2022-01/02/content_5667258.htm.

［2］国家药品监督管理局. 国家药监局关于印发《药品监管网络安全与信息化建设"十四五"规划》的通知（国药监综〔2022〕23 号）［EB/OL］.（2022-05-11）［2023-06-25］. https://www.nmpa.gov.cn/xxgk/fgwj/gzwj/gzwjzh/20220511110329171.html.

［3］中国政府网. 药品生产监督管理办法［EB/OL］.（2020-01-22）［2023-06-25］. http://www.gov.cn/zhengce/zhengceku/2020-04/01/content_5498002.htm.

［4］国家药品监督管理局. 国家药监局关于实施新修订《药品生产监督管理办法》有关事项的公告（2020 年第 47 号）［EB/OL］.（2020-03-31）［2023-06-25］. https://www.nmpa.gov.cn/yaopin/ypggtg/20200331154601722.html.

［5］FDA. FDA Recognizes DUNS Number as Acceptable for Importer Identification［EB/OL］.（2017-03-31）［2023-06-25］. https://www.fda.gov/food/cfsan-constituent-updates/fda-recognizes-duns-number-acceptable-importer-identification.

［6］FDA. FEI, FFR and DUNS Portals［EB/OL］.［2023-06-25］. https://www.fda.gov/media/161103/download.

［7］EEA. EudraGMDP［EB/OL］.［2023-06-25］. http://eudragmdp.ema.europa.eu/inspections/logonGeneralPublic.do.

［8］EMA. Introduction to Organisation Management Service（OMS）and Referentials Management Service（RMS）services and activities: Industry webinar［EB/OL］.（2022-10-03）［2023-06-25］. https://www.ema.europa.eu/en/events/introduction-organisation-management-service-oms-referentials-management-service-rms-services-0.

［9］PMDA. 关于药品等制造业许可事务等的处理［EB/OL］.（2021-04-26）［2023-06-25］. https://www.pmda.go.jp/files/000242637.pdf.

［10］国家药品监督管理局. 国家药监局关于印发《药品年度报告管理规定》的通知（国药监药管〔2022〕16 号）［EB/OL］.（2022-04-12）［2023-06-25］. https://www.nmpa.gov.cn/xxgk/fgwj/xzhgfxwj/20220412172455115.html.

本文项目来源：国家药品监督管理局信息中心 2023 年度研究课题，项目负责人张玥；主要执笔人张波常。中国药品监督管理研究会药品监管信息化研究专业委员会课题——"我国药品生产场地编码规则及应用研究"

药品安全治理效能评估体系构建研究

中国药品安全治理效能评估研究　课题组

摘要：药品安全治理的根本目标是安全，提升药品安全治理效能，必须坚持党的领导，优化药品安全治理体制机制，推进药品监管体系和监管能力现代化。药品安全治理需要考虑效能目标，以实现药品安全治理可续发展问题。本文按照结构－过程－结果的评估模型，通过国外药品监管体系评估方法和国内药品监管法规政策及文献研究，初步建立了药品监管资源、药品监管体系、药品监管程序和药品监管效果的药品安全治理效能的评估框架，该评估框架将为我国药品安全治理效能评估体系的建立提供参考和借鉴。

关键词：药品安全；治理效能；治理体系

社会治理水平事关群众切身利益，事关社会和谐稳定。党的二十大报告提出，"健全共建共治共享的社会治理制度，提升社会治理效能""建设人人有责、人人尽责、人人享有的社会治理共同体"。药品安全问题是社会问题的集中反应与折射，破解药品安全难题需要高超的治理艺术[1]。2022年1月，国家药监局等8部门联合印发《"十四五"国家药品安全及促进高质量发展规划》（以下简称《十四五发展规划》），《十四五发展规划》明确提出严格落实药品安全企业主体责任、部门监管责任和地方政府属地管理责任，鼓励行业协会和社会公众参与药品安全治理，推动形成政府监管、企业主责、行业自律、社会协同的药品安全共治格局。进一步为药品安全治理指明了方向。

2018年国家药监局成立以来，通过不断强化药品监管能力建设，特别是在深化药品监管体制改革、统筹监管体制机制创新、完善检查执法体系和行刑衔接机制、强化部门间综合监管协同等方面实现了重大突破，药品监管事业迈上新台阶，药品安全形势持续稳定趋好。药品监管能力是药品安全治理效能的基础，只有不断提升药品监管能力，才能更好推动药品安全治理现代化，使药品安全治理效能能到新提升。药品安全治理是一个"输入－输出"的动态过程，制度优势、治理体制和治理能力、治理行动等是这一过程中的治理输入，治理效能就是这一过程中的治理输出。而风险与挑战就是药品安全治理"输入 – 输出"过程中梗阻，处理不好，就是会严重阻碍治理效能的输出。

药品安全治理效能研究将为行政效能的相关理论注入活力，继而用理论规范行动，改善行政效能。提升药品安全治理效能有助于巩固市场在中国特色社会主义经济的决定性地位继而充分保障政府职能，能够为政府机构改革提供特殊理论视角。从现实层面出发，在市场监管体系下，衡量药品监管的实际效果，探究市场监管机构改革后产生的各类职能、组织、管控等一系列问题，并剖析其可能的原因，依据当前情况，给出具体的改进建议和对策，进一步巩固监管效能，促使药品监管机构各部门掌握岗位所需技能，高效率、规范化的落实自身责任，完成预期的成果。

一、指标遴选和指标体系构建的理论基础

1969 年，美国学者 Donabedian 提出了结构 – 过程 – 结果的三维质量评估模型，用于评估医疗服务质量。之后，该理论逐渐扩展到对卫生系统的绩效评价中来。在该评估模型中，"结构"是指服务提供者所使用的资源以及他们所工作的组织环境。"过程"则是指具备一定结构条件后，医疗机构的各种活动以及动态运行的质量和效率。"结果"是指由于先前的健康服务对一名患者目前和未来的健康状态所造成的变化。实施三维质量评估的主要步骤：一是明确评价的目标，包括评价对象、内容和标准等。二是分析结构，如组织形式、职位职能划分、组织流程等。三是进行过程分析，如管理体系实施、质量体系落实等。四是分析结果，如分析产品质量、服务水平等。三维质量评估可以帮助组织分析实施质量体系的效率，识别存在的问题，进行短期和长期的质量改进[2]。

二、评估指标的文献研究概述

我国药品安全治理效能评估指标的设定主要参考国内药品监管法规政策、

国内外文献和国外相关机构的评估方法等。国内药品监管法规政策涉及《药品管理法》《疫苗管理法》《十四五发展规划》《国务院办公厅关于全面加强药品监管能力建设的实施意见》（以下简称《能力建设实施意见》）《国家药监局关于推进市县药品监管能力标准建设的意见》（以下简称《市县药品监管能力标准建设的意见》）等。国内关于药品监管体系和药品安全评价的研究代表性的文章包括《基于多指标综合评价方法的药品安全指数构建》《上海市药品安全状况评价指标体系研究》《评价药品监管部门工作质量的药品安全绩效评价指标体系的建立》等[3，4]。国际药品监管体系和监管工作评估方面，借鉴世界卫生组织（WHO）、美国政府问责办公室（GAO）、欧洲药品监管机构组织等正式发布了全面或专项的监管工作及能力衡量工具。WHO 侧重对国家药品监管能力进行全面、系统评估，提升整体监管能力，经过有条理的基准测试程序，了解监管机构已经达到的系统能力和成熟度，并据此制定机构发展计划，改进和增强成员国监管能力。欧洲药品管理局评估基于各个监管机构的体系和流程进行评估，并制定监管评估指标一套严格的流程，保证指标的科学性和有效性。GAO 侧重对具体项目进行分析，以问题为导向，发现并为美国 FDA 在决策实施过程中的具体问题提出科学建议。

三、药品安全治理效能评估框架和指标

研究基于结构－过程－结果的三位质量评估模型，设计我国药品安全治理效能评估指标体系，结构评估包括药品监管资源和监管体系，过程评估主要针对药品监管程序评估，结果评估是药品监管效果的评估。

1. 药品监管资源

药品监管资源投入是药品监管活动的有力支撑，在一定程度上可以保障监管活动的顺利开展。《市县药品监管能力标准建设的意见》明确要求，市县要创新完善适合药品监管工作特点的经费保障政策，合理安排监管经费。合理使用专项转移支付资金。将市县药品监管能力标准化建设经费纳入地方财政预算，确保药品监管抽样检测、监测评价、监督检查、执法办案、队伍建设、信息化建设以及仪器设备配备等工作需求（表1）。

表 1　药品监管资源评估指标框架和指标

主指标	评估内容	国外评估	国内法规政策及文献	拟采取定性/定量
监管资源	专业人员比例		√	定量
	检查员数量	√	√	定量
	百万人口药监人员数量		√	定量
	人均固定资产		√	定量
	人均执法装备价值		√	定量
	人均执法专用车辆		√	定量
	人均办公房屋面积		√	定量
	人均财务支出		√	定量
	经费（百万人口药品监管）	√	√	定量
	与监管事权相匹配的专业监管人员		√	定性
	满足药品监管工作需求的检查员队伍		√	定性

2. 药品监管体系

药品监管体系建设是药品监管现代化和监管能力的核心动力。《十四五发展规划》提出到 2035 年，我国科学、高效、权威的药品监管体系更加完善，药品监管能力达到国际先进水平。药品监管体系的评估指标参考 WHO 发布的全球基准评估工具、《十四五发展规划》《能力建设实施意见》等（表 2）。

表 2　药品监管体系评估指标框架和指标

主指标	评估内容	国外评估	国内法规政策及文献	拟采取定性/定量
法律法规和指南	界定国家监管体系框架所需的法律规定、条例和准则	√		定性
	全面贯彻落实药品管理法、中医药法、疫苗管理法和医疗器械监督管理条例、化妆品监督管理条例等		√	定性
监管体制机制	有效的组织安排和治理管理、组织架构、权责划分	√	√	定性

续表

主指标	评估内容	国外评估	国内法规政策及文献	拟采取定性/定量
监管体制机制	省级药品监管部门要适应新监管事权，鼓励根据产业分布特点强化重点区域监管力量配置，确保监管有效覆盖		√	定性
	省级药品监管部门建立跨区域药品监管协同机制		√	定性
	明晰市县级药品监管部门在药品监管中的事权和责任		√	定性
	市县级药品监管部门根据属地监管需求建立药品监管制度体系，全面覆盖药品审批、检查、稽查、抽检、监测等项工作		√	定性
	建立保障监管活动透明度、问责和沟通机制	√		定性
政策与战略规划	制定目标明确的战略计划、使命、远景等规划	√		定性
应急管理体系	监管体系设立良好的应对风险的程序或措施	√		定性
检查执法体系	满足各级药品监管工作需求的检查员队伍体系		√	定性
药物警戒体系	制定药物警戒质量管理规范，完善信息系统		√	定性
信息化追溯体系	制定统一的药品信息化追溯标准，实行药品编码管理，落实药品上市许可持有人追溯责任		√	定性
	构建全国药品追溯协同平台		√	定性
监管科学体系	统筹推进监管科学研究基地和重点实验室建设，开展监管科学等研究		√	定性
质量与风险管理	应用并实现包括风险管理原则在内的质量管理体系	√		定性

3. 药品监管程序

药品监管程序评估既是过程评估也是产出结果评估，涉及监管人员履职尽责，日常监管、稽查执法、检验检测、监测评价、监管信息化的能力和水平等。指标设置参考《药品管理法》《疫苗管理法》《能力建设实施意见》等法律法规和国内相关文献（表3）。

表3 药品监管程序评估指标框架和指标

主指标	测量	国外评估	国内法规政策及文献	拟采取定性/定量
日常监管	制定年度检查计划并实施	√	√	定性
	指导督促监管对象建立和落实质量安全主体责任清单和负面清单		√	定性
专项检查	制定专项检查计划并组织实施	√	√	定性
	专项检查中对涉嫌违法线索依法处置		√	定量
稽查执法	药品监督检查发现违法违规主体比例		√	定量
	药品监督检查处置情况（立案查处普通程序案件、移送司法机关比例及大案要案数量）		√	定量
	行政复议、行政应诉情况		√	定量
检验能力	对照《关于批准发布食品药品医疗器械检测中心（院、所）建设标准》（〔2017〕223号）场所、设备、达标情况		√	定性
	药品检验检测机构检验项目/参数情况		√	定量
	通过国内、国际能力验证情况		√	定量
监测能力	落实药品不良反应报告收集、核实、评价、调查、处置责任		√	定性
	药品不良反应监测哨点建设情况		√	定量
	药物滥用监测机制建设情况		√	定性
技术审评能力	完成审评审批数量占总申请数量的百分比		√	定量
	审结任务整体按时限完成率	√	√	定量

主指标	测量	国外评估	国内法规政策及文献	拟采取定性/定量
生物制品批签发能力	建立进行批签发监管的实施程序	√		定性
	省级药品检验检测机构批签发能力建设情况		√	定性
监管信息化	市县药品监管使用符合药品监管工作要求和药品监管信息化统一标准规范的信息系统，与国家或省级药品监管政务服务平台实现互联互通、数据共享		√	定性
	网络销售违法违规行为监测情况		√	定性
专业培训	设立专项培训经费，提供专门培训时间			定量
激励担当作为	尽职免责、失职追责制度、激励与表彰制度建立与运行情况		√	定性

4. 药品监管效果

监管效果是指在监管资源投入和监管体系建设的基础上，药品监管成效如何。《十四五发展规划》提出"十四五"期末，药品监管能力整体接近国际先进水平，药品安全保障水平持续提升，人民群众对药品质量和安全更加满意、更加放心。本研究药品监管效果评估主指标包括产品质量、声誉状况、产业发展状况和社会共治 4 个方面，具体评估指标见表 4。

表 4　药品监管效果评估指标框架和指标

主指标	测量	国外评估	国内法规政策及文献	拟采取定性/定量
质量状况	抽检合格率		√	定量
	基本药物覆盖率		√	定量
声誉状况	药品安全公众满意度		√	定性
	正面新闻报道数		√	定量
	负面新闻报道数		√	定量

续表

主指标	测量	国外评估	国内法规政策及文献	拟采取定性/定量
产业发展	创新药械产品审评数量		√	定量
	批准创新药临床试验品种数量		√	定量
	医药工业产值增长率		√	定量
	药品销售额增长率		√	定量
社会共治	与社会组织、专业机构、行业专家的交流咨询机制		√	定性
	投诉举报受理渠道建设情况		√	定性

四、部分指标参考标准

药品安全治理效能评估采用定性和定量相结合的方式，近年来部分省级、市县级药品监管部门发布了药品监管能力建设目标和实施方案，这为本研究的定量指标设置提供了重要依据。关于市县药品监管能力建设，主要整理收集了河北省的《推进市县药品监管能力标准化建设》[5]、福建省药品安全和产业促进领导小组印发的《推进市县药品监管能力标准化建设的实施方案》[6]、四川省药品监督管理局发布的《关于推进市县药品监管能力标准化建设的实施意见》，具体见表5。

表5　市县药品监管能力建设目标及要求（部分）

内容	目标及要求	福建	河北	四川
检验检测	市级药品检验检测机构争取达到国家C级标准	√		
	市级检测机构《中国药典》标准的平均覆盖率达到70%以上，能完成监督技术支撑职能90%以上的工作任务			
	国家年度药品检验能力验证计划市县检验检测机构参与率100%			√

内容	目标及要求	福建	河北	四川
监测评价	将药品不良反应报告纳入市县医疗机构考核	√		
	药品不良反应（事件）病例县（市、区）报告比例100%		√	
	实现二级及以上医药机构报告监测全覆盖		√	
	基层药品不良反应监测人员接受业务培训每年不少于20个学时			√
	每年利用各种渠道宣传普及药品不良反应监测工作不少于2次			√
执法装备（国家药品监管执法装备配备标准）	市级药品监管部门执法检查装备达标率100%		√	
	执法专用车辆（省级、地市级、县级、乡镇派出机构每个小组1辆）	√		
	药品快速检验车（省级、地市级、县级各1辆）	√		
	食品药品稽查移动执法工具（手机、PAD等）每人1个	√		
应急体系	市县级每3年组织不少于1次药品安全应急处置演练	其他地区标准		
专业培训	市县级党政干部和技术人员每年人均培训不低于90学时	其他地区标准		

省级药品监管体系与监管能力方面，主要整理收集了江苏省人民政府发布的《关于全面加强药品监管能力建设的若干措施》[7]、山东省人民政府发布的《关于全面加强药品监管能力建设若干措施的通知》[8]，具体见表6。

表6　省级药品监管能力建设目标及要求（部分）

指标	评估标准	江苏	山东
体制机制	成立药品安全委员会，完善跨部门协同工作制度	√	
检验检测	达到国家A级检验检测机构标准	√	
监管信息化	建设开放共享、互联互通的药品智慧监管综合平台	√	
	实现"一企一档""一品一档"管理		√
	实现药品监管政务服务"全程网办"		√

指标	评估标准	江苏	山东
生物制品批签发	具备辖区内疫苗批签发能力		√
产业发展	具有自主知识产权并在我省实现产业化的Ⅰ类新药，最高给予2000万元综合性后补助经费支持		√

五、讨论

1. 评估的方向和定位

本章研究的药品安全治理效能评估指标体系计划建立两套子体系，适用于省级药品安全治理和市县药品安全治理的评估。评估的目的是落实党中央、国务院对药品安全提出了新的要求，完善药品监管体系，促进药品监管能力的提升。指标的设置是以《十四五发展规划》《能力建设实施意见》中的药品监管体系和监管能力相关要求为基础和依据，并结合省级、市级、县级药品监管实际情况，在多轮征求专家意见的基础上，完成指标体系。同时，该指标体系需要通过实际应用，不断进行更新与完善。

2. 指标的参考标准

本研究的指标体系的具体指标分为定性指标和定量指标。定量指标是比较公正客观、评价有效的考核指标。定量指标需要明确的定义、精准衡量、数据信息准确，并且获取成本有限。定量指标一定要符合药品安全和产业发展战略导向，目标值的确定要科学、合理、充分考虑内部条件和外部环境。研究中的定量指标需要借鉴省级、市县级药品监管能力建设标准的具体要求，并通过实地调研，获得药品监管和产业发展的基础数据，定制定量指标评价的标准。

3. 指标的适用性

指标的适用性直接影响评估的效果和质量。在国内外文献研究和国内法规政策研究基础上设立的评估指标，需要进行经过专家论证，包括评估标准和指标权重的设定，以确保评估结果的客观性和准确性。针对需要获取数据的评估指标，需要考量数据的可获得性，如数据统计标准不同或者获取难度较大，则需要结合实际情况，修改评估指标，确保指标不仅能够准确反映药品安全治理效能，而且保证评估工作顺利开展。

参考文献

［1］徐非. 坚守药品安全治理三大核心理念［N］. 医药经济报，2022-9-30.

［2］刘诗逸. 赵莉，刘姿，等. 基于结构－过程－结果模型的"华西－成华城市区域医疗服务联盟"实施效果评估［J］. 华西医学，2021，36（9）：1255-1261.

［3］魏芬芳，冯霄婵，钟翎，等. 基于多指标综合评价方法的药品安全指数构建［J］. 中国药物警戒，2017，14（9）：545-550.

［4］王倩楠. 上海市药品安全状况评价指标体系研究［D］. 上海：复旦大学，2012.

［5］杨男，李斌，胡明，等. 国家药品安全规划实施效果评估指标体系构建研究［J］. 中国食品药品监管，2022（9）：78-85.

［6］时君楠，陈献文，胡豪，等. 推进药品监管体系和监管能力现代化：药品监管能力基准评估的国际经验［J］. 中国食品药品监管，2023（4）：14-33.

［7］张清，谢宇，盛兰兰，等. 药品监管措施第三方评估方法和体系［J］. 中国食品药品监管，2022（4）：20-29.

［8］黄凤媛. 广东省药品安全监管效率评价研究［D］. 广州：广东药科大学，2021.

本文为中国药品监督管理研究会2023年度研究课题。项目负责人张昊（北京中医药大学东方学院）；主要执笔人张昊、胡颖廉

新时期中国药物警戒的监测体系完善研究

柳鹏程 [1]，徐晓丽 [1]，贺梦娇 [1]，吴悠 [1]

1. 中国药科大学国际医药商学院

摘要：近年来，我国生物医药产业加速发展、公众用药特征发生变化，上市后药品安全风险管理的重要性愈加凸显。本文通过对药物警戒的监测体系现有的长尾风险监测能力、中药监测手段、监测数据来源、监测数据形式等方面进行阐述，总结当前我国传统的药物警戒的监测体系尚存在的问题，结合新时期我国药品的监管特征及趋势分析，为完善药物警戒监测体系提供建议与参考。

关键词：药物警戒；监测；体系完善

药物警戒活动中，监测是药品上市许可持有人、医疗机构、药品经营企业等各方主体通过自发主动报告、上市后安全性研究项目、文献检索、患者报告随访等途径收集、评价并递交药品不良反应及其他与用药有关的有害反应报告的关键活动。可以说，监测是所有药物警戒活动之基础。没有良好的监测与上报，就无从谈起后续的风险识别、分析与控制。

制度的建立与完善必须与时代发展需求相匹配。当前，我国正处于药品不良反应报告和监测制度向全生命周期的药物警戒制度过渡的关键阶段，以往传统的不良反应监测体系表现出监测来源不够多元化、监测数据不够丰富化、数据形式不够创新化、数据反馈共享不足等问题，已经不能满足更好守护公众用药安全的需求。此前部分学者的研究，分析报告表质量问题的较多，尚缺乏从新时期我国生物医药产业发展与公众用药变化的时代背景出发，系统宏观地考虑如何构建并完善药物警戒中的监测体系[1-3]。

本文从当前我国药品市场及使用特征出发，总结新时期下我国现有药物警戒体系中的监测现状及问题，并从监测方式、监测范围、监测主体与途径、监测数据结构及呈现等角度进行重点讨论，为我国未来药物警戒科学监测体系提供优化建议，以期进一步助推我国生物医药产业高质量发展。

一、新时期我国药品市场及使用特征

当前，我国生物医药产业及药品使用场景存在以下明显变化。

（一）创新药上市提速明显

2015 年以来，随着《关于改革药品医疗器械审评审批制度的意见》[4]等一系列新药研发创新鼓励政策的出台，细胞治疗、基因治疗等创新药物不断获批，标志着我国医药产业正从仿制为主逐步迈向原始创新。

2018—2022 年药品审评报告回顾分析显示，化学药、中药和生物制品创新药临床试验审批批准量平均增长率分别为 19.16%、5.88%、49.80%，化学药、中药和生物制品创新药新药上市审批（new drug application，NDA）建议批准量平均增长率分别为 19.42%、45.91%、48.28%[5]（图 1）。

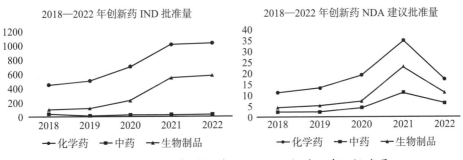

图 1　2018—2022 年创新药 IND/NDA 批准 / 建议批准量

（二）中药正在承担更多的医疗保健作用

伴随着中药高新技术的不断应用，中成药的种类越来越多，民众对于身体调理等需求增强，中成药在临床应用中越来越广泛[6]。据《全国中医药统计摘编》，我国医院及中医类医院中医处方占总处方数的比例呈现增长趋势（图 2）[7]。由于中药个体化、精准化辨证论治治疗方式的独特优势，当前公众对中医药高质量服务需求不断增长。

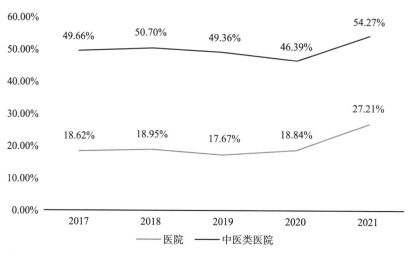

图 2　2017—2021 年全国医院、中医类医院中医处方占总处方比例趋势

（三）患者自我药疗逐步增多

随着公众自我保健意识逐步增强以及我国非处方药制度的不断完善，公众用药自主性逐渐增加。近年来我国政府出台一系列互联网药品销售管理办法[8]，"互联网＋药品流通"模式的出现，给公众自我购买和使用药物提供了极大的便利。此外，互联网医院和疫情期间药品网络销售发展迅猛，同样也在一定程度上促进了自我药疗的发展。可以说，近些年社会公众非医疗机构使用药品场景正在逐步增多。

二、新时期下我国药物警戒体系中的监测现状及问题

上述我国生物医药产业高速发展与公众用药变化特征的时代需求，提示我国药物监测体系建设仍然存在以下需提升的内容。

（一）监测长尾风险的能力有待提升

鼓励创新加速审评的同时会带给药品风险监管以巨大的挑战。在创新药批准上市之初，由于受到各期临床试验样本量限制及样本年龄、性别、种族等因素的制约，获得的药品安全数据相对有限，很难监测到药品的长尾风险，即

发生频率低或者迟发性的药品不良反应；随着上市后药物暴露的增加和暴露时间的延长，这类长尾风险才有可能会被监测到。而近年来为推动创新药加速上市，监管部门采取了附条件批准等审批措施，更容易掩盖部分药品安全数据。

例如，美国《处方药使用者收费法案》开启药品加速审评审批的背景下，有研究曾预测，在药品上市 5 年内约 50% 会被采取撤市措施，剩余的药品在上市 12 年内近 50% 会新增黑框警告，总计在上市后 25 年内，约有 1/3 的药品会被采取黑框警告或药品撤市处理[9]。

我国当前药品不良反应监测主要是以医疗机构报告为主体，以住院期间发生的药品不良反应监测为主，对患者出院后药品不良反应进行主动跟踪仍存在困难和不足。例如，某市近三年不良反应报告数据中不良反应发生时间主要集中于用药后 3 个月内（累计百分比为 97.57%），用药 – 不良反应发生时间间隔分布于半年后的占比 1.14%，仅存在约 0.31% 的报告用药 – 不良反应时间间隔在两年以后（图 3）。

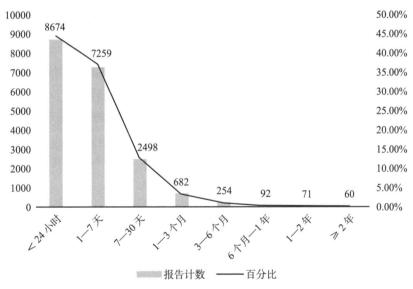

图 3　某市近三年不良反应报告用药 – 不良反应发生时间间隔分布

（二）针对中药的监测手段有待丰富

中医药理论体系具有一定的独特性，中药饮片、中药配方颗粒等药材组方使用的情况极为常见。此外，部分中药经典名方制剂可能存在临床试验豁免情形，其安全性分析更加依赖于上市后的监测数据[10]。

国家药监部门对中药安全性十分重视，但符合中药特点的中药药物警戒监测方法还需做更多探究。目前中成药在监测与上报的途径方面，由于中医药理论体系与化学药、生物制品存在差异，中药使用中两种以上联合用药情况概率更高，中药存在多有效成分与多靶点等特性，其信号检测等数据分析方式可能也存在差异，监测所需要填写的表格是否要做出差异化设计，尚需进一步研究。

（三）监测数据上报主体表现集中

近5年《国家药品不良反应监测年度报告》（2018—2022年）数据显示，药品不良反应/事件报告主要来源于医疗机构，其次是药品生产经营企业，个人报告比例占比不超过 0.2%。可以看出，我国目前的不良反应监测与报告体系是以医疗机构为主体（图4），报告来源高度集中。

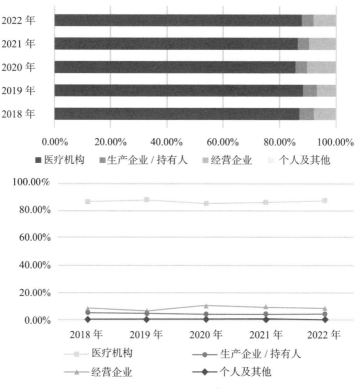

图 4　近 5 年药品不良反应 / 事件报告来源分析

自我药疗等非医疗机构使用场景中潜在的安全用药风险也值得注意。一项长期多中心研究显示，在因自我药疗产生不良反应入院的 226 患者中，约 53.8% 的患者因服用非处方药产生不良反应，可见公众院外自主使用药品的不良反应发生率较高[11]。此外，公众报告有助于早期信号的积累，某些报告可以有效提醒一些新的容易被忽视的不良反应。美国 FDA 曾收到一名患者使用米托蒽醌导致严重心力衰竭的报告后，对该药进行了再评价，修订了警告说明并且开展了教育项目[12]。可见公众报告可作为医务人员报告的重要补充。

我国现行相关法律法规中鼓励公众报告不良反应，规定个人发现新的或者严重的药品不良反应，可以向经治医师报告，也可以向药品生产、经营企业或者当地的药品不良反应监测机构报告，必要时提供相关的病历资料。此外，法规要求药品上市许可持有人应建立面向患者的有效收集途径，主动收集疑似药品不良反应信息。但公众对报告不良反应还缺乏了解，上报路径不明晰，药品上市许可持有人对有效收集和报告患者疑似不良反应的责任还需进一步落实。

（四）监测数据形式仍需创新

1. 数据填报质量有待提升

基于数据分析需求，针对字段信息分析发现相关疾病信息字段、治疗适应证字段、药品信息字段（既往使用药品名称、怀疑/合并药品商品名和通用名称、药品批准文号）、不良反应术语字段、不良反应持续时间字段等存在上报数据填报错误的现象依然存在。

例如，《上市许可持有人药品不良反应报告表（试行）》填表说明中要求"相关疾病信息中应填写完整的现病史以及怀疑对此次不良反应发生有影响的既往病史。需要注明疾病开始时间和报告时疾病是否仍存在，如已结束需填写结束时间"[13]。但是当前，自发呈报系统数据中相应疾病时间点大多为空值，且现病史和既往病史未统一使用标准化数据集编码上报，导致数据库疾病信息中存在不同上报主体上报的不同形式的疾病信息。

再如，虽然我国要求药品上市许可持有人使用 MedDRA 编码进行上报不良事件/反应，但仍存在不良反应字段标准化程度不高，未按首选术语（preferred term）层级上报的情况。同时，在国内数据库中，药品名称包括既往用药名称均存在上报通用名称不完整、包含其他字符或包含商品名等情况；

针对怀疑 / 合并药品的批准文号存在错误上报、不规范上报的情况，可能导致后续分析时存在药品名称不确定的情况。此外，MedDRA 与现行中医辨证施治理论存在一定出入，上火等中医症状无法与 MedDRA 完全匹配。

此外，药品不良反应发生时间和持续时间是后续分析判断的重要信息，但国内数据仅以年 / 月 / 日的格式上报了药品不良反应发生时间，并未对不良反应持续时间该字段信息予以重视，信息缺失率较高，并且也并未对该字段上报规范性予以说明[14]。

2. 数据透明度有待提升

目前公众可以通过国家药监局或国家药品不良反应监测中心以及各省 / 市药品不良反应监测中心或药物警戒中心官网发布的季度或年度报告了解药品的相关数据及风险情况，但由于社会对不良反应报告的宣传力度及药品上市许可持有人对药物警戒的责任还存在不足，公众对不良反应报告的意识及参与度有待提升。作为用药主体的公众对于国家药品不良反应的监测与报告参与度不高，从而缺乏对前端数据收集的反馈和后端分析结果的关注。

此外，与美国 FDA 的 FARES 数据库主动对外共享不同的是，我国自发报告数据库获取权限仅在各区域监测中心，各监测中心数据不能共享，外界科研人员或分析人员获取数据难度较高，未充分发挥国内被动监测数据在风险监测、识别、评估和控制过程中的作用，也不利于国内被动监测数据的完善和创新[15]。

三、新时期我国药物警戒中的监测体系优化建议

本文针对上述新时期我国生物医药产业发展与公众用药变化特征的特定时代需求出发，针对性探讨未来我国药物警戒监测体系优化建议。

（一）完善监测方式，提升对长尾风险的监测

药品风险管理是一个反复的、不间断的、存在于产品整个生命周期的过程。因此，针对创新药风险管理全过程，有必要注重创新药上市后的长期随访，定期评估并更新数据，加强上市后长期风险监测，对个例 ADR 开展随访和反馈，以形成完整的 ADR 信息收集闭环。

建议我国进一步加强对于药品安全性数据的交换，依据上市前已知的药品安全信息，上市后在现有药品不良反应自发报告系统的基础上，针对性开展处方随访等新型监测方式，从而建立有效的跟踪随访机制，解决因患者限于自身对 ADR 认知缺陷而导致无法区分是新患疾病还是疑似药品不良反应，又或者不清楚报告途径等未进行主动信息上报反馈的问题。

此外，对于原有药品不良反应报告出现新的跟踪信息的情况，建议报告人可以使用新的报告表进行报告。为了使跟踪信息能够和原始报告匹配，显示跟踪报告信息，可以提供给报告人原始报告的日期和报告编号，方便报告人填写后续跟踪报告。

（二）扩大监测范围，丰富中药特征的监测数据收集

中药不同于化学药品和生物制品，建议建立与化学药和生物制品等不同的数据监测形式，并基于已有自发报告数据库特征和中医药理论特征建立符合中药特点的数据库进行中药安全性数据收集。

该数据应详细注明相应关键信息如中药分类信息，包括中药材、中药饮片、中成药、中药配方颗粒等；中药剂型信息，包括传统中药制剂丸、散、膏、丹、酒、汤、茶和锭剂等和现代中药制剂口服液、片剂、软胶囊剂、颗粒剂、滴丸、气雾剂和注射剂等；中药成分信息，关注是否属于单方药材或复方药材制剂；不良反应信息，可用相应中医药术语进行标准化描述。

此外，对于常用的中西医结合治疗形式，要详细分析是否属于怀疑药品效应或合并药品效应，从而实现中药品种的个性化、精细化监测。

（三）拓展监测途径，提升公众等相关主体的上报积极性

做好药品不良反应监测，重点是坚持"一体两翼"的监测格局，坚持全生命周期药物警戒，在继续发挥医疗机构上报不良反应信息作用的同时，应加强药品上市许可持有人有效收集报告的责任落实，及时有效收集多来源证据，全面客观评估药品安全性。同时也不可忽视公众报告药品不良反应的途径。

建议首先加强公众药品不良反应知识的宣传教育，通过报刊、广播、电视、发放宣传册等公众易于接受的形式，发布药品不良反应监测信息，增强公众对药品不良反应的报告意识。

其次需要建立有效的公众不良反应监测模式。目前，国际通用的报告途径有网络在线直报、电话报告、Email 报告、纸质报表等方式。建议将公众上报渠道与销售人员或者医疗机构人员的上报渠道进行区分，以便公众选择更为自由的上报方式。同时需要结合我国国情以及公众的特点与需求，尽可能使用简便易用的上报途径，探索通过微信平台、微博、抖音等新型社交媒体建立上报渠道。

同时，有必要加强基层社区卫生服务机构、诊所及药店的药品不良反应监测工作，张贴海报告知公众药品不良反应的报告部门、电话及报告程序等，并提供免费电话、免费邮寄和网络报告药品不良反应服务。此外，需要结合不同上报渠道的特点设计所需填报的内容，制定公众报告专用的填报表格，采用口语化且通俗易懂的文字，并增加开放性回答，尽可能引导公众进行完整描述，确保上报信息的准确性和可利用性，以期为药品上市后安全性监测提供大量的真实世界数据，弥补现有安全性监测数据的不足。

（四）完善监测数据结构，丰富数据呈现形式

建议将报告表进行模块化设计有利于后续数据统计分析。根据上报数据信息属性科学分类，将各类信息字段以不同表格呈现，并且以报告表编码链接所有分类表格。同时完善上报信息说明文件，要求所有上报主体按照说明文件规范化、系统化、标准化上报不良事件 / 反应信息。

同时，应注重数据的发布和反馈，加强探索监管机构、医疗机构、研究机构及公众等各方数据共享的方式方法，加强对公众的宣传以及提高相关机构与人员不良反应监测与报告的参与度，使其及时了解相关数据分析结果及风险信息。建议可在保证不良反应数据信息去隐私化的前提下，探讨相关机构与人员等获取数据开展研究的途径。由此，通过适当的数据公开、共享及反馈，有助于不断完善数据结构、提升数据质量，探索更加符合我国药物警戒监测体系特征的数据呈现形式。

参考文献

［1］胡光煦，周志，童欢. 药品不良反应报告质量体系的建立对报告质量的影响［J/OL］. 药物流行病学杂志，2020，29（2）：121-123，128.

［2］牛瑞，向玉芳，张智，等. 药品不良反应报告质量评估体系的建立［J］. 医

药导报, 2019, 38（6）: 815-819.

［3］周歧骥, 冉春艳, 伍尚梅, 等. 我院 2295 例药品不良反应报告质量分析［J］.
中国药房, 2017, 28（2）: 186-189.

［4］国务院. 国务院印发《关于改革药品医疗器械审评审批制度的意见》［EB/
OL］.（2015-08-18）［2023-04-19］. http://www.gov.cn/xinwen/2015-08/18/
content_2914901.htm.

［5］国家药品监督管理局药品审评中心. 2022 年度药品审评报告［EB/OL］.
（2023-09-06）［2023-09-06］. https://www.nmpa.gov.cn/directory/web/nmpa//
xxgk/fgwj/gzwj/gzwjyp/20230906163722146.html.

［6］薛武更, 段锦绣, 张伟娜, 等. 中成药不合理使用的常见原因及对策［J］.
中国中医药现代远程教育, 2023, 21（1）: 169-171.

［7］国家中医药管理局. 全国中医药统计摘编［Z/OL］.［2023-04-19］. http://
www.natcm.gov.cn/2021tjzb/start.htm.

［8］国务院办公厅. 国务院办公厅关于进一步改革完善药品生产流通使用政策的
若干意见［EB/OL］.（2017-02-09）［2023-04-10］. http://www.gov.cn/zhengce/
content/2017-02/09/content_5166743.htm.

［9］FRANK C, HIMMELSTEIN D U, WOOLHANDLER S, et al. Era of faster FDA
drug approval has also seen increased black-box warnings and market withdrawals
［J/OL］. Health Affairs（Project Hope）, 2014, 33（8）: 1453-1459.

［10］陈晓玮. 药物警戒制度下对我国药品不良反应监测的研究［D/OL］. 上海:
上海交通大学, 2020.

［11］SCHMIEDL S, ROTTENKOLBER M, HASFORD J, et al. Self-medication
with over-the-counter and prescribed drugs causing adverse-drug-reaction-
related hospital admissions: results of a prospective, long-term multi-centre
study［J/OL］. Drug Safety, 2014, 37（4）: 225-235.

［12］边蕾, 赵频, 杨悦. 药物警戒中患者直接报告情况研究［J/OL］. 中国药物
警戒, 2013, 10（10）: 609-613.

［13］国家药品不良反应监测中心. 关于发布《上市许可持有人药品不良反应报
告表（试行）》及填表说明的通知［EB/OL］.（2020-01-08）［2023-04-19］.
https://www.cdr-adr.org.cn/drug_1/zcfg_1/zcfg_zdyz/202001/t20200108_47026.
html.

［14］牛瑞，向玉芳，白军锋，等. 2015—2017 年陕西省药品不良反应报告表质量评价［J］. 医药导报，2019，38（7）：967–972.

［15］高鹍，程峰. 基于 FAERS 数据库挖掘开展的药物安全性研究进展［J］. 中国医院药学杂志，2023，43（3）：337–340.

电子药品说明书探索

唐菀晨 [1]，顾淼 [1]

1.国家药品监督管理局信息中心

摘要： 伴随着全球数字化、网络化、智能化发展，国际上一些国家和地区对电子药品说明书开展了不同程度的探索，我国部分行业也在发展电子说明书。本文梳理了电子药品说明书的产生背景和实施意义，分析了我国施行电子药品说明书将会面临的问题，提出了相关建议举措，以期为药品监管部门建立和完善药品说明书的有关制度和举措提供思路与借鉴。

关键词： 电子说明书；药品说明书；药品监管；信息化；适老化

药品说明书是药品信息的重要载体，是一种经药品监管部门审批或备案的法定文件，既包含经科学验证的药品安全性有效性信息，也包含药品名称、成分、生产企业、储存条件等基础信息，在指导医务人员和患者合理用药、明确药品储存流通条件等方面发挥重要作用。伴随着全球数字化、网络化、智能化发展趋势，数字技术与药品行业也在加速融合，药品新业态新模式蓬勃发展。由于纸质药品说明书存在不及时、字体小、成本高、难规范、难汇聚、难共享等问题，目前，多个国家和地区尝试探索使用电子药品说明书作为药品信息的传递媒介，我国曾有人大代表建议"推行药品电子说明书方便老年人便捷、安全用药"[1]，药品监管部门也在不断推进建立和完善药品说明书的有关制度和举措。"以人民为中心，以健康为根本"，把握数字化转型升级新机遇，探索电子药品说明书的推广和应用，进一步改善药品说明书的可读性和互操作性，对推进健康中国建设具有重要意义。在《药品说明书和标签管理规定》《药品管理法实施条例》修订之际，本文梳理分析了电子药品说明书的相关背景、挑战、建议措施，以期为药品监管部门建立和完善药品说明书的有关制度和举措提供思路与借鉴。

一、不同国家和地区电子药品说明书的实施情况

（一）日本

日本药品医疗器械综合机构定义电子药品说明书为使用全球标准创建、通过智能设备在公众可访问的网站上以电子方式提供的最新批准的结构化格式产品信息。2019 年日本厚生劳动省新修订的《药品和医疗器械法》（*Pharmaceuticals and Medical Devices Act*）中要求医药企业在处方药等产品的包装上印制编号、代码或其他标识，以方便公众访问注意事项等产品信息[2]。该规定于 2021 年 8 月 1 日起实施，经过 2 年过渡期，2023 年 8 月起由电子说明书完全取代处方药包装中的纸质说明书，购药者通过手机 APP 扫描药盒上的条码后，可以查看最新的药品说明书信息（图 1）。

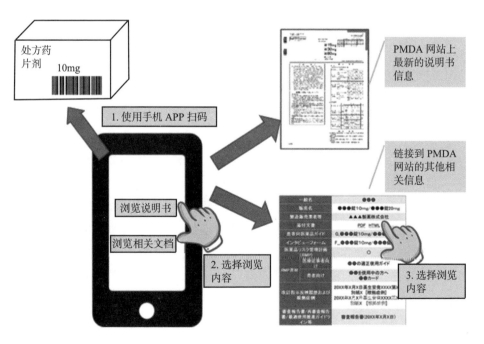

图 1　日本电子药品说明书示意图

（二）欧盟

欧洲药品管理局（European Medicines Agency，EMA）定义电子药品说明书（electronic product information，ePI）是根据欧盟共同电子标准制定的一种半结构化的药品法定产品信息，内容与纸质说明书相同[3]。自 2018 年起 EMA 开展电子药品说明书行动，2020 年发布了《欧盟人类药物电子产品信息 – 关键原则》（*Electronic product information for human medicines in the European Union–key principles*），2022 年发布了《欧洲电子药品说明书通用标准》（*EU ePI common standard*）。EMA 认为，ePI 更有利于进行数据整理和通过互联网、电子平台等途径传递信息，更适应欧盟的多语言环境，便于与欧盟以及全球其他正在进行的数字计划进行互动，促进提升监管效率和公共卫生水平。只有能获得这些收益的说明书格式才能称为 ePI，因此，PDF、Word 或其他自由文本文件等格式均不能被视为 ePI。ePI 应是半结构化的，即药品说明书中拥有统一固定标题的内容以结构化格式呈现，并通过受控的词典加以限制和规范，而图形等内容则以非结构化方式呈现。EMA 注重 ePI 信息的共享和交换，要求设计 ePI 时必须充分考虑 ePI 与跨国界处方、电子病历、未来欧洲药品门户网站、药物警戒系统、SPOR 数据管理服务[4]、未来兽药 ePI、未来欧洲通用数据模型、当前电子应用程序和各国 ePI 系统的互操作性。

（三）美国

美国食品药品管理局（Food and Drug Administration，FDA）自 2003 年起便要求申请人以电子格式提交人用处方药和生物制品说明书，2005 年提出以电子格式提交说明书内容的行业指南[5]，在这份指南中提出结构化药品说明书相关标准。2014 年，FDA 曾在建议法案中提出以电子说明书取代纸质版说明书[6]，并列举了电子说明书的各种益处，但未能实施。2023 年 5 月，美国 FDA 提出了一份新的《用药指南：患者用药信息》（*Medication Guide for Patient：Patient Medication Information*）向公众征求意见，要求处方药和生物制品的制药商发布一页纸的患者用药信息（patient medication information，PMI）作为方便患者阅读的药品说明书[7]，其中提到 PMI 应易于使用人工智能等技术将信息转换为有助于视障人士的格式，体现了美国 FDA 日益重视药品说明书信息化应用的思路。

（四）中国

2005 年，我国就开始有学者探索药品说明书电子数据库的开发与应用[8]，一些软件开发商也将纸质版药品说明书录入为电子信息后开发相应应用软件，用于辅助临床用药、处方审核、药学咨询等工作，但这些探索均属于相关机构或企业自发行为，一直以来未有监管机构或社会团体出台针对电子药品说明书的明确概念、标准、实施措施等。笔者认为我国其他行业的经验可为药品说明书的电子化提供借鉴，例如，2019 年中国家用电器协会发布了《家用电器产品电子说明书 总则》团体标准，其中一项重要内容是信息共享和交换，约定家用电器电子说明书应"建立在超文本标记语言 5.0 等以上版本的技术架构上，并实现在各主要类别的信息系统中的适用"。2023 年 6 月 28 日，国家药监局针对《药品说明书适老化改革试点工作方案》公开征求意见，其中提到的"鼓励持有人提供药品说明书语音播报"等，需要以电子药品说明书为基础实现功能；此次征求意见稿出台，意味着我国监管部门日益重视以信息化应用促进监管能力提升的工作思路，也意味着我国监管部门开始对电子药品说明书展开探索。

二、电子药品说明书的概念与实施意义

综合国际和我国其他行业对电子说明书的定义，笔者认为，电子药品说明书可以定义为在统一标准下创建、经药品监管部门批准或备案的、以结构化或半结构化方式呈现的法定药品信息，电子药品说明书应可通过智能设备访问和展示，应具有与纸质药品说明书相同的法律效力。施行电子药品说明书具有多项意义，可以提升全社会获取药品说明书的可及性、时效性和阅读体验，满足特殊群体安全用药需求，助力"惠民"；也可以进一步规范说明书内容，提高政务服务能力，助力"优政"；还可减轻企业负担，促进行业蓬勃发展，助力"兴业"。具体主要包括如下内容。

（一）提高时效性

《药品注册管理办法》规定：药品批准上市后，药品上市许可持有人应当

持续开展药品安全性和有效性研究，根据有关数据及时备案或者提出修订说明书的补充申请，不断更新完善说明书。由于纸质媒介受印制、流通等环节限制，信息传递效率远低于电子媒介，医务人员或患者获取到的纸质药品说明书可能已经不是最新版本。而电子药品说明书可大幅提升信息传递时效性，说明书内容发生变更后可立即上传更新，有利于使用者及时获取最新的药品信息，以保障用药安全。

（二）提升可读性

随着药品说明书内容越来越丰富、详实，纸质说明书的字号越来越小，药品说明书"看不清"问题日益突出，不利于老年人等群体安全用药，引发了社会高度关注[9]。2023年发布实施的《无障碍环境建设法》要求药品生产经营者提供语音、大字、盲文、电子等无障碍格式版本的标签、说明书，以方便老年人等群体识别和使用。通过智能设备获取电子药品说明书，开发放大字体、语音朗读等应用服务，可显著提升药品说明书的可读性，助力和方便老年人等群体用药安全。

（三）提高规范性

以非结构化格式申请或备案的药品说明书，难以通过系统自动校验等方式对内容规范性进行控制。例如，药品说明书中，同一辅料有"聚山梨酯80""聚山梨酯–80"等多种表述，信息填报不规范将导致查询统计时易出现遗漏、错误或产生误解。再如，《中药注册管理专门规定》要求，2026年7月以后申请再注册的中药，其说明书的"禁忌""不良反应""注意事项"中将不允许出现"尚不明确"字样。如果建立统一的电子药品说明书数据标准，在申请或备案时，通过受控的词典对结构化或半结构化电子药品说明书中部分内容进行限制，可有效提高说明书内容的规范性和统一性。

（四）促进共享交换

药品说明书信息充分共享应用才能发挥其真正价值。例如，共享给医疗机构和药店可指导医务人员工作，共享给医保相关部门可作为动态调整医保目录的依据，共享给药物警戒相关部门可供分析药品不良反应时参考，共享给药品批发企业可指导药品运输储存等。纸质药品说明书和PDF等格式的电子信息，不利于信息汇聚、共享与交换。基于统一标准创建的结构化电子药品说明书信息，更便于与医院信息管理系统或其他信息平台进行数据交换，从而打破数据孤岛，实现数据共享，促进数据利用，挖掘数据价值。

（五）降低成本

印制纸质药品说明书对于药品生产企业而言也是较大的成本负担。电子药品说明书可扩充说明书的展现形式，供使用者自由选择。截至 2022 年底，我国网民规模已达 10.67 亿，其中手机网民规模达 10.65 亿[10]，具有较好的智能化阅读基础。如果采用在药品最小销售包装上印制电子药品说明书一维码或二维码等条码，在药品中、大包装附有纸质说明书以使用者自行选择，或者由药品销售使用单位根据使用者需求打印纸质说明书等方式，可降低企业印制成本，也能减少资源浪费。

三、我国施行电子药品说明书尚待完善的问题

（一）法律法规问题

《药品管理法》规定："药品包装应当按照规定印有或者贴有标签并附有说明书""药品包装未按照规定印有、贴有标签或者附有说明书，标签、说明书未按照规定注明相关信息或者印有规定标志的，责令改正，给予警告；情节严重的，吊销药品注册证书"。《药品管理法实施条例》《药品说明书和标签管理规定》中也规定："药品包装、标签、说明书必须依照《药品管理法》第五十四条和国务院药品监督管理部门的规定印制""药品生产企业生产供上市销售的最小包装必须附有说明书"。因此，笔者建议在修订《药品管理法实施条例》《药品说明书和标签管理规定》时，可删除或修改"印制说明书"的文字表述，并进一步明确"在药品包装内附有药品说明书"包括放置纸质版药品说明书和印制可通过智能设备获取电子药品说明书的条码。

（二）标准规范问题

药品监管部门出台了一系列相关指导文件，分别对化学药品、治疗用生物制品、预防用生物制品、中药、天然药物、古代经典名方中药复方制剂、

抗菌药、放射性药品等处方药和非处方药的说明书内容提出要求（表 1）。但目前尚无全国通用的药品说明书数据标准和数据共享技术要求对结构化电子药品说明书的产生、共享等进行统一规范，不利于数据传递和应用。

表 1 我国药品说明书内容相关指导文件

序号	名称	施行或发布时间
1	《化学药品说明书及标签药学相关信息撰写指导原则（试行）》	2023 年 3 月 20 日
2	《化学药品及生物制品说明书通用格式和撰写指南》	2022 年 5 月 20 日
3	《古代经典名方中药复方制剂说明书撰写指导原则（试行）》	2021 年 10 月 15 日
4	《化学药品和治疗用生物制品说明书中儿童用药相关信息撰写的技术指导原则（试行）》	2021 年 9 月 3 日
5	《抗菌药物说明书撰写技术指导原则》	2018 年 5 月 25 日
6	《中药、天然药物药品说明书撰写原则》	2007 年 8 月 23 日
7	《化学药品非处方药说明书规范细则》	2006 年 10 月 20 日
8	《中成药非处方药说明书规范细则》	2006 年 10 月 20 日
9	《中药、天然药物处方药说明书内容书写要求》	2006 年 6 月 22 日
10	《中药、天然药物处方药说明书撰写指导原则》	2006 年 6 月 22 日
11	《放射性药品说明书规范细则》	2006 年 6 月 16 日

（三）监管问题

根据相关要求，MAH 应对药品说明书内容负责，以确保向公众提供的药品说明书与经药品监管部门批准或备案的说明书内容一致。相对于尺寸受限的纸质载体，电子载体可承载的信息量大幅增加，电子药品说明书条码中可能会增加产品宣传等说明书以外内容，也将给监管带来更多挑战。《药品管理法》规定："非药品广告不得有涉及药品的宣传"，而"药品广告应当经广告主所在地省、自治区、直辖市人民政府确定的广告审查机关批准"，因此电子药品说明书中不应包含药品宣传等内容。为加强对电子药品说明书的监管，监管部门可汇聚共享全国审批或备案的药品说明书信息，作为日常监管和监督检查的依据。按照《药品管理法》《药品注册管理办法》《药品说明书和标签管理规定》《药品上市后变更管理办法（试行）》《已上市化学药品和生物制品临床变更技术指导原则》等法规和文件要求，药品说明书的核准和变更涉及药品上市许可、再注册申请、补充申请、上市后变更备案、年度报告等事项，涉及多级药品监管部门（图2），但在监管实践中，省级药品监管部门采用的业务规范略有差异，为电子药品说明书汇聚和共享带来难度。

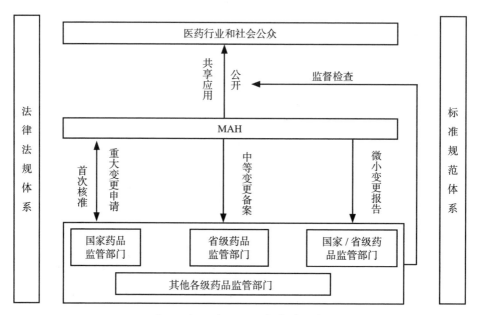

图 2　电子药品说明书监管框架

（四）数字化水平差异问题

电子药品说明书的目的之一是通过数字化智能化改善说明书的可读性，提升阅读感受，便捷用药。但由于使用技能缺乏、设备不足和年龄等因素，截至 2022 年底，我国仍有 3.44 亿非网民，非网民以农村地区为主，农村地区非网民占比为 55.2%，60 岁及以上非网民占非网民总体的比例为 37.4%[10]。对于非网民而言，如果完全以电子药品说明书替代纸质说明书，反而会增加获取和阅读药品说明书的难度，因此，电子药品说明书的施行应充分考虑到我国全民数字化水平的差异和发展进程，在保证用药安全可及的前提下，逐步实现智能化、数字化。

四、建议举措

（一）分步实施，有序推进

在法规和政策方面，首先，应明确我国电子药品说明书的概念，明确在申请和备案时 MAH 应提交结构化的电子药品说明书；在制修订相关法规和实施细则时，应明确在药品包装上印制可通过智能设备获取电子药品说明书的条码视同"附有药品说明书"。其次，可通过试点等方式探索电子药品说明书的运行和管理。例如，可选取高血压、糖尿病等常见慢性病用药、数字化发展程度较高的省（自治区、直辖市）进行试点，形成可复制、可推广的经验做法。最后，应综合考虑电子药品说明书在促进全民健康、集约资源等方面带来的效益和全民数字化水平的差异，有序探索和推进，过渡期内可考虑由电子版本与纸质版本并行或由购药者自由选择，待条件成熟后再由电子药品说明书取代纸质药品说明书。

（二）完善数据标准，统一业务规则

制定统一的标准对于电子药品说明书的监管是很重要的，为此，笔者提出以下建议以完善数据标准，包括：①标准参考国际标准及其他行业标准，并根据我国国情制订全国统一的电子药品说明书数据标准和数据共享交换技术规范，全国统一的电子药品说明书模板，对结构化电子药品说明书的生成和共享进行规范。②进一步规范、统一业务规则，以便监管部门汇集全国电子药品说明书信息。例如，需明确在药品说明书首次核准和每次修改变更时，均应提交最新版本的结构化或半结构化电子药品说明书全文，并以药品批准文号和说明书修订日期或其他主键进行标记识别；在药品再注册、补充申请或备案时，如未涉及药品说明书修订，则只提交未予修订说明，不再重复提交药品说明书全文。③相关部门应汇聚全国审批和备案的电子药品说明书信息，以供监管人员在工作中查阅和使用。

（三）建立共享机制，拓展数据应用

建立信息共享合作机制，实现电子药品说明书跨地区、跨系统的信息互

联互通，例如与医院信息管理系统、合理用药监测系统、药物警戒系统、网上售药平台、企业资源规划（enterprise resource planning，ERP）系统等系统或平台进行数据共享，通过信息资源的优化配置助力药品风险管理体系的完善和提升，集社会各方力量共同服务于人民健康。此外，还应充分发挥信息化惠民服务作用，拓展数据应用服务，例如为视力障碍人群提供朗读服务等，助力用药安全，增强便民效能，促进全民健康。

参考文献

［1］国家药品监督管理局. 对十三届全国人大三次会议第 4261 号建议的答复［EB/OL］.（2020-09-08）［2023-04-25］. https://www.nmpa.gov.cn/directory/web/nmpa/zwgk/jyta/rdjy/20201123091543118.html.

［2］厚生劳动省. 医薬品等の注意事項等情報の提供について［EB/OL］.（2021-02-19）［2023-04-25］. https://www.mhlw.go.jp/web/t_doc?dataId=00tc5680&dataType=1&pageNo=1.

［3］EMA. Electronic product information for human medicines in the European Union-key principles［EB/OL］.（2020-01-29）［2023-04-25］. https://www.ema.europa.eu/en/electronic-product-information-human-medicines-european-union-key-principles.

［4］侯永芳，刘红亮，李馨龄，等. 欧盟 SPOR 项目概述及启示［J］. 中国药物警戒，2019，16（12）：716-721.

［5］FDA. Providing Regulatory Submissions in Electronic Format-Content of Labeling［EB/OL］.（2005-04）［2022-11-25］. https://www.fda.gov/regulatory-information/search-fda-guidance-documents/providing-regulatory-submissions-electronic-format-content-labeling.

［6］FDA. Electronic Distribution of Prescribing Information for Human Prescriptions Drugs，Including Biological Products（Proposed Rule）g［EB/OL］.（2014-12-18）［2023-04-25］. https://www.fda.gov/about-fda/economic-impact-analyses-fda-regulations/electronic-distribution-prescribing-information-human-prescriptions-drugs-including-biological.

［7］FDA. FDA Proposes New，Easy-to-Read Medication Guide for Patients，Patient Medication Information［EB/OL］.（2023-05-30）［2023-06-02］. https://

www.fda.gov/news-events/press-announcements/fda-proposes-new-easy-read-medication-guide-patients-patient-medication-information.

［8］李刚，徐江红，姜骏，等. 医院药品电子说明书数据库系统的设计与应用［J］. 中国药房，2005，16（14）：1063-1064.

［9］朱国亮，古一平. 字小得年轻人看着都费劲，药品说明书该改改了［N］. 人民日报，2023-06-02.

［10］中国互联网络信息中心. 第51次《中国互联网络发展状况统计报告》［EB/OL］.（2023-03-02）［2023-04-25］. https://www.cnnic.net.cn/n4/2023/0303/c88-10757.html.

本文为中国药品监管研究会"药品说明书共建共治体系研究"课题。首发于《中国食品药品监管》，2023年第9期，有修改。

我国药品患者说明书的实践与展望

李海琦[1,2]，段陈方圆[1,2]，蒋蓉[1,2]，郑妤婕[1,2]，陈艺瑄[3]，
袁思晗[1,2]，邵蓉[1,2]

1. 中国药科大学药品监管科学研究院；
2. 国家药品监督管理局药品监管创新与评价重点实验室；
3. 中国药科大学孟目的学院

摘要： 采用文献研究法、比较分析法，研究分析我国药品说明书适老化改革试点以及进展情况，从试点品种及展示形式、项目数量及构成、文字表述等方面进行了梳理和总结，同时借鉴国外患者说明书实施经验，提出建立我国的专业人士和患者说明书分类管理制度的建议，并在此基础上，进一步明确我国患者说明书的适用药品品种；明确我国患者说明书内容以及文字表述要求。

关键词： 药品说明书；患者说明书；适老化改革；安全合理用药

药品说明书作为临床合理用药的重要依据，包含药品安全性、有效性的重要科学数据、结论和信息。随着"以患者为中心"的理念不断深入，各方发现诸多现象影响患者阅读说明书体验，如字体太小太密、专业术语过多、目标信息不突出等，导致患者"看不清、看不懂"，影响用药安全[1]。为解决上述问题，国际上，美国、欧盟、日本等国家和地区均发布专门供患者使用的药品说明书，即患者说明书，精简内容的同时，强调说明书可读性。

2023 年 10 月，国家药监局发布《药品说明书适老化及无障碍改革试点工作方案》，明确试点药品说明书（简化版）[2]。考虑到老年人的健康素养和用药需求，说明书（简化版）在完整版基础上进行内容简化。适老化改革试点工作的落地，使我国患者说明书制度的建设初见雏形。然而，试点仅从解决药品说明书"看不清"问题入手，"看不懂"问题仍然存在，与国际通行的患者说明书并不完全等同。本文在总结分析我国药品说明书适老化改革试点

工作的基础上，借鉴国外患者说明书实践经验，探讨如何以适老化改革为试点，推动我国患者说明书管理制度发展，满足不同群体用药需求，提高合理用药水平。

一、我国药品患者说明书的探索实践

2023 年 9 月 1 日，《中华人民共和国无障碍环境建设法》正式施行，第三十七条明确提出药品说明书适老化要求[3]。同年，《药品说明书适老化及无障碍改革试点工作方案》及《药品说明书（简化版）及药品说明书（大字版）编写指南》先后发布，提出试点提供纸质药品说明书（简化版）和电子药品说明书（完整版），对试点品种及展示形式、项目数量及构成、文字表述等方面提出相应要求。本次说明书适老化改革试点首次从患者角度出发，考虑到老年人的用药需求，可被视为我国患者说明书探索实践的起点（表 1）。

表 1　药品说明书（简化版）相关文件

施行时间	文件名称	制定单位	相关内容
2023 年 9 月 1 日	《中华人民共和国无障碍环境建设法》	全国人民代表大会常务委员会	国务院有关部门应当完善药品标签、说明书的管理规范，要求药品生产经营者提供语音、大字、盲文、电子等无障碍格式版本的标签、说明书，方便残疾人、老年人识别和使用
2023 年 10 月 31 日	《药品说明书适老化及无障碍改革试点工作方案》	国家药品监督管理局	"提供纸质药品说明书（简化版），同时提供电子药品说明书（完整版）"为试点方式之一，同时明确试点范围、试点品种及试点基本要求
2023 年 11 月 24 日	《药品说明书（简化版）及药品说明书（大字版）编写指南》	国家药品监督管理局药品审评中心	药品说明书（简化版）项目构成、撰写内容要求、格式要求

（一）说明书适老化改革试点要求

1.试点品种及展示形式

试点品种方面，《药品说明书适老化及无障碍改革试点工作方案》规定试点品种为常用口服、外用等药品制剂。从处方性质来看，"常用口服、外用等药品制剂"包括处方药与非处方药两种类型药品。

展示形式方面，试点工作方案明确药品说明书（简化版）为纸质版本，并要求印制有条形码或二维码，可链接至电子药品说明书（完整版），以更好提升药事服务供给质量和患者体验，更好满足患者多样化、深层次的信息需求。

2. 项目数量及构成

《药品说明书适老化及无障碍改革试点工作方案》规定简化版药品说明书应当原文引用完整版药品说明书的部分项目，只涉及字体、格式的调整，不对内容进行修改。以化学药品处方药说明书为例，完整版共有 30 个项目，而简化版仅包含 13 个项目（表 2）。项目数量大幅精简，一方面便于字体放大，形成适用于患者阅读的"大字版"说明书样式。另一方面，删减部分专业性较强信息，保留重要基本用药信息，利于精准指导患者合理用药。然而，对于"不良反应"项目信息采取"一刀切"全部删减的方式，可能导致患者对药品不良反应的了解程度降低，引起不合理用药行为。

表 2　我国化学药品处方药说明书简化版与完整版项目对比

	药品说明书（完整版）	药品说明书（简化版）
项目数量	30	13
删减	核准和修改日期、不良反应、注意事项、孕妇及哺乳期妇女用药、儿童用药、老年用药、药物相互作用、药物滥用和依赖、药物过量、临床药理、临床试验、药理毒理、包装、有效期、执行标准、批准文号、生产企业等 17 个项目	
保留	特殊药品、外用药标识、忠告语、警示语、药品名称、成分、性状、适应证、规格、用法用量、禁忌、贮藏、上市许可持有人（仅境内生产药品保留本项）/ 境内联系人（仅境外生产药品保留本项）等 12 个基本用药信息项目	
新增	"条形码或二维码" 1 个项目	

3. 文字表述

根据《药品说明书（简化版）及药品说明书（大字版）编写指南》规定，药品说明书（简化版）仅在药品监管部门核准的说明书完整版基础上进行删减，撰写内容及要求与说明书完整版一致，并未针对患者的知识储备与认知水平提出相应调整细化的要求。《药品说明书和标签管理规定》第五条对说明书（完整版）的文字表述要求是"科学、规范、准确"，非处方药说明书还应当使用"容易理解"的文字表述，以便患者自行判断、选择和使用[4]。

（二）说明书适老化改革地方试点现状

《药品说明书适老化及无障碍改革试点工作方案》将上海、江苏、浙江、江西、山东、湖南、广东、陕西等8个省（市）作为试点省份。目前已有江西、上海、湖南、山东、山西、江苏6个省份以发布文件的形式，明确试点范围、试点内容和要求、实施步骤等，相关要求与《药品说明书适老化及无障碍改革试点工作方案》一致。

2023年12月26日，国家药监局公布第一批药品说明书适老化及无障碍改革试点名单[5]。试点药品包括复方氨酚烷胺片、盐酸贝那普利片、知柏地黄丸、关节止痛膏等657种常用口服、外用等药品制剂。共有来自陕西、浙江、上海、江西、山东等十二个省（市）的202家企业，以及2家跨国药企参与试点。其中，陕西参与试点的药品数量最多，达135种；参与试点的境外生产药品有6种（图1）。

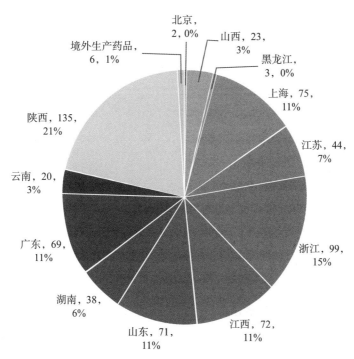

图1 各省（市）试点药品数量及占比

二、国外药品患者说明书管理实践

（一）美国

美国药品说明书根据药品使用风险可分为处方药和非处方药说明书，并针对不同的使用人群进一步细分[6]。处方药说明书可进一步分为面向专业人士的处方信息（prescribing information，PI）和面向患者的患者说明书，患者说明书包含用药指南（medication guide，MG）、患者包装说明书（patient package insert，PPI）和使用指导（instructions for use，IFU）3 种类型。非处方药说明书可分为面向专业人士的专业 / 医师标识（professional/physician labeling）和面向患者的药品标签（drug facts label，DFL）（表 3）。

表 3　美国药品说明书分类

适用产品	面向对象	英文名称	中文名称
处方药	专业人士	prescribing information	处方信息
	患者	medication guide	用药指南
		patient package insert	患者包装说明书
		instructions for use	使用指导
非处方药	专业人士	professional/physician labeling	专业 / 医师标识
	患者	drug facts label	药品标签

药品标签针对所有非处方药提供，而用药指南、患者包装说明书、使用指导则针对特定类型的处方药提供，本文主要阐述美国处方药患者说明书要求。

用药指南、患者包装说明书、使用指导的内容基于处方信息撰写，但在处方信息的基础上进行了简化，删减药理学、临床研究等专业性信息，重点呈现药品在使用环节的安全性相关信息。因其具体适用情形不同，在项目数量、项目构成等方面存在差异（表 4）。用药指南涵盖 8 个项目，旨在强调药品使用过程中可能存在的问题，帮助患者预防严重的不良反应。患者包装说明书是仅部分含特殊成分的药品须提供的面向患者的说明书[7]，目的是方便患者充分了解特定类型药品的效用和风险。根据不同药品特性对患者包装说明书项目设置进行差异化规定，口服避孕药包括 13 个项目，雌激素类产品包括 8 个项目，以精准指导患者合理用药，降低药品使用风险。使用指导主要针对使用步骤较为复杂的处方药品，如喷雾剂等，囊括 9 个项目，包括关于准备、给药、操作、贮存和处理的说明[8]。并要求设计有视觉图，旨在为患者提供详细、清晰可理解的使用说明，促进药品的安全有效使用。值得注意的是，用药指南、患者包装说明书均注重用药风险和不良反应的警示，要求提供药品副作用信息。其中，用药指南要求注明严重或频繁发生的不良反应[9]。

表4　用药指南、患者包装说明书、使用指导的适用情形和项目数量

	用药指南	患者包装说明书	使用指导
适用情形	1.患者说明书的制定有助于预防严重不良反应的发生 2.该药品具有严重风险，该风险可能对患者决定是否使用该药品产生影响 3.该药品对公众健康很关键，并且患者需依赖 MG 才能有效使用该药物	口服避孕药	雌激素类产品　药械组合产品
项目数量	8	13	8　　9

　　文字表述方面，用药指南、患者包装说明书、使用指导主要以问答形式进行表述。同时美国 FDA 对各类患者说明书的撰写语气、文字阅读水平提出详细要求。相比专业人士说明书用语专业化，美国 FDA 要求从患者的可读性出发，在患者说明书中使用非专业性的语言，避免使用专业术语缩写，语言应与全国平均阅读水平相符合或更低，将阅读能力作为考量因素之一，以保证患者能够正确理解说明书内容。

（二）欧盟

　　欧盟对药品说明书实施分类管理，所有药品均应针对专业人士与患者分别提供产品特性摘要（summary of product characteristics，SmPC）和包装说明书（package leaflet，PL）。

　　根据 2001/83/EC 要求，包装说明书的撰写基于产品特性摘要，且相较于产品特性摘要更注重于药品的正确使用方法、用药注意事项与用药问题的解

决，撰写项目更为精简。包装说明书包含药品辨别信息、适应证、用前须知、使用指导、不良反应、有效期、修订日期等 7 方面共 25 个项目[10]，较为详细的提供用药指导和风险管理措施，并要求注明已知的不良反应及应对措施，鼓励患者与医师交流说明书外的不良反应。

文字表述方面，欧盟包装说明书采用陈述句进行表述，要求清晰易懂。为验证药品说明书可读性，要求申请人在提交产品信息材料前，进行药品标签与包装说明书可读性测试。根据《人用药品标签和包装说明书的可读性指南》，欧盟对研究机构选择、受试者筛选、测试步骤、测试准备与通过标准等给出详细指导，以确保测试的可信度。企业根据测试结果检验可读性是否达标，并视情况修改说明书。此外，指南特别关注到盲人这一特殊群体，提出供盲人使用的说明书设计形式，包括使用盲文、CD 与录音的形式等。

（三）日本

2005 年，日本发布《患者用药指南的撰写指南》，明确"患者用药指南"供公众（包括医疗保健专业人员）使用，目的是帮助患者及其家属正确理解处方药，及早发现严重不良反应[11]。自此，日本正式建立专业人士说明书和患者说明书分类管理制度。需要注意的是，不是所有处方药都需要提供"患者用药指南"，仅针对部分高风险处方药，如说明书中带有警告栏的药品。

根据日本《患者用药指南的撰写指南》，"患者用药指南"应按照专业说明书的内容撰写，包括创建和修订日期、药品名称、关于"患者用药指南"的内容、这种药有什么作用、使用此药前应检查什么、如何使用此药、使用此药时应注意的事项是什么、这种药是什么形态、这种药中含有什么成分、查询此药的联系方式是什么等 11 个项目。其中，"使用此药时应注意的事项是什么"要求注明服药后应定期检查的项目、不良反应及主要症状。

文字表述方面，"患者用药指南"要求采用问答的形式，并规定使用高中学生可以理解的术语进行表述。此外，独立行政法人医药品医疗器械综合机构（Pharmaceuticals and Medical Devices Agency，PMDA）官网公布有"患者用药指南清单"，以及"患者不良反应术语表"，如消化道溃疡的症状是恶心呕吐、呕吐物中带血（红色至棕褐色，有时为黑色）、腹痛、胃部不适等，以帮助患者理解。

三、我国药品患者说明书发展展望

（一）建立专业人士和患者说明书分类管理制度

患者说明书的出发点是基于风险、以患者为中心，关注和临床合理用药相关的核心信息，并采用患者友好的形式呈现。国际上，美国、欧盟、日本均建立患者说明书与专业人士说明书分类管理体系。目前，我国开展药品说明书适老化改革试点，以简化版说明书试点的形式为患者提供说明书，但其在适用药品品种、项目构成、文字表述等方面，与国际通行的患者说明书仍存在一定差距。

建议在总结试点经验的基础上，建立面向专业人士和患者的说明书分类管理机制，逐渐完善我国药品说明书分类管理制度。此外，建议适时对《药品说明书和标签管理规定》进行修订，并使技术指南与管理规定有机衔接，明确患者说明书的法律地位，以立法的形式保障患者说明书的规范性和统一性。

（二）确定患者说明书适用药品品种

现阶段，我国针对常用口服、外用等药品制剂开展药品说明书适老化改革试点，由企业自愿将药品纳入试点工作。国际上，欧盟针对所有药品，美国针对所有非处方药以及特定类型的处方药，而日本针对部分风险程度较高的处方药提供患者说明书。

建议在总结试点经验的基础上，明确我国患者说明书的适用药品品种。考虑到处方药用药风险程度较高，建议首先针对处方药提供患者说明书，逐步推广至甲类非处方药、乙类非处方药。此外，建议重点关注适应证人群包含老年人等特殊群体的药品，制定适用于特殊人群的患者说明书。

（三）把握不良反应信息提示的尺度

国外有研究显示三分之二可预防的药物不良事件都与用药相关，而其中大部分都可以归因于患者没有有效获得关于药物使用风险和不良反应的信息[12]。然而，目前我国说明书适老化改革试点中要求简化版说明书将"不良反应"项目信息全部删减。建议保留常见的不良反应信息以及不良反应应对措施，而非一刀切。注重用药风险和不良反应的提示，把握好不良反应提示的尺度，在不引起患者用药恐惧的前提下，充分告知患者用药风险[13]，以便对临床实践中不良反应进行预防、评估和管理。

（四）明确患者说明书文字表述要求

近年来我国一项调查显示，完全理解药品说明书的患者仅占 9.71%（51/525），有 80.57% 的患者（423/525）认为药品说明书有待改进[14]。大部分患者的知识储备与认知水平并不足以支撑其正确理解药品说明书。然而现阶段，我国说明书适老化改革试点在文字表述方面尚未做调整，"看不懂"问题仍然存在。如何在确保说明书信息准确性的同时，提升可读性，最大程度保障患者正确用药，降低用药错误风险，是患者说明书未来推广过程中将要面临的一大难题。

建议通过技术指南明确我国患者说明书的表述形式及用语标准，采用"问答"形式表述，使用非专业性语言撰写，尽量避免使用专业术语及其缩写。其次，建议以语句样例的形式明确专业性语句如何转化为通俗易懂的语句，指导企业撰写。最后，鼓励企业尝试对患者说明书进行样稿可读性测试，以确认文字表述是否符合要求。

参考文献

［1］肖亮升 . "适老化"改造别忽视了药品说明书［N］. 人民政协报，2022-01-17（006）.

［2］国家药品监督管理局 . 国家药监局关于发布药品说明书适老化及无障碍改革试点工作方案的公告［EB/OL］.（2023-10-31）［2024-01-28］. https://www.nmpa.gov.cn/xxgk/ggtg/ypggtg/ypqtggtg/20231031153424162.html.

［3］中华人民共和国中央人民政府 . 中华人民共和国无障碍环境建设法［EB/OL］.（2023-06-29）［2024-01-28］. https://www.gov.cn/yaowen/liebiao/202306/content_6888910.htm.

［4］国家市场监督管理总局 . 药品说明书和标签管理规定［EB/OL］.（2006-03-15）［2024-01-28］. https://www.samr.gov.cn/zw/zfxxgk/fdzdgknr/bgt/art/2023/art_b1a64fa4b9314ecabadf3c6662b70c48.html.

［5］国家药品监督管理局．国家药监局公布药品说明书适老化及无障碍改革试点名单（第一批）［EB/OL］．（2023-12-26）［2024-01-28］. https://www.nmpa.gov.cn/yaopin/ypjgdt/20231226112406124.html.

［6］于金冉，王宏伟，王艺芳，等．美国药品标识全生命周期管理研究与启示［J］．中国药物警戒，2018，15（6）：333-338.

［7］FDA. Learn About Your Medicines［EB/OL］．（2018-01-08）［2024-01-28］. https://www.fda.gov/patients/learn-about-your-medicines.

［8］FDA. Patient Labeling Resources［EB/OL］．（2023-09-18）［2024-01-28］. https://www.fda.gov/drugs/fdas-labeling-resources-human-prescription-drugs/patient-labeling-resources#medication-guides.

［9］FDA. Code of Federal Regulations.Title 21 Food and Drugs Part 208 Medication Guides for Prescription Drug Products［S/OL］．（2024-01-22）［2024-01-28］. https://www.ecfr.gov/current/title-21/chapter-I/subchapter-C/part-208.

［10］EMA. Directive 2001/83/EC［EB/OL］．（2022-01-01）［2024-01-28］. https://eur-lex.europa.eu/eli/dir/2001/83/oj.

［11］独立行政法人医薬品医療機器総合機構．患者向医薬品ガイド［EB/OL］．（2024-01-28）［2024-01-28］. https://www.pmda.go.jp/safety/info-services/drugs/items-information/guide-for-patients/0001.html.

［12］Wolf MS，Davis TC，Shrank WH，et al. A critical review of FDA-approved Medication Guides［J］. Patient Educ Couns，2006，62（3）：316-322.

［13］苏晓丹，方松，符旭东．欧美等国外患者用药说明书的实践及启示［J］．医药导报，2018，37（2）：265-267.

［14］段蓉，李正翔．我国29个省市155个地区居民对药品说明书的认知情况调查分析［J］．中国医院用药评价与分析，2021，21（1）：113-116，120.

我国推行湿热灭菌药品参数放行的
历程和思考

刘颖[1]，延婧[1]，王健慧[2]，王飚[1]，谷里虹[3]

1.百特（中国）投资有限公司；2.清华大学公共管理学院；
3.药品安全合作联盟

摘要： 本研究梳理介绍了我国试点和推行参数放行的历程，并通过对专家进行半结构化访谈，深入了解各方对推行参数放行的共同诉求以及各自的顾虑。通过扎根研究方法，利用多源流理论深入分析了推行参数放行政策过程中的影响因素，在理论与应用研究的基础上，文章提出了对推动实施参数放行的一些思考。研究得出，参数放行政策实施受到宏观环境、制度体系、技术能力、互动沟通等客观因素的影响，继而影响包括监管及行业对政策推行的风险感知、政企之间的信任关系，以及监管及行业对政策推行的接纳度等主观因素。可通过推动客观因素来影响监管及行业的主观态度，继而进一步推动参数放行在我国的实施。

关键词： 参数放行；扎根研究；多源流理论；政策创新

一、研究背景

药品的质量是患者用药安全的首要保证。1963 年，美国颁布了世界上第一部 GMP，1969 年世界卫生组织（WHO）在第 22 届会议也提出建议，推荐各成员国对药品生产实施 GMP 制度。70—80 年代，GMP 制度逐步被欧盟、英国、日本等国家和地区所接受并进入发展高峰期。1988 年，我国的《药品生产质量管理规范》（局令第 9 号）发布，并于 1999 年 8 月 1 日起施行。

1963 年，美国的第一部 GMP 中规定了最终产品需要通过批放行检验，这是药品和生物制品在出厂销售、供应或出口前保证产品质量的必要条件。对于无菌产品，是通过对最终产品抽样的无菌检验来验证批产品无菌水平的。但在实施 GMP 后的 10 年间，美国无菌大容量注射剂药品却出现在出厂时无菌检查合格，但在临床上却发生多起不良反应的现象。对此，美国 FDA 成立了由药品监管人员、微生物专家和设备工程师等组成的专门调查组。调查结果表明，产品灭菌设备及灭菌工艺的不完善是造成产品污染的主要原因，即"生产过程失控"[1]。客观上，产品需要检验，但是检验不能 100% 确保产品的质量。无菌检查存在统计学和灵敏度方面的局限性。

1976 年，美国 FDA 审核发布了《大容量注射剂制造、加工、包装或存储的生产质量管理规范》(*Current Good Manufacturing Practice in the Manufacture*, *Processing*, *Packing*, *or Holding of Large Volume Parenterals for Human Use*)，提出需要对生产过程尤其是灭菌过程进行验证，来确保注射剂产品达到无菌要求。此后的 1985 年 1 月，美国 FDA 首次批准美国百特约 40 个输液和腹膜透析液产品实施参数放行，至今已有 39 年。

我国从 2002 年开始对参数放行的研究工作，经过调研和论证，2005 年 3 月 1 日，原国家食品药品监督管理局发布了《关于开展药品参数放行试点工作的通知》，批准了无锡华瑞制药有限公司和广州百特医疗用品有限公司两家企业进行试点工作。经过两轮共 5 年的试点，至今已有近 20 年。但参数放行仍未正式实施。

本文在总结参数放行的理念内涵的基础上，基于对参数放行在国际上应用和实践的研究，结合我国推行实施的历程和现状，从公共政策的多源流理论视角下，借助访谈调研的内容，识别出可能影响政策制定的因素，建立了理论框架并提出了在我国推行参数放行的一些思考。

（一）参数放行的理念内涵

随着质量管理理论的发展，人们越来越深刻地意识到，仅凭借质量检验难以保证和提高药品的质量，其更应依赖于包括设计开发、生产控制及物流管理等各个环节。药品生产的每一个过程和环节必然都会对药品的质量造成影响，而要保证和提高药品质量，就必然需要从药品生产的所有环节和过程去考虑。参数放行将控制无菌药品质量的方式，从"事后控制"改为事前和事中控制，体现了以生产过程控制的质量管理理念和方法[2]。

参数放行作为最终灭菌无菌制剂国际公认的先进放行方法之一，最大的改进项目的是避免可能因为无菌检查的局限性从而放行了有无菌风险的产品。参数放行在 GMP 的基础上，基于对产品和工艺的深入理解，通过识别影响产品无菌的工艺参数并控制其在验证范围内，是在生产过程中利用实时工艺参数的检测实现过程控制，是一种更严格的质量控制方法[3]。

参数放行系指根据有效的控制、监测以及灭菌工艺验证的数据资料，对产品的无菌保证进行评价，以替代根据成品无菌检查结果的放行系统[4]。因此，参数放行被用作对常规放行检验的特定参数的一种替代的选择。

实施参数放行，必须从如下 3 个要素入手，具体见图 1。

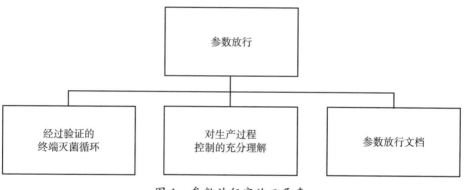

图 1　参数放行实施三要素

（二）国外实施参数放行的历程

1985 年 1 月，美国 FDA 首次批准首家企业对其输液产品实行参数放行。1987 年，美国 FDA 颁布了指导 FDA 审评员和检查员进行参数放行申请的资料审查和现场核查的符合性法规指南 CPG 7132a.14，参数放行由此正式进入药品生产企业的 GMP 管理。1996 年，第二家药品生产企业递交了参数放行申请并获批。1999 年，美国注射剂协会（PDA）率先制定了 TR-30 技术报告《采用湿热灭菌法最终灭菌药品和医疗器械产品的参数放行》用于指导参数放行的实施，并于 2012 年进行了更新。2009 年，美国药典增加了最终灭菌产品的参数放行的附录（USP 1222）。截至 2015 年，已有 12 家企业的一个或多个产品的参数放行申请通过美国 FDA 的批准。这些公司通过设计方法、工艺知识和制造历史来证明质量，并从近 30 年的参数放行项目中受益。

《欧洲药典》< 1.1 >明确对最终产品检测可用过程分析技术和（或）实时放行测试包括参数放行代替。2002 年，欧盟人用药品委员会（CHMP）开始为最终灭菌的无菌药品实施 GMP 附录 17《参数放行》。2009 年，欧盟发布了《实时放行测试指南》希望能扩大参数放行的应用范围，并于 2012 年 10 月 1 日生效。2018 年，欧盟发布了当时的 GMP 附录 17《实时放行测试和参数放行》，基于过程分析技术、质量源于设计和质量风险管理原则在药物开发和制造中的应用进展表明，与单独的成品测试相比，将过程控制与及时监测和验证预先建立的材料属性相结合，可以为产品质量提供更大的保证，故而 GMP 附录 17 的应用范围被扩大到包括口服固体制剂等的其他药物制剂领域。

另外 ICH 于 1999 年接受了参数放行并在 ICH Q6A 2.6 中表明：经管理机构批准后，参数放行可替代常规的放行检验。在此情况下，每个批次的放行取决于对特定参数的监测结果的满意度，例如最终灭菌阶段的温度、压力和时间。这些参数通常可以被更精确地控制和测定，因此在判断无菌结果时，它们比最终成品的无菌检测结果更可靠。

目前，发达国家的药品监管部门已普遍接受了参数放行理念并付诸实践。事实上，参数放行的概念不仅在大容量注射剂药品领域被接受，在医疗器械、诊断试剂等领域均已普遍实施。

二、我国试点和推行参数放行的历程

（一）参数放行试点工作的历史

随着我国 GMP 制度的实施以及对药品质量理念的不断提升，在参考美国、欧盟等发达国家和地区的参数放行指南并考察了参数放行的具体实践后，我国于 2002 年开始对参数放行进行研究，并在 2005 年初批准两家企业开始试点工作。

2005 年 3 月 1 日，原国家食品药品监督管理局下发了《关于开展药品参数放行试点工作的通知》，批准无锡华瑞制药有限公司、广州百特医疗用品有限公司两家企业开始进行为期两年的参数放行试点，涉及的产品主要是由湿热灭菌法生产的大容量注射剂。这标志着参数放行正式进入我国药品生产和质量的 GMP 管理。试点期间企业应严格按照有关要求实行药品参数放行，参数放行和无菌检验放行两种方法应同时进行，无菌检验结果不合格或不符合药品参数放行规定的产品均不得出厂，试点企业应不断总结经验、积累数据，完善相关的规定及要求提供依据。

在这次试点工作结束时，为了进一步积累数据，获得更加丰富的经验，2007 年原国家食品药品监督管理局又发布了《关于继续进行参数放行试点工作的通知》。为期 3 年，对以上两家企业继续进行参数放行试行工作，以积累更多的数据和经验。2012 年，国家药监局发文明确参数放行对加强生产过程控制，保证产品质量具有重要意义，"自 2005 年试点实施参数放行以来，试点企业不断探索，积累数据，完善质量管理体系，值得支持与鼓励"。

另一家在我国实行参数放行的是上海通用药业股份有限公司（以下简称：上海通用），在该公司注射剂申报美国 FDA 的产品注册申报中，采用了全套参数放行的方法对产品质量进行控制，于 2013 年 2 月通过美国 FDA 的审核获批在美国上市。由于采用了严格的参数放行方法，并且提供了完整的验证资料，美国 FDA 没有进行常规的现场体系核查。但为了满足我国法规的需要，上海通用还须在对美国出口产品采用参数放行方法的同时，在产品放行前对产品进行最终无菌检查。

（二）我国推行参数放行的实施条件

在试点工作结束之后至今，对于推行实施参数放行的相关研究仍在继续进行。从监管法规规定、行业准备和促进行业发展等方面的因素来看，在我国推行参数放行已经具备了相当的实施条件[5]。

首先，我国相关法律法规的修订，为实施参数放行提供了相应的法律法规环境。现行《药品管理法》第四十七条在药品质量检验的基础上，增加了"药品生产企业应当建立药品出厂放行规程，明确出厂放行的标准、条件。符合标准、条件的，经质量受权人签字后方可放行"。《药品生产监督管理办法》除无菌检验放行要求，也增加了"药品上市许可持有人应当建立药品上市放行规程"。这表明我国在实施参数放行方面形成了各层级法律法规的系统规定。

在行业准备方面，首先试点企业开展试点工作已有 19 年，实施参数放行的组织架构已在企业内部建立完成，并配备包括质量负责人、参数放行工作负责人和无菌保证关键技术专家（微生物工程师和无菌保证工程师）等关键技术人员，并且建立了完善的参数放行无菌保证体系和质量体系。为在我国实施参数放行积累了丰富的经验。此外，国内相当数量企业已经与国际接轨，产品出口全球多个国家，基础设施的建设和软件方面的配备已达到国际标准。中国医药质量管理协会发布实施的团体标准 T/CAQP 3001—2020《湿热灭菌无菌产品参数放行要求》，百特（中国）投资有限公司、费森尤斯卡比华瑞制药有限公司、通用电气药业（上海）有限公司和四川科伦药业股份有限公司作为起草单位，国内大容量注射剂企业包括石家庄四药、双鹤药业、齐都药业、辰欣药业、华北制药等参与了标准讨论。参与企业产品的产能和产量以市场容量计，占到大容量注射剂总供应量的近 70%，具备广泛性。这项团体标准是专业科学与规范实用有机结合，保证了其在行业内的普适性和可操作性。

综上所述，我国从法律法规、行业准备，以及未来行业发展层面，已经基本具备实施参数放行的条件。

三、多源流理论视角下参数放行政策的推行

政策创新是指新观念、新方案第一次被某个政府付诸实施，而不论其是否被其他政府采用[6]。只要是对某个政府而言是新的政策就是政策创新[7]。参数放行政策虽然已经在美国、欧洲等地实施多年，但由于在我国尚未被接纳，因此在公共政策研究的范畴属于政策创新。多源流理论是研究政策创新的一个常用的研究方法。本研究基于多源流理论对参数放行作为政策创新的议程推动进行研究和分析。

（一）多源流理论的介绍

约翰·W·金登的多源流分析模型是在政策议程研究领域影响最为广泛的理论建构。他提出影响政策议程的三大源流，即问题源流、政策源流和政治源流。三大源流中，"问题源流"涉及对需要处理的问题的界定，包括问题是如何被认知的，以及客观情形是如何被界定的；"政策源流"涉及解决问题的技术可行性、解决方案的预算可行性、公众的接受性与主导价值观的协调性等内容；而"政治源流"是指影响问题解决的政治因素，包括国民情绪、

利益集团之间的竞争、政府的变更、国会议席的重大变化、重大人事调整、舆论焦点的变化等。约翰·W·金登认为，政策议程制定是这 3 个源流共同作用的结果。多源流理论 3 个源流的发生、发展和运行相互独立，源流在一个关键的时间点汇合，政策之窗就会打开。政策窗口打开时，多源流实现融合，政策议程建立，替代方案产生，公共政策即有可能出台。约翰·W·金登认为"政策之窗"是推动政策制定的难得机会，具有稍纵即逝的特征，如果不能及时把握住机会，参与者就只能等待下次机会的开启[8]。

"问题源流""政治源流"的一系列事件经常发挥着催化剂的作用，成为打开"政策之窗"的触发机制。一些"政策之窗"的开启可以预测，有些则不可预测。而政策推行者要把握住机会，还需要在"政策源流"中做好准备。缺乏政策分析和方案设计的政策问题，往往难以排上正式的官方决议日程[8]。

（二）影响政策制定的因素

本研究通过对行业内多名资深从业人员、专家学者进行半结构化访谈调研，深入了解受访者对参数放行在我国实施可行性的看法，以及政策推行及实施过程中的阻碍和促进因素。再基于多源流模型中三大源流和开启政策之窗的观点，构建了推动参数放行实施的政策驱动路径，为参数放行落地实施提供思路与政策建议。

通过对访谈资料进行扎根理论分析、编码归纳，研究发现客观和主观因素都会对参数放行的议程设置产生影响。其中主要的客观因素包括宏观环境、制度体系、技术能力以及沟通交流。主观因素则包括风险感知、信任程度以及技术接纳度等。下面分别对上述影响因素分别进行阐述。

1. 宏观环境

宏观环境在政策议程设置的建构中具有强大的影响力。宏观环境包括了我国制药行业质量管理发展基础、药品监管重点及改革风向等方面，同时也包括了一些外部事件的影响，如新冠疫情／药品质量事件。可以看到的是，我国的制药行业整体质量管理基础经过 30 多年的努力，已达到了相对完善的水平。在我国"十四五"国家药品安全及促进高质量发展规划中明确提到，我国的药品安全监管体制机制逐步完善，药品质量稳步提升。并提到"十四五"期间的主要任务之一是实施药品安全的全过程监管。这为推行参数放行奠定了基础。同时在国务院《关于全面加强药品监管能力建设的实施意见》中提出推动我国从制药大国向制药强国跨越，更好满足人民群众对药品安全的需求。这些都是宏观环境的促进因素。但同时我们也看到，在过去的几年，由于新冠疫情的爆发，药监部门投入大量的资源在新冠疫情的防控方面，参数放行相对处在没有那么急迫的位置上。

2. 制度体系

访谈中提到制度体系也是参数放行实施的影响因素之一。制度体系包括了监管的组织规模、法规体系以及国际标准协调等方面。参数放行基于质量源于设计以及过程分析技术的先进理念，不论对于企业还是监管方来讲，对组织规模、人员配置、人员能力，都会提出更高的要求。另外在法规体系方面，是否具有与之相配套的法规及技术指南，用来指导企业实施参数放行以及实现科学监管，也是决定参数放行是否具备实施条件的一个重要因素。

3. 技术能力

技术能力对是否能够实施参数放行起到决定性的作用。技术能力既包括行业的技术能力，也包括了监管技术能力。二者缺一不可。参数放行是根据有效的控制、检测以及灭菌工艺验证的数据资料，对产品的无菌保证进行评价的放行系统。企业要实施参数放行，必须从产品及包装的设计开发、制造工艺及验证、生产过程控制、无菌保证程序以及风险管理工具等方面有充分的掌握，才具备实施参数放行的能力。而对监管方来说，新的监管理念的采纳，需要与之相匹配的审评和核查的新要求。这也是推行参数放行的重要技术能力的条件之一。

4. 沟通交流

在推行政策实施的过程中，充分的沟通交流是十分必要的。行业之间的经验交流可以达到促进行业能力提升的作用，行业与监管方通过对相关问题进行深入探讨而达成共识，这些都会对参数放行的推行起到正向的促进作用。

5. 主观因素

访谈分析得出主观因素也会对参数放行政策议程设置的产生关键的影响。主观因素中风险感知、信任程度以及技术接纳度等都是比较有代表性的考量点。任何新的政策采纳和实施都有其未知性以及不确定性，由此就会产生对实施新政所带来的风险的担忧。从行业的角度出发，如果没有对该技术充分的掌握，企业可能就会对自身生产产品的无菌保证水平是否符合要求有所担心。而从监管的角度来说，风险是监管要守住的第一道防线，尤其是新政策新技术涉及药品质量安全问题，往往更为谨慎。对技术的接纳度也会对可行性产生影响。技术接纳度及积极性往往通过风险受益评估来体现。对于行业来讲，如果获益大于风险，则对于新技术新政策的接纳程度会提高，进而对于实施的积极性会更高。对于监管来讲，除了评估技术本身的风险获益，同时也要考虑到在诸多的政策议程中，哪些更具有优先级。

（三）参数放行政策的驱动路径

从上述对影响因素的分析表明，参数放行政策在我国推行的影响因素是多方面的。宏观环境、制度体系、沟通交流以及技术能力，这些都是在参数放行推动过程中存在的客观影响因素。这些客观因素构成了影响政策窗口的政策源流。而客观因素又会进一步影响监管方以及行业的主观感受，包括风险感知、技术接纳度、信任程度以及积极性等，从而对政策推进产生影响。由此得出对参数放行政策的驱动路径如图 2 所示，即客观影响因素会对主观因素产生影响，进而影响了政策推进的态度。当政策之窗一旦打开，政策推行者即可抓住时机，有望使政策议程设立并推动实施。

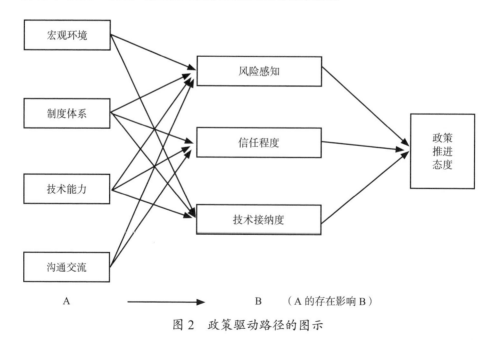

图 2 政策驱动路径的图示

四、推动实施参数放行的思考

多源流理论中政策源流关注的是政策的技术可行性以及价值的可接受性[9]。那么推动实施参数放行，在多源流理论的框架下，就是解决其技术是否可行，以及其带来的价值是否可以被接受。基于上文提出的政策驱动路径，并结合国内参数放行的研究现状，本文对我国采纳实施参数放行提出以下思考内容。

（一）重启政策试点

试点是我国改革实践中最常用的一项政策创新的范式[10]。在某项政策正式实施前，由若干单位（地方或部门）进行"先行先试"的工作。根据试点结果的典型经验，进一步确定政策内容后再在全国范围内推广实行。参数放行的试点研究曾在江苏省和广东省开展过两轮试点工作，积累了参数放行实施的经验。经过近20年的行业发展，我国的法规体系已经相对完善，我国现行版GMP与欧盟最新GMP对标，制药行业的质量管理水平也已经达到了较好水平。因此，目前是重启参数放行试点工作的好时机。建议可在部分领先企业所在的省，如上海、广东、江苏、四川，进一步开展参数放行试点工作，积累监管以及行业经验，为后续在全国范围内推行奠定基础。

（二）开展相关培训

技术能力是影响参数放行实施的主要影响因素之一。在搭建起完善的法规体系的前提下，可以对符合审评、核查的监管人员，以及注射剂企业从业人员进行深入及广泛的培训。培训内容包括国内外法规、指南、相关技术要求以及实践经验分享。目前，国内企业正处于转型升级的关键时期，全面且系统的培训可以帮助企业深入研究和了解生产过程必要的过程控制参数，加强验证以提高药品质量，增强风险控制能力。同时通过培训，使从业人员对参数放行对药品质量改进的意义有更加深刻的了解，有利于增强监管及行业的信心，促进参数放行法规实施的协调。

（三）建立监管体系

我国从 2002 年开始探索参数放行，经过近 22 年的发展，已经初步具备了实施参数放行的基本法规条件。《药品管理法》《药品生产监督管理办法》《药品注册管理办法》明确了药品上市许可持有人的主体责任，并要求药品上市许可持有人应该建立上市放行规程。作为 ICH 成员国，我国的监管机构也完成了对 ICH Q6A 的转化。此外，国内首个湿热灭菌药品参数放行的团体标准也已发布。结合上述已建立的法规及技术指南性文件，结合我国加入药品检查合作计划进一步与国际标准接轨的需要，能够建立起对药品审评的资料和技术要求、药典标准、核查要求等相关标准和要求，指导行业科学有效地实施参数放行。

（四）建立实施路径

鉴于不同生产企业在质量管理水平、关键技术人员和设施设备等方面的差异，建议分层分步稳步推行参数放行。实施参数放行不是一刀切的要求，药品能否实现参数放行，与企业的质量管理体系直接相关。建议允许企业通过上市后变更路径申请参数放行，鼓励更多终端无菌制剂企业实现产业升级转型，加快医药企业向现代化生产、智能制造迈进。

参考文献

［1］国家食品药品监督管理局药品安全监管司，药品认证管理中心．药品生产验证指南［M］．北京：化学工业出版社，2003.

［2］尚悦．无菌药品参数放行国际实施历程及我国现状浅析［J］．中国医药工业杂志，2021，52（9）：1248-1262.

［3］尚悦，马仕洪，张启明，等．科学监管方法之湿热灭菌药品参数放行探索研究［J］．中国药事，2022，36（5）：497-502.

［4］Marla，S. Parametric release：a regulatory perspective［N］. American Pharmaceutical Review，2023-5-15. https://www.americanpharmaceuticalreview. com/Featured-Articles/174390-Parametric-Release-A-Regulatory-Perspective/.

［5］王飚，刘燕鲁，钟光德，等．我国实施湿热灭菌药品参数放行可行性研究［J］．中国食品药品监管，2022（9）：44-53.

[6] Walker, J. L. The diffusion of innovations among the American states [J]. The American Political Science Review, 1969, 63（3）: 880–899.

[7] Boehmke, F. J., & Witmer, R. Disentangling diffusion: the effects of social learning and economic competition on state policy innovation and expansion [J]. Political Research Quarterly, 2004, 57（1）: 39–51.

[8] 约翰·W·金登. 议程、备选方案与公共政策 [M]. 北京: 中国人民大学出版社, 2017.

[9] 陈贵梧, 林晓虹. 网络舆论是如何形塑公共政策的？一个"两阶段多源流"理论框架——以顺风车安全管理政策为例 [J]. 公共管理学报, 2021, 18（2）: 58–69, 168.

[10] 张新文, 高琦. 乡村治理中的顶层设计与地方实践: 如何从试点到推广？[J]. 武汉科技大学学报（社会科学版）, 2020, 22（2）: 193–200.

本研究是主要作者刘颖在攻读公共卫生政策与管理博士学位项目的政策研究内容。特别感谢受邀采访专家们的应邀解答，提供的历史资料、观点、态度等都对本研究的完成至关重要

药品领域跨境电商现况和监管对策

赵宇翔[1]，黄懿[1]，张力满[1]，周泉[1]，杨强[1]，刘思源[1]
1.上海市药品监督管理局稽查局

摘要： 本文基于国内外实践经验，通过文献查询、头脑风暴、专家访谈、问卷调查，文献查询的方法，针对药品领域跨境电商的监管问题进行研究，国家层面和地方层面都有相应的法规和政策支持。探讨了跨境电商经营药品的规范中发展，提出我国药品领域跨境电商运行与监管的建议：多角度提出填补跨境电商法律和监管漏洞的方式；通过社会共治全面提高治理药品领域跨境电商的效果；提出药品领域跨境电商发展的理想和健康的模式，为行业发展指引方向；可作为我国该领域的政策法规制定的参考。

自 2019 年，我国逐步开展跨境电商进口药品、医疗器械试点，新政策和新业态也给药品监管带来许多新问题和挑战。监管部门对药品领域跨境电商的风险认识存在一定的漏洞，对此需要加强监管力度，明确相关规则。服务我国生物医药创新产业高地的可行性，以及不损害药品秩序的情况下合理满足群众合理需求。

一、背景

（一）药品领域跨境电商的发展沿革及法规现状

根据《新京报》发布的数据，我国跨境电商零售进口药品试点以来，截至 2021 年 9 月已完成超过 107 万单业务，货值超 1.1 亿元，北京海关已验放跨境电商医药商品价值逾 5800 万元。2020 年 6 月电商节期间，科园信海医疗用品贸易有限公司牵手京东健康和阿里健康平台开放线上购买跨境药品渠道，京东健康跨境药品日均销售额增长 20 倍，阿里健康跨境非处方药品自营业务同比增长 100% 以上。据世界卫生组织估计，从非正规网站购买的药品有超过 50% 是不合格的，在一些非洲国家假药销售率更是高达 50%。

2019 年新修订的《药品管理法》第六十五条规定"个人只能携带少量自用药品入境"。根据文义解释，新修订《药品管理法》对个人进口药品的行为做限缩解释，规定个人不享有直接进口自用药物的权利，只能出于自用目的，通过随身携带的方式，将少量药品带到国内，且需要按"国家有关规定"办理。

国家层面基本法律包括《中华人民共和国电子商务法》《药品管理法》《疫苗管理法》，行政法规包括《中华人民共和国药品管理法实施条例》《医疗器械监督管理条例》，部门规章和规范性文件现行有效的有：《关于跨境电子商务零售进口税收政策的通知》（财关税〔2016〕18 号）、《关于完善跨境电子商务零售进口税收政策的通知》（财关税〔2018〕49 号）、《关于完善跨境电子商务零售进口监管有关工作的通知》（商财发〔2018〕486 号）、《关于跨境电子商务零售进出口商品有关监管事宜的公告》（海关总署 2018 年第 194 号）、《药品网络销售监督管理办法》（国家市场监督管理总局令 第 58 号）、《医疗器械经营监督管理办法》（国家市场监督管理总局令 第 54 号）、《药品经营质量管理规范》（国家食品药品监督管理总局令 第 28 号）等，基本构建药品领域跨境电商的基础框架体系，对药品领域跨境电商的定义、运行区域、参与主体的定义和义务、运行的基本规则等作了规定。

地方层面主要体现在各个试点区域的地方政府规范性文件，如 2019 年 12 月 30 日北京市药监局会同市商务局、海关、天竺综合保税区管理委员印发的《北京市跨境电商销售医药产品试点工作实施方案》，2021 年 5 月 8 日国务院下发的《关于同意在河南省开展跨境电子商务零售进口药品试点的批复》、2023 年 3 月 31 日上海市人民政府办公厅印发的《上海市促进外贸稳规模提质量的若干政策措施》（沪府办规〔2023〕9 号），2023 年 6 月 12 日上海市商务委员会会同上海市药品监督管理局、上海海关、（上海）自由贸易试验区临港新片区管理委员会制定的《洋山特殊综合保税区跨境电商销售药品和医疗器械试点工作机制实施方案》（沪商贸发〔2023〕174 号）。上述地方规范性文件为特定区域内药品领域跨境电商划定了特定的规则，在一定的范围内突破了原有的规则限制。

（二）问卷调查情况

1. 跨境电商企业

调查显示，参与问卷调查的跨境电商平台中 80% 都对经营跨境药品、医疗器械的经营者有资质或条件的限制。其中，新特药平台还要求经营跨境药品、医疗器械的经营者为世界 500 强的企业。90% 的平台对跨境药品、医疗器械都有质量管控并持肯定态度。80% 的平台因经营的跨境药品、医疗器械发生事故或产生纠纷时愿先行赔付。80% 的平台都认为当前的药品领域跨境电商经营存在一定的风险，主要表现为药品来源渠道不可控、药品质量无法保证、运输途中质量安全无法保证、产品难以溯源、法律法规不明确、境内外标准不统一等。所有参与问卷调查的平台均认为药品领域跨境电商经营需要加强监管、明晰规则，对平台所应当承担的责任有一定的认识，但并不统一，有待进一步明确。

2. 消费者

调查显示，消费者对药品领域跨境电商的政策、法律了解程度较低：53.73% 的消费者完全不了解药品领域跨境电商的政策、法律，43.28% 的消费者稍微了解一点，只有 2.99% 的消费者了解较多。消费者了解到药品领域跨境电商平台多是从平台推广的方式得知，另有一部分通过朋友推荐或媒体宣传的方式得知，只有 2.99% 的消费者是通过医生指示的方式得知。说明消费者购买跨境药品大多并未受到医疗指导。消费者主要通过头部跨境电商购买境外药品，44.78% 的消费者在京东国际购买过药品，37.31% 的消费者在天猫国际购买过药品，而在其他跨境电商平台购买药品的比例较低。

消费者对在跨境电商平台上购买境外药品或医疗器械持较为温和的态度，44.78% 的消费者比较信任，43.28% 的消费者有点担心，极端信任与极端排斥都较少。消费者在跨境电商平台上所购买的药品和医疗器械大多来自欧美日韩，且倾向于购买自营的药品和医疗器械，会更加关注跨境药品和医疗器械的生产厂家和注册证书，在查看物流信息时会更关注发货地是否是境外，这都表现出消费者对药品真实性、安全性的关注。

如果在跨境电商平台购买药品或医疗器械发生纠纷，77.61% 的消费者认为跨境电商平台应承担相应责任，52.24% 的消费者认为与跨境电商平台挂钩的国内电商平台应承担相应责任，52.24% 的消费者认为跨境电商药品经营者应承担相应责任。这反映了消费者对责任承担的朴素认知；监管部门强化跨境电商平台和跨境电商药品经营者的主体责任，会降低可能出现的风险。

最后，67.16% 的消费者都认为药品领域跨境电商有存在的必要，但应当加强监管，89.55% 的消费者认为应当完善相关法律法规，77.61% 的消费者认为应当完善跨境药品经营者资质要求，64.18% 的消费者认为应当建设专业化执法队伍。

二、部分域外国家药品跨境相关法律法规

比较分析药品跨境目前已在多个国家有实践案例，本研究以澳大利亚、美国、瑞典、瑞士、新西兰、意大利和英国为例，从进口量限制、入境申报、适用条件、安全保障与适用范围方面，对不同国家药品个人进口政策进行研究分析如下。

（一）澳大利亚

根据澳大利亚治疗商品管理局（Therapeutic Goods Administration，TGA）有关规定，个人进口处方药（不包括管制类药品）须提供国内临床医师开具的处方或其他相关证明文件。禁止个人进口除胰岛素（凭处方进口）以外的含有动物成分的药品。

除了管制类药品和含有动物成分的药品（不包括胰岛素），原则上携带量不超过 3 个月用量，在适用条件上没有明确限制，入境不需申报。如果携带量超过 3 个月用量，必须由一名国内执业医师向 TGA 提交特殊审批申请，经批准后才能携带入境。单种药品在 12 个月内累计进口量不得超过 15 个月用量。药品入境前应保持原样包装，不得拆封分装。

（二）美国

根据《美国联邦食品、药品和化妆品法案》规定，禁止个人进口药品，只允许在特定条件下以不超过 3 个月用量的标准进口个人自用药品。这种情况主要包括：①该药品用于治疗国内目前没有有效治疗方法的严重疾病；②该药品不能用于商业用途；③该药品不会造成其他不合理的风险；④进口该药品

的个人需要提供书面证明，证明该药品是自用，并提供国内以治疗目的使用该药品的执业医师联系信息，或者提供该药品为在国外开始的持续治疗而使用的相关证明。

（三）瑞典

瑞典对个人进口药品作了明确规定，必须提供医师处方或其他相关材料，证明进口药品为个人自用。麻醉药品（包括安眠药、止痛药和多动症药）入境量需要根据其所属麻醉药品的级别、来源国来衡量。一般分为 5 天用量（Ⅱ级和Ⅲ级麻醉药品）和 3 周用量（Ⅳ级和Ⅴ级麻醉药品）。在非麻醉药品方面，个人携带入境量因药品来源国而异。其中，来自欧盟成员国的药品携带量不得超过 1 年使用量；来自非欧盟成员国的药品携带量不超过 3 个月使用量。对于从第三方邮寄入境的药品，规定更加严格，要求进口药品（不包括麻醉药品）必须来自欧盟成员国，并已在本国获得批准，处方药还必须附相关证明，如国内临床医师开具的处方。

（四）瑞士

瑞士通过立法对个人进口药品作了相应规定，一般携带不超过 1 个月的用量，超过规定量的药品将被海关扣留并移交给医药管理局（Swissmedic）。进口药品仅供个人使用，不得以第三方的名义进口，其中麻醉药品须经使用者本人携带入境。在《药品个人进口指南》中，Swissmedic 明确告知公众个人携带药品入境或通过互联网进口药品的健康风险，以及因个人自行携带药品而引起的法律风险和财务风险。

（五）新西兰

新西兰药械安全局（Medicines and Medical Devices Safety Authority, Medsafe）对个人进口的不同类别药品作了不同的规定。就处方药和国家管制药品而言，不管是由个人携带入境还是通过邮寄入境，首先需要获得临不床医生的授权许可，提交医师处方或相关证明（处方医师需要说明授权进口某一药的理由及药品信息等），进口药品的名称、规格、剂型、数量等必须与医师处方或相关证明中的药品信息完全符合。对个人携带入境的处方药和管制类药品，必须在入境前主动申报。

药品需置于原容器中，不得拆封分装。关于进口量限制，处方药的用量一般不超过 3 个月，口服避孕药可以放宽至 6 个月，管制类药品不超过 1 个月。对于草药、膳食补充剂和其他非处方药没有数量和其他方面的特殊要求，原则上可以不申报。Medsafe 监管进口药品，未经审批的药品难以保证安全性和有效性，并且不鼓励个人进口。海关总署对处方医生授权进口的药品证明进行核查，并有权扣押与其不符的药品。

（六）意大利

依据意大利卫生部规定，如果国内没有批准的替代疗法，或者由于处方限制、患者负担不起等原因造成患者无法获得，则允许患者或主治医生进口在其他国家出售的药品供个人使用。对于进口量没有明确的限制，海关有自由裁量权。

（七）英国

根据英国药品和保健产品监管署（Medicines and Healthcare Products Regulatory Agency, MHRA）的规定，个人进口药品一般不超过 3 个月的用量，管制类药品须事先取得内政部许可后方可携带入境。药品仅供个人或其亲属使用，不得转售或用于其他商业用途。如果大批量进口或存在非个人使用的嫌疑，海关总署有权扣押药品。

综上，各个国家针对自行携带入境和通过第三方购买的药品都要求仅供本人或亲属使用，不得出售或提供给其他人。对进口量的限制，大多数国家都有明确的规定，瑞典、新西兰对不同类别药品有不同的标准。在入境申报方面，大多数国家没有对合理范围内携带的药品作规定，新西兰只规定处方药的入境申报，而英国则规定管制类药品必须事先获得内政部许可后才能携带入境。在适用条件上，美国和意大利都比较严格，主要强调国内没有替代疗法的前提。在安全保障方面，目前还没有形成严格的监管体系，药品监管部门和海关会对药品进行审查，或者是提醒公众注意相关风险，主要是个人自己承担风险[1]。

三、跨境销售药品的现况

（一）社交型 C2C 跨境代购模式，存在大量的违法行为

社交型 C2C 跨境代购其高度信任性、小众化、针对性强的特点使其在消费者中具有一定的市场需求。然而，这种模式处于《中华人民共和国海关法》《中华人民共和国消费者权益保护法》等相关法律法规的空白地带，无法得到有效的法律规制，需要对此提出相应的立法建议和制度构建。社交型 C2C 跨境代购药品行为违反《药品管理法》和国际各国法律法规，即均不允许个人卖药和快递员代购模式。应明确代购行为的定义，明确为代购行为提供便利的平台及境内引流的平台的处罚措施、消费者风险提示等。

随着 QQ、微信等私人聊天软件的发展壮大，通过私域社交空间（微信、QQ、小程序、团购软件、小红书等）的网络代购、个人海淘等非正规渠道购买药品，加上宣传引导，让消费者忽视风险，如以新冠疫情期间、辉瑞新冠口服药奈玛特韦/利托那韦片（Paxlovid）为例，当时 P 药在国内流通市场基本"一药难求"，不少消费者转而寻求 QQ 患者群、微信群等购买印度仿制版 P 药，媒体报告某检测机构对 77 份个人客户提供的印度仿制版 P 药检验，不合格批次为 69 份，假（劣）药占比 90%。说明从无严格药品监管体系的国家和地区购药和欧美等域外国家购药，公众所获取的风险不一致，与监管和法律、跨境购药政策有悖。

1. 对于该种模式存在的已识别的高发风险

（1）药品追溯性差，药品召回等相关措施基本无法实现。

（2）对于有特殊温度贮存要求的药品，物流储运条件难以保证质量。

（3）假（劣）药问题突出。

（4）买者自负责任原则存在隐患，出现药害事件维权难。

（5）存在引导消费，导致药物滥用。

（6）无证经营药品、销售无证产品问题严重。

2. 分析该种模式风险存在的原因

（1）法律上的空白，无对上述行为进行明令禁止的法律条款，无罚则。

（2）平台主体责任履行不到位。主要体现在一是无对相关平台资质有备

案的要求，无境内法律责任的代理人导致违法主体缺失；二是平台本应作为监管第一责任人的平台管理者主体责任履行不力，平台内部治理不够规范，导致个人发布药品销售信息的情况屡禁不止。三是境内网站和境外网站虽然同属于一个集团，但对于算法、管理制度要求不统一；四是对于境内网站向境外网站引流时，未设计算法的防火墙，导致监管缺失。

（3）个人卖药（包含代购）因境内境外执法互联互通上存在障碍，导致境内境外都无法准确获知证据链和具体信息，导致监管缺失。

（4）作为监管部门来说，由于私域环境相对封闭，网络交易隐蔽性又极强，药品监管部门无法获取相关的交易信息，同时又涉及个人隐私，问题曝光完全依靠消费者事后的投诉举报，药品监管部门并无足够的权限开展相应调查，案件当事人难以确认和寻找，违法证据固定难，也缺乏直接有效的监管手段。

（二）B2C跨境电商，具体模式主要包括保税备货模式、海外直邮模式两种

"海外直邮模式"和"保税备货模式"均按照个人自用进境物品监管，不执行有关商品首次进口许可批件、注册或备案要求，但对相关部门明令暂停进口的疫区商品和对出现重大质量安全风险的商品启动风险应急处置时除外。通俗地说，消费者通过跨境电商渠道购买的商品，视同消费者个人从境外自带入关的物品。与一般贸易方式下的进口商品相比，该类商品无需经过行业监管部门和海关部门监管。

跨境电商参与主体主要包括：一是跨境电商零售进口经营者（以下简称跨境电商企业），即自境外向境内消费者销售跨境电商零售进口商品的境外注册企业，为商品的货权所有人。二是跨境电商第三方平台经营者（以下简称跨境电商平台），即在境内办理主体登记，为交易双方（消费者和跨境电商企业）提供网页空间、虚拟经营场所、交易规则、交易撮合、信息发布等服务，设立供交易双方独立开展交易活动的信息网络系统的经营者。三是境内服务商，即在境内办理主体登记，接受跨境电商企业委托为其提供申报、支付、物流、仓储等服务，具有相应运营资质，直接向海关提供有关支付、物流和仓储信息，接受海关、市场监管等部门后续监管，承担相应责任的主体。四是消费者，即跨境电商零售进口商品的境内购买人，根据相关规定，也指跨

境电商零售进口商品税款的纳税义务人。

《关于完善跨境电子商务零售进口监管有关工作的通知》（即 486 号文）关于跨境电商零售进口的模式进行设计，即平台企业、入驻商家、境内代理人均作为试点单位，各自承担相应责任。例如，平台企业要依法履行平台主体责任报送有关信息，并依法对入驻的跨境电子商务企业资质等进行审核，保证平台经营的药品符合我国法律、法规规定；跨境电子商务企业（即入驻商家）应是自境外向境内消费者销售跨境电子商务零售进口药品的境外注册企业，为药品的货权所有人；而且跨境电商企业要设置境内代理人，依法制定药品追溯制度，建立完善药品信息化追溯体系，实现全链条可追溯，依法承担药品质量安全的相应责任。试点企业承担消费者权益保障方面的责任，包括但不限于药品信息披露、缺陷药品召回、消费纠纷处理和赔付等。

对于该种模式，在跨境电商行业爆发式发展的同时，一些行业乱象相伴而生，存在的已识别的高发风险如下：

（1）虚构订单"刷货"。

（2）虚构退货不重新入库、仓外交易逃避监管、擅自将 B2C 模式异化为 B2B 模式。

（3）跨境商品"二次销售"。

（4）行业数据造假、违法收集、使用消费者个人信息侵占消费者年度额度。

（5）跨境商品违反我国法律法规、强制性标准等。

（6）药品追溯数据不清晰，无可查询的公开数据。跨境数据监管交换存在法律和外交风险。

（7）平台审核查验义务履行不到位，关于境外商户的许可资质，产品的批文均未进行规制（除了邀约制和平台自营产品）。

分析该种模式风险存在原因如下：

（1）监管部门未要求跨境电商平台进行特定的备案，这导致监管底数认识不清，无法针对性实施有效监管。规范性文件规定跨境电商第三方平台经营者为境内办理工商登记的平台企业，但未对境外注册的跨境电商第三方平台作出禁止性的规定。跨境电商平台几乎都是在境外注册在境内经营模式规避监管，原有的政策被严重架空，大量不在目录内的产品也上架销售并流入国内。

（2）在实践过程中，发现自 2022 年 12 月 1 日起施行的《药品网络销售禁止清单（第一版）》取得良好的监管效果，给平台和药品电商划出明确红线。但是在跨境电商领域，保税仓模式以控制风险优先的原则，将可经营的药品种类以白名单的形式予以明确，但在直销跨境模式中，基本处于全面放开、无人约束的状态，法律法规层面也未制定明确的禁售目录的境内外一致，位于海外的个人或商户时常会向国内售卖 HPV 疫苗、含麻黄碱类复方制剂、肽类激素等国内禁售目录内的产品。

（3）在处置跨境电商消费投诉举报时，在核查具体交易信息、确定交易主体、研判商品属性、确定各方责任等存在较多信息和法律障碍。平台在一个省，报关单位不明确或在另外一个省，通关又选择另外一个省，同时海关对于 5000 元以下的商品仅要求网上备案登记，数据和实物均不审核即通关。跨区域跨部门协作、国家药监局与各地部门监管数据的整合成为难题。

（4）主体信息难以认定或无管辖权。一方面，跨境电商产业链涉及主体较多，差异化、个性化的经营模式混杂，相互之间分工和法律关系复杂；另一方面，跨境电商平台对应的主体大多是境外企业或注册在香港。上述两重因素叠加，造成主体寻找难、联络难、认定难。监管部门对这部分跨境电商的经营状况不掌握数据，只能被动的通过处理消费者的举报投诉来对部分跨境电商平台展开调查，为监管带来困境。例如，2023 年 7 月，在查处某平台销售的不合格西地那非制剂时发现，案件共牵涉三个主体，第一，某国际是注册在我国香港的公司开办的第三方平台。某国际的网站可直接访问，也可通过某平台跳转访问；第二，某平台是北京某公司开办的药品网络交易服务第三方平台，基于商务合作关系，为某国际网站提供免费的网站入口，即引流服务；第三，上海某公司为某国际平台上部分自营的商品提供清关服务。上述 3 个公司是各自独立经营的不同法律主体。根据六部委联合发文的 486 号文的要求，某国际不符合上述通知中规定的跨境电商第三方平台经营者（在境内办理工商登记）的定义，其主体公司在我国香港注册，在国内无相应的公司作为其境内代理服务公司，由于违法主体不明，规避监管部门对其违法行为的查处，逃避法律责任。且在立法中对于第三方平台无备案要求，也无境内代理人规定，对于境内平台引流境外网站的算法也无法律规制，尤其是境内境外算法一致，境内境外管理要求一致，存在空白。

（三）医疗端发起的 **B2H**（使用环节）模式，一定程度上提高了创新或短缺药品的可及性

根据我国《药品注册管理办法》第二条规定，在国外上市但尚未在国内上市的药品需要通过临床研究申请、临床试验、国家药监局审批等程序，方可在国内上市。为了简化进口药品审批程序，原国家食品药品监督管理总局于 2017 年出台第 35 号令《国家食品药品监督管理总局关于调整进口药品注册管理有关事项的决定》，快新药审批进程；但处于进口药品上市等待期的患者仍面临无药可供的问题。

海南建立医院端跨境购药信息平台予以监管，规制了真实世界临床数据的获取，罕见病用药或稀缺药品的可及性显得尤为重要[2]。医院端跨境购药尚缺乏统一的平台，整个审批流程需要卫健委、药监部门等多部门的共同审核，手续多，周期长，患者体验度差，部分疾病终末期的患者，为了得到药品，主动寻觅境外代购信息并私下进行交易。

四、监管对策

跨境电商作为新业态，在高速发展的同时，存在诸多乱象。在现行法律框架下，药品监管部门虽然面临着职责边界把握难、主体责任确认难、违法事实调查难、监管介入难等现实困难，但仍然可以从主体、商品、平台等层面介入对跨境电商行业的监管，并从完善法律规则及推进主体备案、加强部门协作、强化监管技术、信用评价、加强业务指导、消费者维权、建立进口创新药、临床急需药品的经营使用工作机制、社会共治等方面进一步健全相关工作机制，实现对跨境电商药品领域的有效监管。

（一）尽快研究制定跨境购药监管的法律规范

应禁止 C2C 模式，开放 B2C 模式并予以立法规范，对于医疗端模式予以探索构建生物医药创新高地的开放模式的立法规范。明确跨境电商平台的定义；建立药品领域跨境电商平台备案制、明确境内代理人，明确主体责任；强化商家对商品信息审查力度与销售行为管理；跨境电商经营药品白名单和

黑名单制度，修订《跨境电子商务零售进口商品清单（2019年版）》；统一的药品领域跨境电商平台算法，境内境外网站监管法律法规一致、引流规范算法一致；建立跨境药品追溯体系，跨境电商平台应承担药品追溯体系的主体义务，实现药品信息的全流程可控。

此外，我国《药品管理法》第六十五条规定"医疗机构因临床急需进口少量药品的，经国务院药品监管部门或者国务院授权的省、自治区、直辖市人民政府批准，可以进口。进口的药品应当在指定医疗机构内用于特定医疗目的"。但提及的"少量"究竟定义和衡量仍有待明确。应向医疗机构、卫健部门征求意见，从科学合理的角度给予"少量"以可量化标准，提升该法条的适用性。另外进一步明确"少量自用"药品的购买途径，明确规定只能由患者个人在境外购买并携带入境，或通过依法在国内注册并公示的平台内经营者销售，并禁止以个人名义销售或代购药品，确保全程药品经营行为全程可追溯。

（二）建立健全药品跨境电商的经营质量管理规范

跨境电商药品经营需严格遵守相关法律法规和规定，确保药品的质量和安全性，遵守诚信经营的原则。

北京模式以平台为核心和监管抓手、由平台作为主要的责任主体承担入驻商家资格审查、药品清单管理、产品追溯核查、产品储存运输等相关责任，在北京模式中入驻商家的风险是直接传递给平台企业的；河南模式是平台企业、入驻商家、物流企业等各司其职、各自作为相应环节的责任承担主体，因此作为境外企业的入驻商家，需要通过境内代理企业切实地承担起境内接受监管的相关义务[3]。

基于上述分析，北京模式没有在试点文件中明确要求入驻商家具备药品经营许可证，一是入驻商家是境外企业，无法取得药品经营许可证，二是入驻商家的经营资质和运营风险通过平台管理承担。而河南模式要求境内代理人具备药品经营许可证以及入驻商家在药监部门备案，说明入驻商家需要独立承担其进口和销售药品的相关风险和责任，将受到药监部门监管。

对跨境电商药监部门应出具合规指引规范跨境电商经营主体，引导邀约制、平台自营，以及医药企业入局的方式规范发展。合规指引应涵盖内容如下：

（1）合法资质　跨境电商药品经营需要具备合法的资质，包括药品经营许可证、药品进出口许可证等相关证件，及符合国家跨境电商的相关政策和规定。

（2）目录管理　保税备货模式白名单制度、海外直邮模式黑名单制度、药品经营许可目录以及消费者购入量的限制。

（3）药品质量　跨境电商药品经营应保证药品的质量和安全，需要对供应商严格审核和筛选，确保药品质量符合国家的标准和规定。

（4）规范管理　跨境电商药品经营应建立完善的管理制度，包括药品采购、存储、销售、运输等环节，确保药品在整个链条中符合规范要求。

（5）诚信经营　跨境电商药品经营应遵守诚信经营的原则，保证所销售的药品合法、合规、真实，并积极配合相关部门的监管和检查，确保所经营的药品符合国家的政策和规定。

（6）风险控制　跨境电商药品经营应建立完善的风险控制体系，对风险及时预警和控制，并积极与国内外相关部门沟通和合作，共同应对可能出现的风险和挑战。

（三）构建和完善跨境电商企业信用评价机制

建立药品领域跨境电商平台的信用评价机制。完善跨境电商企业信用评价制度。利用信用评价机制恰当、准确、全面地评估跨境电商平台在药品经营过程。应以合法合规运营情况、数据报送情况、平台内药品合法情况等进行量化打分，分级管理，根据扣分情况采取累进制惩戒措施。

（四）科技赋能形成数据伙伴关系提升监管能力

1. AI 技术的赋能建立数据合作伙伴关系

面对药品跨境电商的数字化、个性化、碎片化、高频特征，传统监管能力不足。需科技手段：一是加快信息化监管系统建设，建立省级平台，要求提交网络数据；二是运用 AI 监管，针对1、2模式，通过算法管理放大选择能力，表达监管意图的数据，跨越语言、格式障碍。建立统一跨境电商监管模型，消除数据集缺陷，提升图像在互联网主导地位。美国与欧盟均采用 AI 管理网络。建立数据合作伙伴关系，与监管部门合作，共建药品跨境电商平台算法，建立公共及私有数据集，以更高效模型实现监管获益。

（1）制定数据提交法规。政府需获取并统一药品经营算法，要求平台定期提供相关数据，以便有效监管。

（2）优化监管方式。建立 AI 算法，自动全网筛查监管对象，抓取药品信息，通过人工智能视觉算法判断问题药品，提高监管效能。

（3）提升监管能力。打造高素质专业化监管队伍，配备电子取证设备，利用大数据模型收集分析数据，快速发现违法违规线索，确保执法过程合法有效。

2. 建立跨境药品追溯体系

药品溯源 gst 国际溯源码有助于确保药品安全真实。我国已通过药品企业自建平台或与相关服务企业合作对药品赋码，实现全过程信息收集与追溯管理。推动药品追溯体系与国际对接，内嵌追溯数据至跨境电商平台，实现药品信息全流程可控。参与国际标准制定，输出电子监管码标准。

（1）药品流通追溯体系 统合药品交易平台和用药监控平台功能，提升运行效率。跨境电商平台验证监督药品交易信息，提供信息互通平台，承担质量管控与追溯管理。其他企业提供药品网络交易、通关、仓储、配送等服务。平台还可处理药品质量投诉、调查召回等。

（2）药品使用追溯体系 监管部门、跨境电商企业、医疗机构共建用药监控平台，内嵌或链接至跨境电商平台。跨境电商平台承担安全用药风险监控职责，与定点医疗机构对接，管理患者身份、疾病诊疗、处方等信息，留存药品购销信息，收集真实世界数据。

（五）探索和完善药品跨境消费的维权机制

消费者主要投诉跨境电商零售进口售后服务不足，如维权困难、退换货流程复杂、服务时间长、成本高、制度不完善。因电商特性，消费者监督至关重要。2018 年，全国市场监管部门收到公众诉求 1124.96 万件，同比增长 20.7%，其中商品投诉 231.81 万件，增长 61.3%。电商平台虽有假货赔偿口号，但商家、厂家与平台间的推诿使消费者维权困难。多数投诉为民事经济纠纷，涉及金额小，难以触及刑事立案标准。取证难、周期长、维权不易，消费者往往"自认倒霉"。电商平台违规行为长期未得到根治。

药品监管部门应关注跨境电商行业发展动态，加强对药品跨境电商行业的监管执法，维护行业健康发展和消费者合法权益。通过发布通报、预警跨境风险，联合海关、商务部门定期公布监测预警函，提示消费者，落实平台责任，通报各国强化监管。

（六）结合进博会溢出效应，建立进口创新药、临床急需药品的经营使用工作机制

为提升人民群众的获得感和满足感，结合进博会溢出效应，可探索将跨境电商与未注册临床急需药品和医疗器械进口结合起来，但需采取严格、缜密的措施来控制。医疗机构按照药品 GLP 的管理规定，开展进口创新药、临床急需药品的经营使用工作，并收集和分析数据，本质上是为相关药品的附条件上市创造有利条件，通过跨境电商进口创新药、临床急需药品不仅能够满足人民群众迫切的用药需求，还能够促进医药产业的快速发展，具有很强的社会意义。

（七）形成跨部门跨区域协作监管的工作机制

完善法律规则，明确部门职责边界。海关作为跨境电商监管的最直接、最重要的部门，掌握着跨境电商的几乎所有数据和信息，无论是对于经营主体还是经营商品，都有足够的影响力和权威性。要坚持合作与监管并重，跨境销售药品需要海外供应商与境内零售商加强双向合作，建立通报境外监管部门的机制；加强海关、公安、药品监管、市场监管等多部门合作，强化源头治理、全程监管，严防网络非法交易行为，坚决抵制"洗黑钱""卖假药""走私药品"等违法行为。尤其是对于私域领域药品销售的监管问题，因涉及个人隐私和交易的隐蔽性，药品监管部门无法获取相关数据，有效监管无从谈起，这需要通管局、网络安全等部门的主动作为和积极配合，提供相关数据强化风险管控，构建监管执法闭环；拓展案源渠道，打击典型违法行为，通过严查重处典型违法行为，进一步净化跨境电商的行业生态，确保消费者放心安全消费，保障跨境电商行业的高质量发展。

（八）建立社会责任生态系统的跨境电商平台联盟

当前，各电商平台数据没有共享、交流，导致对平台的监管和指导效率较低。一个问题需要对多家平台分别进行通知才能够达到全面教育的目的。并且，平台之间的资讯也并不互通，一个平台发现并下架了一种假药却无法

迅速传导到其他平台，这不利于建设良好的用药环境。因此，建设社会责任生态系统的跨境电商平台联盟是十分有必要的。

据外媒报道，美国药物安全研究所已于 2023 年 5 月启动一个新的联盟——社会责任生态系统电商联盟，该联盟旨在打击网上销售的假冒和未经批准的药物。近日，亚马逊和 Meta 已经宣布加入。跨境电商平台是实现跨境电商有效治理的关键，也是实现对药品有力管控的重要抓手。成立社会责任生态系统的跨境电商平台联盟即在各个跨境电商平台之间成立一个数据共享、环境共治的机构，同时设立一定的评价机制，对根据各个电商平台对该生态系统的贡献决定其享受到的政策，给予高贡献者一定的政策优惠。通过上述的信息共享，能够实现一家发现，全网查处的假药劣药根治效果，有利于实现网络药品安全的总体目标。

参考文献

［1］朱雨蕾，曹磊，刘昭，等. 不同国家药品个人进口计划实践探索研究评述［J］. 中国药学杂志，2021，56（7）：607–612.

［2］刘昭，向贵圆，张帆，等. 利用跨境电商进口未注册罕见病药品的路径设计与政策建议［J］. 中国新药杂志，2023，32（5）：441–447.

［3］冯晓鹏. 从"北京模式"到"河南模式"——跨境电商医药零售进口模式分析［J］. 中国海关，2022（2）：94–96.

本文为上海市药品监督管理局 2023 年度研究课题《药品领域跨境电商现况和监管对策》。项目负责人赵宇翔（上海市药品监督管理局稽查局）

药品网络零售监管难点与对策分析

蒋蓉[1]，邵蓉[1]

1. 中国药科大学药品监管科学研究院

摘要： **目的：** 通过探索药品网络零售活动中监管难点并开展成因分析，对药品网络销售活动提出监管对策与建议。**方法：** 采用文献研究法对药品网络销售监管政策及要求进行梳理，结合国家药监局药品网络销售典型案例，分析监管难点。**结果：** 药品网络零售活动包括自建平台和入驻第三方平台模式，均应按照线上线下一致要求开展经营活动。国家和地方层面相继通过法律、规章和规范性文件等形式明确药品网络零售活动具体要求，但在药品网络销售企业主体资质管理和准入、禁止清单品种遴选与适用、处方药信息展示、处方开具和审核等方面仍然是当前监管难点。主要成因包括网络销售企业质量管理和合规能力差异、第三方平台管理标准不统一、基层监管能力不足及行业组织自律作用发挥不充分。**结论：** 通过强化药品网络销售企业主体责任落实、明确第三方平台管理要求、加强监管队伍和能力建设、促进行业协会作用发挥等方式，可以建立平台、监管部门和行业协会多方共治的药品网络零售治理体系，促进规范化发展。

关键词： 药品网络零售；监管难点；对策分析

近年来，药品网络销售呈现出快速发展势头，网络交易因其方便、快捷的特点被越来越多的企业和消费者青睐。据不完全统计，2022 年医药电商直报企业销售总额为 2358 亿元，同比增长 9.07%[1]。其中，B2C 类业务销售额 118 亿元，同比增长 28.26%，药品网络零售业务发展迅速，为消费者提供了便捷、高效的购药途径。

由于网络存在虚拟性、隐蔽性、辐射性、跨区域性，药品网络销售行为存在较大的风险[1]，也更容易被不法分子利用，因此需要更强的风险规避机制和政府严格监管[2]。2019 年 12 月，新修订《药品管理法》正式施行，有条件放开处方药网络零售，强调按照线上线下一致原则落实相关要求。2022年国家市场监督管理总局发布《药品网络销售监督管理办法》，进一步细化药品网络零售过程中品种限制、信息展示、处方审核、药品销售、配送等规定。然而，药品网络销售违法行为仍时有发生，国家药监局先后发布3批典型案例，涉及无证经营、销售禁售药品、不凭处方销售处方药等多类违法案例。同时，互联网销售假（劣）药品案件数量快速增长，2022年达到121件，涉案货值金额达8556万元[3]，给消费者用药安全带来极大隐患。本文拟结合药品网络零售特点和现行监管要求，分析目前监管面临的挑战与难点，以期为完善药品网络零售监管提供对策建议。

一、药品网络零售活动模式

药品零售活动是指面向消费者销售药品的过程。药品网络零售，是指基于计算机网络、利用电子技术手段传播药品信息，并促成药品交易达成的活动。根据交易平台和业务模式不同，药品网络零售包括自建平台和入驻第三方平台模式。

1. 自建平台模式

药品零售企业可以自建网站、开发应用程序等方式面向消费者开展网络药品销售活动。如广州方舟医药有限公司自建方舟健客网站和手机应用程序，为消费者提供网络购药服务。

2. 入驻第三方平台模式

第三方平台是消费者较为常用的网购途径。药品零售企业入驻平台展示并销售处方药，可以减少企业自建平台的技术开发与成本投入，并可结合平台提供的客服咨询、物流配送等关联服务，整合网络销售中需要的各类资源，为消费者提供高效、便捷的网络购药服务，因此是药品网络零售最常见的模式[4]。目前，京东、阿里、美团等平台均已开通医药板块业务，吸引了众多药品零售企业入驻。

二、药品网络销售监管法律法规体系与要求

（一）国家层面

目前，药品网络销售监管法律法规主要包括《药品管理法》《药品网络销售监督管理办法》及相关配套文件。

对于网络零售品种，国家药监局在《药品网络销售禁止清单（第一版）》中列明政策法规明确禁止销售的药品以及四类禁止通过网络零售的药品。

对于处方药信息展示，明确规定在平台或网站首页、医药健康行业板块首页、平台商家店铺主页，不得展示处方药包装、标签等信息。处方药和非处方药应当区分展示，且处方药展示页面下应突出风险警示信息，且在处方审核前，不得展示或提供药品说明书，页面中不得含有功能主治、适应证、用法用量等信息。

对于处方药销售，药品零售企业应当确保处方来源真实、可靠，实行实名制，采取有效措施避免处方重复使用，并严格按照有关规定进行处方审核调配。

对于零售配送，《药品经营质量管理规范附录 6：药品零售配送质量管理》对选择配送工具、设备和包装、药品零售企业包装、配送操作、对送达签收环节药品零售企业主体责任等内容做出明确规定。

（二）地方层面

为进一步规范药品网络销售活动，山东、北京、浙江先后发布药品网络销售监督管理办法实施办法或实施细则，细化网络销售监督管理职责分工、药品网络零售活动报告管理程序、企业资质信息展示、处方审核、第三方平台管理等要求。

辽宁省则针对药品网络交易第三方平台、药品批发企业和药品零售企业，分别制定主体责任清单。针对药品零售企业，提出诚信守法、法定资质、主动报告、制度管理、药学服务、信息管理、销售管理、配送管理、风险管理、药品召回以及接受监督共 11 项 32 条责任要求。

三、处方药网络销售监管难点与成因

（一）监管难点

1.药品网络销售企业主体资质管理与准入

根据《药品网络销售监督管理办法》，药品网络销售企业应当向药品监督管理部门报告企业名称、网站名称、应用程序名称、IP地址、域名、药品生产许可证或者药品经营许可证等信息。同时，作为药品网络交易服务的撮合方，第三方平台应当对申请入驻的药品网络销售企业资质、质量安全保证能力等进行审核，确保入驻的药品网络销售企业符合法定要求。报告管理的方式，减少了前置审查，对于资质和能力的管理更侧重于事中事后的监管，尤其是第三方平台对入驻企业的审查。

在实践中，各第三方平台审查内容包括企业营业资质、药品经营资质等，但在具体审查资料上存在较大差异。对于营业资质，多数平台对营业执照、法人身份、账户信息等进行审查，也有平台审查纳税资质证明。对于药品经营资质，部分平台审查药品零售连锁总部的经营许可证并予以入驻零售药品，但零售总部并不具备零售资质，不应当作为药品网络零售主体。各平台对药品经营企业的关键人员资质和质量管理体系审查的资料也不统一。部分平台要求签订质量保证协议并填写质量体系调查表，部分仅要求提供质量保证函；也有平台要求提供执业药师和药学专业技术人员资质证书。

准入资质要求的不统一，意味着各平台准入对入驻企业准入标准和管理要求差异，极易导致出现质量管理体系不合规的企业入驻平台后存在违法经营行为的情形。

2.药品网络销售禁止清单品种遴选及适用

药品网络销售禁止品种清单受到药品网络销售企业和消费者高度关注，相关品种遴选既要保障人民群众用药安全性，同时兼顾网售药品便捷性，应当慎重考量。然而，清单发布虽然有公开征求意见程序，充分体现了行业意见，考虑了消费者实际用药需求和网络销售风险的平衡。但是，禁止品种清单的遴选标准、方式和程序并未公开，清单调整的启动条件、周期等也未明确，相关管理细则有待制定与细化。

在实践中，通过网络销售禁止清单品种的情形依然存在。国家药监局发布的药品网络销售 3 批典型案例中，有 3 起案例分别涉及网络销售医疗机构制剂、氢溴酸右美沙芬糖浆和氢溴酸右美沙芬片的违法行为。

3. 处方药信息展示

《药品网络销售监督管理办法》对网售处方药的信息展示提出了详尽的要求，且《国家药监局综合司关于规范处方药网络销售信息展示的通知》进一步明确了相关事项。目前，药品网络零售企业在处方药风险警示信息标注方面普遍予以落实，但标注位置并不统一，且较多采用灰色较小字号标注，并未突出显示。

在处方药包装、标签信息展示方面，随着监管要求逐步细化，平台和网站的主页面、首页面处方药信息展示逐步规范，采用模糊、打码、其他图片等形式遮挡处方药包装、标签信息。但不同零售企业、网站和平台对不得直接公开展示的认定、理解存在不同，使得实践中对包装、标签信息遮挡形式差异较大，有的使用其他图片全部遮挡、有的则使用马赛克进行模糊且模糊内容大小和比例不同。且由于第三方平台通常会统一对入驻企业规定遮挡要求，使得同时入驻不同平台的企业需要根据不同平台的要求分别准备展示资料，成本和时间耗费较大。

4. 处方开具和审核

根据线上线下一致，通过网络零售处方药应当凭处方销售。基于网络零售活动的特殊性，药品网络零售企业往往会与互联网医院签订电子处方提供协议，在处方药展示页面接入咨询、问诊和开方的页面。然而，在咨询问诊页面普遍以智能对话为主，均已提前设置提问和答复语句，消费者通过提示点击相关选项，即可秒开电子处方，全程无法判定是否由医生进行人工开方。

在处方审核环节，不凭处方销售处方药的行为依然存在。更值得关注的是，对于多次开具同一处方药的行为尚未有效进行管理，部分平台可以当天重复购买同种处方药、连续多日对同一种处方药重复开方购买，可能存在潜在的药物滥用的风险。

（二）成因分析

1. 药品网络销售企业质量管理和合规能力参差不齐

部分企业受自身素质和能力局限，质量与合规意识淡漠，主要表现为对相关法律文件没有充分的认识、相关管理制度及操作规范缺乏、工作人员对合规操作相关知识掌握不够全面，自身义务履行不足，甚至违法违规经营，导致药品网络销售监管工作任务重、难度大。

2. 第三方平台准入审查要求未统一，日常检查管理不到位

如前文所述，不同第三方平台对药品网络零售企业进行资格准入审查时，关注侧重点不一，有的更关注商品品质，有的更关注企业品牌能力，没有形成市场统一的、合理严格的资质标准，且大部分平台并未对企业网络销售保证药品质量安全能力做出要求。

其次，平台对入驻企业的日常检查监控制度与要求尚未统一。一方面，检查频次、项目没有统一标准。目前仅有山东、浙江明确规定第三方平台至少每6个月开展一次全面检查，督促入驻企业严格履行法定义务。另一方面，第三方平台检查的方式、流程不对外公开或仅公开部分，透明度不足，且检查部门资质、检查方式及流程设定合理性以及检查力度等不受外界监督，影响检查实施效果。

3. 网络销售活动隐蔽性强，监管手段和队伍建设尚不完善

药品网络零售活动涉及网站平台多、企业数量多、销售品种多，与传统线下药品零售活动相比，还存在跨地域、隐蔽性强等特点，对传统监管模式提出较大挑战。而目前多数区县仅有1人负责药品网络销售监管工作，主要依靠国家或省级药品网络销售监测系统推送线索、接受上级分发的预警信息或消费者投诉举报信息来处置违法行为，主动开展网络销售活动日常监督检查往往面临人手不足、检查方式有限的困境。

4. 行业组织自律作用发挥不充分

目前，在药品网络零售活动监管中，行业协会的参与度相对较低，并未最大限度地发挥社会作用，仅有中国医药商业协会牵头起草《药品网络经营质量管理规范》团体标准，但仍在拟定过程中。针对药品网络零售活动尚未有行业性的自治机制形成，尤其是在处方药销售、执业药师管理等方面，行业协会尚未发挥出预期的治理价值。

四、完善药品网络销售监管对策建议

（一）落实经营企业主体责任，健全诚信经营机制

药品网络零售企业应强化主体责任意识，充分学习相关法律法规文件，熟悉相关管理制度，熟练相关操作规范，建立质量管理体系，并在实际经营过程中落实自身责任义务，例如及时对自身店铺展示的资质信息等进行检查和更新，以符合法律法规要求。

其次，建议药品监管部门建立完善药品网络零售企业从市场准入到退出全过程的信用约束机制，对接信用管理系统，按照守信受益、失信惩戒的原则对企业进行激励和约束，将企业信用作为重要参考因素，影响其在经营过程、医保定点、经营许可等资质审核相关事项中的重要因素。

（二）明确第三方平台检查要求，强化责任意识

首先，强化第三方平台规范审核入驻企业意识，细化第三方平台审核申请入驻药品网络销售企业资质和质量保证能力的具体要求，减少第三方平台在审核入驻企业时的主观性，通过行业团标等形式，引导第三方平台形成统一标准。

其次，建议细化第三方平台对药品网络销售主体的具体检查要求，例如规范日常监督检查内容包括商品界面信息展示内容、销售品种类别、在线药师服务质量、处方开具与审核过程、物流配送包装与条件等多方面内容，规定检查频次要求和检查员资质，定期报告检查结果以及违法违规行为。

（三）加强药品网络销售监管队伍建设，丰富监管技术手段

随着药械化网络销售规模不断扩大，加强基层药品监管人员配备和能力建设是当务之急，尤其是信息技术专业人才配备不可或缺。建议加强基层执法装备、检验检测和信息化等方面的硬件设施建设，并针对基层监管人员开展电子商务、互联网技术相关培训，不断提升基层监管能力。依托国家和省级药品网络销售监测平台，建立药品网络零售可疑线索分级处置机制。定期开展专项整治活动，对大型网站、平台进行摸排，对药品网络零售的企业进

行检查，建立线上线下专项整治一体推进体系。

（四）发挥行业自律作用，促进社会共治

建议相关行业协会针对药品网络零售活动积极牵头制定行业标准、团体标准，制定第三方平台、药品网络零售企业质量管理和合规经营能力评估指标标准，引导会员自律，共同推动药品网络零售活动实现规范化经营。

参考文献

［1］商务部. 2022 年药品流通行业运行统计分析报告［EB/OL］.（2023-11-13）. http://www.mofcom.gov.cn/article/tongjiziliao/sjtj/jsc/202311/20231103453192. shtml.

［2］国家药品监督管理局. 药品监督管理统计年度数据（2022 年）［EB/OL］.（2023-04-19）.https://www.nmpa.gov.cn/directory/web/nmpa/images/1681866563446076174.pdf.

［3］朱文静，许龙，温瑞睿，等. 新发展阶段完善我国药品网络销售监管体制的思考［J］. 中国合理用药探索，2022，19（3）：89-95.

［4］徐夏楠. 药品网络交易第三方平台的监管义务研究［D］. 上海：上海师范大学，2022.

中国药品监督管理研究会 2022 年度立项课题（2022-Y-Y-015）；四川医事卫生法治研究中心 – 中国卫生法学会 2022 年度立项课题（YF22-Y15）

药品物流实现"多仓协同"的制度研究

药品物流实现"多仓协同"的制度研究　课题组

摘要：药品物流是国家药品供应保障体系的重要组成部分，是药品供应链中的重要一环。本文在药品流通全国统一大市场建设等背景下，梳理药品物流"多仓协同"现状与挑战，分析监管政策难点与行业发展堵点，并提出政策改革若干建议，以期深化药品供应链的资源整合、释放药品供应链协同效应；在保障药品安全有效的基础上，提升可及性和供应力。

关键词：药品物流；多仓协同；大市场；高质量发展

药品物流包括药品的运输、储存、分拣、包装、配送、装卸、保管和物流信息处理等一系列活动，涵盖了药品生产、经营、使用的全过程。药品物流是国家药品供应保障体系的重要组成部分，是药品供应链中的重要一环。药品物流的高质量发展事关药品安全和民生保障，近年来相关中央文件对药品物流高质量发展相关内容作出了重要战略部署。

国务院办公厅发布的《关于进一步改革完善药品生产流通使用政策的若干意见》（国办发〔2017〕13号）就明确提出"打破医药产品市场分割、地方保护""整合药品仓储和运输资源，实现多仓协同""鼓励药品流通企业批发零售一体化"；商务部发布的《关于"十四五"时期促进药品流通行业高质量发展的指导意见》（2021年10月21）明确提出"推进区域一体化物流的协调发展，探索省内外分仓建设和多仓运营""鼓励第三方医药物流发展，构建便捷、高效、安全的现代医药物流体系"。2022年4月10日，中共中央、国务院发布了《关于加快建设全国统一大市场的意见》，该意见明确指出："加快建设全国统一的市场制度规则，打破地方保护和市场分割，打通制约经济循环的关键点，促进商品要素资源在更大范围内畅通流动，加快建设高效规范、公平竞争、充分开放的全国统一大市场，全面推动我国市场由大到强的转变，为建设高标准市场体系、构建高水平社会主义市场经济体制提供坚强支撑""大力发展第三方物流，支持数字化第三方物流支付平台建设，推动第三方物流产业科技和商业模式创新，培养一批有全球影响力的数字化平台企业和供应链企业，促进社会物流降本增效"。

药品物流"多仓协同"符合国家高质量发展战略，有助于发挥市场在资源配置中的决定性作用，促进生产要素在更大范围内的自由流动，有助于降低药品物流成本、提升效益、保障药品可及性，能够为药品流通释放更为强劲的经济活力和创造力。本文拟在上述战略目标背景下，梳理"多仓协同"现状与挑战，分析监管政策难点与行业发展堵点，并提出政策改革若干建议，推动药品物流仓储和运输资源整合，促进医药商品要素资源在更大范围内畅通流动，加快大型骨干医药流通企业为主体的城乡药品流通网络的形成，释放医药供应链内生效益。

一、"多仓协同"的定义与分析

（一）"多仓协同"定义

1. "多仓协同"基本构成要件

"多仓协同"目前没有一个规范的定义。《安徽省药品现代物流指导意见（试行）》将"多仓协同"定义为："集团型药品批发企业内，以符合药品现代物流要求的药品批发企业为主体，通过信息系统对其全资或控股子公司的仓库实现统一管理，进行药品储存、配送活动"。上海医药行业协会《药品多仓协同运营管理规范》将"多仓协同"定义为："在科工贸一体化的集团型企业或药品流通集团型企业内，以满足药品现代物流要求的药品流通企业为主体方，集团全资（控股）子公司的其他药品流通企业为协同方，共同享有人员、信息、仓储、运输等资源，为货主方开展药品储存、配送活动。"《深化药品供应链模式创新可行性研究》一文中对"多仓协同"定义为："在药品生产流通集团型企业内以现代物流企业为主体，与集团在全国各地设立的药品批发企业仓库通过信息系统实现统一管理，进行药品储存、配送活动。各公司在不改变仓储资源所有权、使用权的情况下，与物流主体企业共享，并在主体企业统筹安排下，按照GSP的要求完成本企业及主体企业的储存配送工作"[1]。《医药流通企业多仓协同发展现状及优化建议》一文中对"多仓协同"的定义："是指医药流通集团（企业）下设有多个库房，并利用信息化系统构建网络化的物流配送系统和规范化的管理系统，统一控制、整合不同仓储信息资源，从而实现对全国各地区市场和仓储实施全方位的管控。其管理内容涵盖订单处理数据分析、仓储分析、出入库检查和仓储补充规划等，以实现"多地存储、就近配送"的目的。在多仓协作的供应链流程中，利用数据挖掘，可按各区域需要向各仓库地储备相应的药物量，并确保药品在各地的运作和调配，从而提升物流效能、缩短中间环节、减少配送成本"[2]。

根据以上定义中不同表述的归纳，所谓"多仓协同"应当具备以下基本的构成要件：一是主体为药品生产流通的集团型企业内部各药品批发企业之间的仓储资源的整合活动；二是不改变原有仓储资源所有权和使用权的前提下，集团内具有资产隶属关系的相关药品批发企业实现储存配送资源的统一运作、调配和共享；三是依托集团内信息化系统构建物流配送系统和规范化的管理系统，实现"多仓协同"信息记录的真实、完整、准确和可追溯，并确保多仓之间的仓储活动均符合 GSP 的管理要求。

2."多仓协同"与"异地设库"

讨论"多仓协同"的议题还不可避免要涉及"异地设库"的概念。"异地设库"从字面上理解，是指药品生产经营企业为药品储存配送的需要，在注册地以外的地方设置符合 GSP 要求的仓库，其与主体之间通过信息化网络系统进行统一管理的活动。从上述概念上讲，"多仓协同"可以认为是异地设库的一种特殊的形式，其差异点在于，"多仓协同"特指药品生产流通的集团型企业对是企业内部的药品仓储资源实行整合与共享（表1）。

表 1　药品异地设库与多仓协同的异同点

比较内容	异地设库	多仓协同
企业主体	所有类型的药品生产经营企业	药品生产流通集团型企业内的药品经营企业
仓库性质	所有权属主体企业	所有权属仓库所在地的企业，但参与协同的药品企业可以共享仓库
库房内存放药品的货主	为本企业或委托方	为本企业或为参与协同企业的委托方

续表

比较内容	异地设库	多仓协同
许可地址事项	主体申请企业《药品经营许可证》增加仓库地址	主体申请企业《药品经营许可证》增加协同企业的仓库地址;协同企业原有仓库地址不变
仓库利用	仓库区域利用相对固定	可根据业务需要灵活使用协同方的仓库资源

(二)"多仓协同"涉及相关主体与分析

由于"多仓协同"是药品生产流通集团型企业内的资源整合,相关责任主体主要包括集团内的两类企业。

1.集团本部

集团是承担多仓协同的组织协调者,是多仓协同活动的主要责任主体。集团本部的物流管理应当建立符合多仓协同要求的质量保证体系,包括质量管理、运营管理、流程监控、信息交互和质量审核等内容,对多仓运营中涉及药品的可追溯性、安全性负主体责任。集团应当充分利用药品物流智能化供应链的管理协同,将多仓协同运营过程中各方的各项物流信息通过信息技术实现集成共享并实行闭环管理,完成相关业务数据、物流信息和质量管理信息的实时对接、交换、存储和可追溯。

2.各协同方企业

即集团内分布在各地的药品批发经营企业,是实行药品"多仓协同"的具体参与者和管理者。根据集团的统一要求,协同企业应当建立与多仓协同运作相适应的质量保证体系,配备与多仓协同运营相适应的储运资源,信息系统应对接集团的智能化供应链管理系统,实现相关业务数据的交互、共享与管理。

集团对参与多仓协同的药品经营企业提出统一的管理要求,通过签订合作协议、质量保证协议或管理技术规则和考核要求,规范集团相关经营企业参与多仓协同的活动,并开展相应的业务培训、工作指导和运营督查。

在集团型企业内部实现各法人主体之间的多仓协同,在药品经营许可外在形式方面要符合《药品经营许可证》仓库地址登记的要求,通过地址登记实现了储存资源的整合与共享。但由于各企业法人都是相对独立的医药商业主体，在实际商业运作中，企业之间的商事关系要签订相关合作协议，并按照仓储设备使用和管理的市场价，实行仓储使用管理价格的内部核算。因此，在集团型企业的内部营运管理中，"多仓协同"仍类同于独立企业之间的商事法律关系。

（三）"多仓协同"价值与意义

"多仓协同"是整合集团型企业的药品仓储和运输资源，促进药品流通企业跨区域配送，加快形成更加高质量城乡药品流通网络的重要途径。根据近年来相关医药商业企业在集团内部推进"多仓协同"管理的实践证明，"多仓协同"对促进药品物流的高质量发展具有以下的积极作用。

"多仓协同"有助于企业重构药品物流运输线路，使物流运输指向更加符合就近配送的需要。各企业之间通过多仓模式优化配送路径规划，可以建仓备货，实现就近配送和属地配送，也合理构建物流布局和辐射范围。

"多仓协同"有助于减少物流运输的中转次数，减少空运，更多运用公路运输，物流配送距离缩短，交付周期也相应缩短，物流的配送成本大幅降低。据国内实现"多仓协同"的医药商业企业统计，开展"多仓协同"后，企业增加了仓库数量，仓储费用平均上升 4%—5%，但随仓储数量增加，运输费逐渐减少，平均降幅达 70%。启用多仓模式后，运输费用大幅下降，抵消了仓储费用的小幅上升，还降低了平均配送距离，提升服务水平和配送时效，降低缺货概率，总体物流费用理论平均优化幅度约 40%。

"多仓协同"有助于对药品配送需求响应的速度明显提升。根据国内实现"多仓协同"的医药商业企业统计，由于实现了多仓协同模式，在疫情期间多仓订单的平均配送时间为 3.6 天，远低于项目设立目标的平均配送时间 5 天。疫情期间多仓协同的落地，极大缓解了因疫情管控导致的运力不足问题，达到了为全国各省的药品供应保驾护航的目的。

"多仓协同"有助于选用更低碳的运输方式，减少物流运输的碳排放。多仓模式最大程度避免了因时间紧急而使用航空等高碳排运输方式，降低每件货物的运输总里程数；同时各仓库间大量货物运输，提高回程车的利用率；在城市区域内，克服了电动车续航里程短充电不便的短板，使大规模使用电动货车成为可能。

"多仓协同"有助于物流包装资源有效利用，短途运输可以轻量化包装，减少运输货损，原包装发货、减少封箱带和包材用量；旧包装箱可以实现二次使用，非必要不使用一次性托盘，并尽量使用循环保温箱，杜绝一次性泡沫箱使用，达到"减量、利旧和循环"的目的。

"多仓协同"也有助于保障药品物流的质量安全。由于运输转运环节减少，发货频次减少，里程缩短、周期缩短，改变了原中心仓发货碎片化问题，尤其是减少通过长途零担运输的途径发货，降低了药品物流质量风险。物流的质量风险是涉及药品安全问题，也是企业责任和监管机构依法需要重点关注的问题。

综上，多仓协同提升物流供应的配送效率、提升物流的服务质量和韧性、减少物流运输的交通压力、减少物流运输的碳排放量、减少物流运输的包装损耗。在为医药物流企业降本增效，提升经济绩效的同时，也减少药品物流环节的安全风险。

二、"多仓协同"的探索与期待

（一）跨省多仓协同已有探索，但仍存在政策障碍

据了解，目前国内若干药品集团型批发企业在"多仓协同"方面已取得一定进展和探索，此类集团型企业通过与地方监管部门的沟通协商，采取"一事一议"的审批途径，获得在部分省市实现"多仓协同"的认可，如国药控股、上药控股等企业。但由于受到现行监管政策约束和区域性监管事权限制，在实际推进中依然有诸多的障碍，从全国范围看，药品"多仓协同"的政策环境尚未得以实现。

（二）区域内"多仓协同"在部分省域已获得突破

2017年1月国务院办公厅《关于进一步改革完善药品生产流通使用政策的若干意见》提出了"整合药品仓储和运输资源，实现多仓协同"的要求后，多数省级药品监管部门对本行政区域内的"多仓协同"均都采取了积极的态度，半数以上省级药品监管部门出台了鼓励本省内药品"异地设库""多仓协同"和"鼓励跨区域配送"方面的政策性文件。除省级规范性文件外，2022年9月，由长三角三省一市药品审评查验中心和上海医药行业协会等共同起

草，上海医药行业协会发布了《药品多仓协同运营管理规范》的团体标准。《药品多仓协同运营管理规范》是长三角药品专业技术机构偕同药品行业组织制定的国内第一个团体标准，是为促进实现区域一体化药品多仓的协调有序发展，推动建立规范、安全、高效的现代药品流通体系的有益尝试。《药品多仓协同运营管理规范》从术语和定义、基本要求、各方主体基本义务、人员配置和设施设备的管理要求、智能化供应链管理平台和审核要求、质量管理等方面提出了具体管理规范要求。

（三）产业高质量发展对"多仓协同"具有急迫期待

多年来药品流通业内的集团型企业对于"多仓协同"有着急切的需要。2021 年上海市食品药品安全研究会在《药品物流大市场构建研究》课题调研中，企业反映当前药品流通环节最显著的两大"堵点"便是"异地设库"和"多仓协同"。尽管目前在本省域内监管政策对于"多仓协同"已有大范围的突破，但全国层面药品流通监管政策对包括"多仓协同"在内的跨省域仓储和配送仍存在制度性障碍。

（四）大型药品集团型企业就"多仓协同"已有较好的技术及管理储备

在研究期间，课题组走访了国内若干大型药品集团型企业，发现这类企业就药品物流"多仓协同"已有了较好的技术及管理储备。例如某大型医药集团开发并运营使用了支持多业态、多场景、多仓一体化的管理系统，在该系统内该企业分布于全国的 141 个仓的所有库存数据共享于一个大数据库，各库之间的库存可以共享，且可相互调节；委托方委托该企业物流储存在不同仓的库存，可随时通过系统进行管理和调度，该企业物流根据委托方的指令进行存储、分拣、配送；无论是该企业集团体系内各个公司的物流数据，还是第三方委托储存、分拣和配送的数据，都是实时的，且是可视化和可追踪的，也可与主管部门的监管系统对接，可实现全流程的监管和核查；该企业物流与集团下属各个子公司之间的物流服务按照市场化原则进行结算，比照政府战略储备、第三方委托储存、分拣和配送的费用执行。

有必要对此类企业已有的技术及管理储备做系统的梳理，探索能够推而广之的统一标准，逐步明确药品物流开展"多仓协同"的技术规范要求。

三、现阶段推动"多仓协同"的主要障碍与分析

（一）法律层面

尽管"多仓协同"在提升药品物流的降本增效和减少药品物流环节的安全风险等方面具有十分积极的意义，但现阶段在具体实施过程中仍存在一定的障碍，其直接原因在于现行药品监管政策没有为"多仓协同"提供法律支持。

2007年发布的《药品流通监督管理办法》（国家食品药品监督管理局令 第26号）第八条规定，"药品生产、经营企业不得在经药品监督管理部门核准的地址以外的场所储存或者现货销售药品"。针对上述条款，《药品流通监督管理办法》第三十二条规定，"药品生产、经营企业违反本办法第八条规定，在经药品监督管理部门核准的地址以外的场所现货销售药品的"，依法"没收违法销售的药品和违法所得，并处违法销售的药品货值金额二倍以上五倍以下的罚款"。按照《药品流通监督管理办法》的这一规定，药品企业自有仓库只能储存和销售本企业的药品，而不允许包括集团型药品经营公司在内的药品经营企业共享仓储资源，违者将予以处罚。这一管理要求是基于计划经济时代药品行业普遍遵循的管理方式，即"自有的库房存放自己的货物"，其主要目的在于规范药品行业的仓储活动。

当前，药品"多仓协同"要突破上述的监管制度障碍，还需面对以下三方面的外部制约原因。

（二）外部层面

1. 地方局部经济利益不利于药品仓储资源实现跨区域共享

按照国家税务征收管理法律规定，税务登记是整个税收征收管理的起点，企业的各种纳税是以企业登记注册地为本企业纳税地。这一税收征管体制决定了，集团型企业的货物如果实现跨区域"多仓协同"，成为异地药品物流经营的直接主体，其药品储运所产生的经济收益由企业注册地依法征税，协同方企业不能获取直接的经济利益，协同方企业的地方财政因此也不能获取直接的税收利益。因此，"多仓"模式协同方的地方政府（尤其的经济欠发达地

区的地方政府）因局部经济利益的考虑，一般情况下对跨省域的"多仓协同"不会抱支持的态度。

2. 集团企业内部产权和契约关系有碍于药品仓储资源实现跨区域共享

企业集团是现代企业的高级组织形式，是以一个实力强大的大型企业为核心，以若干个在资产、资本上有密切联系的企业实体为外组合而形成的一个多层次经济组织。企业集团通过明确的产权关系和内部契约关系来维系企业内部的管理和运作。由于集团内部各企业在产权关系上具有相对的独立性，在内部商业运营活动均依托企业间的商事协议进行约束和管理，即便具有紧密资产关系的企业实体，集团对各企业亦有绩效考核管理机制。这种集团内部的营运管理模式，使集团本部药品物流企业与协同方药品企业之间存在不同的利益考量和诉求。当协同方药品企业不能直接从中获取经济利益时，势必成为集团内药品实现"多仓协同"的障碍。这些企业实体也可能会将所在地药品监管部门的不支持表态作为借口，从而否定或消极面对集团型企业药品仓储资源实现跨区域共享。

3. 药品区域化监管模式是跨省"多仓协同"的障碍之一

现阶段我国药品监管基本上是按照中央和省、地、县四级行政管理架构。对地方监管部门而言，法律制度实行区域化监管事权的授予，在监管实践中也一再强调"属地监管"（即"谁发证谁监管"）的原则，这一原则的客观效果便是地方监管的"各自为政"。同时，现行的监管问责机制也倒逼了地方监管把"自扫门前雪"作为监管追求的价值取向。2021年国务院办公厅发布《关于全面加强药品监管能力建设的实施意见》（国办发〔2021〕16号）要求，"强化监管部门协同。落实监管事权划分，加强跨区域跨层级药品监管协同指导，强化国家、省、市、县四级负责药品监管的部门在药品全生命周期的监管协同……完善省、市、县药品安全风险会商机制，形成药品监管工作全国一盘棋格局"，但在各地监管实践中跨区域"监管协同"依然是举步维艰，难以达到"全国一盘棋"的监管战略目标。为保护地方经济利益免受损失，或为了避免加重本地监管压力和责任，协同方企业所在地的监管部门在很大程度上会采取限制非本地（包括集团型药品经营企业在内）的药品经营活动在本地从事药品仓储等经营活动。

四、关于促进药品"多仓协同"监管政策的思考

为了进一步落实中央、国务院关于"加快建立全国统一大市场"的战略目标和国务院办公厅《关于进一步改革完善药品生产流通使用政策的若干意见》关于"整合药品仓储和运输资源,实现多仓协同,支持药品流通企业跨区域配送"的要求,改变目前药品监管政策对医药流通发展的管制措施,顺应集团型医药企业开展跨区域药品物流的储运配送,现对国家层面推进集团型药品企业实现"多仓协同"的监管政策提出以下建议。

(一)在国家监管政策层面明确提出实行药品"多仓协同"的监管政策导向和要求

按照党中央、国务院关于"加快建立全国统一大市场"的战略要求,首先要破解药品流通监管政策与地方经济利益的"深度捆绑"。建议在国家药品实施性法规或药品流通监管规范性文件中,明确昭示国家监管部门对药品实行"多仓协同"和"药品流通企业跨区域配送"的支持,并加强对各地方促进药品跨区域流通政策进行规范和指导,将地方药品监管部门对药品跨区域流通的支持纳入监管绩效考核机制,对地方发布的与国务院宏观政策导向相悖的药品流通监管文件和措施应予以清理,对地方在监管实践中阻碍药品流通企业跨区域配送的行为要抓典型案例并予以通报批评。

(二)在药品集团型企业内开展跨省多仓协同试点工作

目前国内若干药品集团型批发企业通过在部分省市"逐一突破"模式,在"多仓协同"方面取得了一定进展,但实际推进中困难重重。鉴于地方药品监管部门难以行使对药品跨省流通的审批管理权,建议应当明确由国家药品监管部门对跨省"多仓协同"予以审批管辖。在严格审核集团型药品经营企业的药品经营质量管理体系、药品供应链信息管理系统和平台以及具备药品多点储存配送的管理功能,确保物流储运安全性的前提下,可采取监管政策试点方式,或采取"一事一议"审批方式,促进全国范围药品"多仓协同"逐步开展和有序推进。

鉴于目前药品"多仓协同"仍处于探索阶段，在药品监管法规规章中难以总结规范，并一步到位，课题组建议可以通过"先试点、后推开"的方式，在全国范围内选择若干大型药品集团企业开展"多仓协同"运营试点，允许集团内共用符合 GSP 要求的药品成品仓库，在保证药品流通质量安全的前提下，以"多地存储、就近配送"等形式实现药品仓储资源的整合和共享，并逐步积累"多仓协同"的管理经验后加以完善和推广。建议由国家药监局统一部署试点启动工作：由国家药监局统一部署试点工作，发文明确试点省市、试点内容、试点要求、管理要求、试点期限等，明确试点推进路径及安排，课题组在征求各方面意见的基础上草拟了《关于在药品集团型企业内开展跨省多仓协同试点的实施方案（建议稿）》，供监管部门决策参考。

在一段时间试点之后，及时做好总结工作。一方面，探索药品多仓协同管理模式。充分发挥药品流通大型集团性企业的经验优势和示范作用，在主体责任落实、关键风险控制、协同方管理体系、信息对接系统等方面形成管理模式。另一方面，探索对药品多仓协同模式有效的监管措施。鼓励各试点省（市）药监局在现行的药品监管法规框架下，创新监管模式，在跨区域监管协同、联合检查、延伸检查、检查结果互认、信息共享等方面进行监管方式的优化。在上述工作的基础上，研究制定药品多仓协同指导意见等规范性文件在全国层面为药品物流实现"多仓物流"提供制度保障。

（三）探索药品物流开展"多仓协同"的技术规范要求

药品集团型企业实行"多仓协同"运营，需要重点解决的系统管理包括：①集团型企业必须具备一体化的药品多点储存配送的管理功能和质量管理体系，可以对各协同企业的药品物流仓储实行全过程的质量管理，包括系统对药物警戒、召回和退货等的管理要求；②具有统一的药品供应链信息管理系统和平台，所有参与"多仓协同"的药品物流信息必须在统一的信息管理平台上实行管理，实现物流信息的全程可追溯。

在试点期间，建议由国家药品监督管理部门牵头或指定某个省级药品监管部门（也可以由相关行业组织牵头）组建多仓协同专家组。专家组由国家药监局相关专家、试点省（市）药监部门相关专家、行业专家等共同组成，专家组负责起草多仓协同管理要求和标准，对计算机信息系统、人员等方面具体实施的细则进行规范，并协助试点省（市）药监局对纳入试点企业进行审核。

（四）明确多仓协同的管理程序和路径

根据目前《药品经营许可证》管理规定，建议可以在采取两种许可管理模式：①由国家药监局直接发放行政许可模式。即由国家药品监督管理部门直接发放集团型药品经营企业跨省"多仓协同"的许可证照，并明确仓库由所在地省级药监部门具体负责日常管理；②经国家药监局认可，授权企业所在地省级药监部门发放许可证照，统筹各省"多仓协同"的仓库地址，按照异地设库模式在现有许可证照上增加仓库地址。

对于上述两个管理要求，也可以采取更为简化的管理程序，即实行"多仓协同"的企业根据需要增加仓库地址，在开展仓储经营之前的规定期限内，必须向所在地药品监管部门报告，并纳入监管部门的属地监管和日常监督检查。

（五）强调对所在地监管部门对"多仓协同"的监管事权和考核机制

按照党中央、国务院关于"加快建立全国统一大市场""健全统一市场监管规则""强化统一市场监管执法"和"全面提升市场监管能力"的战略要求，淡化区域化监管体制和责任机制，逐步构建起"全国一盘棋"的监管架构。药品流通监管责任制度应当从"发证地监管责任"逐步转型为"发生地监管责任"的模式，药品监管协同模式应当从目前强化区域性"监管协同"逐步转型为全国统一的"监管协同"，积极推进药品监管结果的全国互认，并加速建立药品监管全国统一信息平台和各类专业平台，完善监管信息的报送、归集、加工和共享的科学机制。国家监管部门要建立考核机制，加强对地方监管执法的层级监督，重点解决药品监管政策对医药产业发展的"掣肘"，切实降低和消除监管政策在医药市场运作中的障碍和堵点，有效促进医药市场对资源具有更多自由支配的空间，切实推动我国药品流通产业的转型升级和高质量发展。

参考文献

［1］黄薇薇，华佳. 深化药品供应链模式创新可行性研究［J］. 中国药事，2019，33（2）：126-130.

［2］曾昕. 医药流通企业多仓协同发展现状及优化建议［J］. 中国药业，2022，31（18）：6-9.

本文为中国药品监督管理研究会"药品物流实现'多仓协同'的制度研究"课题。项目负责人唐民皓（上海市食品药品安全研究会），主要执笔人唐民皓、魏俊璟、朱建云、孙佳斐。本文首发于《中国药品流通行业发展报告（2023卷）》，内容有修改

药品上市许可持有人制度下的监管能力建设与区域产业升级
——长三角地区经验汇总概述

吴琼文倩[1]，张志娟[1]，宋瑞霖[1, 2]
1.中国医药创新促进会；
2.中国药科大学国家药物政策与医药产业经济研究中心

摘要：长三角地区作为我国药品上市许可持有人（MAH）制度首批试点地区，经历了七年多的制度和实践建设，从监管政策框架和操作方法上积攒了丰富经验，MAH制度在优化医药产业资源配置、激发创新活力上的制度优势逐步释放，并促进了区域生物医药产业的一体化建设和全面升级。本文通过梳理长三角地区的相关经验，梳理MAH制度建设对于医药创新产业发展的促进作用，并总结相关经验，提出对于全国范围内的MAH制度进一步细化落实和长期建设的思考。

关键词：药品上市许可持有人制度；科学监管；长三角；医药产业

长江三角洲（以下简称长三角）地区包括上海市、江苏省、浙江省、安徽省三省一市，是我国经济发展最活跃、开放程度最高、创新能力最强的区域之一，2022年，长三角生物医药产值占全国30%。随着《长江三角洲区域一体化发展规划纲要》的印发，长三角经济集聚度、区域连接性和政策协同效率持续提高。

药品上市许可持有人（marketing authorization holder，MAH）制度是优化医药产业资源配置、激发创新活力的重要制度。2015年，全国人大常委会关于授权国务院在全国10个省市开展了MAH制度的试点，长三角地区的上海、江苏、浙江被列为试点地区，随着区域试点经验的成熟，该制度于2019

年写入《中华人民共和国药品管理法》（以下简称《药品管理法》），在全国范围内推广。

经过七年多的 MAH 制度发展，加之长三角一体化建设的推动，长三角地区各监管部门在 MAH 制度所带动的新发展形势下，探索更科学的监管方法、更完善的支撑体系、更健全的法规标准、更深入的交流合作，不断优化药品监管政策环境，形成了一整套以 MAH 制度建设推动医药产业发展的经验。

一、沿革：试点推进与政策布局

在 2015 年全国人大常委会通过关于 MAH 制度的决议之后，2016 年《药品上市许可持有人制度试点方案》（以下简称方案）发布，明确了成为申请人和药品上市许可持有人的条件，并规范了受托生产企业必须持有相应的《药品生产许可证》以及药品生产质量管理规范（GMP）认证证书。方案要求药品上市许可持有人需履行在药物研发注册、生产、流通、监测与评价等方面的相应法律义务，并负相应法律责任，药品生命周期管理模式的早期形态开始建立。同时明确了药品上市许可持有人和受托企业间必须签订书面合同以及质量协议，约定双方的权利、义务与责任。对于监督管理，方案提出了"上市后监管"和"信息公开"两个方向路径，明确了药品上市许可持有人所在省局的跨省延伸监管，探索属地和属人相结合的监管模式。

在具体实践过程中，江浙沪三地根据本省的具体情况，制定了相应的本省实施方案，初步建立了 MAH 制度各主体的基本权责要求，明确了持有人的条件、申报程序，通过质量协议指南指导药品委托生产与经营的情形，随着试点工作的逐步深入推进，部分地区深化了专项基金和风险担保基金制度，强化了国际通行规则的对标，随着探索的逐渐深入，对于药品全生命周期监管和跨省监管协同的理念在政策和实践中也逐步清晰完善（表1）。

表 1　MAH 制度试点阶段长三角各省市的相关政策

政策名称	发文主体	出台时间	重点内容
《上海市开展药品上市许可持有人制度试点工作实施方案》	原上海市食药监局	2016 年 8 月	明确 MAH 主体责任；加强事中事后监管；建立风险救济和保险补偿机制
《浙江省食品药品监督管理局关于开展药品上市许可持有人制度试点工作的通知》	原浙江省食药监局	2016 年 9 月	明确申报资料要求与申报流程；指导药品委托生产与经营情形
《江苏省药品上市许可持有人制度试点实施方案》	原江苏省食药监局	2016 年 10 月	明确了试点申请主体、试点药品范围、试点申请条件以及委托生产、销售要求；加大技术指导和服务力度；加强对申请人和持有人药品质量安全责任承担能力的审核
《上海市药品上市许可持有人申请办事指南》	原上海市食品药品监督管理局	2016 年 8 月	明确申请范围、申请条件、申请材料及申请程序等事项
《关于加快推进仿制药质量和疗效一致性评价及药品上市许可持有人制度试点工作的实施意见》	浙江省人民政府办公厅	2017 年 6 月	明确试点药品范围，持有人资质要求等事项
《关于印发江苏省药品上市许可持有人申报程序和资料要求的通告》	原江苏省食品药品监督管理局	2017 年 7 月	明确申报程序与申报资料要求等事项
《关于加强药品上市许可持有人制度下药品全生命周期监管的通知》	原无锡市食药监局	2017 年 10 月	初步规定持有人法律责任、MAH 委托生产管理、委托销售管理、临床药物不良反应（ADR）监测、药害救济、异地监管协调机制等内容
《江浙沪药品上市许可持有人跨省委托监管规定（试行）》《江浙沪药品检查能力建设合作备忘录》	原江苏省、浙江省、上海市食药监局	2018 年 6 月	明确了江浙沪三地药监部门在委托生产、销售、药品不良反应监测等监管工作的监管原则、职责分工、协作机制、信息通报、争议解决等内容；确定药品 GMP 认证检查、委托生产现场检查和对药品上市许可持有人跨省委托开展的延伸检查等合作范围

2019 年，全国人大常委会决议通过新修订《药品管理法》，MAH 制度正式从法律层面确定，并开启了全国范围内的全面铺开。新修订《药品管理法》相较于试点方案，进一步细化了 MAH 制度的相关细则。一是确定了药品上市许可持有人主体类型，为"取得药品注册证书的企业或者药品研制机构"，取消了试点期间对于个人的主体资质的认定；二是进一步清晰 MAH 在药品生产全生命周期的能力、责任和要求，明确"药品上市许可持有人依法对药品研制、生产、经营、使用全过程中药品的安全性、有效性和质量可控性负责"；三是明确了委托生产过程中各主体的法律责任（图 1），规定"药品上市许可持有人和受托生产企业应当签订委托协议和质量协议，并严格履行协议约定的义务。国务院药品监督管理部门制定药品委托生产质量协议指南，指导、监督药品上市许可持有人和受托生产企业履行药品质量保证义务"[1]。

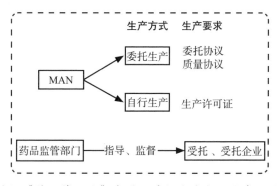

图 1 新修订《药品管理法》中对于委托生产各主体责任的相关规定

为了进一步细化上位法中的相关规定，新修订《药品管理法》发布后，《药品注册管理办法》《药品生产监督管理办法》《药品委托生产质量协议指南》《药品上市后变更管理办法》《药物警戒质量管理规范》《药品上市许可持有人落实药品质量主体责任监督管理规定》等一系列配套细化政策不断出台，由此构成了我国的一整套 MAH 制度。

作为 MAH 制度的先行先试地区，长三角地区根据试点三年多以来的政策经验，在国家相关法律法规和政策的要求下，制定了更为细化的地方政策。将药品上市许可持有人主体责任以清单列出，并详细确定了信息化、药物警戒、不良反应报告等相关工作要求。特别是，长三角地区整体的监管协作的成功经验，标志着长三角各省市监管能力逐步实现统一，也表明 MAH 制度改革在横向合作和纵向深入都取得了大跨步提升（表 2）。

表2　MAH制度立法并全国推行时期长三角各省市的相关政策

政策名称	发文主体	出台时间	重点内容
《关于执行〈药品注册管理办法〉在说明书和标签中更新上市许可持有人信息有关事宜的通知》	上海市药监局	2020年4月	明确药品说明书和标签中关于药品上市许可持有人相关信息的要求
《安徽省药品上市许可持有人（药品生产企业）药品生产质量安全主体责任清单和药品生产质量安全负面清单》	安徽省药监局	2020年5月	主体责任清单对法律法规中关于药品生产企业的要求进行梳理再明确；负面清单对药品生产活动中严禁从事的行为进行汇总整理
《浙江省药品监督管理局关于更新药品说明书和标签中上市许可持有人信息的公告》	浙江省药监局	2020年6月	明确药品说明书和标签中关于药品上市许可持有人相关信息的要求
《上海市药品监督管理局药品医疗器械化妆品安全责任约谈办法》	上海市药监局	2020年10月	明确药监部门需约谈的情形、约谈人员、约谈程序以及约谈内容等事项
《关于开展2021年药品生产质量安全自查自纠工作的通告》	江苏省药监局	2021年7月	要求药品上市许可持有人对照
《浙江省药品上市许可持有人预防和处理严重药品不良事件指南》《浙江省严重药品不良事件临床调查工作指南》《浙江省严重药品不良事件现场检查工作指南》	浙江省药监局	2021年12月	指导严重药品不良事件后持有人的处置措施、药监部门现场检查以及不良反应监测机构的临床调查等事项
《浙江省药品生产企业药品安全信用管理办法（试行）》	浙江省药监局	2021年11月	明确药品生产企业（含药品上市许可持有人）药品质量安全管理的信用信息采集、信用等级评价、评价结果发布和应用等活动
《全面加强药品监管能力建设若干措施》	江苏省人民政府	2021年12月	加强监管部门与国外监管机构等交流合作，鼓励支持监管人员获取国际检查资质，参与国际药品监管交流培训
《江苏省药品安全信用管理办法》	江苏省药监局	2022年1月	明确关于药品安全信用主体的信用状况认定、严重失信名单管理、信用激励与约束措施等事项

续表

政策名称	发文主体	出台时间	重点内容
《长江三角洲区域上市许可持有人跨省委托生产药品监管协作备忘录》	上海市、江苏省、浙江省、安徽省、江西省药监局	2022 年 2 月	明确属地监管分工，持有人所在地药监局负责对生产品种监督管理； 强化协作紧密，以委托生产质量协议划分监管职责，统一监管尺度、共享监督检查信息、共享监督检查资源； 孵化培育经验，建立区域药品生产监管协作制度，每年召开一次协作会议
《关于全面加强药品监管能力建设的实施意见》	上海市人民政府	2022 年 6 月	明确将加快法规制度建设、提升标准管理能力、加强检查执法能力建设以及提升监管国际化水平等事项
《省局信息化建设实施规划报告（数字药监方案）》	江苏省药监局	2022 年 12 月	打造一体化智慧监管平台； 实现国家局、省局、设区市市场监管局和省卫健委、省医保局等相关部门间的药品数据共享； 建设全省疫苗流通使用监管系统建设
《江苏省药品上市许可持有人药物警戒质量管理规范实操指南（试行）》	江苏省药监局	2023 年 1 月	指导江苏省 MAH 开展药物警戒工作
《药物警戒工作能力再提升专项行动方案》	安徽省药监局	2023 年 4 月	深入推进《药物警戒质量管理规范》，开展全省药物警戒负责人履职能力评估
《江苏省药品监督管理局推动企业落实质量安全主体责任工作方案》	江苏省药监局	2023 年 8 月	聚焦企业落实主体责任重点领域、关键环节、难点问题，健全完善企业落实主体责任分类指导标准，强化培训考核，建立完善企业落实主体责任评价体系，落实分级分类监管措施，常态化开展自查自纠
《上海市药物警戒管理办法（征求意见）》	上海市药监局	2023 年 8 月	对药品上市后药物警戒活动的各主体责任进行详细规定

二、经验：全生命周期的监管与管理能力建设

纵向梳理长三角地区从试点到全面推进的历程，是一个在国家法规框架下，政策制度从摸索到清晰、从粗条框到不断精细的过程，最大限度地发挥MAH制度将药品全生命周期进行有机结合，实现资源优化配置的政策优势，实现了在药品质量和安全管理上更为集中和在生产和委托形式上更为灵活高效。

（一）细化药品全生命周期的监管要求

药品上市许可持有人对药品全生命周期的管理能力是 MAH 制度的核心，监管也需要围绕全生命周期展开。

随着药品上市许可与生产许可的分离，大批研发机构和企业注册成为B证（《药品生产监督管理办法》第七十七条，大写字母用于归类药品上市许可持有人和产品类型：A 代表自行生产的药品上市许可持有人、B 代表委托生产的药品上市许可持有人、C 代表接受委托的药品生产企业、D 代表原料药生产企业）MAH，同时 C 证企业数量也大规模增加，其中长三角地区 MAH 数量增长尤为显著。2022 年底，我国已注册 B 证企业 791 家，其中近 30% 分布在长三角地区；C 证企业 1120 家，长三角地区占 27%，跨省、跨区域委托案例数量庞大（图 2，图 3）。

B 证 MAH 往往是规模小而精、轻资产的研发机构，缺乏生产经验。伴随着数量上的高速发展，其质量保证体系建立不完善、机构人员培训不到位以及人员资质不满足质量管理规范要求、资金中断之后无法对受托方进行付款等问题逐渐凸显，同时委托活动也给药监部门带来了监管难点。一家 MAH 可能将一个品种委托给多个受托方分别进行生产，同时一个 C 证药品生产企业也可能承接多个 MAH 不同品种的生产活动，监管部门既需对 MAH 及受托方等多方进行检查，同时受托方也会面临多个不同省份监管部门的检查。如何高效监管，在避免监管空白的同时节约监管资源，也对药品监督管理部门提出了更高的挑战。

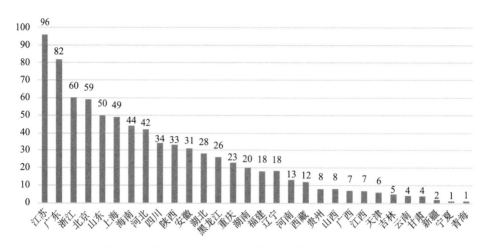

图 2　全国 B 证 MAH 分布情况（截至 2022 年底）

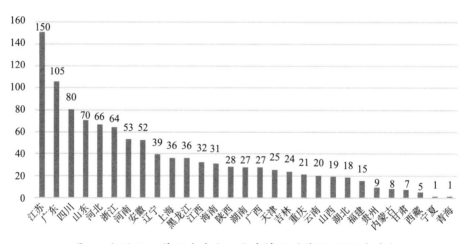

图 3　全国 C 证药品生产企业分布情况（截至 2022 年底）

对此，长三角各省市经过多年的制度发展，逐步细化了各个阶段的监管要求和规定，精准定位，实现高效监管，并进一步鼓励高质量发展，初步探索出一套经验。

1. 上市许可持有人的资格认定和能力要求

早在试点期间，上海就围绕上市许可持有人的三大能力，建立了一整套配套监管措施，包括设立风险救济制度，试点持有人责任赔偿商业保险制度。在风险较高的生物医药领域，市科委根据相关政策规定，为购买了相应责任保险的企业提供补贴[2]。

　　浙江省除试点药品风险救济资金并提供保费补贴外，还在生产及经营质量协议指南中约定双方风险分担方式；针对 MAH 企业多为研发型企业生产经验较为欠缺的问题，江苏省出台政策，规定科研人员或科研机构应通过担保或保险确保其责任赔偿能力，明确企业在申请药物临床试验、成为持有人时，应提交与担保人签订的担保协议或与保险机构签订的保险合同。

　　2. 委托生产和监督检查

　　为强化药品上市许可持有人的自身责任意识，长三角地区各省市探索通过出台相应的主体责任清单、对药品上市许可持有人药品安全信用评级等方法，强化药品上市许可持有人在药品全生命周期中的主体责任。江苏省自2021 年起，每年发布《药品生产质量安全主体责任重点事项清单》《药品生产质量安全主体责任负面事项清单》等文件，要求企业根据文件进行自纠自查，并对整改不彻底的企业进行约谈、限期整改。2023 年，江苏省药监局发布《江苏省药品监督管理局推动企业落实质量安全主体责任工作方案》，通过一揽子详细方案，详细梳理企业质量安全责任。安徽省也于 2020 年发布了相应主体责任清单与负面清单，以加强持有人履行其主体责任（图 4）。

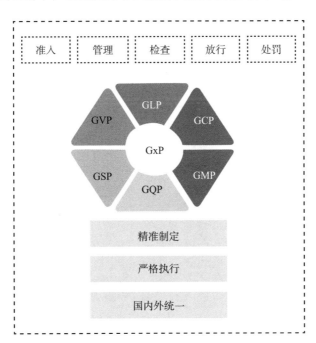

图 4　药品全生命周期的质量标准要求

此外，浙江省、江苏省还通过建立药品安全信用评价体系、明确评分标准和分级方法等，对信用等级高或低的企业予以激励或加强管理，针对信用评价分高或低的企业，明确了相应的激励与管理措施，建立对信用良好或失信主体的激励或约束措施。

3. 药物警戒和风险防控

药物警戒是药品全生命周期安全风险管控中的重要一环。为规范药品上市许可持有人的药物警戒行为，长三角地区的部分省份出台了相应的指南。如 2021 年浙江省药监局连续发布了三份药物警戒指南，以指导药品上市许可持有人对严重药品不良事件的预防与处置措施、药监部门现场检查以及不良反应监测机构的临床调查等事项。江苏省也于 2023 年 1 月发布了实操指南，指导药品上市许可持有人规范开展药物警戒工作。

（二）加强区域间互认和协作

委托生产一方面提高了研发生产效率，另一方面也增加了监管的复杂性，对省局之间的监管协作提出了更高要求。为了更好地发挥制度优势，2018 年 MAH 制度试点期间，江浙沪三地监管部门通过了《江浙沪药品上市许可持有人跨省委托监管规定（试行）》和《江浙沪药品检查能力建设合作备忘录》，明确了监管合作范围，延伸检查机制、检查员资质等内容。2022 年，上海、江苏、浙江、安徽以及江西五省市共同签署了《长江三角洲区域药品上市许可持有人跨省委托生产药品监管协作备忘录》，进一步细化了关于跨区域检查较为详细的职责划分。

对于跨省委托生产情形，备忘录统一了监管尺度，明确了监管信息和资源的共享，持有人所在地药监部门负责对委托生产品种的管理，重点对药品上市许可持有人开展原辅料供应管理、变更管理、偏差管理、上市放行以及对受托企业质量审计等情况进行监管，保证药品上市许可持有人质量管理体系有效运行；受托方所在地药监部门负责对受托品种进行日常监管，主要根据质量协议对受托生产药品按核准的处方工艺生产、执行 GMP 有关规定及出厂放行等情况进行监管。对于风险较大的产品，药品上市许可持有人所在地药监部门可通过发函商与受托方所在地药监部门开展联合检查。由此，避免模糊监管与重复监管情形出现。在高效利用有限的监管资源同时，也为企业减少不必要的监管障碍，避免增加企业成本。

（三）电子信息手段的充分运用

完整、合规的信息记录应贯穿药品全生命周期，数字化手段有利于降低药物研发成本，提高药品生产质量和监管效率，降低潜在风险。长三角地区各省市也分别探索建设智慧监管系统以及药品安全信用档案等方式，通过电子信息化手段，提高药品监管能力。

浙江省建立药品安全智慧监管"黑匣子"系统，企业安装用于接收存储关键数据的数据仓（黑匣子），从生产源头自动采集物料管理、生产工艺、质量检验、产品放行等影响药品质量的关键参数，并不可人工进行数据变更以及篡改。数据仓对采集到的数据内容智能校验、风险信号及时预警，逐步实现药品安全非现场智能化监管；江苏省明确打造一体化智慧监管平台，除通过加装 AI 探头等智能终端设备，释放监管资源，提升监管效率外，还将通过智慧监管平台，实现国家药监局、省市药监局，以及省市市场监管局、卫健委、医保局等相关部门间的药品数据共享，并运用区块链等技术实现对全省疫苗生产、经营全过程进行信息监测、分析及追溯；安徽省则通过智慧监管平台，运用移动互联网、GPS 定位、电子签名等技术，开发应用移动执法 APP，监管人员利用 APP 开展现场监督检查，手写签字确认检查结果，实时上传监督检查数据，及时共享检查信息（图 5）。

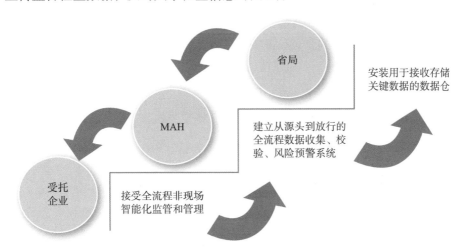

图 5　浙江药品安全智慧监管"黑匣子"系统

除药品智慧监管系统外，长三角地区四省市也在探索建立药品安全信用档案系统，通过汇聚行政许可、监督检查、不良行为记录等信息，实现药品监管信息的共享。利用信用档案，监管人员可知晓企业风险预警信息，为基于风险的监管行为提供数据支撑，有利于促进药监部门监管能力的提升。

（四）推进国际统一的标准建设

MAH 制度是国际通行的药品研发和生产管理制度，为了更高效地开展国际合作，推进跨区域、跨境协同监管机制，很多国家之间开展各类监管互认、协作联盟。2017 年原国家食品药品监督管理总局加入了人用药品技术要求国际协调理事会（the International Council for Harmonisation of Technical Requirements for Pharmaceuticals for Human Use，ICH），全面引入了全球通行的药品研发与注册技术要求；2021 年，国家药监局正式致函药品检查合作计划（Pharmaceutical Inspection Convention and Pharmaceutical Inspection Co-operation Scheme，PIC/S），申请启动预加入程序，以通过制定统一的 GMP 标准和为培训检查员提供培训机会协调全球药品检查标准，促进各成员之间的 GMP 交流合作。以此为契机，长三角地区提早开启了相关国际标准建设的布局。

紧跟国家政策的相关布局。2022 年，上海市在《关于全面加强药品监管能力建设的实施意见》中明确将提升监管国际化水平。一方面对标世界卫生组织（WHO）基准工具，健全本市药品监管质量管理体系，推进疫苗参与WHO 的国家监管体系（NRA）评估，深化开展 PIC/S 评估；另一方面培养高层次、国际化审评员、检查员，并引进具有国际监管经验的高级专业人才。

此外，江苏省也进一步加强监管部门与国外监管机构的交流合作，鼓励监管人员获取国际检查资质，参与交流培训，支持自贸试验区开展监管能力国际化试点，支持药企与研发机构参与国际规则制定。

三、成果：医药创新全产业链的高质量发展

伴随着长三角 MAH 制度政策的细化和深化，一整套科学监管体系重新建立，一方面鼓励创新、引导优质企业良性发展，另一方面严格市场规范准则，杜绝"劣币驱逐良币"等扰乱市场竞争的行为。由此，药品上市许可持有人作为引线，药品生产的全生命周期的产业链建设铺陈开来，产业分工精

细化、专业化、差异化，产业管理集约化、一体化，一大批具有高水平研发能力、管理能力和生产能力的医药创新企业，全面加速创新药的研发、上市和优质生产，极大地减少投资成本，缩短回报周期，部分企业在有利的政策环境下加快向国际市场进军，国内领先、初具国际竞争力的长三角生物医药产业集群开始建立。

（一）加速"全球新"药品上市，吸引优秀创新企业落地

得益于上市许可和生产许可的分离，新药研发机构轻量运营，监管活动高效开展，越来越多的创新药在长三角落地、加速上市，大大提高了企业研发动力和研发人员创新积极性。

以某"全球新"国产创新药为例，该药品上市许可持有人采取委托生产的方式，将原料药和制剂中间体分别委托给长三角地区不同省份委托方进行生产，极大地减轻了药品上市许可持有人研发成本。为了更加高效高质地开展监管工作，保证上市前注册现场核查顺利进行，国家药监局审核查验中心组织了委托方和受托方的药监部门、药品上市许可持有人以及受托方六方会谈，通过电话会议的形式充分了解该创新药的研发和生产全流程，明确规定整体核查时间表，最大可能降低不必要的重复检查。在整体的制度护航下，该创新药的上市效率得到了全面加速，大幅缩短了新药研发回报周期。

在这一环境下，长三角地区吸引了大量创新药企业在此落地，优质创新药产品频频上市，2018—2023 年，长三角地区获批国产 1 类新药占全国总数的近 70%，长三角地区的生物医药产值占据全国的 30%（上海公平贸易，2023 年一季度长三角生物医药产业链贸易监测，2023-6-25）（图 6）。

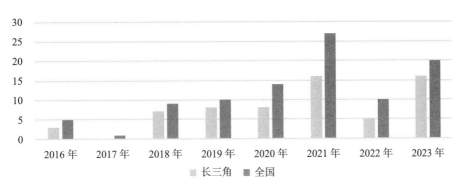

图 6　2016—2023 年 1 类创新药长三角地区与全国数量比较
（数据截至 2023 年 9 月）

截至 2023 年 7 月，长三角地区已分布医药生物 A 股上市公司 165 家，占全国总数的 34%［中国医药企业管理协会，和恒咨询，中国医药行业 A 股上市公司高质量发展蓝皮书（2023 年版），2023-8］。从市值规模来看，2022 年，医药生物上市公司市值前 20 名中，长三角地区企业和市值额占据"半壁江山"。科创板上市申报的 107 家生物医药企业中 54 家来源于长三角地区，其中上海就有 27 家（表 3，图 7，图 8）[3]。

表 3　医药生物上市公司市值前 20（单位：亿元，深色底为长三角企业）

排名	公司名	市值
1	迈瑞医疗	3588.83
2	恒瑞医药	2843.76
3	药明康德	2127.32
4	爱尔眼科	1877.81
5	百济神州 -U	1795.38
6	片仔癀	1749.44
7	联影医疗	1170.22
8	智飞生物	1120.80
9	云南白药	967.25
10	万泰生物	878.23
11	复星医药	847.07
12	华东医药	761.76
13	上海医药	744.73
14	同仁堂	689.86
15	长春高新	607.83
16	泰格医药	600.22
17	白云山	517.98
18	新和成	510
19	康龙化成	505.65
20	华润三九	495.18

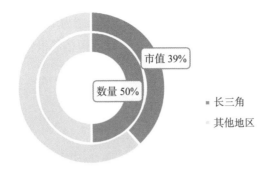

图 7　2023 年市值前 20 名生物医药上市公司中长三角占比

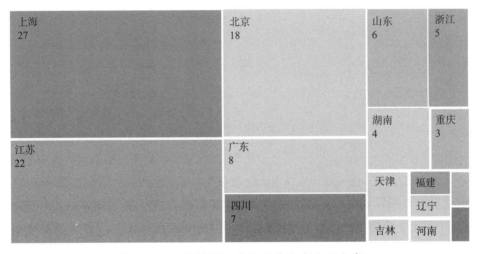

图 8　2023 年科创板生物医药上市企业分布

（二）产业结构不断优化，全产业链高速发展

随着上市许可和生产许可的分开，对委托精细化的要求也逐步提高，围绕着提供专业研发服务的医药合同研发机构（contract research organization，CRO）和专注优化生产工艺，加速临床期药品从实验室向工厂车间转化的医药合同研发生产机构（contract development manufacture organization，CDMO）企业涌现，产业链和创新链实现深度融合。

近年来，我国 CDMO 和 CRO 市场规模急速扩张，根据相关咨询报告显示，2017—2021 年，我国 CDMO 市场规模由 132 亿元增长至 473 亿元，年复合增长率为 37.7%（沙利文，CDMO 行业发展现状与未来趋势研究报告，2023-4），预计于 2025 年之后将占据全球市场超过五分之一的份额。CRO 市场规模则由 43 亿美元增长至 100 亿美元，年复合增长率为 23.5%（共研产业研究院，2023—2029 年中国 CRO 行业深度调查与产业竞争格局报告，2022-12）（图 9）。

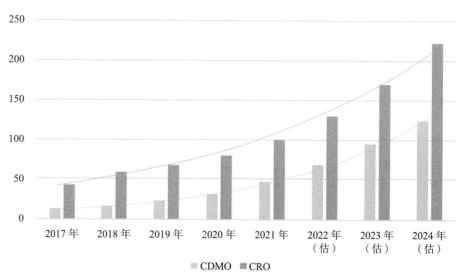

图 9　2017—2024 年（估）我国 CRO 和 CDMO 市场规模

其中，全国头部 CDMO、CRO 企业中半数以上位于长三角地区，其中也形成了一批积极与国际接轨的医药龙头企业，2023 年全国前 20 强 CDMO 企业中 16 家企业有生产线通过了美国或欧盟 GMP 认证，其中 11 家企业位于长三角地区（表 4）。

表 4　2023 我国 CRO、CDMO 前十强（深色底为长三角企业）

2023我国医药CRO前十强	2023我国医药CDMO前十强
药明康德	药明生物
康龙化成	凯莱英
泰格医药	博腾制药
昭衍新药	九洲药业
美迪西生物	普洛药业
方达医药	药石科技
华氏医药	皓元医药
百诚医药	睿智医药
威凯尔生物	海普瑞

长三角地区拥有国内最多的跨国生物医药企业，在研发与产业化、外包服务、国际交流等方面具有较大优势。同时，长三角地区通过龙头企业布局、园区共建、监管政策统一等推动生物医药产业协同发展。长三角地区各省市均具有其特色产业，上海形成了人才、科研院所与研发机构资源优势，江苏建立了全国最强的产业化优势，浙江发挥生产制造与数字经济融合优势，安徽中医药特色突出，长三角地区高质量、协同发展的产业生态已初步形成。

（三）推动我国创新药出海，惠及全球

MAH 制度的逐步落实，一方面让专注研发的企业轻量运营，另一方面打通国内国际标准，对于提早开始自主研发与全球同步开发的战略布局的企业来说是极大利好。对于做好出海准备的企业而言，区域整体国际标准的执行和落实程度越高，对其招商引资、建设研发生产基地的吸引力也就越大。

因此，经历了 7 年多的 MAH 制度细化和实践，长三角地区吸引了大量优质国际化创新企业的青睐。2021 年，长三角地区对外授权（license-out）金额为 60.3 亿美元，其中首付款 8.8 亿美元，占全国 license-out 总金额以及首付款的 60%。2023 年，沪产创新药呋喹替尼完成总额 11.3 亿美元，首付款 4 亿美元 license-out 交易，刷新我国小分子新药"出海"许可交易纪录，并有望成为我国第二款成功"出海"美国的小分子抗肿瘤创新药。长三角地区培育的国际化创新土壤，极大助力了我国创新药走向国际市场，惠及全球（图 10）。

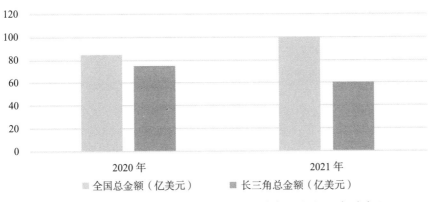

图 10　2020—2021 年 license-out 全国总金额与长三角总金额

四、启示和建议

（一）科学监管能力是 MAH 制度释放红利的关键因素

MAH 制度极大地释放了市场主体活力，给创新和研发能力强的企业带来了机遇，在这个过程中，监管机构需要承担的重要市场"守门人"作用，一方面建立一整套标准建设，为 MAH 制度中各市场主体建立门槛；另一方面提高监管能力，特别是执行和落实标准的能力，保障各项标准能够精准落地。只有在相应的标准建设之上，才能保障各市场主体的良性竞争，发挥 MAH 制度的最大效能。从长三角地区 MAH 制度经验中可以看出，科学监管的能力和水平决定着 MAH 制度是否能为医药创新的高质量发展释放红利。

当前，我国正在准备正式加入 PIC/S，但各省局监管能力还存在较大差异，部分省局尚未具备按照国家标准开展监督检查的能力。为了更好地发挥 MAH 制度优势，建议对省局监管能力统一硬性要求，对标国际标准，建立省局监管和 GMP 检查能力提升时间表，开展统一的监管能力培训，建议由国家药监局牵头，对各省局相关负责人、检查员参与，邀请国际标准机构专家、国家药监局以及部分先行省市药监局专家进行指导、交流，通过共享培训资源、互派检查人员、合作课题研究等方式，达到统一监管理念、实现资源共享、优势互补，在我国正式加入 PIC/S 之前，保证各省局的监管能力达到国际标准要求。

在此基础上，探索建立以产品为主线的监管体系，对各省的监管能力开展评级，给予部分监管水平较高的省局跨区域监管资质，对于监管不到位的地区，由国家药监局指派，由具有跨省监管资质的省市药监局开展跨省监管，由此激励各省局提高监管能力水平，并实现相互促进。

（二）加强区域协作和信息化建设

长三角各省市建立的监管协作备忘录机制，作为 MAH 制度落实的成功经验，打通了合作障碍，实现了高效监管，极大地推动了产业发展。针对当前我国各省监管标准、流程不一的问题，可借鉴这一经验，探索建立统一的监管程序与文件，建立一致的监管尺度，为不同种类药品的生产经营、药品监管部门的执法管理提供依据，保障政策的稳定性和可操作性。并需要通过共享培训资源、互派检查人员、合作课题研究等方式，达到统一监管理念、实现资源共享、优势互补，推动区域一体化监管服务。考虑到各省药品生产种类情形存在差异性，在保障基本监管要求的前提下，给予药品监管部门科学调整管理策略、自由裁量的空间，并鼓励长三角以外的各省局开展协作机制试点探索，积累更多宝贵经验。

信息化协同在跨区域合作中发挥重要作用。目前药品监管信息化建设存在系统建设分散、数据支撑不够等问题，加强信息化平台建设有助于提高监管效能，保障药品安全。加强信息化建设，对 MAH 的信息化管理能力提出硬性要求，必须建立药品全生命周期的数字平台，检查数据、GMP 等合规数据公开透明，保证原始数据可跨省、可追溯、重要信息可共享，保证药品质量，保障公众用药安全；同时，将相应省市监管部门监管系统与企业对接，对于关键检查结果、合规信息公开透明，各省监管方与 MAH、受托方间信息畅通，可尽早发现潜在风险，及时降低相关风险。

（三）国际认可的产业链带动国际领先创新链

MAH 制度是国际通行的药品监管制度，长三角的实践经验表明，推进国际标准的执行和落地，实现国际标准认可的产业链建设，对于充分发挥 MAH 制度优势，打通国际市场、拓展海外发展空间、优化全球资源配置起到重要的作用。

目前，我国 ICH 全部 66 个指导原则的在法规层面的转化率已达到 100%，但在实践层面操作，特别是 Q 系列是对药品生产全过程质量安全的相关标准，如 Q7 对于 GMP 的规范，Q9 对可能存在的质量风险管理、Q10 建立药品质量体系，以及 Q12 药品生命周期管理等对全生命周期的质量管理提出较高要求，尤其涉及新老产品的变更等难点，全面切实地落地还有很长一段路要走（表 5）。

表 5　ICH Q 系列相关指导原则

Q1	Stability/ 稳定性
Q2	Analytical Validation/ 分析方法验证
Q3A–Q3D	Impurities/ 杂质
Q4–Q4B	Pharmacopoeias/ 药典

Q5A–Q5E	Quality of Biotechnological Products/ 生物技术产品质量
Q6A–Q6B	Specifications/ 规格
Q7	Good Manufacturing Practice/GMP
Q8	Pharmaceutical Development/ 药物研发
Q9	Quality Risk Management/ 质量风险管理
Q10	Pharmaceutical Quality System/ 药物质量体系
Q11	Development and Manufacture of Drug Substances/ 化学药品的研发与生产
Q12	Techinical And Regulatory Considerations for Pharmaceutical Product Lifecycle Management 药品生命周期管理的技术和监管考虑
Q13	Continuous Manufacturing of Drug Substances and Drug Products 原料药和制剂的连续制造

同时，我国正处于加入 PIC/S 的关键准备期，国家药监局已经针对 PIC/S 审计清单共涵盖 11 个板块，38 个亚板块，78 个具体指标制定国家级层面解读手册，并就评估要求开展专题培训，同时，正在进行我国 GMP 及附录与 PIC/S GMP 及附录的对标工作。下一步将完成差距分析报告，制定标准制修订规划，进一步完善我国药品 GMP 标准更新机制（表 6）。

表 6　PIC/S 审计清单概要

板块	亚板块	重要性	评价方法
1- 法律法规的要求和范围	1A- 授权立法	极其重要	文档评审
	1B- 利益冲突	非常重要	文档评审；在监管部门的现场评估
2- 监管指令和政策	2A- 指定检查员的程序	非常重要	文档评审
	2B- 执行政策	—	作为子组件 7B 的一部分进行评估
	2C- 行为准则 / 道德准则	非常重要	文档评审
	2D- 培训认证政策 / 指南	—	作为子组件 4C 的一部分进行评估
	2E- 警报 / 危机管理政策 / 程序 / 指南	—	作为 8A 子组件的一部分进行评估
	2F- 组织架构	—	作为 11A 子组件的一部分进行评估

续表

板块	亚板块	重要性	评价方法
3–GMP 标准	3A–GMP 的细节 / 范围	极其重要	文档评审
	3B– 工艺验证	—	作为子分量 3A 的一部分评估
4– 检查资源	4A– 人员配置：初步资格	非常重要	文档评审；在监管部门的现场评估
	4B– 检查员人数	非常重要	文档评审；在监管部门的现场评估
	4C– 培训计划	非常重要	文档评审；在监管部门的现场评估
	4D– 质量保证机制，以确保培训计划的有效性	—	作为子组件 4C 的一部分进行评估
5– 检查程序	5A– 检查策略	非常重要	文档评审；在监管部门的现场评估
	5B– 检查前准备	非常重要	文档评审；在监管部门的现场评估；观察检查
	5C– 检查报告的格式和内容	非常重要	文档评审；观察检查
	5D– 检查方法	—	作为子组件 5E 的一部分进行评估
	5E– 执行检查的 SOP	极其重要	文档评审；观察检查
	5F– 检查程序 – 检查后活动	非常重要	文档评审；在监管部门的现场评估；观察检查
	5G– 检查程序 – 检查数据的存储	重要	文档评审；观察检查
6– 检查绩效标准	6A– 绩效标准	非常重要	作为 11A 子组件的一部分进行评估

续表

板块	亚板块	重要性	评价方法
7– 执法权力及程序	7A– 对违规行为提供书面通知	—	作为子组件 7B 的一部分进行评估
	7B– 不合规管理	极其重要	文档评审；在监管部门的现场评估
	7C– 上诉机制	重要	文档评审；在监管部门的现场评估
	7D– 其他措施	—	作为子组件 7B 的一部分进行评估
8– 警报和危机系统	8A– 警报系统	极其重要	文档评审；在监管部门的现场评估
	8B– 危机管理机制	—	作为子组件 8A 的一部分进行评估
	8C– 警报绩效标准	重要	文档评审
9– 分析能力	9A– 使用实验室	极其重要	文档评审；在实验室的现场评估；在监管部门的现场评估
	9B– 分析支持的 SOPs	非常重要	文档评审；在实验室的现场评估
	9C– 分析方法的验证	非常重要	文档评审；在实验室的现场评估
10– 监察计划	10A– 抽样和审核程序	非常重要	文档评审；在实验室的现场评估；在监管部门的现场评估
	10B– 监控回放	—	作为子组件 7B 的一部分进行评估
	10C– 消费者投诉系统	极其重要	文档评审；在监管部门的现场评估
	10D– 不良反应报告制度 / 程序	—	不评估 – 未被认为在 GMP 法规合规计划的范围内
	10E– 药品缺陷报告系统 / 程序	—	作为子部件 10C 的一部分进行评估
11– 质量管理体系	11A– 质量管理体系	极其重要	文档评审；在监管部门的现场评估；在实验室的现场评估

对于各地方药品监管部门以及准备拓展国际市场的创新企业而言，建议把握先机，提早学习、布局，并在实践中按照相关国际标准进行落实。

（四）细化委托生产相关规范要求，营造良好的市场环境

目前，委托生产所带来的 B 证、C 证企业数量的爆发式发展，对药品监管部门提出了更高的要求，这是长三角地区所面临的实际问题，全国一些地区基于委托生产过程中的相关风险，国家药监部门逐步细化关于委托生产的相关要求，2023 年 10 月，国家药监局发布了《关于加强药品上市许可持有人委托生产监督管理工作的公告》，将《药品生产监督管理办法》《药品上市许可持有人落实药品质量安全主体责任监督管理规定》等法律法规的相关规定进一步细化，对于委托生产过程进行从严从细监管对不同风险的药品的受托生产企业进行了规范，对于存在不良记录的受托生产企业，提高监督管理要求。进一步规范市场环境，提高 MAH 企业和受托生产企业市场门槛。

细化的文件对于省市药监部门的监管行为有着重要的指导意义。在具体落实过程中，可根据最新的文件，加强检查员培训，逐步提高政策执行能力。同时，建议给予省级药品监管部门更灵活的行政权力行使空间，鼓励其根据具体情况进一步制定细则，精准识别风险点位，提高市场准入，同时对于符合法律规范要求，达到国际高水平标准的企业，要保护法律赋予的相关权利，激励正向的发展。

五、结论

当前，医药产业发展正在从分散型向创新型、集约型转变，MAH 制度是政策发展应对产业转型的必然走向，也是我国创新医药国际化发展的客观需要。制度转型会伴随阵痛，MAH 制度所带来的新的监管理念和策略，无疑会对传统认知带来冲击。长三角地区经过七年多的建设，初步建立了有利于激发和释放 MAH 政策红利的监管环境，实践证明，良好运行的 MAH 制度，对于鼓励创新、优化市场资源配置、减少重复建设、避免重复监管和监管空白、提升整体发展效能都具有非常重要的意义。

现阶段，我国 MAH 制度发展尚处于初级阶段，相关配套政策的细则仍

在不断完善，全国各省市的产业发展水平、监管能力和制度建设仍存在较大的差异。从顶层制度设计的角度，一方面需要加强政策引导，在 MAH 制度框架下根据产业发展的最新形态不断出台和更新配套政策和执行细则，推进源头监管，加快国际认可的统一监管标准和能力建设；另一方面精准把控风险点位，建立风险预警和问责追责机制，同时保障一定的政策宽容度和容错空间，鼓励政策创新。由此，深化、推广长三角 MAH 制度经验，在全国统一大市场的建设背景下，进一步促进医药健康产业升级优化和健康发展。

参考文献

［1］邵蓉，谢金平. 变革中持续探索 探索中立足国情——再谈我国药品上市许可持有人制度［J］. 中国食品药品监管，2021，209（6）：78-85.

［2］董阳. 以创新激励为导向的药品注册改革 - 基于上海市药品上市许可持有人制度的试点经验分析［J］. 中国药事，2019，33（8）：857-863.

［3］韩迅. 从 2 到 107！科创板医药股最大市值逾 1600 亿，最小市值不到 15 亿［N］. 时代周报，2023-7-24.

港澳药械跨境委托生产监管实践与探索

梁云[1]，罗穗[1]，黄志宏[1]，吴一征[2]，罗玉冰[1]

1.广东省药品监督管理局；

2.国家药品监督管理局南方医药经济研究所

摘要： 港澳药械跨境委托生产是粤港澳大湾区医药产业融合发展的重要工作。本研究通过分析当前港澳药械跨境委托生产的监管实践，探讨了药品监管创新发展工作的亮点，同时对委托生产监管工作提出建议。研究发现，药品上市许可人制度改革和居民对港澳药品需求是促进跨境委托生产的重要前提，药品监管部门通过制定细化方案、创新"境外持有＋境内生产"模式等主要举措推动制度落实，建议进一步明确委托生产双方的责任和应履行的程序，建立完善粤港澳三地药品监管协作机制。

关键词： 药品；跨境委托生产；监管；药品上市许可人制度

2020年9月，国家市场监管总局等部门联合印发《粤港澳大湾区药品医疗器械监管创新发展工作方案》[1]，提出在粤港澳大湾区开展药品上市许可持有人和医疗器械注册人制度改革。2022年6月，国家药品监管局发布《支持港澳药品上市许可持有人在大湾区内地9市生产药品实施方案》和《支持港澳医疗器械注册人在大湾区内地9市生产医疗器械实施方案》[2]（以下简称《实施方案》）的通知。

以往，港澳药品参照国外进口药品管理，大部分药品生产场地在港澳本地。《实施方案》的推出旨在让大湾区内地为港澳药械制造赋能，充分发挥大湾区内地创新转化及产品制造的优势，进一步加速推动生物医药产业深度融合，实现粤港澳大湾区医药产业共同发展。2023年6月，香港联邦制药厂有限公司首个跨境生产药品维生素C泡腾片正式投产上市。7月，香港位元堂药厂有限公司跨境委托大湾区内地生产的传统外用中成药"麝香活络油"也顺利实现内地投产及上市销售，标志着国家支持港澳药品上市许可持有人在大湾区内地 9 市生产药品的政策正式落地实施。

一、港澳企业跨境药品委托生产概述

（一）药品上市许可持有人制度改革先行

2019 年《药品管理法》出台后，药品上市许可持有人制度正式从法律层面得到确定。此后，新修订的《药品注册管理办法》《药品生产监督管理办法》《药品上市后变更管理办法（试行）》等规定，对药品上市许可持有人制度作出了具体细化，初步构建了符合我国国情的药品上市许可持有人制度。为推动粤港澳大湾区医药产业深度融合、协同发展，国家市场监管总局等部门联合发布《粤港澳大湾区药品医疗器械监管创新发展工作方案》，提出在粤港澳大湾区开展药品上市许可持有人制度改革，支持港澳药品上市许可持有人将持有的药品在湾区 9 市符合条件的企业生产。

（二）居民对港澳药品需求增多

随着粤港澳大湾区经济社会不断融合，居民对来自香港的药品需求也逐渐增多。以往港澳药品参照境外药品管理，大部分药品生产场地在港澳本地，但由于港澳地区制造厂生产场地有限，产能不足。广东省承接港澳企业跨境委托生产具有较好的产业基础，根据统计数据，广东省 2021 年拥有医药制造企业 592 家，医药制造业工业总产值 2053.47 亿元，同比增长 10.42%，广东省湾区 9 市工业总产业 1729.46 亿元，占广东省 84.22%。香港药品企业通过跨境委托生产的方式，利用大湾区产业链完整、生产成本低的优势，可扩大生产规模，打开大湾区市场，满足居民用药多样化的需求。

（三）跨境委托生产要求逐步明确

根据以往的法律法规要求，境外药品上市许可持有人在内地跨境生产药品并无先例。为落实跨境生产有关政策，在充分调研了解粤港澳药业界意见并得到港澳药监部门支持后，研究起草了细化实施方案。随后，国家药监局于 2022 年 6 月正式发布《实施方案》，进一步明确支持港澳药品跨境生产相关具体工作内容，并对政策适用范围、工作程序、申报路径及资料要求等作出详细规定，为开展粤港澳大湾区药品上市许可持有人制度改革提供清晰指引。

（四）创新"境外持有＋境内生产"的模式

政策允许港澳药品实施"境外持有＋境内生产"的模式，较以往参照境外生产药品实施注册管理而言是一种突破创新，有利于港澳地区借助大湾区内地药品生产制造的优势，逐步破解生产用地不足及生产成本高的难题。同时，这一全国首创的"境外持有＋境内生产"注册管理模式，也将为粤港澳大湾区深化药品上市许可持有人制度改革，探索与国际接轨的药品上市许可持有人制度提供很好的实践平台。

（五）积极服务委托企业，推进政策落地

为加快推动政策落地见效，广东省药品监管局积极回应港澳企业诉求，主动靠前服务，对港澳跨境生产药品申报全流程进行跟踪指导和协调推进，并与国家药监局药审中心保持密切沟通，全面加速推动港澳药品进入内地投产上市进程。特别是在政策实施中涉及省级行政许可事项，如受托生产企业申报《药品生产许可证》变更业务，开辟了专属通道办理。

2023 年 2 月，香港联邦制药厂有限公司的维生素 C 泡腾片作为粤港澳大湾区首个申报跨境生产药品，按照生产场地变更相关技术指导原则要求经研究、评估和必要的验证后，正式向国家药监局提出申请。对此，广东省药监局全力组织企业开展与国家药监局药审中心沟通交流确认变更管理类别，并由国家药监局药审中心开展备案后审查，由广东省药监局协助完成相关注册检验。在备案审查通过后，广东省药监局继续跟进指导企业制定药品上市许可持有人与指定境内企业法人、药品生产企业相关跨境委托生产质量协议，并协助企业研究解决跨境委托所涉及的跨境结算及产品标签标识等问题。

首批跨境委托生产的维生素 C 泡腾片已顺利上市，让香港联邦制药厂有限公司作为政策红利的首位受益者，进一步坚定了对调整粤港两地制造厂房商业布局的信心。未来随着粤港澳大湾区药品上市许可持有人制度改革逐步扩大政策受益面，将有效加速推动粤港澳大湾区医药产业一体化发展，形成互补互动的产业链条，促进港澳医药产业转型升级。

二、改革亮点

（一）实现药品上市许可持有人／医疗器械注册人跨境委托生产从无到有

基于港澳大湾区产业融合发展的大趋势，以及粤港澳三地药品监管协作机制的逐步建立，《实施方案》参照了境内持有人变更生产场地的管理方式。对已在境内上市的港澳生产药品转移至境内生产的，充分研究采用了现有进口药品上市后变更的申报通道，技术要求则按照目前《药品上市后变更管理办法》及其配套指导原则。这对于港澳药品以往参照境外生产药品实施注册管理的模式而言，是一种全新的突破。

（二）助力港澳企业在内地发展跑出"加速度"

落实对内地上市的港澳药械行政许可事项的"放管服"改革，进一步优化审批流程。《实施方案》明确了对于港澳企业跨境委托生产注册事项的申报路径，对申报跨境委托生产补充申请的，受理后单独排队。同时，《实施方案》提出了对于港澳药品跨境委托生产涉及的生产监管事项许可及登记、注册检验和现场核查均由广东省药监局组织开展，加大简政放权力度，靠前服务港澳医药企业。

（三）确保境内外生产产品质量一致，满足内地生活的港澳同胞用药用械需求

《实施方案》明确"港澳企业跨境委托生产的品种，药品处方、生产工艺、质量标准、原料药来源、饮片炮制方法、提取物来源、辅料种类用量等原则上应当与境外生产产品保持一致""港澳医疗器械注册人跨境委托生产的医疗器械，原则上应当与医疗器械注册证及其附件载明的相关事项保持一致，其主要原材料和生产工艺不应发生改变，产品在境内生产的质量管理体系应当与境外生产质量管理体系具有等同性"。同时，要求跨境委托生产涉及的变更事项需递交港澳药监部门出具的允许变更证明文件，严格保障湾区内地生产与港澳本土生产的产品质量一致性。此外，为了确保跨境委托生产的产品

质量，《实施方案》还明确了由广东省药监局重点督促跨境委托生产的药品实现全过程可溯源，并及时将港澳企业跨境委托生产药品纳入市场抽检，加强与港澳药监部门的信息通报，必要时开展联合检查，严格落实属地监管责任。

三、对委托生产监管的建议

（一）进一步明确委托生产双方的责任

1. 加强对上市许可持有人的监管，落实持有人责任

港澳药品上市许可持有人应当严格落实药品全生命周期质量管理主体责任。按照《药品管理法》《药品生产监督管理办法》等要求对持有人的义务作出规定，包括：①与受托生产企业签订质量协议以及委托协议，监督受托生产企业履行有关协议约定的义务，②建立健全质量管理体系并保证有效运行，成立质量管理部门，聘任履职能力符合要求的质量管理人员，③履行全过程质量管理、药品追溯、药物警戒及年度报告等义务[3-5]。

2. 加强对受托生产企业的监管，落实相应责任

受托生产企业应按照《药品管理法》《药品生产监督管理办法》等法律法规履行相应义务，包括：①严格按照注册批准（合同规定）的生产工艺、质量标准以及药品 GMP 要求组织生产，按照规定保存所有文件与记录，②严格限定加工药品所需来自境外的原料药、裸包装制剂、辅料和包装材料等物料的使用范围，不得以任何形式转让使用或者用于生产其他药品，对药品生产实施全过程溯源追查，③与药品上市许可持有人保持沟通，对变更控制、不合格品控制、不良事件、质量事件等按约定及时报告给药品上市许可持有人[6-8]。

（二）进一步明确委托生产双方应履行的程序

从药品上市许可持有人方看，药品上市许可持有人应指定境内企业法人并签署委托生产协议，并按照相关法规政策向国家药监局药审中心提交增加境内药品生产场地等相关资料。从受托生产企业来看，受托生产企业增加相应生产范围，根据所签订的质量协议及委托生产协议向广东省药监局申请增加接受药品上市许可持有人委托生产事项。药品监督管理部门应简政放权、

有效监管，对委托生产双方应履行的程序进一步明确和简化，营造制度机制健全的营商环境。

（三）建立完善药品监管协作机制

跨地区委托生产的两地药品监督管理部门应做好监管对接，建立联合监管机制，维护现有国家监管体制的同时尊重香港监管机制。建立完善粤港、粤澳药品监管协作机制，系统推进粤港澳三地药品医疗器械监管创新、融合的整体发展路径、任务时间表等，逐步形成三地常态化沟通协作机制，定期召开粤港澳三地药品监管部门工作协调会，推动粤港澳大湾区医药产业深度融合发展。

四、结语

粤港澳大湾区兼具先行先试的改革开放窗口优势和辐射全球的国际化区位优势，其医药产业具有良好的发展基础及创新环境。近年来，借助粤港澳大湾区建设的发展机遇，广东省药监局在全力推进药品监管综合改革和全面加强药品监管能力建设的进程中，不断完善监管机制，创新监管方式，提升服务产业高质量发展能力，加快推进药品监管体系和监管能力现代化建设。粤港澳大湾区药品上市许可持有人、医疗器械注册人制度改革的实施，在推动粤港澳三地药品医疗器械产业携手合作与发展的同时，将进一步加速推动广东药品监管能力率先达到国际先进水平。

广东省药监局将加强政策服务指导，发挥好粤港澳大湾区药品创新发展政策扶持激励和引导作用，确保国家有关惠港惠澳政策落到实处。同时，将积极推动大湾区内地相关市政府出台配套政策措施，支持港澳药品上市许可持有人在大湾区内地落户建厂，努力建设港澳药品跨境生产的良好产业生态环境，以粤港澳产业融合优势打造出大湾区高质量发展优势。

参考文献

[1] 市场监管总局，国家药监局，国家发展改革委，商务部，国家卫生健康委，海关总署，国务院港澳事务办公室，国家中医药局. 市场监管总局

等部门关于印发《粤港澳大湾区药品医疗器械监管创新发展工作方案》的通知［EB/OL］.（2020-11-25）. https://www.nmpa.gov.cn/xxgk/fgwj/gzwj/gzwjzh/20201020145834142.html.

［2］国家药监局综合司. 国家药监局综合司关于发布《支持港澳药品上市许可持有人在大湾区内地9市生产药品实施方案》和《支持港澳医疗器械注册人在大湾区内地9市生产医疗器械实施方案》的通知［EB/OL］.（2022-06-29）. https://www.nmpa.gov.cn/directory/web/nmpa/xxgk/fgwj/gzwj/gzwjzh/20220629171101193.html.

［3］徐大丽，章文霞. 上市许可持有人制度实施以来我国药品监管现状探究［J］. 中国药事，2023，37（8）：857-863.

［4］黄志成，高敏，贝雷，等. 药品上市许可持有人制度对药品监管工作的影响和思考［J］. 中国药事，2019，33（5）：493-498.

［5］颛孙燕. 药品上市许可持有人制度下委托生产的监管策略探讨［J］. 上海医药，2018，39（13）：48-51.

［6］魏俊璟，刘恕，于杨曜.《化妆品监督管理条例》框架下委托生产的管理展望及细化建议［J］. 中国食品药品监管，2020（5）：24-29.

［7］姚琴，杨悦. 中国与欧盟药品委托生产制度的比较研究［J］. 中国卫生产业，2019，16（3）：158-160.

［8］邢冰冰，梁毅. 药品委托生产过程的法律法规问题［J］. 中国药物经济学，2020，15（11）：19-24.

医疗器械监管

《医疗器械管理法》立法前期研究报告

关于我国家用医疗器械管理制度框架的思考和建议

医疗器械再制造和维修国际制度比较研究

人工智能医疗器械国际监管比较研究

数字疗法医疗器械质量风险研究

2022—2023 年美国医疗器械法规和监管变化

《医疗器械管理法》立法前期研究报告

《医疗器械管理法》前期研究　课题组

摘要：《医疗器械监督管理条例》一直以来对我国医疗器械监管发挥了重要的法治保障作用，但近年来我国医疗器械行业面临了诸多新的机遇与挑战，从行政法规层面难以满足新形势下的立法需求。本文从《医疗器械管理法》立法前期研究的角度，对《医疗器械管理法》立法必要性和立法思路进行梳理，在此基础上对医疗器械 MAH、医疗器械标准等法律制度进行探索性研究，为立法位阶的提升提供研究储备。

关键词：医疗器械；立法；必要性；制度

为了加强对医疗器械管理的法律制度研究，并为提升医疗器械管理立法的法律位阶做前期探索和制度储备，受国家相关监管部门和研究机构委托，上海市食品药品安全研究会于 2023 年初启动了《医疗器械管理法》前期研究项目，现将课题组研究情况报告如下。

一、对《医疗器械管理法》的立法必要性研究

2000 年，国务院制定了《医疗器械监督管理条例》（以下简称"《条例》"），构建了我国医疗器械行政监管的制度框架，我国医疗器械第一次走上了依法治理的轨道。此后《条例》历经多次的修订和修改，对加强我国的医疗器械监管起到十分积极的法治保障作用。但现如今我国医疗器械行业面对诸多新的挑战和机遇：一是器械技术进步日益加速。医疗器械涉及的专业技术飞速进步，高端技术交叉融合、专业跨度大、产品种类繁多、产品结构组成复杂等，依法规范和管理的难度越来越高。二是产品市场竞争愈加激烈。近年来医疗器械市场需求旺盛，医疗器械产业呈现爆发式增长，产品的国际

竞争也日趋激烈，产业高质量发展、规范市场秩序以及产业国际化发展对法律制度的需求也明显提升。三是产品风险更趋于复杂。医疗器械产品的风险差异大，行业内高风险产品日益增多，市场主体失范行为更趋于复杂和隐蔽，迫切需要有法律制度对医疗器械产品实行更加严格的管控，对严重的违法犯罪行为加大刑法惩戒力度并承担相应的民事赔偿责任。四是对产业依法治理有更高的要求。近年来世界各国医疗器械法律制度日趋规范和完善，全球性医疗器械法规协调机构从战略层面加速国际医疗器械监管的统一协调，以促进建立高效的医疗器械监管模式，并对参与各国法律制度完善提出了更高的要求。

课题组认为，由于现行《条例》的法律位阶较低，在涉及民事责任和公民人身自由法律责任方面受到立法权的制约；此外，对《条例》实施的实际情况看，行政法规在某些方面的制度设计仍然无法适应和满足医疗器械行业对高质量发展和行业治理的需求。因此，有必要尽快制定《医疗器械管理法》，在为医疗器械行业治理提供更加具有权威性的法律制度的同时，进一步优化和完善医疗器械相关的管理制度和管理规范。

制定《医疗器械管理法》对我国医疗器械行业高质量发展和行业治理具有十分重要和积极的意义，主要可以体现在以下方面。

（一）对接世界各国医疗器械的立法趋势，提升产业管理的法律位阶

由于医疗器械的产业发展规模和产业特点，目前欧美日韩等先行国家的医疗器械管理均是经由最高立法机关制定相应法律制度予以管理。全球性医疗器械法规协调机构也要求成员国的医疗器械监管实行统一协调。我国目前对医疗器械管理的法律制度是依据国务院的行政法规，且主要是赋予政府专业部门的行政监管职能，但未涉及首负责任制、惩罚性赔偿制、连带责任制等制度，行政法规对涉及公民人身自由的强制措施和处罚亦不能设定，无法有效体现"四个最严"的管理要求，未能确定和建立多元化的责任体系，与世界各国医疗器械产业立法情况也不甚协调。制定《医疗器械管理法》有助于对接国际医疗器械管理的法律制度，提升法律位阶，弥补现行监管行政法规的短板和弱项，进一步增强医疗器械管理的科学性、统一性和权威性。

（二）依法建立医疗器械产品的持有人制度，进一步确立医疗器械市场主体的法律责任

总结医疗器械注册人制度试点经验，《条例》从政府与相对人的监管关系出发，建立了医疗器械注册人、备案人制度。《医疗器械管理法》需要在现有制度探索实践的基础上，进一步确立市场主体对医疗器械产品"持有"的法律内涵，强化其产品的权益归属和责任承担的法律要义，明确与其代理人法律上的"连带责任"，明确持有人与其他主体的责任划分，并明确持有人权属和责任的有条件转让、产业链的跨境延伸管理责任等，进而明确持有人在医疗器械全生命周期中的权利和义务。

（三）鼓励创新，促进产业高质量发展，提高医疗器械产品的技术能级

在现有医疗器械法规和监管政策的基础上，需要从立法层面进一步设定鼓励医疗器械新产品的研发和创新的制度要求，要建立医疗器械技术转让中的公立医疗机构、公立研究机构产权制度，孵育具有我国特色的高端医疗器械产品和产业，发挥医疗机构和医疗技术人员的临床和技术优势，激发医疗机构和科研人员产品创新的积极性，加速"政产学研医"转化的制度环境，加速提升我国医疗器械产业能级。

（四）强化政府依法监管和服务指导职能，构建医疗器械产业良性发展的法治环境

规范政府监管部门的行政职能，提高科学监管的能力和水平。强化医疗器械监管，一方面要完善对违法失范行为的法律威慑和严厉惩戒，另一方面促进政府服务型功能的优化和提升，加强监管部门对产品研发创新和生产经营活动的服务指导和沟通交流，加强政府在产品技术性能判定方面的专家参与决策机制，加强医疗器械跨区域监管的互认和协同，加强政府机构监管信息的依法公开，加强对轻微违法行为的纠偏和规制。要优化各级有关部门职责，确保政府政策的系统性、协同性和精准性，构建医疗器械产业良性发展的执法生态和监管环境。

（五）明确医疗器械标准的特殊性，加强与产品质量标准等相关法律制度的协调

目前医疗器械标准，包括国家标准、行业标准，另外单个产品还有企业产品技术要求进行技术规范。目前《条例》虽然在强制性标准方面对《标准化法》作出了例外规定，仍然在产品检测、监督抽验等方面受限于产品技术要求与标准化管理体系对接；新技术、新方法形成标准难等问题。为此，《医疗器械管理法》有必要对医疗器械标准相关工作做出特殊的规定，在遵守《标准化法》基本原则上形成符合医疗器械特点的产品标准化管理制度。

二、对《医疗器械管理法》的立法思路研究

（一）基于《条例》，重构新时期医疗器械法律制度

党的二十大提出，"在法治轨道上全面建设社会主义现代化国家""全面推进国家各方面工作法治化"。鉴于《条例》实施时间不长，涉及医疗器械监管方面诸多制度设计已经有了初步的构建和完善。课题组认为，研究起草《医疗器械管理法》应当以现行《条例》为基础，对《条例》已有的法律制度做进一步的充实和完善，并提升法律位阶，科学和全面地构建新时期我国医疗器械的法律制度。《医疗器械管理法》应当从我国最高的立法层级，充分发挥法律对医疗器械治理工作的规范、保障和引领作用，以法治思维和法治方式，为医疗器械现代化治理提供法治保障，助力我国医疗器械法治建设跃上一个新台阶。

（二）参考《药品管理法》，并充分体现器械的专业管理特点

《药品管理法》是我国药品管理领域的基本法，是医疗器械管理的重要参照。但医疗器械与药品有诸多类似也有较大的不同。为此，课题组在《医疗器械管理法》立法前期研究中，对每一法律原则和制度设计均与《药品管理法》做了逐一对比分析。对《药品管理法》中重要法律制度如上市许可持有人、注册证转让、上市后管理、药物警戒等做了相应借鉴，诸多法律条款设计也多有借用《药品管理法》的表述。根据医疗器械管理具有其自身的产品

特性、管理要求和实践，在《医疗器械管理法》相关制度的前期研究中，体现了不同于《药品管理法》的专业管理特点。

（三）聚焦风险，优化全社会风险管控的资源配置

多年来药品安全治理实践证明，"政府一元单向监管"的传统治理模式难以承担起国家药品安全治理的所有责任。为此，《药品管理法》《疫苗管理法》和《条例》等法律法规中均将"社会共治"作为产业治理的重要原则，这表明了在立法层面正在由"政府一元单向管理"转型为由政府、市场、社会和民众"多元交互共治"的治理模式，这是国家治理体系和治理能力现代化在医药健康管理领域的重要体现。秉承这一立法理念，课题组认为"社会共治"应当明确作为《医疗器械管理法》的基本法律原则，并在法律草案建议稿的分则中，将医疗器械上市产品持有人、行业协会、社会团体、社会第三方专业技术机构、产业技术联盟以及专家咨询组织等参与医疗器械行业治理的主体写入了法律条款，以确立各类主体的法律地位和社会角色。

（四）积极探索，助力医疗器械科学监管和制度创新

政府对医疗器械监管应当严格依照法律法规，而制定一整套良善的法律制度是保证产业健康发展的基本前提。《药品管理法》将"科学监管"作为法律的重要原则，近年来国家药监局也将"监管科学"作为抓手，将监管"科学化"纳入了重要的改革目标。依照这一思路，在《医疗器械管理法》前期研究中，课题组在听取各方面意见的基础上，积极从监管科学化出发，探索监管制度和机制创新，如第八章中关于职业化专业化检查员制度、监督性抽验制度、跨区域监管协同制度、质量抽验公告制度、监管典型案例指导制度、技术性事项专家咨询制度以及法律责任章中的尽职免责等条款，均做了相应的制度探索和创新。

（五）借鉴国际，与我国现阶段发展要求有机结合

国家药监局等八部委在《"十四五"国家药品安全及促进高质量发展规划》中提出，在"十四五"期末，我国"药品监管能力整体接近国际先进水平"。我国加入 ICH、国际医疗器械监管机构论坛（International Medical Device Regulators Forum，IMDRF）和全球医疗器械法规协调会（GHWP）等

全球药品医疗器械法规协调机构均展示了我国参与药品医疗器械全球治理的战略目标；2015 年以来党中央、国务院推进药品审评审批制度改革，全国人民代表大会修改《药品管理法》，也都积极借鉴了国际药械治理的成功经验，并根据我国国情完善各项药品医疗器械的监管制度。追逐国际步伐将继续成为我国药品监管改革发展的重要目标。一方面要承认差距，虚心学习国外的治理经验；另一方面不能照搬，要将国际成功经验与我国监管实践相结合。基于此，课题组在《医疗器械管理法》前期研究过程中，积极借鉴从研发、生产、经营和使用全产业链的国际管理经验，组织召开了多场医疗器械国际法律制度比较的专题会议，并对相关管理条款进行了多方面的制度比较研究。

三、对《医疗器械管理法》相关制度的探索性研究

（一）医疗器械的 MAH 制度

中共中央办公厅、国务院办公厅印发《关于深化审评审批制度改革鼓励药品医疗器械创新的意见》（厅字〔2017〕42 号）中明确要求，药品医疗器械"上市许可持有人制度全面实施"，提出"医疗器械上市许可持有人须对医疗器械设计开发、临床试验、生产制造、销售配送、不良事件报告等承担全部法律责任"。此后的《条例》制定中，由于考虑到第一类医疗器械实行备案管理，无法套用"上市许可"的词语，故从政府监管立法出发，采用了"注册人、备案人"的主体表述。基于此，课题组提出了 MAH 条款的另一选择方案，即"医疗器械上市产品持有人，是指对上市医疗器械产品具有权益归属并承担产品责任的企业或者研制机构，包括医疗器械上市产品注册持有人和医疗器械上市产品备案持有人"。课题组认为，MAH 制度强调对上市产品的"持有人（holder）"角色，是从法律层面强化主体对产品的权益归属和责任承担，符合对 MAH 主体权益和义务的法律要求，也充分体现 42 号文的制度理念。鉴于医疗器械注册人、备案人制度实施时间不长，在《医疗器械管理法》立法中是否改为"医疗器械 MAH 制度"，需要监管部门和立法机关再做权衡利弊并决策。

（二）医疗器械标准管理

2021 年 10 月，中共中央、国务院《国家标准化发展纲要》提出"到 2025 年实现标准供给由政府主导向政府与市场并重转变……"，国务院办公厅《关于全面加强药品监管能力建设的实施意见》（国办发〔2021〕16 号）提出："……完善医疗器械标准体系，加强国家标准、行业标准、团体标准、企业标准统筹协调"。根据党中央和国务院的要求，医疗器械法律制度对医疗器械产品标准的规定，除在政府提供强制性标准和推荐性标准外，应当由行业组织和企业等多元主体共同提供和组成，这应当成为未来深化医疗器械标准管理改革的趋向。为此，课题组对医疗器械标准制定条款进行了研究，提出：一是由国家药监部门制定医疗器械国家标准和行业标准，对强制性标准和推荐性标准的制定领域提出要求，围绕人体健康和生命安全的制定强制性标准；二是按照国家《标准化法》要求，鼓励团体标准和产业技术联盟制定标准；三是明确医疗器械产品技术要求即为企业标准的法律地位，可以解决检验机构检测医疗器械时仅有产品技术要求无相关国家、行业或团体标准等问题，明确经药监部门在医疗器械注册中认定的标准即属于企业标准。关于医疗器械标准形成机制和推进还需在后续配套制度和管理实践做深入研究和落实。

（三）医疗器械注册证转让管理

从法律意义上讲，药品和医疗器械 MAH 制度是确立了上市产品获得相应的权益归属并依法承担产品责任。参照《药品管理法》第四十条明确医疗器械可以依法实行转让，对此课题组也做了相应的建议。考虑到目前药品注册证转让管理方面存在的问题，课题组建议，应当明确"由国家药监局制定转让要求和审核程序"，后续可以通过配套规章制定中明确具体的转让要求和管理流程等。另外，备案的医疗器械能否转让等仍需做进一步深入研究。

（四）医疗器械进出口产品管理

为了加速我国医疗器械产业引进来和走出去的"双向开放"的步伐，课题组建议可以在《医疗器械管理法》中新设进出口管理的章节，具体可以包括对进口产品标签标识、进口产品加贴中文标签、进口产品分包装、保税区维修、进口通关管理、风险信息通报等条款的内容。此外就跨境委托生产等内容进行明确，促进医疗器械企业充分运用全球产业资源优势，逐步踏入全球医疗器械的创新高地和产业链高地。

（五）医疗器械货物直调的管理

在保障产品流通管理的前提下，医疗器械货物直调有利于提高物流周转效率，降低物流周转运输成本，也有助于减少物流转移中的安全风险。2023年新发布的《医疗器械经营质量管理规范》第五十九条规定，"发生灾情、疫情、突发事件、临床紧急救治等特殊情况，或者仅经营第三十七条中的大型医用设备以及其他符合国家有关规定的情形，企业在保证医疗器械购销渠道安全和产品质量可追溯的前提下，可采用直调方式购销医疗器械，将已采购的医疗器械不入本企业仓库，直接从供货者发送到购货者。企业应当加强直调方式购销医疗器械的质量管理，应当在购销前对供货者、购货者以及医疗器械产品的资质合法性进行审核，并建立专门的直调医疗器械采购记录，保证有效的质量跟踪和追溯"。基于这一"放管服"的改革思路，课题组建议增加允许医疗器械货物直调的管理规定，并根据市场商品销售和流通运作规律，对医疗器械直调的适用范围进行调整，明确"医疗器械经营企业根据购货单位的需求，将已购进未入库的产品从供货单位直接发送到购货单位指定的符合储存条件地点的，应当建立相应的管理制度并采用适当的技术手段，以符合医疗器械经营质量管理规范对查验和记录的要求，并实现产品的可追溯"。具体要求建议在后续的配套规章和医疗器械经营质量管理规范的制定中予以具体细化和落实。

（六）医疗器械第三方物流管理

从医药行业发展趋势看，现代医药物流正在逐步形成可以与医药经营活动的相对分离的市场行为，其将成为一种可以独立存在的业态，即我们所称的"第三方物流"。基于这种发展趋势和行业对监管法规的需求，也鉴于医疗器械物流质量管理与产品安全息息相关，课题组研究中新增了关于第三方物流管理的条款，提出"受托提供医疗器械储运和配送服务并独立于医疗器械供需双方的第三方物流企业，应当向省、自治区、直辖市人民政府药品监督管理部门申请医疗器械经营许可，其储运和配送行为应当符合医疗器械经营质量管理规范的要求"。根据以上规定，医疗器械"第三方物流"应当纳入医疗器械经营管理的准入管理范围，其储运活动应当符合医疗器械 GSP 管理要求。

（七）家用医疗器械定义和管理

随着国家经济发展、国人消费能力和消费观念的改变以及人口老龄化进程加快，使人们的健康意识越来越强，家庭医疗、康复、预防等各种家用医疗用品的使用将越来越普遍。为此，课题组在研究中创设了家用医疗器械的定义，即"是指安全风险低、非经专业训练即可在非医疗环境由消费者个人使用的医疗器械"，并对家用医疗器械的标识、说明书等做出了法律要求；为了进一步规范网络销售医疗器械的行为，课题组提出对网络销售医疗器械可以设定一项限制性的规定，即"不得通过网络向个人销售除家用医疗器械以外的医疗器械"。

（八）职业化专业化检查员

《药品管理法》和《条例》均提出了国家建立职业化专业化检查员制度，为了进一步完善和细化这一制度，课题组研究中对职业化专业化检查员的岗位要求做了制度规范，提出"医疗器械注册核查、监督检查、稽查办案等监管岗位应当由职业化专业化检查员承担"，并对跨省、自治区、直辖市和跨境医疗器械监管以及区域内医疗器械的属地监管检查任务做了划分，同时建议明确"国务院药品监督管理部门负责制定全国职业化专业化检查培训计划，并组织实施"。

（九）跨区域监管协同及其责任

医疗器械监管的跨区域协同是当前产业发展要求和监管责任配置的一个重要议题。目前医疗器械委托生产和储运已越来越成为器械生产经营基本的组织形式，但注册人所在地监管责任越来越沉重而无力承受。有的器械委托和受托企业相距千里以外，跨区域启动的质量管理体系核查和监管，人力和财力资源等行政成本根本无法应对。从监管责任而言，受托生产经营所在地的监管部门发放了《生产许可证》或《经营许可证》，且受托的医疗器械生产经营活动就发生在其管辖区域内，从"全国一盘棋"监管的要求，其理应承担起主要监管责任。为此，对委托生产经营应实行"属证监管"向"属地监管"的转变，日常监管事权和责任应归于受托生产经营所在地的监管部门，并实行跨区域委托生产经营监管结果的互认。为此，课题组建议，新增跨区域监管协同的条款：明确医疗器械跨区域委托生产或经营的，由受托生产经营企业所在地省、自治区、直辖市人民政府药品监督管理部门负责对医疗器械生产经营活动实施监督检查。医疗器械上市产品持有人或者生产经营企业所在地省、自治区、直辖市人民政府药品监督管理部门对其监督检查结果实行互认；医疗器械上市产品持有人或者生产经营企业所在地省、自治区、直辖市人民政府药品监督管理部门认为有必要的，可以联合受托生产经营企业所在地省、自治区、直辖市人民政府药品监督管理部门开展跨区域检查。

（十）产品质量公告制度

质量抽查检验结果发现的问题，有的对质量安全性和有效性的影响非常明显，但也有的并不影响医疗器械产品的安全性、有效性。鉴于医疗器械质量抽查检验结果公告对企业声誉有非常大的负面影响，课题组建议，对质量抽查检验结果不影响医疗器械安全性、有效性的，可以不予公告。对产品安全性和有效性的具体研判，可以在配套规章中明确由公告发布部门确认。

（十一）技术性事项专家咨询制度

为了进一步优化医疗器械产品准入等行政决策过程，发挥专业人士在技术性事项中的决策作用，积极引入专家表决等机制，课题组建议国家建立医疗器械决策专家咨询制度。国务院药品监督管理部门和省、自治区、直辖市人民政府药品监督管理部门应当成立医疗器械决策专家咨询委员会，就医疗器械技术审评、审核查验、分类判定、质量检验等技术监管方面事项的进行决策咨询，必要时可以由专家表决形成决策咨询意见。如何科学发挥专家机制的作用还需在规章制定中进一步完善。

（十二）监管机构和人员的尽职免责规定

为了探索建立监管执法中的容错机制，形成对监管者促进发展的激励机制，让真正的改革创新者放手探索、大胆创新，课题组提出，医疗器械行政执法人员依据相关工作程序正确履行监管责任，不存在滥用职权、徇私舞弊、玩忽职守的，不予追究行政执法过错责任。行政执法人员可以向相关部门提出尽职免责认定申请。经认定不予追究行政执法过错责任的，在评先评优、表彰奖励等方面不受影响。

（十三）社会第三方专业技术机构

为了体现"社会共治"的治理理念，并借鉴国际社会第三方专业技术机构参与医疗器械行业治理的实践，课题组建议，在《医疗器械管理法》立法中明确提出，鼓励符合资质要求的社会第三方专业技术机构为医疗器械研制、生产、流通、使用、进出口活动提供相关技术服务。社会第三方专业技术机构应当依法独立、客观、公正开展服务，并增加了社会第三方专业技术机构可以受托协助医疗器械生产经营企业加强质量管理的相关内容。

（十四）完善法律责任体系

在民事责任方面，建议完善医疗器械上市产品持有人（注册人备案人）、生产企业、经营企业、进口代理人以及医疗机构的民事损害赔偿责任，包括首负责任制、连带责任制等；此外，研究构建医疗器械产品惩罚性赔偿责任制，进一步研究惩罚性赔偿的构成要件，例如责任主体、主观状态等内容。民事责任的分配在保障用械者合法权益的同时，应当与不同主体的权利义务相匹配。在行政责任方面，待各相关主体行为规范明确后，建议再进行有针对性的责任设计。在刑事责任方面，目前仅就行刑衔接及依法追究刑事责任的条款进行了研究；课题组注意到在现行刑法中，目前仅有"生产、销售不符合标准的医用器材罪"与医疗器械刑事责任直接相关，相比药品和食品等伪劣商品罪而言罪名较少。但医疗器械受众的广泛性、违法情形的复杂性、危害后果的严重性，并不比药品或食品类产品低，可考虑在本轮《医疗器械管理法》制定过程中同步启动相应医疗器械刑事责任体系完善的相关研究工作。

本文为国家药品监督管理局"《医疗器械监督管理条例》实施问题研究"以及中国药品监督管理研究会"《医疗器械管理法》立法前期研究"课题。项目承接单位：上海市食品药品安全研究会；项目负责人唐民皓（上海市食品药品安全研究会），主要执笔人唐民皓、孙佳斐

关于我国家用医疗器械管理制度框架的思考和建议

林峰[1]，周平[2]，高惠君[3]

1. 上海市药品监督管理局；2. 重庆医疗器械质量检验中心；
3. 上海市食品药品安全研究会

摘要： 本文通过对我国家用医疗器械发展现状以及相关监管法规和技术性指导文件的回顾和分析，结合与美国家用医疗器械管理法规和措施的比较，提出建立我国家用医疗器械管理制度框架的思考和建议。

关键词： 家用医疗器械；监管制度；立法研究

传统意义上，医疗器械主要在医院、临床实验室和诊室等专业医疗机构内由受过专业培训的医、护、技人员操作和使用。随着人民群众对个人健康的日益关注，一些可由个人消费使用的医疗器械正逐渐步入寻常百姓家。如血压计、体温计和血糖仪等测量类产品可用于对疾病的主动发现和科学评估，制氧机、雾化吸入器和无创呼吸机可用于辅助改善症状和促进健康，电动护理床、轮椅车和耳背式助听器可用于病患居家护理和机能补偿等。特别是经历了新冠疫情以后，人们的自我保健意识明显增强，一些原本用于专业医疗机构等固定诊疗场所的传统医疗器械，正被研发成为患者或健康人群在家庭护理环境中自行操作使用、对自我身体健康状态进行监测或自我诊疗的器械，即我们常说的"家用医疗器械"。

一、我国家用医疗器械生产和监管现状

近五年来，我国人均预期寿命已增长到 78.2 岁，基本医疗保险参保率稳

定在 95%，人民群众获得感、幸福感、安全感更加充实、更有保障和可持续。同时，我国已经成为全球第二大医疗器械市场。截至 2022 年底，我国医疗器械生产企业总数为 32,632 家，当年全国医疗器械生产企业主营收入达 12,400 亿元，比上一年增长约 20%。未来数年，我国医疗器械行业仍处于"黄金发展期"[1]。

据 2023 年 4 月 12 日在乌镇健康大会暨首届中国家用医疗器械创新发展论坛上的讯息，到 2025 年，我国医疗器械产业规模预计要超过 15,000 亿元；细分到家用医疗器械领域，2020 年我国家用医疗器械市场规模达 1363 亿元，2022 年该市场规模为 1639 亿元，2025 年市场规模将达到 3800 亿，市场前景广阔。根据中国医疗器械协会的数据，中国家用医疗器械市场规模在过去几年一直保持着快速增长的态势，预计未来市场规模将继续扩大，其中口腔护理、康复辅助、健康监测（如电子体温计、电子血压计、血糖仪）、健康补偿（制氧机、睡眠呼吸机）等产品市场表现尤为突出。

然而，由于我国家用医疗器械产业发展基础薄弱，产品技术含量不高，外销市场以"贴牌代工"为主，内销产品同质化现象突出，同时，针对家用医疗器械的监管法规等未能与此类产品和市场发展同步，逐步暴露出一些使用风险和安全隐患。

以曾经在某宝等电商平台可由消费者自行购买的激光近视弱视治疗仪（商品名：哺光仪）类产品为例，由于缺乏相关针对性标准和法规的规范要求，导致此类产品的生产、销售和使用出现乱象。令人更加担忧的是这类以"新面目"出现的诊疗或保健产品由非专业人员用于非医疗场景，不仅增加了风险的发生概率，也增加了风险发生以后的处置难度。

2023 年 5 月 26 日上海市药监局下发了《关于排查辖区内哺光仪经营使用情况的紧急通知》，紧急排查辖区内是否存在哺光仪类产品的经营、使用单位，重点关注青少年使用哺光仪类产品后的不良事件及相关舆情，根据实际情形，依法依规采取相应风险防控措施，及时报告重要情况[2]。同年 6 月 30 日，国家药监局综合和规划财务司发布《关于规范激光近视弱视治疗仪类产品注册管理工作的通知》，明确规定激光近视弱视治疗仪类产品作为第三类医疗器械管理，各省局不得再受理相应产品注册和延续注册申请。已受理的激光近视弱视治疗仪类产品注册和延续注册申请，应当立即停止审评审批，要求注册申请人向国家药监局申请注册，将激光近视弱视治疗仪类产品的审核提高到更加严格的管控层面。

从目前我国家用医疗器械的生产、销售和使用现状来看，不仅需要尽快从技术层面对其制定统一的质量评价体系，对家用医疗器械采取更加一致和科学的方式进行监管，保障此类产品本身的安全有效，而且急需从管理制度层面提出适宜要求，保障非医疗机构用户，特别是一些老弱病残用户在相关产品操作和使用过程中的安全有效，这既是满足"供给侧"的需求，也是贯彻"以人民为中心"发展理念的要求。

二、我国医疗器械监管法规中对家用医疗器械的相关要求

（一）家用医疗器械相关的监管法规现状

2000 年《医疗器械监督管理办法》（国务院令 第 276 号）的发布实施，开启了我国对医疗器械依法监管的历程，并逐步涉及家用医疗器械的相关要求（表 1）。如我国最早针对家用医疗器械监管的法规要求出现在 2009 年 5 月施行的《医疗器械广告审查办法》中，该规章首次提出了对"向个人推荐使用的医疗器械"的原则性要求。2014 年 3 月和 2021 年 2 月国务院二次修订《医疗器械监督管理条例》，对"由消费者个人自行使用的医疗器械"提出了说明书和标签的要求。但是，以上两份行政法规均未明确家用医疗器械的定义，与家用医疗器械相关的内容也不够具体。与 2014 年发布的《医疗器械监督管理条例》（国务院令 第 650 号）配套的规范性文件《医疗器械说明书和标签管理规定》（国家食品药品监督管理总局令 第 6 号）和《体外诊断试剂说明书编写指导原则》（国家食品药品监督管理总局公告 2014 年第 17 号）均未特别关注家用医疗器械，未对预期可"由消费者个人自行使用的医疗器械"或体外诊断试剂的说明书和标签提出针对性具体要求。

表 1   我国家用医疗器械监管相关法规和指导文件一览表

序号	发布时间	文件名称和文号	主要内容	备注
1	2009 年 5 月	《医疗器械广告审查办法》	第十八条　向个人推荐使用的医疗器械广告中含有任意扩大医疗器械适用范围、绝对化夸大医疗器械疗效等严重欺骗和误导消费者内容的，省级以上药品监督管理部门一经发现，应当采取行政强制措施，在违法发布广告的企业消除不良影响前，暂停该医疗器械产品在辖区内的销售	该办法现已被 2019 年 12 月发布的《药品、医疗器械、保健食品、特殊医学用途配方食品广告审查管理暂行办法》（国家市场监督管理总局令 第 21 号）所替代
2	2014 年 3 月	《医疗器械监督管理条例》（国务院令 第 650 号）	第二十七条　医疗器械应当有说明书、标签。说明书、标签的内容应当与经注册或者备案的相关内容一致。……由消费者个人自行使用的医疗器械还应当具有安全使用的特别说明	
3	2014 年 7 月	《医疗器械说明书和标签管理规定》（国家食品药品监督管理总局令 第 6 号）	未对预期可"由消费者个人自行使用的医疗器械"的说明书和标签做出针对性具体要求	
4	2014 年 9 月	《体外诊断试剂说明书编写指导原则》（国家食品药品监督管理总局公告 第 17 号）	未对预期可"由消费者个人自行使用的"体外诊断试剂的说明书和标签做出针对性具体要求	
5	2017 年 1 月	《医疗器械召回管理办法》（国家食品药品监督管理总局令 第 29 号）	未对使用单位为非医疗机构的或"由消费者个人自行使用的医疗器械"的召回情形做出相应规定	

序号	发布时间	文件名称和文号	主要内容	备注
6	2017年12月	《医疗器械网络销售监督管理办法》（国家食品药品监督管理总局令 第38号）	第十三条 …… 医疗器械零售企业从事医疗器械网络销售，应当销售给消费者。销售给消费者个人的医疗器械，应当是可以由消费者个人自行使用的，其说明书应当符合医疗器械说明书和标签管理相关规定，标注安全使用的特别说明。 第四十四条 …… 医疗器械零售企业将非消费者自行使用的医疗器械销售给消费者个人的，依照前款第一项规定予以处罚	
7	2019年11月	国家药监局医疗器械技术审评中心发布《关于公开征求〈家用医疗器械说明书注册技术审查指导原则（征求意见稿）〉意见的通知》	旨在指导家用医疗器械注册申请人撰写说明书和进行相关验证，同时也为技术审评部门审评注册申报资料提供参考。该征求意见稿首次提出了家用医疗械的定义 重点讨论了家用医疗器械说明书的内容要求、形式要求以及信息传递有效性验证步骤，还提出了家用医疗器械说明书和标签编写应遵循"简明易懂、避免信息过载、信息有效传达"的原则	该征求意见稿理念新颖、内容丰富、指导具体、要求清晰 目前尚未正式发布
	2019年12月	《药品、医疗器械、保健食品、特殊医学用途配方食品广告审查管理暂行办法》（国家市场监督管理总局令 第21号）	第六条 …… 推荐给个人自用的医疗器械的广告，应当显著标明"请仔细阅读产品说明书或者在医务人员的指导下购买和使用"。医疗器械产品注册证书中有禁忌内容、注意事项的，广告应当显著标明"禁忌内容或者注意事项详见说明书"	

续表

序号	发布时间	文件名称和文号	主要内容	备注
8	2020 年 12 月	《家用体外诊断医疗器械注册技术审查指导原则》（2020 年第 80 号）	本指导原则所称家用体外诊断医疗器械（IVD）（定义）是指可在非医疗环境中由非专业人士使用的体外诊断医疗器械。此描述包含 3 个要素： 1. 非医疗环境，指医疗机构之外非受控的一般使用环境，如家庭、学校、办公室、户外（非野外，环境应相对稳定）、公共场所等 2. 非专业人士，指未经过培训或认证的普通用户，如直接使用器械的消费者、患者、患者家属、普通护理人员（非专业护士） 3. 使用，是一个笼统概念，不仅指主动交互行为，如安装、设置、操作、储存、携带、清洗、消毒、更换配件、故障处理、丢弃等，也包括理解显示信息、接收提醒等被动交互行为。本指导原则中出现"使用"一词时泛指用户与体外诊断医疗器械发生的各类交互行为。其中"故障处理"仅指可由用户自行解决的简单问题，不包括需要由售后服务机构的专业人士进行的维修	1. 首次对"家用 IVD"等给出了定义 2. 针对家用 IVD 提出安全有效性评价的一般要求 3. 首次针对性提出了申报资料要求 4. 尤其在说明书和标签方面，首次提出了具体建议和要求
9	2021 年 2 月	《医疗器械监督管理条例》（国务院令 第 739 号）	第三十九条　医疗器械应当有说明书、标签。说明书、标签的内容应当与经注册或者备案的相关内容一致，确保真实、准确。 …… 由消费者个人自行使用的医疗器械还应当具有安全使用的特别说明	
10	2021 年 8 月	《医疗器械注册与备案管理办法》（国家市场监督管理总局令 第 47 号）	未对家用医疗器械的注册申报（备案）资料提出具体要求	

序号	发布时间	文件名称和文号	主要内容	备注
11	2021 年 8 月	《体外诊断试剂注册与备案管理办法》（国家市场监督管理总局令 第 48 号）	第四十四条　对预期供消费者个人自行使用的体外诊断试剂开展临床评价时，申请人还应当进行无医学背景的消费者对产品说明书认知能力的评价	首次提出对家用 IVD 临床评价的同时应进行产品说明书认知能力的评价要求
12	2022 年 3 月	《医疗器械经营监督管理办法》（国家市场监督管理总局令 第 54 号）	未针对家用医疗器械在经营管理中的特殊性提出相关要求	
13	2021 年 3 月	YY 9706.111—2021《医用电气设备 第 1–11 部分基本安全和基本性能的通用要求 并列标准：在家庭护理环境中使用的医用电气设备和医用电气系统的要求》	该标准是我国首个针对家庭护理环境中使用的医用电气设备和医用电气系统（以下简称"医用电气设备"）安全性的通用标准，它不仅明确了家用医用电气设备的范围，而且为家用带电医疗器械的设计、检验及其临床安全有效使用的监督提供了技术依据	于 2023 年 5 月起实施

2017 年 1 月发布的《医疗器械召回管理办法》（国家食品药品监督管理总局令 第 29 号）虽然提出了对"使用单位为医疗机构的"医疗器械召回要求，但对使用单位为非医疗机构或"由消费者个人自行使用的医疗器械"的召回情形未做出相应规定。然而，为了及时规范医疗器械网络销售中出现的敏感和热点问题，同年 12 月发布的《医疗器械网络销售监督管理办法》（国家食品药品监督管理总局令 第 38 号）首次提出了网络销售个人使用医疗器械的管理要求，并对"医疗器械零售企业将非消费者自行使用的医疗器械销售给消费者个人的"情形设立了行政处罚。

新冠疫情暴发以来，公众对医院就诊和居家保健的认识有所转变，对于家用医疗器械的需求和关注有了大幅度提升，但是由于缺乏顶层法规支撑和配套管理制度指导不足，各级行政监管部门尚未做好充分准备，相关注册人（备案人）和利益相关方对家用医疗器械的特殊性和风险还有待提高认识。

例如，国家市场监督管理总局 2021 年 8 月发布的《医疗器械注册与备案管理办法》（国家市场监督管理总局令 第 47 号）未对家用医疗器械的注册申报（备案）资料提出具体要求。而同时发布的《体外诊断试剂注册与备案管理办法》(国家市场监督管理总局令 第 48 号)却首次明确了"对预期供消费者个人自行使用的体外诊断试剂开展临床评价时,申请人还应当进行无医学背景的消费者对产品说明书认知能力的评价"的要求。2022 年 5 月起施行的《医疗器械经营监督管理办法》(国家市场监督管理总局令 第 54 号)作为新修订的《医疗器械监督管理条例》的配套性部门规章,也未针对家用医疗器械在经营管理中的特殊性提出相关要求。

(二)家用医疗器械监管相关的技术文件现状

值得注意的是,在我国医疗器械相关指导原则和技术标准中,已开始关注家用医疗器械,并逐步从定义、设计、检测、评价、说明书和标签等方面有序落实。

一是,国家药监局医疗器械技术审评中心于 2019 年 11 月发布了《关于公开征求〈家用医疗器械说明书注册技术审查指导原则(征求意见稿)〉意见的通知》。该指导原则旨在指导家用医疗器械注册申请人撰写说明书和进行相关验证,同时也为技术审评部门审评注册申报资料提供参考。该征求意见稿首次提出了家用医疗器械的定义,"是指可在非医疗环境中由非专业人士使用的医疗器械",并指出"非医疗环境""非专业人士"和"使用"这 3 个要素条件在产品全使用周期内均应满足。其次,该文件重点讨论了家用医疗器械说明书的内容要求、形式要求以及信息传递有效性验证步骤,还提出了家用医疗器械说明书和标签编写应遵循"简明易懂、避免信息过载、信息有效传达"的原则。该征求意见稿理念新颖、内容丰富、指导具体、要求清晰。虽然本指导原则目前尚未正式发布,但该家用医疗器械说明书监管工具提出后,相关企业说明书编写水平和药品监管部门对家用医疗器械的监管能力均有所提升[3]。

二是,在新冠疫情全球暴发期间,国家药监局于 2020 年 12 月发布了《家用体外诊断医疗器械注册技术审查指导原则》(2020 年第 80 号),作为供申请人和审查人员使用的指导文件,首次对家用医疗器械相关的"家用IVD""非医疗环境"和"非专业人士"给出了定义,并针对"家用体外诊断医疗器械"提出了安全有效性评价的一般要求。同时,该指导原则还针对性提出了申报资料要求,包括:分析性能评估资料、风险分析资料、说明书和标签和临床评价等。尤其在说明书和标签方面,首次提出了针对性的具体建议和要求。

三是，2021 年 3 月发布并于 2023 年 5 月 1 日实施的 YY 9706.111—2021
《医用电气设备 第 1-11 部分：基本安全和基本性能的通用要求 并列标准：
在家庭护理环境中使用的医用电气设备和医用电气系统的要求》，是转化采用
了国际电工委员会（IEC）制定的关于家庭护理环境中使用的医用电气设备和
医用电气系统基本安全和基本性能的通用要求标准，即 60601-1-11：2015 版。
该标准适用于"按制造商的使用说明书中指出的预期在家庭护理环境中使用
的医用电气设备和医用电气系统"。该标准的应用"不考虑医用电气设备或医
用电气系统是由无经验的操作者使用还是由经过培训的医护人员使用"。为了
明确适用范围，该标准对"家庭护理环境"也给出了定义。该标准是我国首
个针对家庭护理环境中使用的医用电气设备安全性的通用标准，它不仅明确
了家用医用电气设备的范围，而且为家用带电医疗器械的设计、检验及其临
床安全有效使用的监督提供了技术依据。

三、美国对家用医疗器械的相关管理要求

美国是较早对家用医疗器械进行监管的国家，从 2010 年起即启动一系列
家用医疗器械监管政策的制定计划，目前已经初步形成了较为完整的家用医
疗器械监管体系，对我国的监管实践具有一定的借鉴意义。

（一）美国对家用医疗器械的监管情况

1. 美国家用医疗器械的市场情况

根据 2000 年美国家庭和临终关怀调查的结果，大约有 1,355,300 名患者
正在接受来自 7200 个机构的家庭保健服务。2004 年，全美家庭护理和临终关
怀协会报告称，美国每年有超过 700 万人接受家庭医疗保健。由于患者转向
使用家庭医疗保健服务进行休养或长期护理，他们护理所需的医疗器械也随
之而产生。因此，复杂的医疗器械在家中更频繁地使用，很多时候是在不合
适的条件下使用。这反过来又对这些器械的安全有效运行产生了影响，尤其
是那些对正确操作或维护有复杂要求的器械。

2. 美国 FDA 对家用医疗器械的监管策略

美国 FDA 较早认识到家用医疗器械的安全有效正在成为日益重要的公共卫生问题。美国 FDA 表示："与其他医疗器械一样，FDA 对消费者在没有专业医疗帮助情况下自行使用的医疗器械进行监管，并关注人们如何安全有效地使用这些器械。"

美国 FDA 下属的医疗器械和辐射健康中心（CDRH）负责落实医疗器械的监管。然而，仅靠监管机构并不足以确保器械在家中使用时的安全有效。CDRH 收到了越来越多的关于家庭使用的医疗器械的不良事件报告。为此，美国 FDA 官网专门设置了"Home Health and Consumer Devices"网页，及时发布家用医疗器械相关监管信息。

除了美国 FDA 在整个医疗器械批准过程中所做的工作外，美国家庭医疗委员会还审查医疗器械在家庭使用中的问题，并建议采取进一步行动，以确保消费者能够安全有效地使用器械。

目前，美国 FDA 专题调查关注的焦点主要是：非处方（OTC）医疗器械、工作和旅行中安全使用尖锐物（针头和注射器）、装饰性隐形眼镜、隐形眼镜、吸奶器以及诊断测试用血糖监测设备和家用测试项目用器械，如胆固醇、人类免疫缺陷病毒（HIV）、更年期排卵（唾液测试）、排卵（尿检）、怀孕凝血酶原、阴道的 pH 值等。

（二）美国 FDA 对家用医疗器械的监管举措

1. 明确定义

美国 FDA 将家用医疗器械定义为："家用医疗器械是指预期在专业医疗机构之外的任何环境中为使用者提供的医疗器械，包括同时用于专业医疗机构和家庭的器械。

（1）使用者是直接使用该器械的患者（护理接受者）或在使用该器械时提供帮助的护理人员或家庭成员。

（2）合格的医疗保健专业人员是指具有熟练使用该医疗器械的技能和经验的持证或非持证医疗保健专业人士，他们能够帮助或培训受护者和护理人员使用和维护该器械。"

2. 实施"家用医疗器械计划"

美国 FDA 于 2010 年 4 月发布的《家用医疗器械计划》（*Medical Device*

Home Use Initiative）指出：美国人口老龄化和住院时间缩短的趋势继续使家庭医疗更加普遍。随着这些趋势的发展，大量的医疗器械，包括输液泵、呼吸机和伤口护理疗法正在家庭中使用。

在生活质量和护理成本方面，家庭护理可以为患者提供显著的好处，但家用医疗器械也带来了独特的挑战和潜在的安全风险。一是家庭医疗护理可能是由没有接受过医疗器械操作培训的非专业人员承担；其次是目前在家中使用的许多医疗器械并不是为非专业护理人员或在受控的临床环境之外使用而设计的。

美国 FDA 开始认识到安全、高质量的家庭医疗保健和能够满足患者家用需求的医疗器械的重要性，并启动"家用医疗器械计划"，通过采取以下行动来提升家用医疗器械的产品安全和使用安全。

（1）为家用器械制造商制定指导方针。

（2）开发家用器械标签库。

（3）与家庭健康认证机构合作，支持安全使用。

（4）加强上市后监管。

（5）提高公众意识和教育。

3. 开展专题调查并发布系列指南

美国 FDA 在 2011 年 10 月至 2012 年 1 月期间，通过国家家庭护理协会对消费者就家用医疗器械标签 / 说明书信息进行专题调查，并于 2014 年 11 月发布了《家用器械设计注意事项》（行业和食品药品监督管理局工作人员指南）（*Design Considerations for Devices Intended for Home Use*）。其中《家用器械设计注意事项》适用于处方和非处方（OTC）医疗器械，包括任何于家庭使用的Ⅰ、Ⅱ或Ⅲ类器械。该指南还提供了有关上市后应关注相关事项的建议。

4. 开设专门网页

为了让家用医疗器械各利益相关方更好地理解美国 FDA 的监管意图和目的，美国 FDA 官网开设了一个"Home Use Device"专题，将为家用医疗器械设计开发和安全有效使用制定的一系列规章制度和指南文件集中发布在该专题下。

5. 与社会各界合作

美国 FDA 通过与行业、标准团体、患者、医疗保健提供者和其他利益相关者共同合作，并开展以下的相关行动进一步提升医疗器械在家庭环境中使用的安全性。

（1）收集分析多方来源的信息，包括医疗器械不良事件报告，以评估家用器械的安全。

（2）与家庭护理的临床医生合作，向他们了解和咨询对医疗器械标签的需求和建议。

（3）与患者群体和家庭护理专业协会沟通，增进对该群体独特且不断变化的需求的认识和理解，从而促进器械的安全使用。

（4）参与家用器械的标准制定。

（5）组织和参与公共会议，讨论与家用医疗器械标签相关的问题。

（6）不断为医疗保健工作者和患者制定相关的指南和建议。

四、建立我国家用医疗器械管理制度框架的思考和建议

（一）明确家用医疗器械的管理原则

为适应家用医疗器械种类繁多、技术跨度大、使用场景和使用者背景复杂、产业快速增长等特点，更好地维护和增进民生福祉，加强对家用医疗器械的管理势在必行。笔者认为，对这类产品的管理应把握以下原则。

1. 以人民为中心

新发展理念指引发展方向和政策导向。管理制度和政策的制定始终要围绕如何改善和提高人民群众生命健康的福祉，因此，既不能回避目前家用医疗器械管理中暴露出的问题和困难，也不应被所谓技术性或经济性目标所干扰。同时，既要做到关注整体群众安全，也要关怀特殊群体需求；既要建立原则性的管理制度，也要有序推进可操作的管理措施；既要明确前瞻性制度规划，也要尊重产业发展结构不平衡的现状；既要及时发布系列性、指导性指南文件，也要为企业执行管理要求留出适当的过渡性空间。

2. 以市场需求为导向

医疗器械只有满足临床获益（临床价值）大于使用风险，且剩余风险可接受的前提才会获准上市。同时，只有在使用场景有转移到家庭护理场景的需求，才有转化为家用医疗器械的可能性和必要性。因此，家用医疗器械管理制度的设定和改进，应关注其特殊性，顺应和引导其市场需求，少设限多

设标，少指责多指导，在保证满足一般性安全有效的同时，为特殊场景下以及特殊人群使用家用医疗器械的市场需求给予一定的可及性通道。

3. 以全生命周期风险控制为目标

家用医疗器械的风险主要来源于非专业使用者和特殊的使用环境，所以，不仅要关注产品本身的安全和基本性能，还需要重点考虑人因设计和产品说明书编制，着眼于产品的全生命周期，全面识别风险和有效控制风险。可以产品说明书规范编制为抓手，以"简明易懂、避免信息过载、信息有效传达"为目标，明确说明书编写的相关内容要求和验证要求，并加强舆论宣传和引导。同时，对家用医疗器械的广告与市场推广、售前咨询与维护保养、售后服务与回收处置、网络销售与线下体验等环节，甚至信息发布和舆情应对，也应一并考虑并纳入风险管理的范畴。唯此才能有效防控产品使用风险、警惕行业系统风险，防范"黑天鹅""灰犀牛"事件的发生。

4. 警戒先于惩戒

人们常说"药有三分毒，械有三分险"。对于家用医疗器械，其发生不良事件的情形更加复杂，监测和警戒也更加困难。须牢固树立以保护使用者安全为前提，消除和防范群体性、多发性、严重危害并重的理念，既要广开不良事件报告通道、及时调查研判，更要准确分析危害原因和伤害程度、促进产品后续质量改进。从监管重点和策略上，既不过激，也不姑息，应以宣传和落实主体责任及主动召回规章制度为先，辅以评价和系统性整改等方式，必要时采取行政处罚、信用惩戒和责任赔偿等手段为宜。 总之，对于家用医疗器械设计制造中的可用性缺陷以及技术推广活动中的程序性违规等未造成使用者严重伤害的情形，要加强指导、鼓励优化、允许整改、慎用重典；而对于故意隐瞒、欺诈夸大、轻视生命而造成危害的生产和经营行为，应依法惩戒、追责赔偿。

（二）加强家用医疗器械管理制度的顶层设计，并在《医疗器械管理法》的立法研究中增加以下内容

1. 建议增设家用医疗器械定义的条款

（1）条款内容 家用医疗器械是指按注册人（备案人）产品使用说明书中宣称的预期在家庭护理环境中由非专业人士使用的医疗器械。

其中，家庭护理环境包括使用者生活的住所和使用者所处的其他室内

和室外环境，不包括只要使用者来访即有经过培训的操作者接待的专业医疗机构。

非专业人士指未经过培训或认证的普通用户，如直接使用器械的消费者、患者、患者家属、普通护理人员。

（2）条款编制说明　借鉴相关标准和国外管理经验，突出使用场景和使用者特点，以利于开展风险评估和临床评价。同时，强调预期用途，宣称主体为注册人（备案人），以便明确主体责任，依法落实管理要求。

2. 建议增设明确家用医疗器械说明书和标签要求的条款

（1）条款内容　家用医疗器械除满足医疗器械说明书和标签的一般性要求外，还应当具有安全使用的特别说明，内容应当简单、简明、容易理解、易于辨识，并应当印有规定的家用医疗器械标识。

（2）条款编制说明　由于家用医疗器械的用户通常医学知识有限，具有良好的用户可用性设计和高质量文字描述的说明书对于非专业用户群体安全有效地使用此类产品具有重要意义。同时，由于不良商家夸大和虚假宣传的情况时有发生，杜绝此类情况也是监管的重点[4]。另外，参考《药品管理法》第四十九条关于"麻醉药品、精神药品、医疗用毒性药品、放射性药品、外用药品和非处方药的标签、说明书，应当印有规定的标志"的规定，要求家用医疗器械说明书和标签上印有规定的标志（另行设计），以便于各利益相关方重视家用医疗器械管理的特殊性。

3. 建议增设明确家用医疗器械广告和网络销售要求的条款

（1）条款内容　医疗器械注册人（备案人）、医疗器械经营企业不得通过网络直接向消费者个人销售除家用医疗器械以外的医疗器械。

（2）条款编制说明　为进一步适应新业态、新模式发展，促进新技术、新产品推广应用，相关内容参考《医疗器械监督管理条例》（国务院令　第39号）第四十六条，以及2018年3月实施的《医疗器械网络销售监督管理办法》第十三条制定。

（三）制定与家用医疗器械管理配套的法规和规章，明确具体的实施要求和措施。

（1）家用医疗器械的风险控制应从良好的用户可用性设计着手，建议在《医疗器械注册和备案管理办法》中明确家用医疗器械注册申报（备案）资料要求，特别是说明书编制的相关要求。

（2）建议在《医疗器械经营管理办法》中明确家用医疗器械专业标识使用、售后服务、赔偿责任等要求。

（3）建议在《医疗器械广告审查办法》中明确对家用医疗器械的广告审查要求。

（4）建议在《医疗器械不良事件监测和再评价管理办法》《医疗器械召回管理办法》中明确对家用医疗器械的相关不良事件报告、召回或相关警戒要求。

（5）建议在建立医疗器械数据管理制度时，进一步明确和细化对家用医疗器械注册人（备案人）的数据登录要求，并要求对家用医疗器械的说明书等信息做到"应公开尽公开"。

考虑到家用医疗器械所涉及的社会覆盖面大、需求复杂和产业成长性空间，应在遵循家用医疗器械管理原则的基础上，相关的规范性文件均应广泛而充分地征询各利益相关方的意见和诉求后再予发布，并给予适当的试行期或实施过渡期。

（四）分门别类地有序发布技术审查指导原则

针对不同预期用途和适用范围的家用医疗器械产品，建议按照市场需求和产品使用风险的高低，分门别类发布相关技术审查指导原则，指导注册申请人（备案人）落实具体技术要求和管理措施。

（五）其他管理举措

1. 加强法规宣传与公众教育

加强公众对家用医疗器械的正确使用和相关风险的认知，通过《安全宣传周》等教育活动和相关科普性文件的发布，提高公众对家用医疗器械的安全使用意识。

2. 完善社会协作和信息共享机制

由于家用医疗器械是直接面对消费者（患者）的 TO-C 类产品，公众不仅关注此类产品制造商、经营商、维护保养服务商、耗材供应渠道等信息，同时对于产品技术迭代、抽检合格率、保险覆盖率、同类产品价格、性能、市场占有率、市场召回等信息也高度关注，所以，建议加强政府和社会团体

（如医疗器械行业协会、消费者协会、残疾人联合会、老年保健协会等）合作，建立和完善相关信息共享机制，逐步引导消费者（患者）科学判断、理性消费、合理实用，提升主动健康管理，促进家用医疗器械产业高质量发展。

3. 加强进口产品及境内代理人管理

加强进口家用医疗器械中新技术产品（如减肥类、医美类、护理类等）的监管，确保其符合我国的相关法规和标准；同时应密切关注不良事件监测和产品召回信息，维护国内患者或消费者的合法权益。

在《医疗器械管理法》立法研究中明确家用医疗器械管理相关要求，并逐步完善其配套法规和相关技术文件中对家用医疗器械全生命周期的管理要求，是监管部门提前谋划、前瞻布局、主动适应国内外医疗器械市场环境、技术环境和社会环境发展需求的有为之举、创新之举。相信此举不仅会得到国内外业界和社会的高度关注，对逐步建立和完善具有我国特色的医疗器械治理体系也必将产生积极深远的影响。

参考文献

［1］王宝亭，耿鸿武. 中国医疗器械行业发展报告（2023）［M］. 北京：社会科学文献出版社，2023.

［2］苏浩，曹学平. 乱象丛生 哺光仪迎来最严监管［N］. 中国经营报，2023-07-29.

［3］张伟. 2022 药品监管前沿研究［M］. 北京：中国医药科技出版社，2022.

［4］刘枭寅，刘静静，张晨光，等. 家用医疗器械监管模式研究［J］. 中国医学装备，2021，18（5）：144–147.

医疗器械再制造和维修国际制度比较研究

王伟庆[1]，卢智[1]，高惠君[2]

1.上海西门子医疗器械有限公司；2.上海市食品药品安全研究会

摘要： 参考国外主要国家和地区医疗器械翻新再制造方面的法规和监管制度，梳理国内医疗器械监管和产业现状，分析制约医疗器械循环利用存在的问题，在保证安全和质量水平的前提下，推进医疗装备的再制造，推动医疗器械作为我国高端智能再制造产业发展，更可以在行业内实现循环经济和资源再利用，为我国的碳达峰、碳中和和气候变化做出贡献。

关键词： 医疗器械；再制造；监管

发展循环经济是我国经济社会发展的一项重大战略。"十四五"时期我国进入新发展阶段，开启全面建设社会主义现代化国家新征程。大力发展循环经济，推进资源节约集约利用，构建资源循环型产业体系和废旧物资循环利用体系，对保障国家资源安全，推动实现碳达峰、碳中和，促进生态文明建设具有重大意义。

无论从全球绿色发展趋势和应对气候变化要求看，还是从国内资源需求和利用水平看，我国都必须大力发展循环经济，实现资源高效利用和循环利用，推动经济社会高质量发展。发展循环经济是国内外实践证明的可以实现经济、资源、环境、社会协同发展的一种发展模式。遵循"减量化、再利用、资源化"原则，着力建设资源循环型产业体系，加快构建废旧物资循环利用体系，全面提高资源利用效率，提升再生资源利用水平，建立健全绿色低碳循环发展经济体系，为经济社会可持续发展提供资源保障。

《十四五循环经济发展规划》提出了的总体思路和工作原则，以再利用、资源化为重点。坚持问题导向，着力解决制约循环经济发展的突出问题，健全法律法规政策标准体系。坚持市场主导，建立激励与约束相结合的长效机制，充分激发市场主体参与循环经济的积极性，增强循环经济发展的内生动力。坚持创新驱动，大力推进创新发展，加强科技创新、机制创新和模式创新，优化创新环境，完善创新体系，强化创新对循环经济的引领作用。

在我国分级诊疗、医疗新基建的大背景下，医疗装备装机数量不断增加，诸如大型医学影像设备，系统复杂，技术含量高、设备价值大，具有维修/升级、整机翻新、核心零部件高值化再制造、原材料资源化再利用等显著特点。国外的实践表明，通过维修/升级、翻新和再制造，可充分利用设备附加值、提高运行状态、延长服役寿命、减少电子垃圾，显著节约资源；并有利于政府、医院和患者降低费用支出，使更多患者获得高质量的医疗诊断。

（一）对环境的贡献。资源再利用是循环经济的重要原则。通过延长设备服务寿命，本来用于制造新产品的原材料和能源被节省下来。据全球诊断影像、医疗信息技术与放射治疗贸易协会（Global Diagnostic Imaging, Healthcare IT & Radiation Therapy Trade Association, DITTA）测算，翻新再制造后的每吨医疗设备能节省约 30 兆瓦时的耗电量。相较于新产品，翻新再制造后的医疗设备留下更少的碳足迹。通过减少初始原料的开采和零部件生产活动中的能源消耗降低二氧化碳排放。另外，一些医疗设备由于其独特的性能使用了许多稀缺的原材料，如铍和稀土。翻新再制造活动能够节省这些资源，并有助于确保供应。

（二）对社会的贡献。翻新再制造后的医疗设备价格更低廉，能提升高质量医疗服务的可及性。在保证安全性和高质量临床表现的同时，采用翻新再制造的设备能使医院减少 20%—30% 的成本。有效延长设备的服役年限，使预算有限的医院能够替换旧设备。通过淘汰陈旧设备，进一步提升医疗服务质量和安全性。

（三）对经济的贡献。医疗设备翻新再制造活动作为推动经济发展的新增长点，具有显著发展潜力。据 DITTA 报告，在 2013 年就有约 1.3 亿欧元的翻新医疗设备在欧盟销售。北美和欧洲是全球翻新医疗设备最大的市场。

在保证安全和质量水平的前提下，推进医疗装备的再制造，不仅可以推动医疗器械作为我国高端智能再制造产业发展，更可以在行业内实现循环经济和资源再利用，为我国的碳达峰、碳中和和气候变化做出贡献。

一、医疗器械循环利用的主要模式和概念内涵

医疗器械包括大量不同的产品，从患者检查手套、听诊器、婴儿保暖器和电动轮椅到植入式心脏起搏设备、磁共振成像扫描仪、大容量输液泵和呼吸机等。技术、产品生命周期、设备复杂性、目标用户和使用环境同样多种多样。虽然许多医疗器械是一次性的，但有些设备的使用寿命可以很长，可以在多个患者身上重复使用。对于这些设备类型，例如医学成像设备、自动体外除颤器、呼吸机等，正确的翻新再制造活动对于上市医疗器械的持续质量、安全性和有效性至关重要。

医疗器械的循环利用主要通过完成和（或）延长产品使用寿命的保值加工活动，模式包括：维修（repair）、升级（upgrade/reconditioning）、翻新（refurbishment）、再制造（remanufacturing）。本研究仅讨论翻新和再制造。

1. 医疗器械的翻新

翻新作为恢复设备性能的手段已经在许多国家广泛使用，但是，由于不同国家对翻新设备的定义不同，长期以来对翻新设备还存在一定的误解。联合国环境署对于翻新的定义是：指在维修或中间维修作业中为提高或恢复性能和（或）功能或满足适用的技术标准或监管要求，而对废物或产品进行的改造，其结果是使一种功能齐全的产品至少用于最初打算使用的目的。概括来说，翻新是通过维修手段将设备功能恢复的一种方式，使产品具有部分新的使用寿命。

医疗装备的翻新对医疗器械的性能和安全提出了更高的要求。美国 FDA 对于医疗器械翻新的定义是：修复／翻新／重建是将医疗设备恢复到原始设备制造商的原始规格或"像新的一样"。器械可能被恢复到当前规格，所做的更改没有显著改变成品设备的性能或安全规格或预期用途。这些活动包括修复部件、安装不改变原始设备预期用途的软件／硬件更新、更换磨损部件等。另外，在国际电工组织 2019 年发布的 IEC 63077（《医疗影像设备的良好翻新规范》）中对"翻新"的定义是：在旧医疗影像设备的预期使用寿命里，将其安全性和有效性恢复到与新设备相近水平的流程或流程组合（翻新工作可能包括维修、返工、更换磨损的部件以及软硬件升级，但不应包括为获取新

的产品注册而开展的工作）。

2. 医疗器械的再制造

再制造在一些发达国家已形成了一套比较成熟的做法和完整的产业体系，产品领域已深入到汽车、电子电器、工程机械、工业设备、国防装备等各个领域。联合国环境署对于再制造的定义：指在工业或工厂设施中发生的标准化工业过程，其中核心部件恢复到原来的新状态和性能或更好。再制造过程符合具体的技术规范，包括工程、质量和测试标准，通常会产生完全合理的产品。国家标准 GB/T 28619—2012（《再制造 术语》）对于再制造的定义：是指对功能性损坏或技术性淘汰等原因不再使用的废旧产品，通过专业化修复或升级改造，使其质量特性和安全环保性能不低于原型新品的过程。

美国 FDA 对于再制造的定义：是指对成品设备进行加工、处理、翻新、重新包装、恢复或任何其他行为，显著改变成品设备的性能或安全规格或预期用途。

3. 比较医疗器械翻新和再制造的定义

可以发现，两者主要的区别在于：翻新是通过维修手段将设备功能恢复的一种方式。翻新后的器械性能、安全设置与用途没有发生显著改动，不包括需要重新申请注册的操作，执行与已注册器械相同的产品标准。翻新设备的二次销售也不属于首次投放市场。相对于翻新，医疗器械再制造通过专业化的改造使得设备有了显著的性能提升或超过预期用途。再制造设备等同于新产品需要符合当前的法规要求。

二、我国医疗器械监管和产业现状

（一）政策发展分析

20 世纪 80 年代，由于当时的医院普遍资金匮乏，且诊疗水平亟待提高，购买二手或翻新的 CT、磁共振、X 射线机等医疗设备作为一种选择。彼时，大型二手进口医疗设备开始进入我国市场。这种情况持续到 90 年代中期，部分质量低劣的二手进口医疗设备的引进，导致故障频发，严重影响到诊断的准确性。

1996 年，原国家卫生部和原国家计委联合发布了《关于加强大型医用旧设备管理有关问题的通知》，明令禁止任何形式的二手医疗设备进口和使用。通知要求对购置的大型医用旧设备（CT、MRI、X 刀、γ 刀）必须取得《大型医用设备配置许可证》《大型医用设备上岗人员技术合格证》和《大型医用设备应用质量合格证》（简称"三证"）后方可使用。

2000 年 4 月 1 日，被称为"医疗器械行业母法"的《医疗器械监督管理条例》正式施行。其中第二十六条规定："医疗器械经营企业不得经营未经注册、无合格证明、过期、失效或者淘汰的医疗器械。医疗机构不得使用未经注册、无合格证明、过期、失效或者淘汰的医疗器械"。但并未对"过期、失效或者淘汰的医疗器械"做出明确定义或说明。由于大部分大型医疗设备没有有效期的规定，检验检测较难操作，对于淘汰医疗设备也未公布过目录。因此，对"过期、失效、淘汰以及检验不合格"这些情形都难以作出区分界定。但是，这些措施在当时极大遏制了二手医疗设备市场的发展。

2005 年 4 月，原国家食品药品监督管理局出台了《翻新再用医疗器械监督管理规定（征求意见稿）》，再次提到翻新再用医疗器械的定义：已使用过，由原生产企业或其委托的企业收回、翻新后再次销售、使用的医疗器械。这个规定对于医疗器械的翻新使用有了更加明确的规定，如能实施将会对于医疗设备的翻新利用有积极的推动作用。但是，非常遗憾的是该征求意见稿由于种种原因最终未能正式发布实施。

2014 年 3 月，《医疗器械监督管理条例》经国务院第 39 次常务会议修订通过正式发布，自 2014 年 6 月 1 日起执行。其中第四十一条规定：医疗机构使用单位之间转让在用医疗器械，转让方应当确保所转让医疗器械安全、有效，不得转让过期、失效、淘汰以及检验不合格的医疗器械。同样的，该条例中对"过期、失效、淘汰以及检验不合格的医疗器械"仍未做出明确定义。从实际情况来看，由于涉及国有资产转移，真正属于医疗机构之间转让医疗设备的行为并不多，大部分交易行为都由一些中间商操作，此类通过中间商转让、销售的二手医疗设备会存在质量安全的风险。

2020 年 12 月 21 日国务院第 119 次常务会议修订通过了《医疗器械监督管理条例》（国务院令 第 739 号）。其中，第五十五条规定医疗器械经营企业、使用单位不得经营、使用未依法注册或者备案、无合格证明文件以及过期、失效、淘汰的医疗器械。第五十六条规定医疗器械使用单位之间转让在用医疗器械，转让方应当确保所转让的医疗器械安全、有效，不得转让过期、失效、淘汰以及检验不合格的医疗器械。第五十七条规定禁止进口过期、失效、淘汰等已使用过的医疗器械。

2022 年 3 月 10 日国家市场监督管理总局发布了《医疗器械经营监督管理办法》（自 2022 年 5 月 1 日起施行）。其中，第四十五条规定从事医疗器械经营活动的，不得经营未依法注册或者备案，无合格证明文件以及过期、失效、淘汰的医疗器械。禁止进口、销售过期、失效、淘汰等已使用过的医疗器械。相关定义也未明确给出。

我国在对进口二手医疗设备、翻新医疗设备严格监管的同时，也在发布积极的产业政策，不断推动循环利用的研究与应用。

2015 年 5 月 7 日，由国家工业和信息化部（国家工信部）主办，再制造技术国家重点实验室承办的主题为"再制造 – 环保新起点，经济新亮点"的医疗设备再制造座谈研讨会在北京召开。国家工信部、国家商务部、国家发改委、原国家卫计委、海关总署、质检总局、原国家食品药品监督管理总局等国家政府机关领导出席会议，西门子医疗、中国电子科技 12 所、上海联影医疗等企业代表积极参与并达成共识。我国医疗设备再制造产业基础薄弱，属于一个全新的领域，医疗影像设备再制造市场缺乏相关的法规，缺乏监督和监管，建议相关部门和企业借鉴我国汽车零部件再制造发展经验，探索中国特色的再制造运行机制和管理模式，共同推进医疗器械再制造发展。

2017 年，国家工信部制定了《高端智能再制造行动计划（2018—2020 年）》，提出的主要任务之一就是医学影像设备关键件再制造技术创新与产业化应用。开展 CT、PET–CT 等医学影像设备 CT 球管、高压发生器、高转速液态金属轴承、CT 滑环、数字化探测模组的再制造关键技术创新与产业化应用。

在 2020 年版《全国鼓励外商投资产业目录》中，第三章制造业中的第 159 条列出国家鼓励外商投资机床、工程机械、铁路机车装备等机械设备再制造，汽车零部件再制造，医用影像设备等高端医疗器械及其关键部件再制造，复印机等办公设备再制造。此外，在该目录中的第二部分中西部地区外商投资优势产业目录中，海南省鼓励外商投资医疗设备及维修服务。

2020—2021 年，由中国循环经济协会、中国再制造 50 人论坛和世界经济论坛共同发起了中国高端医学影像设备循环利用与再制造课题研究。2020 年 8 月 27 日，"高端医疗影像设备再制造产业发展前景探讨会"在世界经济论坛北京代表处举行。国家发改委、国家工信部、国家商务部、国家市场监管总局、中国医学装备协会、中国循环经济协会、中国电科 12 所、飞利浦医疗、西门子医疗、通用电气医疗、联影医疗等企业代表参加研讨。共同解读国内相关政策，交流产业发展现状，分享国内外企业典型案例，对国内发展前景和挑战机遇献言建策。

2023 年 6 月 1 日，国务院印发《关于在有条件的自由贸易试验区和自由贸易港试点对接国际高标准推进制度型开放若干措施的通知》（国发〔2023〕9 号）。为推动货物贸易创新发展，支持试点地区开展重点行业再制造产品进口试点。相关进口产品不适用我国禁止或限制旧品进口的相关措施，但应符合国家对同等新品的全部适用技术要求（包括但不限于质量特性、安全环保性能等方面）和再制造产品有关规定，并在显著位置标注"再制造产品"字样。试点地区根据自身实际提出试点方案，明确相关进口产品清单及适用的具体标准、要求、合格评定程序和监管措施；有关部门应在收到试点方案后 6 个月内共同研究作出决定。有关部门和地方对再制造产品加强监督、管理和检验，严防以再制造产品的名义进口洋垃圾和旧品（适用范围：上海、广东、天津、福建、北京自由贸易试验区和海南自由贸易港）。

（二）循环利用现状

以医学影像产品为例，来自于分级诊疗政策大背景下的基层医疗市场需求放量、民营医疗机构的快速发展和老旧设备升级替换，我国医疗器械行业增速远高于全球平均水平，但是人均设备保有量仍然较低。随着国内政策和产业需求不断推进我国医疗影像市场发展，医学影像设备行业市场空间大，具有较大的发展潜力。

到达服役年限的医学影像设备通常作为退役固定资产等待报废处置。国内从事医学影像设备的原始制造商主要业务是新品制造，由于其产品社会保有量低、服役时间短，从事翻新再制造业务的企业相对较少，并且在一定程度上存在的非正规的回收利用会引发医疗事故、安全隐患、环境污染、资源浪费等问题。

从产业发展角度来看，旧医学影像设备翻新再制造具有很好的发展前景，但具体执行层面仍然面临许多困难。目前，我国对翻新再制造医疗器械的监管政策尚未放开。由于人口老龄化以及寻求更高质量医疗服务的人数不断增加，医疗服务需求的增长将推动市场增长。此外，医疗服务也面临巨大的成本压力，医疗机构寻求更具成本效益的解决方案。如果政策允许，我国将成为全球医疗设备的重要翻新和再制造基地，也同时具备潜在的消费能力。

三、制约我国医疗器械循环利用存在的问题

目前，我国医疗器械在翻新再制造方面缺乏有力的政策扶持。在市场准入与监管、旧件进口等政策方面尚需完善。翻新再制造的产业链不完整，废旧医疗设备逆向物流体系建设不完善，翻新再制造产品定位不明确，社会认知度不够。

（一）政策发展滞后

医疗器械翻新再制造产业链包括医疗安全、患者健康、环境保护、社会公共利益等多方面。总体来看，医疗器械翻新再制造符合循环经济的理念，也为我国医疗行业助力国家碳达峰、碳中和大目标提供了依据。但是，出于对医疗安全和行业规范的严格考虑，以及对本土医疗设备制造商的政策性保护，对医疗器械的翻新再制造政策不明确，监管严格。因此，医疗器械的回收、翻新和再制造都遇到了极大阻碍。同时，涉及医疗器械翻新和再制造的政府管理部门较多，不同管理部门对翻新再制造认知不同，对当前国际产业现状了解有待提高，各部门结合各自职能分工在制定产业发展规划时，在一定程度上统筹协调不够，致使执行过程中出现了不清晰的操作。

目前，我国对二手或翻新再制造医疗器械的监管政策尚未放开。2020 年修订通过的《医疗器械监督管理条例》（国务院令 第 739 号）规定：医疗器械经营企业、使用单位不得经营、使用未依法注册或者备案、无合格证明文件以及过期、失效、淘汰的医疗器械，以及禁止进口过期、失效、淘汰等已使用过的医疗器械。但未对"过期、失效、淘汰的医疗器械"做出明确定义。

对于超出三包期的医疗器械如大型医学影像设备，医疗机构会委托设备原始制造商或者第三方对设备进行维护或者换件更新，达到一定年限后就做淘汰处理，很少在医疗机构之间进行捐赠或者转让。这是由于 2020 年修订通过的《医疗器械监督管理条例》第五十六条明确规定：医疗器械使用单位之

间转让在用医疗器械，转让方应当确保所转让的医疗器械安全、有效，不得转让过期、失效、淘汰以及检验不合格的医疗器械。国有医院复杂的国有资产转移报废程序，以及二手或翻新医疗器械无法再次销售，阻碍了废旧医疗设备逆向物流返回原始制造商。虽然，该条例允许医疗机构之间可以通过转让、合作、租赁、捐赠等方式流通，确实有一部分使用过的医疗设备流向落后地区的县乡综合医院或民营医院。但是在执行过程中，明确要求转让方对转让后设备的运行和质量全面负责，这无形增加了转让方的运行维护成本和责任。同时，国内缺乏医疗设备旧件检测、翻新和再制造等关键环节的相关技术标准，缺乏准入机制。使得不少废旧医疗设备通常作为报废固定资产堆积在医院仓库中无法加以循环利用。

（二）产业发展缓慢

一是本土从事医疗器械尤其是大型医学影像设备的制造商相较外资企业，其产品市场保有量低、服役时间也尚未达到翻新和再制造年限，所以目前本土企业的主要业务集中在制造和研发新品，对参与翻新和再制造缺乏兴趣，无法形成行业合力；二是缺乏市场准入标准和评价机制，由于部分不合法、不合格的翻新或再制造医疗器械设备进入市场，带来负面影响，导致市场混乱，影响了正规产品销售；三是翻新和再制造共性技术和通用规范缺失，导致在旧件检测评估、翻新和再制造修复等关键环节没有建立相应的质量控制体系，再制造产品质量缺乏科学保障。

（三）行业认知偏见

医疗机构和社会大众对翻新再制造的理念还未充分理解，甚至存在偏见。一度把正规翻新和再制造产品与"二手产品"和"淘汰产品"混为一谈，在一定程度上减缓了行业的发展。近年来，部分媒体曝光"洋垃圾"进口的问题，也误导了消费者认为翻新和再制造就是旧货改造、以次充好，使得一些医疗机构和普通患者对于翻新医疗设备的有效性和安全性存在疑虑，很大程度上对于高质量的翻新和高科技的再制造打击很大，目前缺少对行业了解和正面宣传。

四、国际经验

我国的循环经济发展离不开与国际社会的广泛合作和沟通。秉持发展循环经济、建设生态文明的宗旨，积极推动我国与世界各国政府、国际组织、国际企业之间的交流与互动，通过深入的了解和积极的对话，加强我国与世界各国在循环经济领域的交流合作，为全球循环经济和低碳发展作出贡献。

（一）国外市场研究

再制造在欧美等发达国家已有几十年的发展历史，国外将再制造产业称为"朝阳产业"，无论在技术标准、生产工艺、旧件回收，还是在再制造产品的销售和售后服务等方面都已形成了一套比较成熟的做法和完整的产业体系。产品领域已深入到汽车、电子电器、工程机械、工业设备、国防装备等各个领域。

北美是翻新和再制造医学影像设备的最大供应商，年收入市场份额占全球市场的 50%；欧洲是翻新和再制造医学影像设备的第二大供应商，年收入市场份额占全球市场的 32%。同时，北美还是翻新和再制造医学影像设备最大的消费地，年均消费市场份额接近 48%；欧洲是仅次于北美的第二大消费地，其消费市场份额为 26%。

国外的私立医院对翻新医疗设备的需求相对较高。发展中国家的翻新医疗设备市场需求也在不断增加。这是由于一些发展中国家和欠发达地区的公立、私立医院的预算限制，以及日益重视减少资本支出及购置全新医械的开销。在翻新医疗设备的细分类型方面，医学影像设备占有较大份额，并将在未来保持其主导地位。磁共振和 CT 是翻新晋及程度最高的两大医学影像设备，贡献了全球医疗设备翻新市场接近一半的份额。医学影像、心血管和神经系统等设备的成本压力较高，这是推动全球翻新医疗设备市场增长的关键因素。

（二）国外监管政策研究

世界各国对翻新医疗设备也持有不同态度。据美国商务部发布的《全美旧（二手和翻新）医疗设备进口法规》中提到，全球有 79% 的国家和地区允许进口二手和翻新医疗设备，16% 的国家有条件地允许进口二手和翻新医疗设备，5% 的国家和地区明令禁止进口和销售二手和翻新医疗设备。

在美国，翻新和再制造的医疗设备允许出售和投放市场。"制造商"和"再制造商"对医疗器械售后服务，包括翻新、再制造等活动承担美国 FDA 法规合规的主体责任。美国 FDA 认为"再制造商"实际上是新设备的"制造商"。而"原始设备制造商 OEM"也是售后服务活动中对"制造商"的一种称谓。2021 年 6 月，美国 FDA 为了明确"服务"与"再制造"之间的区别发布了《医疗器械再制造》指南草稿，其中拟定了售后服务相关的定义。但截至本调研报告时，美国 FDA 尚未对这份指南发布最终定稿。

欧盟对于进口和销售医疗设备，无论是新产品还是翻新设备都需要遵守欧盟医疗器械法规［（EU）2017/745］的监管，对"制造商"的定义是：指制造或完全翻新设备或设计、制造或完全翻新设备并以其名称或商标销售该设备的自然人或法人。就制造商的定义而言，"完全翻新"是指对已经投放市场或投入使用的设备进行完全改造，或者用旧设备制造新设备，使其符合本法规，结合为翻新设备分配新的生命周期。这一定义类似于美国 FDA 使用的术语"再制造"。

亚太地区，日本在厚生劳动省法规定义的"上市许可持有人"的职责中没有限制医疗器械的翻新和再制造。但没有关于翻新和再制造的具体定义。翻新医疗设备被视为一种使用过的医疗设备，需要满足的条件是：在符合 JGMP-QMS 要求的设施中进行翻新；设备应从原产品的原厂发货。新医疗设备、使用过的医疗设备和修理医疗设备都属于受管制的类别。

新加坡在医疗设备翻新再制造方面没有具体的规定，只有经卫生科学管理局注册后，才可进口翻新设备。关于进口的翻新设备，没有特别的要求或限制。

马来西亚进口翻新设备须持有有效的注册证明书。目前马来西亚已经制定了一项有关医疗设备翻新活动控制的具体政策。马来西亚发布的《医疗器械监督 2016 年第 1 号通函》已概述有关规定。医疗设备指南文件"医疗设备的良好翻新实践"描述了行业翻新医疗设备的过程。翻新后的医疗设备需要提交与新医疗设备类似的注册档案，翻新商还必须能够证明他们遵循了马来西亚医疗器械管理局规定的 GRP 流程。

越南政府法令 69/2018/NDCP（2018 年 5 月 15 日）和通告 12/2018/TT-BYT（2016 年 6 月 15 日），禁止进口翻新医疗设备和备件。然而，欧盟和越南自由贸易协定中将再制造产品纳入其中，关于再制造产品的相关表述为："双方对再制造产品应给予与新同类产品相同的处理。为防止欺骗消费者，一方可能要求对再制造的产品进行特别标识。本条的适用自本协定生效之日起有一段不超过三年的过渡期。"

泰国和印度尼西亚则不允许进口翻新医疗设备和备件。

（三）良好的翻新实践

欧洲医用影像、电子医学与卫生信息技术协会（European Coordination Committee of the Radiological, Electromedical and Healthcare IT Industry, COCIR）成员于 2007 年认为，在确定如何高效、安全地翻新医疗设备方面存在空白。因此成立了一个小组来制定共同的"黄金规则"。2007 年制定了《良好翻新流程》并发表了一篇论文。该论文在政策制定者、监管机构和其他主要利益相关方之间共享，随后于 2009 年进行了更新。

在 DITTA 的支持下，美国医学影像和技术联盟（MITA）于 2016 年 2 月成功制定并发布了关于《医学影像设备良好翻新规范》的 NEMA/MITA 1-2015 标准。DITTA 与美国国家标准协会合作，向 IEC 提交请求，将 NEMA/MITA 1-2015 标准的内容发布为 IEC PAS 63077。该标准描述和定义了旧医疗影像设备的翻新过程，适用于将旧医疗影像设备恢复到与新产品相当的安全和性能状态，而不显著改变设备的性能、安全规格和（或）原始注册时的预期用途。该标准已由国际电工委员会于 2019 年 11 月发布。有力地促进了翻新医学影像设备的使用和市场准入，以及在全球统一翻新做法的重要性。IEC 63077 的潜在用户包括：①使用设备的医疗单位：使得他们能够清楚地分辨遵守良好翻新规范翻新过的产品和未遵守该规范的二手产品的差别；②监管机构：使得他们在监管制造商翻新活动、制定相关监管办法时有所借鉴；③制造商：使他们有明确的规范可依，以做好翻新工作，保证翻新产品的安全有效；④其他相关方：使他们知道什么是正确的翻新规范。

五、政策建议

（一）探索和制定适应我国国情的医疗设备翻新再制造产业发展规划

2017 年，国家工信部出台的《高端智能再制造行动计划（2018—2020年）》指出："开展医学影像设备关键件再制造技术创新与产业化应用。开展医学影像设备 CT 球管、高压发生器、高转速液态金属轴承、CT 滑环、数字化探测模组的再制造关键技术创新与产业化应用"。2020 年，国家商务部出台的《鼓励外商投资产业目录》，将医用影像设备等高端医疗器械及其关键部件再制造列入目录，对外资企业后续开展再制造业务起到了积极的推动作用。在上述利好政策的基础上，进一步制定更加详细的路线图，将会为整个行业带来更加明确发展方向。

1. 在监管部门信息共享、风险可控的前提下，加快推进在有条件优势的区域内率先开展以高端医学影像设备为代表的保税维修、翻新、再制造复出口（"两头在外"）的试点工作。积累实际经验，为全面推进产业化发展奠定基础。

2. 出台相关政策法规：逐步放开国内的翻新、再制造医疗设备的监管政策；明确行业主体在废旧医疗设备回收、运输、拆解、翻新再制造、售后服务等各个环节的责任。

3. 完善技术标准规范：参考国际上通行的标准规范，建立医疗设备翻新和再制造产业标准体系，如：质量评价体系、核心零部件再制造技术规范等。

4. 推动原始设备制造商践行生产者责任延伸制度，建立废旧医疗设备逆向回收体系，鼓励医疗机构积极加入到翻新再制造产业链中。"互利多赢"是原产回收翻新再制造的基础和生命力的源泉。

5. 逐步开放医疗设备及零部件的旧件进口，为国内有资质的设备翻新再制造企业提供充足备件。

6. 形成一批领军企业：形成规模的医疗设备翻新和再制造产业化群和国际领先的再制造企业。

（二）建立健全废旧医疗设备回收、翻新、再制造的法规、制度和标准

明确相关政府部门对废旧医疗设备翻新再制造的管理职责，制定发布翻新再制造设备的使用和准入机制，监督管理遵循风险管理、全程管控、科学监管、社会共治的原则。明确行业主体在废旧医疗设备回收、运输、拆解、翻新再制造、售后服务等各个环节的责任。积极推动中外监管机构进行深入的交流与对话。

1. 明确可用于循环利用和翻新再制造的医疗设备产品目录和范围，从事翻新再制造企业的管理办法。由医疗器械原注册人或其委托的具备相应条件的企业开展翻新再制造试点。加大对非法处理企业的处罚力度，保障对正规翻新和再制造产业的扶持。

2. 组织制定配套的国家 / 行业 / 团体标准，加快制定包括废旧医疗设备整机翻新、核心零部件再制造在内的相应技术标准。医疗设备翻新和再制造的产品应和新品一样有明确的技术指标、质量指标等具体要求。明确翻新和再制造企业的主体资质、技术流程等方面的能力要求和准入标准。确保废旧医疗设备翻新和再制造产业化过程中有配套的实施细则、标准、技术规范等做支撑才具有可操作性，继而更好地为行业提供指导，规范市场运行，提高消费者认可度。

3. 制定医疗机构使用翻新和再制造医疗设备的相关规定。探索医疗机构"以旧换再、以租代捐"等转让模式。

4. 加强行业自律，推进诚信体系建设，督促企业依法开展翻新和再制造生产经营活动。对资质齐全、质量管理体系良好、社会信誉好的医疗设备翻新和再制造企业，实施"简易核准 + 入境核销 + 周期监管"的检验监管模式。

（三）加强宣传和教育，提高社会大众认知

通过广泛的宣传，使卫生行政部门、医疗机构、生产经营企业乃至全社会，了解原始设备制造商回收、翻新、再制造的优越性和可行性，以及其与"二手废旧设备"的区别。同时积极发挥政府的引领作用，各级政府运用财政手段鼓励不同医疗机构酌情选用翻新再制造医疗设备。

人工智能医疗器械国际监管比较研究

彭亮[1]，刘枭寅[1]，张宇晶[1]，陈亭亭[1]

1. 国家药品监督管理局医疗器械技术审评中心

摘要： 人工智能医疗器械安全有效性评价是当前国际医疗器械监管领域的研究热点之一，开展国际监管比较分析有助于完善我国人工智能医疗器械监管要求，明晰发展方向。基于全球主要医疗器械监管机构近年来发布的人工智能医疗器械文件，开展中外监管要求比较分析。我国对于人工智能医疗器械的监管要求，在上市前评价、变更控制、信息透明、生存周期质控、真实世界监测、新技术评价等方面与国际先进水平基本相当，在重点产品评价方面处于领先水平。我国人工智能医疗器械监管已取得阶段性成果，今后还需进一步加强人工智能新技术、持续学习、真实世界性能、可解释性等监管科学研究，推进法规制修订、指导原则体系构建、创新平台合作、国际监管协调等工作。

关键词： 人工智能医疗器械；监管要求；国际比较分析

人工智能医疗器械是指采用人工智能技术实现其预期医疗用途的医疗器械，在提高医疗效率、增强可及性、提升医疗水平等方面发挥着重要作用。由于人工智能医疗器械具有自身特性，特别是当前主流产品所用深度学习技术具有数据驱动、快速迭代、黑盒等特性，传统监管方法难以保证此类产品的安全有效性，因此人工智能医疗器械安全有效性评价已成为当前国际医疗器械监管领域的研究热点之一[1]。

自2019年起，我国先后发布多项人工智能医疗器械指导原则和审评要点，积极推进人工智能医疗器械的科学监管，具有一定国际影响力。与此同时，全球主要医疗器械监管机构近年来尤其是2022年发布多份指南，基于各自国情和法规明确人工智能医疗器械监管要求。

此时开展人工智能医疗器械国际监管比较研究，不仅可以参考借鉴国际先进监管理念和经验，有助于完善我国人工智能医疗器械监管科学研究和监管要求，而且可以明晰我国在人工智能医疗器械监管领域的自身特色和发展方向，有利于进一步提升国际影响力和话语权。

一、方法

采用文献调研法开展人工智能医疗器械国际监管比较研究。由于全球医疗器械监管机构众多，其发布的人工智能医疗器械相关文件的种类和数量亦众多，故需考虑机构调研范围和文献调研范围。基于文献调研结果开展中外监管要求比较研究。

（一）机构调研范围

主要选取全球代表性医疗器械监管机构作为调研对象。考虑到 IMDRF 最具影响力，故选其成员作为监管机构调研对象，分别为澳大利亚、巴西、加拿大、中国、欧盟、日本、俄罗斯、新加坡、韩国、英国、美国。

（二）文献调研范围

在上述机构的英文网站上搜索人工智能医疗器械相关文件，选取主题为人工智能 / 机器学习的文件作为调研对象。由于文件的定位和性质不同，在人工智能医疗器械监管方面的作用和重要程度亦不同，同时不同机构的文献命名规则不同，存在同名文件定位不同、异名文件定位相同等情况，故需明确文件类型予以区分。

文件类型根据监管定位可分为规范性文件和指导性文件，前者供监管机构执行使用，如指南、指导原则和审评要点等；后者仅向监管机构提供相关建议，如工作方案、研究报告等。文件类型根据监管范围可分为通用类文件和产品类文件，前者适用于多个人工智能医疗器械产品种类，以解决共性技术问题；后者仅适用于特定人工智能医疗器械产品种类，以解决产品特有问题。文献调研以通用类规范性文件为主，以其他类型文件为辅。

（三）中外比较研究

基于文献调研结果，总结归纳各监管机构对人工智能医疗器械的监管关注重点，从上市前评价、变更控制、信息透明、生存周期质控、真实世界监测、新技术评价、重点产品评价等7个评价维度开展中外监管要求比较研究。

二、结果

（一）文献调研结果

中国共发布5份规范性文件，包括2份通用类文件和3份产品类文件[2-6]。美国共发布6份通用类文件（含2份草案），包括3份规范性文件和3份指导性文件，另外联合加拿大、英国发布1份通用类指导性文件[7-13]。英国单独发布2份通用类指导性文件[14, 15]。日本、韩国各发布1份通用类规范性文件[16, 17]。新加坡发布2份通用类文件，包括1份规范性文件和1份指导性文件[18, 19]。欧盟、澳大利亚等医疗器械监管机构尚未单独发布人工智能医疗器械文件。

在上述18份人工智能医疗器械文件中，通用类规范性文件8份，通用类指导性文件7份，产品类规范性文件3份，无产品类指导性文件。在通用类规范性文件中，中国、韩国、新加坡、英国从人工智能医疗器械整体角度明确相应监管要求，美国、日本主要从计算机辅助诊断类（CAD）产品角度明确人工智能医疗器械监管要求。通用类指导性文件主要由美国、英国、新加坡发布。产品类规范性文件仅有中国发布。

（二）中外监管关注重点

各医疗器械监管机构对于人工智能医疗器械的监管关注重点详见表1。

表 1　人工智能医疗器械监管关注重点

监管机构	监管关注重点						
	上市前评价	变更控制	信息透明	生存周期质控	真实世界监测	新技术评价	重点产品评价
中国 NMPA	数据质控；算法评估	更新类型；预定规格	说明书信息披露；用户培训；算法稳定性分析	需求分析；数据收集；算法设计；验证与确认；更新控制	真实世界性能；不良事件	持续学习；集成、迁移、强化、联邦学习；生成对抗网络（合成数据）	肺炎 CT；肺结节 CT；糖网眼底照片
美国 FDA	同上	更新类型；年度报告；预定规格	同上	算法开发十原则；良好机器学习实践	同上	持续学习；合成数据；图像重建与降噪等	/
英国 MHRA	数据质控；算法评估	更新类型；预定规格	/	算法开发十原则；良好机器学习实践	真实世界性能；不良事件	鲁棒性；可解释性；持续学习	/
日本 PMDA	同上	更新类型；预定规格	用户培训；算法稳定性分析	质量管理体系通用要求	同上	持续学习；用户参与学习	/
韩国 MFDS	同上	更新类型；预定规格	/	质量管理体系通用要求	同上	/	/
新加坡 HSA	同上	更新类型；预定规格	/	开发者；使用者	同上	持续学习；合成数据	/

注："/"表示监管要求尚未实施。

三、讨论

人工智能医疗器械属于医疗器械软件的子集，故各监管机构均在医疗器械软件的监管框架下研究人工智能医疗器械的监管要求，即在质量管理体系的要求下采用基于风险的全生命周期管理的方法进行监管，包括网络安全与信息安全、云计算、移动计算等方面监管要求。尽管有些监管机构未单独发布人工智能医疗器械文件，但不意味着没有监管要求，而是从医疗器械软件角度考虑相应监管要求。以深度学习为代表的数据驱动类人工智能技术是当前人工智能医疗器械产品所用主流技术，故各监管机构主要考虑此类技术带来的监管挑战。

（一）上市前评价

上市前评价主要关注数据质控、算法评估等监管要求，以解决数据驱动所产生的问题。数据是人工智能技术的基础，数据量的充分性、数据质量的优劣性、数据分布的合理性、数据来源的多样性、数据标注的规范性、训练集与测试集的互斥性是数据质控的关注重点。算法是人工智能技术的核心，算法选择、算法性能指标、算法训练与调优、算法验证与确认是算法评估的关注重点。其中，算法验证与确认主要包括算法性能评估、临床评价，前者可采用性能测试、压力测试、对比测试等方式，后者可采用临床试验（含回顾性研究）、同品种比对等方式；根据产品预期用途和风险水平确定验证与确认方式，并可基于第三方数据库进行验证与确认。

各监管机构在此方面的监管要求基本相同，细节存在差异。美国、中国的监管要求较为全面细致，其中美国要求临床试验采用多阅片者多病例（MRMC）设计，较为严格；中国明确第三方测评数据库可用于算法确认，并提出其专用条件以供建库方参考[2, 3, 7, 8, 16-18]。

（二）变更控制

变更控制主要关注变更注册触发条件，以解决快速迭代所产生的问题。若软件每次更新均需进行变更注册，不仅会大幅增加企业注册成本，而且会占用大量监管资源，因此需要明确变更注册触发条件。原则上，重大更新需变更注册，轻微更新通过质量管理体系控制而无需变更注册，具体而言主要有两种方法：一是根据软件更新类型区分要求，若影响产品预期用途、基本性能指标、输入输出类型等则需变更注册，单纯有限度增加训练数据无需变更注册，属于传统方法；二是采用"预定规格"进行控制，软件更新若超出"预定规格"范围则需变更注册，反之无需变更注册，属于新方法。

多数监管机构同时采用上述两种方法，细节存在差异。例如，在"预定规格"方面，美国拟实施预定变更控制计划，包括变更说明、变更方案、影响评估，监管要求最为细致；中国结合软件版本命名规则明确"预定规格"，新加坡从三方面细化"预定规格"，较为细致；日本、韩国仅做原则性要求[2, 3, 12, 16–18]。

（三）信息透明

信息透明主要关注说明书信息披露、用户培训和算法稳定性分析，以增强黑盒算法可解释性。由于可解释性对于医疗决策至关重要，需要"知其然知其所以然"，故后续需根据技术发展情况解决可解释性问题。

美国和中国在此方面监管要求较为具体。美国要求 CAD 类产品的说明书需披露算法性能评估信息、临床评价信息，提供用户培训方案，开展算法稳定性分析；中国要求辅助决策类产品的说明书需披露算法性能评估信息、临床评价信息，基于数据的算法还需披露算法训练信息，根据产品风险水平和用户专业程度提供用户培训方案，从输入输出角度开展算法稳定性分析[3, 7]。

（四）生存周期质控

生存周期质控与良好机器学习实践尽管用语不同，但本质相同。各监管机构和国际协调组织均在质量管理体系框架下，结合业界良好实践，明确或提供人工智能医疗器械生存周期质控要求或建议。

美国联合加拿大、英国发布算法开发十原则提供生存周期质控建议，后续拟制定良好机器学习实践相关文件；中国明确生产周期质控具体要求，涵盖需求分析、数据收集、算法设计、验证与确认、更新控制；新加坡从开发者、使用者角度提供生存周期质控建议，包括设计、实现、测试、使用、监测、评估[3, 13, 19]。

（五）真实世界监测

人工智能医疗器械上市后部署在真实世界，需要持续监测产品性能，持续评估算法泛化能力。若有不良事件需要及时报告，必要时采取干预措施，特别是持续学习。

在真实世界性能数据评价方面，各监管机构均处于发展初期阶段，监管要求大体相当，主要探索利用真实世界数据来评价算法更新等问题，需要考虑数据生成过程、评估指标确定等要求[3, 10, 18]。

（六）新技术评价

人工智能新技术评价不仅要考虑当前人工智能医疗器械所用新技术的评价问题，如合成数据、图像重建和降噪等，而且要根据人工智能新技术在医疗器械的应用趋势，结合其技术特征考虑评价问题，做好技术储备，如小样本、弱标注、非结构化数据等。美国从近期和远期两个维度关注新技术发展方向，如持续学习、合成数据、图像重建与降噪等，但尚未明确要求；英国重点关注鲁棒性、可解释性、持续学习等研究方向，亦未明确要求；中国对集成学习、迁移学习、强化学习、联邦学习、生成对抗网络（合成数据）等新技术进行原则性要求，对持续学习有明确要求；新加坡重点关注持续学习、合成数据，并明确相应要求[3, 11, 14, 18]。

持续学习是当前人工智能新技术评价的焦点，其从责任方角度可分为制造商控制型和用户参与型。前者算法更新完全由制造商控制，从更新频率上可分为阶段更新（算法锁定）、持续更新，无论何种更新均需制造商再确认，故算法更新通常会提升算法性能指标，责任明确，风险可控。后者算法更新由制造商和用户（如医疗机构、患者等）共同控制，存在以下问题：一是用户参与算法开发，需要承担制造商的法律责任，制造商和用户的法律责任不明；二是算法更新结果存在不确定性，可能会降低算法性能指标，产生相应风险；三是算法更新存在定制化问题，如同一算法部署在不同医疗机构，由于医疗机构的数据不同，经过相同时长的训练，不同医疗机构的算法更新结果亦不同，无法保证产品质量一致性。因此，各监管机构当前主要是明确制造商控制型持续学习的监管要求，尚在探索用户参与型持续学习的监管要求，例如，中国明确用户参与型持续学习可用于算法训练，但不得用于医疗实践；日本草拟了若干提议但未实施：医疗机构实施与制造商相同的质量管理体系，提供用户培训课程，为算法性能下降提供额外风险控制措施等[3, 16]。

（七）重点产品评价

人工智能医疗器械产品种类繁多，产品种类不同产品特性亦不同，因此需要结合产品特点细化监管要求，尤其是对重点产品。目前，全球只有中国发布了产品类规范性文件，包括肺炎 CT 图像软件、肺结节 CT 图像软件、糖网眼底图像软件 3 个重点产品[4-6]。

（八）不足与改进

因非英语国家的医疗器械监管机构未将全部文件翻译为英文，故文献调研可能存在遗漏，但对比较分析结果影响不大。由于欧盟对医疗器械统一监管，故未对欧盟所属国家进行文献调研，相关国家可能对人工智能医疗器械有单独监管要求，后续可对德国、法国等主要国家进行深入调研。

四、结论

我国对于人工智能医疗器械监管的框架、原则和要求，在上市前评价、变更控制、信息透明、生存周期质控、真实世界监测、新技术评价等方面与国际监管先进水平基本相当，在重点产品评价方面处于领先水平。

随着人工智能医疗器械新技术新产品的不断涌现，我国需要在现有工作基础上进一步加强人工智能医疗器械监管科学研究。一是持续开展人工智能新技术评价研究，结合技术特征明确监管要求；二是充分利用真实世界性能数据研究算法评估问题，特别是对算法泛化能力；三是深入研究用户参与型持续学习的监管问题，从法规、伦理、技术等角度明确责任分配原则和相应监管要求；四是结合技术发展趋势，深入研究算法可解释性问题[1]。

结合监管科学研究成果，我国需要进一步推进人工智能医疗器械监管工作，以满足产业发展需要，实现社会共治。一是切实完善法规制修订工作，如引入年度报告制度完善变更控制要求等；二是加速推进人工智能医疗器械指导原则体系构建工作，从技术、产品两个维度持续开展指导原则和审评要点制修订工作；三是基于人工智能医疗器械创新合作平台（www.aimd.org.cn），充分协调监管科学研究基地、重点实验室等外部资源，进一步提高监管能力和水平；四是积极参与人工智能医疗器械国际监管协调工作，包括但不限于 IMDRF、GHWP、AI4H 等国际协调组织，努力提升国际影响力和话语权[1]。

总之，我国对于人工智能医疗器械监管要求具有自身特色，整体而言处于世界先进水平，今后需参考借鉴国际先进监管理念和经验，进一步加强人工智能医疗器械监管科学研究，不断完善人工智能医疗器械监管工作。

参考文献

［1］彭亮，孙磊. 人工智能医疗器械监管研究进展［J］. 中国食品药品监管，2022，20（2）：30-35.

［2］国家药品监督管理局医疗器械技术审评中心. 关于发布深度学习辅助决策医疗器械软件审评要点的通告（2019 年第 7 号）［EB/OL］.（2019-07-03）. https://https://www.cmde.org.cn/xwdt/shpgzgg/gztg/20190703 141714991.html.

［3］国家药品监督管理局医疗器械技术审评中心. 国家药监局器审中心关于发布人工智能医疗器械注册审查指导原则的通告（2022 年第 8 号）［EB/OL］.（2022-03-07）. https://www.cmde.org.cn/xwdt/shpgzgg/gztg/20220309090800158.html.

［4］国家药品监督管理局医疗器械技术审评中心. 关于发布《肺炎 CT 影像辅助分诊与评估软件审评要点（试行）》的通告（2020 年第 8 号）［EB/OL］.（2020-03-05）. https://www.cmde.org.cn/CL0050/20526.html.

［5］国家药品监督管理局医疗器械技术审评中心. 国家药监局器审中心关于发布肺结节 CT 图像辅助检测软件注册审查指导原则的通告（2022 年第 21 号 ）［EB/OL］.（2022-05-26）. https://www.cmde.org.cn //xwdt/shpgzgg/gztg/20220526102356105.html.

［6］国家药品监督管理局医疗器械技术审评中心. 国家药监局器审中心关于发布糖尿病视网膜病变眼底图像辅助诊断软件注册审查指导原则的通告（2022 年第 23 号 ）［EB/OL］.（2022-06-02）. https://www.cmde. org.cn//xwdt/shpgzgg/gztg/20220602103048151.html.

［7］FDA. Computer-Assisted Detection Devices Applied to Radiology Images and Radiology Device Data – Premarket Notification［510（k）］Submissions［EB/OL］.（2022-9-28）. https://www.fda.gov/media/77635/down load.

［8］FDA. Clinical Performance Assessment：Considerations for Computer-Assisted Detection Devices Applied to Radiology Images and Radiology Device Data in Premarket Notification（510（k））Submissions［EB/OL］.（2022-9-28）. https://www.fda.gov/media/77642/download.

［9］FDA. Proposed Regulatory Framework for Modifications to Artificial Intelligence/

Machine Learning（AI/ML）–Based Software as a Medical Device（SaMD）– Discussion Paper and Request for Feedback［EB/OL］.（2019–4–2）. https:// www.fda.gov/media/122535/download.

［10］FDA. Artificial Intelligence/Machine Learning（AI/ML）–Based Software as a Medical Device（SaMD）Action Plan［EB/OL］.（2021–1–12）. https://www. fda.gov/media/145022/download.

［11］FDA. Spotlight：Digital Health Regulatory Science Research Opportunities［EB/ OL］.（2022–10–27）. https://www.fda.gov/media/162644/download.

［12］FDA. Marketing Submission Recommendations for a Predetermined Change Control Plan for Artificial Intelligence/Machine Learning（AI/ML）– Enabled Device Software Functions［EB/OL］.（2023–4–3）. https://www.fda. gov/ media/166704/download.

［13］FDA，HC，MHRA. Good Machine Learning Practice for Medical Device Development：Guiding Principles［EB/OL］.（2021–10–27）. https://www.fda. gov/media/153486/download.

［14］MHRA. Software and AI as a Medical Device Change Programme – Roadmap ［EB/OL］.（2022–10–17）. https://www.gov.uk/government/publications/ software–and–ai–as–a–medical–device–change–programme/software–and–ai– as–a–medical–device–change–programme–roadmap#introduction.

［15］MHRA. Software and AI as a Medical Device［EB/OL］.（2023–4–6）. https:// www.gov.uk/government/publications/software–and–artificial–intelligence–ai– as–a–medical–device/software–and–artificial–intelligence–ai–as–a–medical– device.

［16］PMDA/NIHS. Guidance for evaluation of artificial intelligence–assisted medical imaging systems for clinical diagnosis［EB/OL］.（2019–5–23）. https://dmd. nihs.go.jp/jisedai/tsuuchi/Guidance_for_evaluation_of_AI_assist ed_systems.pdf.

［17］MFDS. Guideline on Review and Approval of Artificial Intelligence（AI）and big data–based Medical Devices（For Industry）［EB/OL］.（2020–11–4）. https:// www.mfds.go.kr/eng/brd/m_40/down.do?brd_id=eng0011&seq= 72623&data_ tp=A&file_seq=1.

［18］HSA. Regulatory Guidelines for Software Medical Devices–A Life Cycle

Approach［EB/OL］.（2022-4-29）. https://www.hsa.gov.sg/docs/default-source/announcements/regulatory-updates/regulatory-guidelines-for-software-medical-devices--a-lifecycle-approach.pdf.

［19］MOH，HSA，IHiS. Artificial Intelligence in Healthcare Guidelines［EB/OL］.（2021-10）. https://www.moh.gov. sg/docs/librariesprovider5/eguides/1-0-artificial-in-healthcare-guidelines-（aihgle）_publishedoct21.pdf.

本文为科技创新2030-"新一代人工智能"重大项目（2020AAA0105000，2020AAA0105001）阶段性成果。本文改自彭亮，刘枭寅，张宇晶，陈亭亭，人工智能医疗器械国际监管比较研究，中国数字医学，2023，18（5）：1-7

数字疗法医疗器械质量风险研究

李萌[1]，王晨希[2]

1.国家药品监督管理局信息中心；2.中国食品药品检定研究院

摘要：本文针对数字疗法产品的共性技术问题展开讨论，分别从根据医疗器械定义，给出数字疗法产品关键属性，从结构组成、预期用途、循证医学和参与者等方面加以界定和限制[1]。重点讨论了包含数据质量、设计变更和算法构建等方面阐述了产品的设计开发问题，明确了产品使用环节的网络安全、可用性和强度配置等技术风险，提出来随机对照临床试验开展过程面临的问题，通过分析和讨论，为日后针对此类产品的监管提供了思路和建议。

关键词：数字疗法；循证医学；变更；强度；可用性

近年来，数字医疗产业迅猛发展，以数字疗法医疗器械为代表的产品进入我们的视角。数字疗法的概念最早是由美国的 OmadaHealth 公司的创始人 Sean Duffy 于 2013 年提出，关于数字疗法的定义最早来自于国际数字疗法联盟，其中明确数字疗法是依靠高质量的软件为患者提供基于循证医学证据的干预措施，实现预防、管理或治疗疾病及其症状[2]。而韩国食品药品监督管理局在发布的数字疗法审查指导原则中提出数字疗法的定义，一种独立软件能够为患者提供基于循证的预防、控制或治疗医疗残疾和（或）疾病的手段[3]。按照医疗器械的定义，结合数字疗法产品的自身属性和特性，数字疗法医疗器械定义应从结构组成、预期用途、循证医学证据、参与者等 4 个方面进行要求，对于数字疗法医疗器械形态是医疗器械独立软件，但是独立软件可以联合药物和（或）器械使用，从治疗效果上独立软件可以是主要作用也可以是辅助作用。数字疗法医疗器械的预期用途是用于疾病的治疗、预防、缓解，治疗过程中可以包含评估和诊断，这也就意味着数字疗法医疗器械是基于医学原理或医学模型的，但最终目的是疾病治疗的[4]。关于循证医学证据是要有科学权威、行业公认的诊疗指南或专家共识，对于国际的指南和共识还要考虑人种和地域的差异。此外对于无指南和共识作为循证医学证据的，可以考虑高级别的杂志文献和研究性临床，也要考虑人种和地域的差异。数字疗法医疗器械与传统医疗器械软件不同之处就在于参与者，包括医生、患者、监护人、管理员等，且患者在整个治疗过程中是深入参与的。综合以上因素，数字疗法医疗器械应归纳为一种独立软件，能够提供基于循证医学证据，实现对疾病的预防、控制或治疗。

一、问题

数字疗法医疗器械是数字化技术和医疗行为的深度结合，然而新的技术必然引入新的风险，数字疗法医疗器械的风险应关注产品的全生命周期过程[5]，应从以下 6 个方面展开讨论。

1. 数据质量问题

数字疗法医疗器械存在与硬件、软件、服务和（或）药品组件等适配的情况，而适配过程中所产生的数据是作为数字疗法医疗器械的输入的。这里边的硬件和软件包括并不限于是医疗器械，硬件除了包含影像设备、生理参数采集设备等之外还包括智能手机、平板电脑、VR 头盔、可穿戴设备、生物传感器、摄像头、麦克风等，软件包含医疗器械独立软件、软件组件和通用软件。软硬件形态的多样性必然导致所产生数据的多元异构。除此之外，数据质量还受硬件本身影响，以可穿戴式设备为例，通常情况下，可穿戴设备具有体积小，元器件集成度高，功耗小，使用环境复杂等特点，这些要素会影响到采集的数据分辨率，而数据分辨率将直接影响到数据的解析和可用度，此外不同类型的传感器也会产生不同格式的数据，影响数据获取和生成过程的准确性、可靠性和可重复性[6]。由于缺少相关的数据信息标准和规范，将导致数据的分辨率差、数据格式多元、采集不准确等问题，严重影响数据质量，也将直接或间接影响到数字疗法医疗器械的治疗、诊断和评估[7]。

2. 人因工程问题

数字疗法医疗器械与传统的医疗器械产品相比，用户的参与度较高，产品的设计需要优化目标人群的适用性、参与度和依从性。用以人为本的方法设计产品，考虑用户核心需求、能力、使用环境和设备界面[8]。主要包含以下 4 个方面。

（1）首先是人为因素影响，数字疗法医疗器械是为用户提供个性化治疗或干预方案的，要重点考虑用户的个人实际情况，包括语言能力、健康知识水平、数字健康认知水平、文化背景、残障情况、特殊患者的情况、能力和需求、患者年龄等，这些用户特征因素都会影响到患者对产品的适用性[9]。

（2）其次是产品因素影响，主要是用户界面和展示设计，这其中包括使用效率问题，完成治疗任务时产品的反应时间、完成时间、操作功能反馈等；易学问题，任务的难度，能否完成等；易理解问题，消息是否易辨识，用户的输入方式，响应时间超出预期告知用户问题，关键功能执行操作的撤销等；接口协助问题，借助用户接口、帮助功能或用户文档集提供的手段，用户应能够学习如何使用某一功能。

（3）此外就是依从因素影响，数字疗法的特点是借助多媒体元素内容，如视频、音频、游戏等，这些多媒体元素对于用户来讲是存在心理疲劳度或心理使用期限的，多媒体元素特别是游戏内容对用户导致的上瘾或沉迷也是需要特别关注的[10]，此外治疗训练时间的要求也是比较重要的因素。

（4）最后是强度配置影响，这种强度一般是指训练、治疗、管理的量值，强度的概念对于数字疗法医疗器械尤为重要，主要是考虑同一产品对于不同的患者群体的适合度是不一样的，这就需要提出强度配置的概念，强度配置可以从以下两个方面展开，首先是可供患者使用的强度有多大，其次是患者使用的频次，这两点并不排斥，患者使用的强度实际上就是产品通过不同的参数配置实现不同的预期用途，在此环境下，数字疗法产品的强度就是指达到产品某种表现行为的特定配置参数。例如，患者通关训练游戏的速度是由产品算法中的一个函数决定的，产品根据使用环境或者患者需要进行配置，此外使用者与产品的互动时间或者与产品的暴露时间是定义强度的方法。

3. 网络安全问题

数字疗法医疗器械的使用环境包括医院内和医院外，但以院外的社交和家庭环境为主，而院外复杂的环境使产品的使用面临着网络安全风险，这些风险主要包括患者隐私、传输安全和产品安全等。对于所适配的软硬件采集患者数据过程中的数据类型、采集方式、数据被保留时间以及数据信息使用方式和授权使用人员等，如果产品的面向对象是儿童，儿童信息泄露问题更应被关注[11]。传输安全主要是基于数据传输过程中的完整性和保密性，聚焦于数据采集、传输、存储的协议健壮性，传输过程中数据形态，例如数据格式、数据参数、数据内容、加密算法、访问控制模型等。隐私暴露点的使用方式、隐私数据的访问方式。产品安全着眼于从功能角度，考虑客户端安全、组件安全、敏感数据安全、内存安全等，主要集中在隐私数据脱敏、无人值守下的自动注销、日志审核追溯、节点鉴别、人员鉴别、恶意软件探测等。此外不断变化的外部环境也会带来安全隐患，日常使用的移动终端的操作系统升级和变更具有随意性和实时性，更应重点关注如何保护患者和终端用户的隐私信息[12]。

4.产品变更问题

产品的设计变更对于医疗器械产品监管来说是需要重点关注的，数字疗法医疗器械的变更同样也会引入新的风险。但数字疗法医疗器械产品有其自身特点，涉及各个方面。多媒体元素的修改和替换，对于含有多媒体内容的产品，随着用户对产品的使用，会定期对视频、音频、游戏等内容进行调整和修饰，也会有内容达到用户的心理使用期限的情况而对内容进行替换，这些都属于设计变更。以循证医学为依据的数字疗法医疗器械，循证医学是产品的依据，但是循证医学一般来源于医学诊疗指南或临床专家共识，如果这些指南和共识发生变化，也会直接引起产品的核心算法的改变。数字疗法医疗器械受使用环境影响，大部分部署在手机或者平板电脑上，移动终端的外部环境升级和变更是实时的，这些变更可能会导致产品运行的不稳定和不兼容。总之，设计变更形式多种多样，但风险是客观存在的[13]。

5.设计开发中的对照问题

首先，数字疗法医疗器械是基于临床作用机制，模型驱动，按照相关标准和指南进行设计开发的，产品开发过程中的心理学范式与游戏设计、视频制作、音频制作、图片制作如何建立对应关系，从而确保产品设计过程遵循严格的循证医学依据。例如，认知行为疗法是一种心理学范式，通过识别和改变负面思维模式和行为模式，改善心理健康。数字疗法通过模拟真实生活场景和情景，帮助用户识别和改变不良的认知和行为模式，产品设计开发过程中对于游戏需要设置挑战和奖励机制，保持动力，激发兴趣。建立用户反馈机制，用户了解自身的表现和进步，提升参与度和治疗效果[14]。心理学范式与多媒体元素设计的对照关系是否科学准确，会直接影响产品质量和临床疗效的。

其次是数字生物标记物，美国 FDA 将数字生物标记物定义为从数字健康技术中收集的一种特征或一组特征，可作为正常生物过程、致病过程或对暴露或干预（包括治疗干预）的反应的指标进行测量。数字生物标记物在数字疗法医疗器械领域属首次提出，借助于以语音、体液、步态、表情、力触觉为代表的数字生物标记物建立与疾病的关联关系，从而用于患者疾病的诊断和评估，例如，让研究参与者完成智能手机上的结构化点击练习，以测量点击的位置和点击之间的时间延迟，以识别神经系统疾病早期征兆的信号。一个人的睡眠、行走运动、一般活动能力以及平衡能力可能成为帕金森病、慢性阻塞性肺疾病、多发性硬化症和股骨头骨折康复等疾病的数字生物标记物，数字生物标记物与疾病之间的模型和对应关系是决定数字疗法医疗器械产品质量的关键。

6. 临床试验问题

数字疗法一直强调基于循证的医疗干预，并采用循证医疗的框架来评估其临床收益和经济价值。数字疗法产品一般按照药品的随机对照试验来支撑循证医学，这是证明有效性的主要途径。

首先，从参加试验的患者来看，数字疗法是需要考虑特殊的医疗环境和外在经济条件对患者治疗的影响，也需要考虑人体在使用数字疗法过程中需要付出的时间和精力成本。这些条件都是数字疗法必须考虑进去的，只要患者在使用过程中的外在条件出现改变，实际效果就会出现偏差。

其次，从干预来看，数字疗法需要不断迭代，研发的时间都很短，可能几个月就要迭代一次。同时，数字疗法的结构化程度较低，从开始的产品设计就依赖于定性而不是定量，开发路径更多是直接和用户互动来进行评估。这些在传统的循证医学领域内都是很难被纳入的[15]。

再次，从对照组来看，数字疗法在 3 个方面面临挑战：对照组的建立和识别、安慰剂效应和均值：①对照组的建立就充满了挑战，数字疗法要建立一套无效的治疗课程来作为安慰剂，不仅成本高昂，而且实际比对效果并不一定理想。例如，如何设定什么样的训练行为是无效的就充满了争议。②安慰剂效应对数字疗法并不适用。安慰剂效应是基于患者主观心理产生的治疗积极影响，数字疗法所强调的主观管理很难对客观效果和主观安慰剂效应进行区分，这事实上动摇了处方数字疗法的根基。③对照组的平均值对数字疗法仍然十分模糊。例如，在治疗中，一组用户非常受益，但另一组用户则需要附加部分条件，如技术支持或其他才能达到理想的效果，这样的比较意义就很小。事实上，疾病管理是极其个性化的，很难用简单的一个群组的治疗来获得完全共性的治疗结果[16]。

二、对策

产业界应通过建立良好的设计开发实践，保证产品的高质量。

1. 规范数据质量

明确数字疗法产品输入数据质量的管理目标与质量管理标准，可结合标准对数据质量进行分类管理，明确不同数据之间的关系和依赖性。对数据质量的管控，建议从以下方面进行：数据质量实时监控、数据质量评估以及数据自动修正。

（1）数据质量实时监控　主要针对从外部系统抽取的或是从外部传送的接口数据，通常从及时性、有效性和完整性等指标监测接口内容本身的数据质量问题，还需要对采集程序进行监控，如接口采集程序是否正常启动、是否正常结束等。

（2）数据质量评估　是指对融合后的数据进行质量评估。首先从确定评价对象和范围着手，然后选取数据质量维度及评价标准，确定质量测度及评价方法，之后按照配置的评估指标执行评估，产生权重化的评估结果，最后生成质量结果和报告[17]。

（3）数据自动修正　是指对于有错误或不一致的数据，部分数据可以进行自动化的探测和更正。例如，时间的表达可以是 DD/MM/YY，也可以是YY/MM/DD，可以通过智能算法探测原始系统的表达方式，制定映射规则，实现日期格式的一致性。

此外要保证数据的规范性、流通性和共享性，就要搭建统一的数据标准体系[18]。开展数据治理标准相关工作，包括数据定义与分类（元数据）、主数据、参考数据（数据字典）、数据模型、管理与技术类、质量评估类等内容。

2. 人因工程提升与改进

人因工程是将有关人类身体、感官、情感和智力能力以及知识限制应用于产品设计和开发的过程。这一过程可以使数字疗法产品更直观、更容易使用，并可能降低使用的风险，同时增加临床收益[19]。为了保证患者和使用者的利益和保护，并且满足监管部门的要求，软件开发人员在产品的设计和开发中要考虑人为因素和可用性设计原则。将人为因素和可用性工程结合起来是一个迭代过程。该过程涉及定义产品的预期用户，并了解可能影响他们安全有效使用产品的用户特征。

首先，用户界面设计时，用户错误使用和危险识别应该贯穿于产品人因工程设计的整个过程中。这些包括用户与设备的物理和软件组件之间的所有交互点，例如标签、使用说明、向用户提供信息的元素以及整个用户系统交互的逻辑。通常有 3 种建议的方法来减轻与使用相关的风险，按照优先顺序，为：设计的固有安全性、设备中的保护措施和（或）安全信息。有关产品的一些风险和担忧可以通过适当的设计直接缓解。例如，对于 AR/VR 设备的设计，通过为耳机提供所需的可调节性，可以以简单的方式减轻与耳机重量和接触压力相关的不适感，从而使大多数用户能够实现舒适的佩戴。通过启用硬件和两个近眼显示屏相对位置的软件调整，以适应用户的瞳孔间距离。AR/VR 设备导致的晕屏等副作用可以通过提高显示器分辨率和帧速率来降低，也就是说，显示器可以以多快的速度刷新以平滑屏幕上的运动和闪烁以及减少图像"延迟"，或用户的头部移动和图像更新之间的滞后对这一运动作出反应[20]。

其次，对于数字疗法设计也有帮助。以 AR/VR 设备的软件为例，软件可以降低用户和图像运动的频率和强度，以降低网瘾症的发生，以及与物理对象和周围环境碰撞的风险。软件还可以通过限制用户在应用程序中保持活动状态的时间，这些剂量限制可以是自适应的，对新用户来说是严格的，并且随着用户对持续使用的 AR/VR 的负面影响表现出越来越不敏感的迹象，这种限制会越来越小。这些设计考虑因素也可以适应更脆弱的用户，包括儿童、老年人和有认知或其他障碍的人。

此外，软件设计还可以经常征求用户关于产品使用不舒服或不安全体验的反馈，做出回应并按照要求进行修改验证。警告、保障和培训模块可以适应用户的脆弱性、体验、数字能力和健康知识，以及指示用户可能以某种安全有效地方式使用产品。

3.临床试验设计探索

数字疗法产品的一个重要特征是其需要科学严格的实验验证产品的有效

性，而随机对照试验不失为有效的路径。随机对照实验是医学、药学等领域中，对某种药物或疗法的效果进行检验的标准方法。随机对照实验的总体设计思路是，将研究对象随机分组，并且对于不同组给予不同的干预，从而对比干预效果的不同。随机对照试验开展主要分为以下 4 个阶段。

（1）入选阶段　这一阶段主要挑选出符合实验标准的研究对象（或叫实验参与者）。研究对象通常会被要求在这一阶段完成一份基线评估。根据研究对象的年龄、性别、基线评估结果等因素，挑选出符合实验要求的研究对象进行下一步实验。

（2）分配与干预阶段　这一阶段将研究对象随机分配到不同的实验组中，并给予不同方式的干预。一般情况下会设计为两个组，分别为：实验组和对照组（或叫控制组）。实验组的研究对象会接受实验药物或疗法的干预，而对照组会接受安慰剂的干预[21]。

（3）随访阶段　在这一阶段，研究对象会定期接受随访评估，这些评估一般和基线评估的内容相同。一些实验会设计多个随访评估节点，如在接受干预的第 5 周、第 10 周和干预完全结束后。

（4）分析阶段　这一阶段实验工作人员使用统计学方法对实验数据进行分析，从而对数字疗法效果进行认定。

安慰剂的选择，相较于传统药物，数字疗法对照实验中安慰剂的选取则要困难很多，因为很多数字疗法产品的形态为软件产品，并不存在"物理药片"。如何选取在"物理特性"上和数字疗法相似的安慰剂产品，目前业界还没有统一的标准。举例来讲，以一款治疗睡眠障碍数字疗法产品为例，产品本身是一款手机应用程序，要求研究对象每周和虚拟睡眠专家完成一个对话。在对话中，专家会根据研究对象过去 1 周的睡眠数据，为他们提供一些反馈意见。在产品的对照实验中，安慰剂组被安排使用一款名叫影像缓解疗法的产品。影像缓解疗法产品在外形设计上和数字疗法产品比较相似，看上去它对于人们缓解心理问题可能有些帮助。影像缓解疗法只是为研究对象展示一些中性的物体或图形，并且要求研究对象在看过展示的物体后，考虑自己晚上将要进行的活动。实际上，影像缓解疗法所展示的内容对于研究对象的睡眠并没有实际的帮助。

采用等待列表对照组方式，由于选取合适的安慰剂产品比较困难，一些数字疗法的对照实验采用了等待列表对照组，它是一种心理治疗研究中常见的对照组形态。在心理治疗中，很多疗法是通过与用户交谈来改善患者的病症，因此不可能选取一款物理上相似的安慰剂进行对比。在心理治疗研究中，通常会采用等待列表对照组来代替安慰剂对照组。具体来说，等待列表对照组是一组研究对象，他们在实验干预阶段不会接受任何实验性药物或疗法，但是他们也会像实验组一样接受不同阶段的随访评估。在实验随访评估结束后，等待列表对照组会接受和实验组相同的药物和疗法。等待列表对照组作为一个基准，使研究人员能够将实验组与等待列表对照组进行比较，以了解采用了实验药物或疗法的研究对象相较于同一时间内未接受治疗的研究对象的有哪些不同。

单盲和双盲实验，单盲实验通常是指实验研究对象并不了解实验的具体安排和干预措施，并且不知道自己是被分配到了实验组还是对照组。双盲实验则更为严格，它要求实验研究人员也同样不能了解具体的分组情况。通常情况下，双盲安慰剂随机对照实验被认为是临床实验的黄金标准。由于数字疗法产品形态的限制，目前大多数数字疗法实验采用单盲设计。但近期越来越多的产品尝试采用双盲随机对照实验，以此满足更严格的监管认证要求。

三、挑战

数字疗法医疗器械是近年来软件技术与循证医学深度融合的产物，拓展了心理、神经类疾病治疗手段，虽然我国基本建立了数字医疗监管体系，但并未针对数字疗法医疗器械产品发布相关指南和标准，仍缺乏针对性的官方定义、行业标准、临床试验和监管政策，因此该类产品的质量评价给相关监管部门提出了新的挑战和课题。相关部门应依据数字疗法医疗器械产品全生命周期过程的风险点，以数据质量、人因工程、网络安全、变更控制、设计开发为风险管理导向，建立数字疗法医疗器械相关技术评价原则和规范，尽快建立数字疗法医疗器械质控平台，进一步规划行业标准体系，为产业提供技术导向[22]。

尽管数字疗法仍处于发展初期，但挑战与机遇并存，我们认为机遇大于挑战。随着全球范围内对数字疗法研发投入的持续增加以及智慧医疗的不断发展，其更是展现出了巨大的潜力。正如使用药物治疗疾病被人们所接受一样，未来数字疗法将成为重要的疾病治疗和干预手段之一。作为监管部门应全面深入研究数字疗法产品全生命周期过程中的风险，并提出相应的应对措施，从而规范引导行业良性发展。所以，政府机构、医疗机构，以及研究院所、相关企业，都应特别关注数字疗法这一新技术，抓住当前数字疗法的发展机遇，努力助推我国数字疗法产业的全面高质量发展。

参考文献

［1］杨吉江，雷毅，武文杰，等. 数字疗法发展与应用综述研究［J］. 中国卫生信息管理杂志，2022，19（2）：211-216.

［2］苑梓楠，李思奇，危昔均，等. 智能康复在脑卒中康复领域的应用［J］. 中国医刊，2022，57（5）：465-468，460.

［3］李静雯，李曼，任海英. 数字疗法的应用现状研究［J］. 信息通信技术与政策，2022（2）：83-87.

［4］王晓迪，罗晓斌，郭清. 数字疗法在慢性病健康管理中的应用及发展趋势［J］. 中华健康管理学杂志，2022，16（1）：51-54.

［5］孙超，范建高. 数字疗法在非酒精性脂肪性肝病治疗中的应用［J］. 临床肝胆病杂志，2022，38（4）：898-901.

［6］贾杰. 肿瘤康复——从传统到数字医疗的展望［J］. 中国医刊，2022，57（1）：1-4，125.

［7］张思宁，程瑶，李小芬，等. 百乐眠胶囊联合数字认知行为疗法对睡眠障碍患者睡眠质量及心理韧性的影响［J］. 临床研究，2021，29（11）：94-95.

［8］陈杰，李雪梅. 数字疗法的现状发展与挑战［J］. 中国数字医学，2021，16（11）：94-98.

［9］赵碧仪，张亚杰，柯晓敏，等. 数字疗法的应用及研究进展［J］. 中华生物医学工程杂志，2021，27（5）：568-574.

［10］童清霞. 数字疗法的现状与未来［J］. 中华心血管病杂志（网络版），2021，04（1）：1-5.

［11］刘斌志，赵茜. 网络疗法：社会工作服务的数字转向［J］. 西华大学学报（哲学社会科学版），2021，40（5）：47-58.

［12］华永萍，胡永林，陆安民，等. 数字OT训练系统结合作业疗法对脑卒中患者上肢功能及ADL的影响［J］. 按摩与康复医学，2020，11（10）：20-22.

［13］孔露娇. Am Mindfulness App 也可以看病［J］. 创业邦，2019（10）：82–83.

［14］丁可鑫，陈大方. 数字健康助力肿瘤精准健康管理［J］. 中国癌症防治杂志，2021，13（6）：569–574.

［15］钟园园. "掘金"医疗健康行业［J］. 中国药店，2021（6）：56–57.

［16］杨红燕. 数字化时代的数字医保：内涵、价值、挑战与治理思路［J］. 华中科技大学学报（社会科学版），2021，35（2）：17–24.

［17］林中燕，沈喜妹，宋李斌. 互联网环境下的糖尿病管理模式：回顾与展望［J］. 闽江学院学报. 2021，42（1）：121–128.

［18］陈彪，张齐皓. 应重视数字医疗在帕金森病患者管理中的作用［J］. 中国现代神经疾病杂志，2022，22（3）：127–130.

［19］曾嘉慧，刘海春，陈涛，等. 数字医疗在精神病学领域中的应用［J］. 中国神经精神疾病杂志，2021，47（5）：310–313.

［20］李旭东，李阳. 国内外数字医疗产业模式实践进展——对比分析的视角［J］. 工业技术经济，2020，39（7）：124–130.

［21］卢晓倩，陈敏. 数字医疗患者干预体系研究［J］. 中国数字医学，2020，15（5）：119–121.

［22］佚名. 数字医疗任重道远 安全防范是关键［J］. 现代养生，2019（16）：10–11.

2022—2023 年美国医疗器械法规和监管变化

杨依晗 [1]

1. 上海市药品和医疗器械不良反应监测中心

摘要： 本文通过文献调研，选取美国 2022—2023 年医疗器械法规和监管变化情况进行整理和归纳，以期对我国医疗器械监管政策的完善提供参考。研究发现美国的医疗器械监管主要变化有：一是完善数字健康技术监管框架，二是高度重视医疗器械的网络安全，三是推进临床试验现代化，四是更新突破性医疗器械计划，五是解决新冠疫情相关的短缺及紧急使用授权（Emergency Use Authorization，EUA）失效后过渡问题。这些变化旨在确保医疗器械的监管法规不断完善，保持有效性，为安全监管和行业发展提供明确、科学的法律指导。

关键词： 美国；医疗器械；法规；监管

一、法规政策发布概述

2022 年 12 月 29 日，作为《2023 年综合拨款法案》的一部分，《食品和药物综合改革法案》（ *the Food and Drug Omnibus Reform Act*，FDORA）经签署后生效。FDORA 主要修订了美国《食品、药品和化妆品法》（ *the Federal Food，Drug，and Cosmetic Act*，FDCA）和《公共卫生服务法》（ *the Public Health Service Act*，PHS Act）。该法案颁布，修改了美国 FDA 的法定权限，完善了美国 FDA 监管框架的若干方面。在医疗器械监管方面，主要有预定变更控制计划、网络安全和临床试验现代化等内容[1]。

此外，美国 FDA 发布年度指南文件计划清单，此清单可反映每年美国 FDA 的医疗器械和辐射健康中心（Center for Devices and Radiological Health，CDRH）的监管文件完善的重点。2022 年，CDRH 最终确定制定临床决策支持软件、上市后监管和医疗器械再制造等 16 个指南文件清单。2023 年又确定了新冠疫情后过渡计划、网络安全等 17 个指南文件清单（表 1）[2]。截至 2023 年 9 月 22 日，计划清单上的指南文件大部分都已发布。2022—2023 年，美国 FDA 的 CDRH 共计发布了 70 个指南终稿，其中 2022 年发布了 38 个，2023 年 1—9 月 20 日共发布了 32 个。

FDORA、美国 FDA 指南计划清单以及实际发布的指南，构成了本文研究 2022—2023 美国医疗器械法规和监管变化的主要文献。

表 1　2023 财年美国 FDA 计划发布的指南

序号	指南	主题词	实际状态	优先级	时间
计划发布的指南终稿					
1	医疗器械再制造 *Remanufacturing of Medical Devices*	标识	草案	A	2021 年 6 月 24 日
2	2019 年冠状病毒病（COVID–19）公共卫生紧急事件期间发布的执法政策范围内医疗器械的过渡计划 *Transition Plan for Medical Devices That Fall Within Enforcement Policies Issued During the Coronavirus Disease 2019（COVID–19）Public Health Emergency*	上市前、上市后	终稿	A	2023 年 3 月 27 日
3	2019 年冠状病毒病（COVID–19）公共卫生紧急事件期间已签发紧急使用授权（EUA）的医疗器械的过渡计划 *Transition Plan for Medical Devices Issued Emergency Use Authorizations（EUAs）During the Coronavirus Disease 2019（COVID–19）Public Health Emergency*	上市前、上市后	终稿	A	2023 年 3 月 27 日
4	医疗器械的网络安全：上市前申报资料的质量体系考量和内容 *Cybersecurity in Medical Devices：Quality System Considerations and Content of Premarket Submissions*	510（k）、PMA、HUD/HDE、IDE	草案	A	2022 年 8 月 4 日
5	医疗器械软件功能上市前申报内容 *Content of Premarket Submissions for Device Software Functions*	上市前，数字健康	终稿	A	2023 年 6 月 14 日

续表

序号	指南	主题词	实际状态	优先级	时间
6	促进医疗器械改进：FDA 活动和参与自愿改进计划 *Fostering Medical Device Improvement：FDA Activities and Engagement with the Voluntary Improvement Program*	上市后，CGMP	终稿	A	2023 年 9 月 15 日
7	突破性医疗器械计划（修订） *Breakthrough Devices Program（revised）*	医疗器械	终稿	A	2023 年 9 月 14 日
计划发布的指南草案					
8	制造商自愿故障总结报告（VMSR） *Voluntary Malfunction Summary Reporting（VMSR）for Manufacturers*	生物制剂、医疗器械	草案	A	2022 年 12 月 9 日
9	针对阿片类药物使用障碍的医疗器械上市前提交的临床考虑 *Clinical Considerations for Medical Device Premarket Submissions Targeting Opioid Use Disorder*	上市前	草案	A	/
10	突破性医疗器械计划指南选择更新 *Select Updates for Guidance for the Breakthrough Devices Program*	/	草案	A	2022 年 10 月 21 日
11	De Novo 请求提交的电子提交模板 *Electronic Submission Template for De Novo Request Submissions*	De Novo	/	A	/
资源允许的情况下发布的指南终稿					
12	过氧化物隐形眼镜护理产品 - 患者标签建议	上市前、510（k）、标签	终稿	B	2023 年 7 月 27 日
资源允许的情况下发布的指南草案					
13	医疗器械生物相容性评估的化学分析	上市前、生物制剂、医疗器械	/	B	/

续表

序号	指南	主题词	实际状态	优先级	时间
14	支持人工智能/机器学习（AI/ML）的医疗器械软件功能的变更控制计划的上市申报建议	上市前、生物制剂、药品、医疗器械、数字健康	草案	B	2023 年 4 月 3 日
15	医疗器械临床研究中特定性别和特定性别数据的评估（医疗器械临床研究中特定性别数据修订）	临床	/	B	/
16	合格评定认可计划（ASCA）试点计划	上市前、生物制剂、医疗器械	终稿	B	2020 年 9 月 25 日
17	医用电气医疗器械、医用电气系统和实验室医疗器械的基本安全和基本性能－合格评定认可计划（ASCA）试点计划的标准特定信息	上市前、生物制剂、医疗器械	终稿	B	2020 年 9 月 25 日
18	医疗器械的生物相容性测试－合格评定认可计划（ASCA）试点计划的标准特定信息	上市前、生物制剂、医疗器械	终稿	B	2020 年 9 月 25 日

注：更新时间为 2023 年 9 月 22 日。

二、主要变化内容

2022—2023 年，美国 FDA 保持灵活、包容的监管思路，进一步完善以人工智能医疗器械、临床决策软件等产品为主的数字健康技术监管框架，促进新产品的研发上市；同时高度重视医疗器械的网络安全，对"网络设备"的上市前批准（PMA）申请提出了必须包括网络安全信息的新要求；推进临床试验现代化，以解决当今世界临床试验的新变化带来的问题；更新突破性医疗器械计划，促进健康公平性，使其发挥更大作用；并对新冠疫情后紧急使用授权的过渡进行相应指导。

（一）完善数字健康技术监管框架

数字健康（digital health）是指通过数字技术提供服务或产品以满足个人的健康需求。范围包括：移动健康（mHealth）、健康信息技术、可穿戴设备、远程医疗以及精准医疗等类别。数字健康技术在当今的医疗保健系统中发挥着越来越重要的作用，具有效率高、易获得、成本低、个性化等特点。基于数字健康产品的应用对全球健康水平带来巨大影响，2019 年世界卫生组织发布《数字健康全球战略（2020—2024）》，提出了在全球范围内推进数字健康的愿景、战略目标和行动框架。因此，CDRH 继续完善针对数字健康技术的监管框架，同时促进全球数字健康政策的协同一致。

1. 医疗器械的预定变更控制计划

随着人工智能 / 机器学习（AI/ML）技术的发展，增强现实和虚拟现实（AR/VR）的应用，数字健康产品的准确诊断和治疗疾病能力进一步提高。采用人工智能技术的医疗器械是数字健康技术监管的重要领域。美国 FDA 已经批准了超过 500 个 AI 赋能的医疗器械产品，还有更多产品正在开发中。美国 FDA 于 2017 年启动了医疗器械软件预认证试点项目——数字健康软件预认证项目［Digital Health Software Precertification（Pre-Cert）Program］，并在 2022 年 9 月宣告结束[3]，将寻求立法支持制定和实施针对医疗器械软件的新监管范式。

根据 FDORA，在《食品、药品和化妆品法案》中，增加了第 515C 条"医疗器械的预定变更控制计划"。第 515C 条明确授权美国 FDA 批准需要在上市前批准（PMA）或上市前通知［510（k）］中提交的预先确定的变更控制计划（predetermined change control plan，PCCP）。如果预先确定的变更控制计划获得批准，那么与该批准的计划一致的医疗器械变更不需要提交补充的 PMA 或新的 510（k）。

为符合《食品、药品和化妆品法案》，美国 FDA 在 2023 年 4 月 3 日发布了《支持人工智能 / 机器学习（AI/ML）的医疗器械软件功能的预定变更控制计划的上市申报建议 行业指南（草案）》。该指南基于前期试点的经验，为进一步完善针对 AI/ML 医疗器械的监管而制定，以增加患者获得安全有效的 AI/ML 医疗器械，从而保护和促进公众健康。指南草案就该类产品上市申请中可能提供的 PCCP 中包含的信息提出了建议。PCCP 包括对软件功能的改进、实施和验证的相关方法，以及改进影响的评估。

2. 临床决策软件产品的监管

《21 世纪治疗法案》修订了医疗器械定义，对非医学用途软件不纳入医疗器械管理。为此，2022 年 9 月，美国 FDA 发布了《临床决策支持软件》（Clinical Decision Support Software）的最终指南，阐明何为"非医疗器械的临床决策支持软件"。

如果产品的功能满足以下 4 个条件，则不属于医疗器械软件：①不打算获取、处理或分析来自体外诊断医疗器械的医疗图像或信号、信号采集系统的模式或信号；②旨在显示、分析或打印患者的医疗信息或其他医疗信息（如同行评审的临床研究和临床实践指南）；③旨在支持或向医疗保健专业人员提供有关疾病或疾病的预防、诊断或治疗建议；④旨在使此类医疗保健专业人员能够独立审查软件提出此类建议的基础，不会使此类医疗护理专业人员打算依赖任何此类建议来做出临床诊断或治疗决定

临床决策支持（clinical decision support，CDS）是指为包括临床医生在内的医务工作者、患者或其他个人提供知识和个体信息，并适时进行智能筛选或展示，以提升健康和医疗保健水平（https://www.healthit.gov/topic/safety/clinical-decision-support）。CDS 包括各种工具，以改进临床工作中的决策。例如，临床医生扫描风险因素、标记特定的问题后，系统可以提供有关治疗方案的信息，提示有关药物依从性的问题，并为健康行为的改变提供量身定制的建议。与潜在受益相比，大多数的 CDS 工具风险较低，不是美国 FDA 的监管重点［美国食品和药物管理局安全和创新法案（FDASIA）健康信息技术报告］。非医学用途软件不纳入医疗器械管理的明确，以及相关指南的解释，使美国 FDA 能更关注具有特定功能的、风险更高的一类 CDS 工具，例如，计算机辅助检测 / 诊断软件和放射治疗计划软件。

3. 增强现实和虚拟现实产品监管

美国 FDA 对于增强现实和虚拟现实产品也在加强关注，开展讨论并开设汇总信息页面，列出截至 2023 年 9 月 29 日已经批准上市的 39 项 AR/VR 产品[4]。

AR 是一种真实世界的增强体验，通过相机或显示器（如智能手机或头戴式或平视显示器）将模拟数字图像与真实世界叠加或混合。数字图像可能能够与真实环境交互（通常由用户控制）。VR 是一种虚拟世界沉浸式体验，可

能需要耳机来用模拟、沉浸式和交互式的虚拟环境完全取代用户的周围视图。AR/VR 技术可能改变医疗保健行业，提供全新类型的治疗和诊断，并改变提供护理的方式和地点。在诊断和治疗方面，这类产品能够以高度沉浸式和现实的方式远程提供标准和全新类型的内容，并根据各种临床环境进行定制。医生、患者和护理人员可以使用 AR/VR 产品来帮助他们准备或执行某些治疗或程序。

（二）高度重视网络安全

近年来，美国网络安全事件频发、网络安全形势日趋严峻。2021 年 5 月 12 日，美国《改善国家网络安全的行政命令》（*Executive Order on Improving the Nation's Cybersecurity*）签署生效，这是美国当前在网络安全方面最详细的行政命令之一[5]，对美国乃至全球未来数年网络安全产业发展产生重要影响。该总统行政令要求联邦政府机构限期制定满足严格网络安全要求的新规则和指南。随着无线、互联网和网络连接医疗器械、便携式媒介（如 USB 或 CD）的日益使用，以及医疗器械相关健康信息的频繁电子交换，确保医疗器械功能和安全的有效网络安全需求变得更加重要。此外，医疗卫生部门面临的网络安全威胁变得更加频繁和严重，网络安全事件使医疗器械和医院网络无法运行，扰乱了美国和全球医疗机构的患者护理。这种网络攻击和利用可能会延迟诊断和治疗，并可能导致患者伤害。在此背景下，医疗器械的网络安全也成为 FDORA 的重要内容之一。

1. 相关法规和指南

根据 FDORA 的生效内容，FDCA 增加了第 524B 条——确保医疗器械的网络安全。该法条是对"网络设备"（cyber device）的 PMA 申请提出了必须包括网络安全信息的新要求。FDORA 还修订了 FDCA 中的禁止行为清单，将不遵守网络安全要求的行为包括在内。

为对法规修改的适用情况进行解释，在 2023 年 3 月，美国 FDA 发布指南文件《医疗器械网络安全：根据 FDCA 法案第 524B 条，拒绝接受网络医疗器械和相关系统申请的政策》。2022 年 4 月，美国 FDA 发布了指南草案《医疗器械中的网络安全：质量体系考虑因素和上市前提交的内容》，就有关网络安全的医疗器械设计、标签以及 PMA 申请中有关网络安全风险的文件要求提出的具体建议，征求各方意见。

CDRH 还积极与 IMDRF 合作，就医疗器械网络安全指南工作组成工作组，并发布征求意见文件。

2. 主要内容

"网络设备"被定义为包括医疗器械独立软件在内的所有软件、能够连接到互联网并包含任何可能受到网络安全威胁的技术特征的设备。明确"网络设备"是指具有以下特征的设备：①作为医疗器械或医疗器械的一部分，由申办者验证、安装或授权的软件；②具有连接互联网的能力；③具有申办者验证、安装或授权的任何易受网络安全威胁的技术特征。同时，美国 FDA 有权确定免于符合这项要求的医疗器械或医疗器械类别。

申办者需向美国 FDA 提交的网络安全信息具体包括：软件物料清单和网络安全漏洞解决计划。软件物料清单，包括商业、开放源代码和现成的软件组件。网络安全漏洞解决计划，包括监控、识别和解决上市后网络安全漏洞，并进行披露，必须维护流程和程序，以提供医疗器械和相关系统网络安全的"合理保证"，并且必须在发现漏洞时提供上市后更新和补丁。

此外，法规对美国 FDA 也提出了两年内发布有关指导 PMA 上市的医疗器械解决网络安全问题的最新指南、每年发布医疗器械网络安全挑战的报告等要求。

3. 生效时间

在指南中美国 FDA 明确了法规生效的过渡期。从 2023 年 10 月 1 日开始，美国 FDA 预计此类网络医疗器械的制造商有足够的时间准备包含 FDCA 第 524B 条要求的信息的上市前申请，所以美国 FDA 可能拒绝接受不包含信息的上市前申请。在此之前，美国 FDA 不会根据法规对网络医疗器械提交的上市前申请文件做出"拒绝接受"决定，而是与这些提交上市前申请的制造商合作，作为互动和（或）缺陷审查过程的一部分。

（三）推进临床试验现代化

FDORA 制定了若干政策推进药物和医疗器械的临床试验现代化，使在新冠疫情封锁等情况下的临床试验更有灵活性，并加强美国患者群体的相关性。FDORA 的第 3606 和 3607 条要求美国 FDA 发布或修订指南草案，以解决当今世界临床试验的新变化，包括使用分散式临床试验（decentralized clinical trials，DCT）、接受电子化管理和授权，以及复杂创新试验设计（complex innovative trial design，CID）。

1. 指导分散式临床试验

当前，以医院为中心的传统临床研究模式面临解决临床试验成本高、临床试验周期长和患者依从性低等问题。分散式临床试验为临床试验提供了全新的数字化模式，允许部分或全部临床试验相关活动在试验参与者的家中或其他方便的地点进行，也可以使用远程医疗技术在试验参与者家中进行临床随访，而不是让他们访问研究地点。因此，DCT 不仅能降低临床试验成本、缩短试验周期、减轻医务人员和受试者负担，还可增加受试者的代表性和多样性，打破传统受试者访视频次的限制，减少人为干预和数据转化的误差。

为应对新冠疫情影响，全球诸多监管机构包括美国 FDA、EMA 等先后出台相应的指导文件，接受灵活使用 DCT 解决方案，并对 DCT 模式中的各个环节做出规定，包括电子知情、远程访视、远程药品寄送等。在 2020 年发布的指南《在 COVID-19 突发公共卫生事件期间开展医疗产品临床试验》的基础上，2023 年 5 月，美国 FDA 发布了指南草案《药品、生物制品和医疗器械的分散式临床试验》（*Decentralized Clinical Trials for Drugs，Biological Products，and Devices*），就实施 DCT 以推进医疗产品开发和研究提供建议。虽然美国 FDA 对 DCT 和传统的基于现场的临床试验的核查要求相同，但新的指南草案对于 DCT 的设计考虑因素、进行远程临床试验访问和临床试验相关活动、数字健康技术在 DCT 中远程获取数据等方面提供了建议。美国 FDA 预计分散式临床试验将在解决公共卫生需求方面发挥重要作用，将与申办方合作进一步讨论。

2. 接受电子化管理和授权

美国 FDA 在 2023 年 3 月发布新的指南草案《临床调查中的电子系统、电子记录和电子签名：问答》，为申办者、临床调查员、机构审查委员会、合同研究组织和其他有关各方提供了有关在美国 FDA 法规下的食品、医疗产品、烟草产品和新动物药物的临床调查中使用电子系统、电子记录和电子签名的信息。该指南就《联邦法规汇编》第 21 卷第 11 部分等的要求提出了建议，根据这些要求，美国 FDA 认为电子系统、电子记录和电子签名是可信、可靠的，通常相当于纸质记录和在纸上执行的手写签名。

3. 应用模拟技术等复杂创新试验设计

美国 FDA 认为的 CID，包括复杂自适应性设计、贝叶斯统计等设计技术，通常需要计算机模拟来确定试验的统计特性。特点包括：创新地使用外部或历史控制试验数据、可将前期知识正式纳入研究设计，以及在积累数据授权的情况下，可对试验的多个设计方面和标准进行预先指定的调整[6]。

在 2017 年，美国 FDA 公布了《21 世纪治愈法案》(*21st Century Cures Act*) 详细的实施计划，将创新临床试验设计和真实世界证据等内容纳入"现代临床试验设计和证据发展"。在 2018 年 8 月 29 日，FDA 建立了 CID 项目，并在 2021 年正式发布了《关于药物和生物制品复杂创新试验设计与 FDA 沟通交流指导原则》(*Interacting with the FDA on Complex Innovative Trial Designs for Drugs and Biological Products*)。CID 项目的目的在于推进复杂创新试验设计在药物开发后期阶段的应用，已有通过 CID 批准阿达木单抗拓展适应证人群等药品领域应用[7]。在应用案例中，申办者并没有递交额外的临床试验数据，而是通过已有的临床试验数据分析和模拟结果获得批准。预计未来，将有更多医疗器械通过 CID 采用真实世界数据加快上市或拓展适应证。

（四）更新突破性医疗器械计划

"突破性医疗器械计划"(breakthrough devices program) 是针对某些医疗器械和以医疗器械为主的组合产品的自愿项目，为危及生命或不可逆的衰弱疾病或疾病提供更有效的治疗或诊断。其适用于根据上市前批准申请、上市前通知［510（k）］或 De Novo 请求进行审查的医疗器械和医疗器械为主的组合产品。旨在通过加快开发和审查过程，使患者尽快获得能有效诊断或治疗危及生命的疾病的医疗器械。美国 FDA 将为被授予"突破性医疗器械"称号的产品提供有关医疗器械开发、临床试验方案的优先权审查、关于产品商业化决策与专家的交互式交流。2023 年 9 月 14 日，美国 FDA 发布了指南终稿《突破性医疗器械项目（修订）》[*Breakthrough Devices Program (revised)*]，进一步阐明和细化认定条件和运用方式。

1. 突破性医疗器械计划是对快速审评工具的整合

美国 FDA 于 2015 年 4 月启动了此项目，并在 2018 年发布了《突破性医疗器械项目指南》(*Breakthrough Devices Program Guidance for Industry and Food and Drug Adminstation Staff*)，替代了美国 FDA 之前的医疗器械加速审评的各种途径，例如，快速通道（expedited access pathway，EAP）、优先审评（priority review progra）、创新通道（innovation pathway）。这是在制度设计

层面对加速审评工具进行整合，避免不同快速通道造成的审评资源重复配置。给予申请人在医疗器械研发设计阶段和上市审评阶段更早的沟通交流、更多的互动路径以及更优化的审评资源，有助于进一步缩短创新医疗器械研发、上市的时间。

截至 2023 年 6 月 30 日，美国 FDA 的 CDRH 和 CBER 已为 839 个产品授予突破性医疗器械，包括最初根据 EAP 计划认定的医疗器械；已有 81 个突破性医疗器械产品上市（https://www.fda.gov/medical-devices/how-study-and-market-your-device/breakthrough-devices-program）。

2. 突破性医疗器械计划的基本内容

申请突破性医疗器械认定适用于拟通过上市前批准、上市前通告［510（k）］或 De Novo 上市的医疗器械产品，这些产品需同时符合以下两个条件：一是该医疗器械可以更有效地治疗或诊断危及生命或不可逆转的使人衰弱的疾病。二是该医疗器械应满足以下至少一项，即代表突破性技术、无已批上市替代产品、与现有或已批准的替代产品相比具有显著优势、医疗器械可及性符合患者最大利益。

该突破性医疗器械计划由两个阶段组成。第一个是认定申请阶段，在此阶段，申办者向美国 FDA 申请对医疗器械的"突破性医疗器械"进行认定。第二阶段包括加快医疗器械研发的行动，以及对后续的监管环节的优先审评，例如：预提交、上市申请。被认定为"突破性医疗器械"的产品，在获得上市许可正式上市后，不会仅仅因为其被认定为"突破性医疗器械"有额外的限制。

3. 修订的主要内容

（1）增加对促进健康公平的考虑。卫生健康水平差异存在和发生在许多维度，包括种族、民族、社会经济地位、年龄、性别、残疾状况、语言和位置，等等。为促进卫生公平，对于有益于受卫生健康水平差异影响的人群的医疗器械产品，也适用于突破性医疗器械计划。指南解释了 CDRH 将如何考虑可能有助于解决健康和医疗保健差异的技术和医疗器械功能，并通过在不同人群中提供更有效的治疗或诊断来促进健康公平。为申办者提供了医疗器械临床研究中各种健康公平数据点的评估和报告资源参考。此外，突破性医疗器械计划可用于某些非成瘾性的治疗疾病或缓解疼痛的医疗产品。

（2）阐明美国 FDA 对突破性医疗器械认定标准的解释。确定一种医疗器械是否能"更有效地治疗或诊断"，会根据该产品的预期用途、技术和功能以及替代品的可用标准而有所不同。在评估这一点时，美国 FDA 将考虑有关此产品的全部信息，其功能、技术可行性、临床可行性、临床意义以及其潜在的获益和风险。

（3）明确美国 FDA 对获得上市授权后的医疗器械，将公开此产品的突破性认定情况，以确保用于与认定相关的适应证。

（五）解决新冠疫情相关的短缺及 EUA 失效后过渡问题

解决新冠肺炎疫情造成的医疗器械短缺问题和政策衔接，2022 年美国 FDA 发布了《根据 FDCA 法案第 506J 条通报 FDA 永久停止或中断医疗器械制造》《突发公共卫生事件期间的新型冠状病毒肺炎检测政策》《新型冠状病毒肺炎（COVID-19）突发公共卫生事件期间病毒传输介质的执行政策（修订版）》。

随着新冠疫情渐近尾声，美国于 2023 年 2 月 9 日宣布新冠疫情公共卫生紧急状态将于 2023 年 5 月 11 日结束，与之相关的 EUA 也即将失效。EUA 是指在公共卫生紧急事件或突发流行病等紧急情况下，美国 FDA 可以授予医疗器械、药物或疫苗等产品的临时使用授权，以更快的速度使关键的医疗产品可用于应对紧急情况。新冠疫情 3 年以来，美国 FDA 批准了大量医疗器械产品临时使用授权，如：COVID-19 分子诊断测试 EUA 产品 275 个、抗原诊断测试 EUA 产品 65 个、呼吸机及呼吸机辅助医疗器械 86 个。为此，在 2023 年 3 月 27 日，美国 FDA 发布两篇最终指南《已获得与 COVID-19 相关的紧急使用授权（EUA）的医疗器械过渡计划行业指南》和《COVID-19 公共卫生紧急事件期间发布的强制政策范围内医疗器械的过渡计划 行业指南》，帮助美国 FDA 和其他利益相关者在 180 天的时限内过渡到正常运营和流程。针对已拥有 EUA 授权的可重复使用的生命支持或生命维持医疗器械，美国 FDA 要求医疗器械制造商向美国 FDA 提交有关他们是否打算向美国 FDA 提交上市申请并在 EUA 终止日期后继续销售其产品的信息；针对打算在 EUA 终止日期之后继续销售的医疗器械，美国 FDA 建议制造商尽快提交产品的上市申请，以便有足够的时间被美国 FDA 接受。

三、结语

　　基于法规的稳定性，1—2 年内的监管法规不会出现显著的变动。但我们仍然可以看到，美国 FDA 一直秉持以患者健康为重的原则，借由适时调整和优化相关法规，确保其与当前医疗技术的步调保持一致。美国 FDA 的医疗器械监管条例及架构在维持稳定性和可预期性的同时，也具备一定灵活性，以适应新产品和新技术的发展。面临新产品、新技术和新业态，美国 FDA 积极探索并实施新的解决方案，透过试点项目、指南草案制定、征求意见、形成指南终稿并实施等步骤，逐步完善其法规体系。此外，《2023 年综合拨款法案》《改善国家网络安全的行政命令》等特定法规自上而下的修订，也充分显现出医疗器械监管法规的有效衔接并落实，保持法规体系的完整与统一。

　　总体来说，经过深入探究 2022—2023 美国医疗器械法规和监管变化，我们发现该机构在实施监管时，严格遵循已制定的法规和授权，并始终保持其监管框架的稳定性和可靠性。通过这种方式，美国 FDA 确保了监管法规的不断完善和有效性，为行业发展提供了明确且公正、科学的法律指导。

参考文献

［1］Brigid DeCoursey Bondoc. FDORA PASSAGE BRINGS SIGNIFICANT CHANGES TO FDA'S DRUG, DEVICE, AND COSMETIC AUTHORITIES［EB/OL］.（2023-2-8）. https://lifesciences.mofo.com/topics/fdora-passage-brings-significant-changes-to-fda-s-drug-device-and-cosmetic-authorities.

［2］CDRH. Proposed Guidances for Fiscal Year 2023（FY2023）［EB/OL］.（2022-10-19）. https://www.fda.gov/medical-devices/guidance-documents-medical-devices-and-radiation-emitting-products/cdrh-proposed-guidances-fiscal-year-2023-fy2023.

［3］FDA.The Software Precertification（Pre-Cert）Pilot Program：Tailored Total Product Lifecycle Approaches and Key Findings［EB/OL］.（2022-9）. https://www.fda.gov/media/161815/download.

［4］FDA. Augmented Reality and Virtual Reality in Medical Devices［EB/OL］.

（2023-09-01）. https://www.fda.gov/medical-devices/digital-health-center-excellence/augmented-reality-and-virtual-reality-medical-devices.

［5］张烨阳, 刘蔚. 美国《改善国家网络安全的行政命令》政策理念初探［J］. 全球科技经济瞭望, 2022, 37（8）: 9-15.

［6］FDA. CDER Conversation: Complex Innovative Trial Designs［EB/OL］. （2018-09-25）. https://www.fda.gov/drugs/news-events-human-drugs/cder-conversation-complex-innovative-trial-designs.

［7］李若冰, 李健, 王骏. 模拟技术应用于临床研究的监管现状及阿达木单抗案例分析［J］. 中国新药杂志, 2023, 32（2）: 198-204.

化妆品监管

化妆品风险物质安全评估机制思考及安全评估实践

国际化妆品安全与功效评价替代方法研究进展

化妆品安全突发事件应急检验模式研究报告

化妆品风险物质安全评估机制思考及安全评估实践

秦美蓉 [1, 2]，张伟 [1, 2]，王进美 [1, 2]，张高飞 [1, 2]，王平 [1, 2]，王晓炜 [1, 2]

1. 深圳市药品检验研究院；

2. 国家药品监督管理局化妆品监测评价重点实验室

摘要： 本文围绕化妆品安全评估，概述了风险物质的种类、来源和国内外化妆品风险物质安全评估体系，并以硝基甲烷和比马前列素两种风险物质为例，介绍了安全评估方法的应用，提出了我国化妆品安全评估体系建设面临的问题、挑战和建议。

关键词： 化妆品；风险物质；安全评估

一、化妆品风险物质概述

化妆品中可能存在的安全性风险物质是指由化妆品原料、包装材料、生产、运输和存储过程中带入或产生的，可能对人体健康造成危害的物质。需要关注的风险物质主要可分为 4 类。第一类是化妆品禁用物质，包括有害重金属、塑化剂、激素类和抗生素类药物等；第二类是功能助剂和功效成分，如香精、防腐剂、着色剂、防晒剂、染发剂和美白成分等；第三类是原料相关的风险物质，比如二噁烷、二甘醇、苯和苯酚、植物原料中的内源性激素和光毒性物质等；第四类是其他有害化学物质，如全氟化合物和杜鹃醇。

表 1 至表 3 列出了部分常见的化妆品风险物质。

表 1　部分化妆品非法添加禁用物质

化妆品种类	常见非法添加物质	化妆品种类	常见非法添加物质
祛痘类	抗感染药物、激素	育发类	米诺地尔、非那雄胺
美白类	糖皮质激素、汞、氢醌	除臭类	氯化羟锆铝配合物
去屑类	酮康唑		

表 2　包装材料中的助剂及其可能存在的风险物质

种类	风险物质	种类	风险物质
增塑剂	邻苯二甲酸酯类	残留单体	苯乙烯、氯乙烯
稳定剂	双酚 A、环氧乙烷	含银磷酸盐玻璃	Ag^+
残留油墨及溶剂	苯、甲苯、三氯硝基甲烷		

表 3　部分常见原料及其可能存在的风险物质

原料类型	风险物质	原料类型	风险物质
聚醚类、PEG 类	二噁烷	甘油、丙二醇	二甘醇
苯氧乙醇	苯酚	矿物油	多环芳烃
聚丙烯酰胺类	丙烯酰胺单体	植物原料	光敏性物质、生物碱、农残

二、化妆品安全评估机制建立的思考

（一）建立安全评估机制的背景和意义

化妆品中存在各种风险物质，对消费者存在潜在的健康风险，系统地开展化妆品风险物质的安全评估、风险分析等工作，即"广义的风险监测"，对于监管部门进行风险物质禁限用组分的科学分类及制定合理的管理限值具有重要意义。

（二）国内外化妆品安全评估机构设置及机制建设情况

欧盟是较早实施化妆品安全评估的地区之一，形成了较完善的评估方法和体系，已成为全球化妆品安全评估工作开展的标杆地区，引领国际先进安全评估理念和技术的发展。在欧盟，化妆品安全评估的机构主要有欧盟委员会（EC）、欧盟成员国、消费者安全科学委员会（SCCS）和欧洲化妆品协会（CE）。欧盟《化妆品法规 1223/2009》是欧盟各成员国的化妆品法规性文件，SCCS《化妆品组分测试和安全评估指南》（第 12 版）[1]规范了安全评估流程，《化妆品安全报告 CPSR 编写指南》则细化了报告编写的具体要求。风险来源主要为欧盟《化妆品法规 1223/2009》附录禁限用物质清单、特殊化妆品材料、欧盟化妆品的快速预警系统以及化妆品严重不良反应报告。SCCS 根据 EC 的指令对申请人提供的安全资料进行评估并出具评估报告，而 EC 根据 SCCS 的评估意见决定是否需要采取风险管理措施。

在美国，负责化妆品安全评估的机构有美国 FDA、美国食品安全与应用营养学中心、美国 CDER、美国化妆品原料评价委员会（CIR）和美国个人护理产品协会。安全评估依据的法规和技术文件包括《联邦食品、药品和化妆品法》（FD&C 法案）、《联邦规章法典》（CCFR）和 CIR 安全评价报告。风险来源主要为法规禁限用物质清单和着色剂清单、化妆品自愿注册计划数据库以及美国 FDA 化妆品不良反应报告数据库。需要评价的化妆品原料名单由 CIR 决定并进行评价。

在日本，厚生劳动省医药食品局、都道府县监管部门、日本国家产品技术与评价院和日本化妆品工业联合会日本香妆品协会是化妆品安全评估的机构，这些机构依据《医药品、医疗器械等品质、功效及安全性保证等有关法律》和《化妆品安全性评价指南》进行安全评估。风险来源主要为日本化妆品标准 4 个清单附件：禁用物质清单、限用物质清单、限用防腐剂清单和限用紫外吸收剂清单。

在韩国，负责化妆品安全评估的机构设置包括韩国食品药品安全部（MFDS）、韩国食品药品安全评价院、大韩化妆品产业研究院和大韩化妆品协会，并依据《韩国化妆品法》和《化妆品安全性信息管理规定》进行安全评估。风险来源主要为化妆品不良反应报告。

在我国，负责安全评估的机构包括国家药监局、中国食品药品检定研究院、国家药监局药品评价中心、国家药监局食品药品审核查验中心、国家药监局行政事项受理服务和投诉举报中心、中国健康传媒集团南方医药经济研究所、化妆品评审专家委员会和化妆品安全性评价重点实验室等，安全评估依据的法规和技术文件为《化妆品监督管理条例》《化妆品注册和备案管理规范》《化妆品新原料注册备案资料管理规定》《儿童化妆品监督管理规定》和《化妆品安全评估技术导则》（2021）[2]（以下称《技术导则》）等。风险来源主要为化妆品突发公共事件、不良反应报告以及《化妆品安全技术规范》（2015 年版）中的限用、禁用组分表。评估工作程序包括了任务下达、组织实施、专家审核、安全评估结果运用以及社会意见公开征求等方面，同时，最新的评估结果及时纳入法规或标准修订。

（三）安全评估的原则和要求

1. 基本原则与要求

化妆品安全评估的宗旨是确保化妆品原料和产品在正常和可预见条件下使用时是安全的。安全评估应遵循证据权重原则，遵循科学、公正、透明和个案分析的原则；引用的参考资料应科学、准确、真实、可靠。

监管部门主导的高风险物质的安全评估，按照《技术导则》的要求，同时参考 SCCS《化妆品组分测试和安全评估指南》等国外法规和指导性文件进行评估。

对于化妆品产品而言，安全评估工作分阶段进行要求，在《技术导则》颁布初期，接受简化版安全评估报告，风险物质的安全评估可以直接采用以下 4 类依据：①《已使用化妆品原料目录（2021 年版）》的原料，《化妆品安全技术规范》（2015 年版）中的限用组分、准用防腐剂、准用防晒剂、准用着色剂和准用染发剂列表中的原料，必须符合其使用要求。②国内外权威机构，如世界卫生组织、联合国粮农组织、SCCS、CIR 等已公布的安全限量或结论可以直接采用。③原料在本企业已上市（至少 3 年）的相同使用方法产品中的浓度可作为评估的证据。④化妆品监管部门公布的原料最高历史使用量可为评估提供参考。需评估产品中原料使用浓度原则上不应高于化妆品监管部门发布的原料最高历史使用量。对于无法使用上述任一证据类型的原料或风险物质，应按照《技术导则》要求的评估程序进行安全评估。同时，《技术导则》将分组 / 交叉参照和毒理学关注阈值两种新的风险评估工具纳入安全评估，解决了部分被评估对象缺乏系统毒理学数据问题。需要注意的是，简化版安全评估报告仅适用于过渡期，随着行业发展和安全评估技术水平的提高，应提交完整版安全评估报告。

2. 人员资质和能力要求

根据《技术导则》，化妆品安全评估工作对人员的专业背景、资质能力和工作经验有相应的要求，从事安全评估的人员应具有医学、药学、生物学、化学或毒理学等专业背景，熟悉化妆品质量安全相关知识，了解化妆品产品或原料生产过程和质量控制要求，并具有 5 年以上相关专业从业经历。评估人员的准入门槛为化妆品安全评估工作的科学性和专业性提供了保障。

（四）安全评估步骤

《技术导则》和 SCCS《化妆品组分测试和安全评估指南》规定，化妆品风险物质安全评估包括危害识别、剂量 – 反应关系评估、暴露评估和风险特征描述等 4 个步骤，见图 1。危害识别即通过一系列毒理学研究、临床研究以及人群使用数据分析，确定风险物质是否对人体健康存在潜在危害。剂量 – 反应关系评估用于确定风险物质毒性反应与机体暴露剂量之间的关系。暴露评估用于确定风险物质在人体的暴露水平。风险特征描述是指风险物质对人体健康造成损害的可能性和程度的描述，根据风险特征描述结果可以判断该风险物质的安全属性。同时，根据风险特征描述结果，可计算出风险物质的理论限值水平，为监管部门制定相应的政策法规或管理限值提供依据。

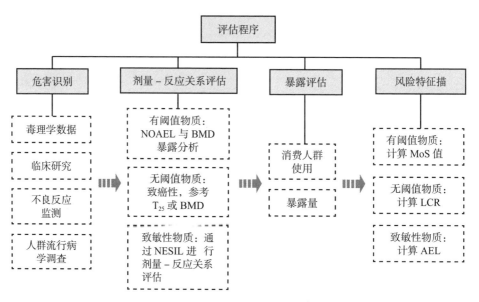

图 1　化妆品安全评估程序

注：NOAEL：未观察到有害作用的剂量水平；BMD：基准剂量；NESIL：预期无诱导皮肤过敏的剂量水平；T_{25}：对自发肿瘤发生率进行校正后，引起 25% 的实验动物出现肿瘤的剂量；MoS：安全边际值；LCR：终生致癌风险；AEL：可接受暴露水平。

三、风险物质安全评估实践

深圳市药品检验研究院作为国家药监局化妆品监测评价重点实验室，承担国家化妆品风险物质监测任务，先后开展了化妆品中硝基甲烷、比马前列素及其类似物等高风险物质的风险监测和安全评估工作，为化妆品中相关风险物质危害水平的科学评价提供数据支持，为相关法规和标准的制修订提供依据。

（一）硝基甲烷[3]

硝基甲烷，CAS 号为 75-52-5，被世界卫生组织列为 2B 类致癌物。在化妆品中，可能作为防锈剂、原料的杂质或残留溶剂而引入。

对国内外法规使用规定进行梳理，在化妆品领域，欧盟《化妆品法规 1223/2009》附录Ⅲ规定，硝基甲烷作为防锈剂使用时最大允许浓度为 0.3%。马来西亚《化妆品监管指南》中对硝基甲烷的规定与欧盟法规一致。韩国《化妆品安全技术标准》规定，硝基甲烷禁用于化妆品中。除化妆品外，欧美日韩等国家和地区也对硝基甲烷在其他类别产品中的使用和残留进行了限制，在美国，《ICH 指南 Q3C（R6）：残留溶剂指南》指出，适用于药物、赋形剂和药物制品中的残留溶剂范围内的硝基甲烷日常允许暴露量为 0.5mg/d。日本药典规定硝基甲烷残留上限为 $125mg/m^3$，《中国药典》（2020 年版四部）规定硝基甲烷作为溶剂残留上限为 0.005%。

根据美国国家毒理部 103 周致癌性试验结果，硝基甲烷对大鼠观察到有害作用最低吸入剂量水平 LOAEL 值为 $235mg/m^3$[4]，转化为系统暴露 LOAEL 值为 31.57mg/（kg·d）。假设硝基甲烷按 0.3% 的浓度用于睫毛膏、眼线笔、身体乳和发用喷雾等 4 类化妆品中，暴露评估结果分别为 1.2×10^{-4}、6.3×10^{-4}、0.1848 和 0.0186mg/（kg·d）。安全边际值 MoS 计算结果表明，在眼线笔、睫毛膏和发用喷雾中，MoS > 100，硝基甲烷在安全范围内；在身体乳中 MoS < 100，硝基甲烷超出了安全范围。根据毒理学关注阈值 TTC 计算暴露限值 MoE，含量为 0.3% 时，四类化妆品中硝基甲烷的 MoE 值均小于 1，其致癌性风险应予以关注。鉴于硝基甲烷可能对人类健康存在潜在危害，

建议将硝基甲烷列入《化妆品禁用原料目录》。结合安全评估结果，硝基甲烷已被列入《化妆品禁用原料目录》（2021 年版）中。

（二）比马前列素及其类似物[5]

比马前列素，CAS 号为 155206-00-1，是合成的前列腺素 F2α 类似物，通过增加小梁网通道和葡萄膜巩膜通道的房水流出而降低眼内压，是治疗青光眼和眼高压的药物。因其具有促进睫毛增粗、增长和变黑等副作用，国外被发现添加于化妆品中。参考 Allergan 公司向美国 FDA 提交比马前列素滴眼液新药注册申报时提交的数据[6]，根据《技术导则》对比马前列素的急性和亚急性毒性、亚慢性和慢性毒性、生殖毒性、眼部给药毒性、遗传毒性和致癌性等毒性特征进行分析，确定主要毒性特征及程度。在重复给药毒性试验和生殖毒性试验中，观察到比马前列素具有较高的生殖毒性，NOAEL 为 0.1mg/（kg·d）。参考 SCCS《化妆品成分检测和安全性评估技术指南》，洗发水的日暴露量为 10.46g/d[2]，即 174.33mg/（kg·d）。假设比马前列素按处方药中的浓度 0.03%[6]用于驻留类防脱发产品中，则 MoS < 100，安全风险应予以关注。化妆品风险监测数据显示，比马前列素存在于睫毛和毛发滋养等相关的产品中，平均检出率达到了 24%，最大检出浓度高于比马前列素在处方药中的浓度 0.03%。《欧盟化妆品》规定禁止在化妆品中使用 CMR 物质（致癌、致畸、致突变物质）。综合考虑比马前列素的药理活性、高生殖毒性和 CMR 原料管理规定，比马前列素在化妆品中使用时可能会对消费者造成健康风险。拉坦前列素、他氟前列素、他氟乙酰胺和曲伏前列素具有相似结构或活性，因此，建议将比马前列素和上述类似物列入《化妆品禁用原料目录》。结合安全评估结果，比马前列素等 5 种物质已被列入《化妆品禁用原料目录》（2021 年版）中。

四、问题和展望

（一）安全评估体系建设面临的问题和挑战

我国化妆品安全评估工作起步较晚，与欧盟等国家和地区之间仍存在一定差距，同时也面临一些挑战。

1. 新的毒理学测试和非测试方法的采用

毒理学数据资料是安全评估的重要基础，传统的毒理学试验以动物实验为主。随着 3R 原则［即减少（reduction）、优化（refinement）、替代（replacement）］的推行，欧盟等发达国家和地区相继在化妆品领域实施动物实验禁令。在当前形势下，既要遵守法律的规定、考虑实验动物的福利，又不能降低对消费者的保护，这使得体外替代试验方法、基于构效关系的毒性预测模型等技术的研发和推广变得非常迫切。

2. 人体暴露数据的获得

化妆品安全评估以暴露为导向，由于缺乏我国化妆品人群暴露数据资料，目前国内开展的安全评估多直接采用欧盟人群暴露数据，而不同人群不同年龄阶段的皮肤结构有差异，使用习惯不同，暴露吸收数据也不同，欧盟的人群暴露数据不能真正代表我国消费者使用化妆品的频率和每日用量。如要更好地开展化妆品安全评估，还应进行国内消费者使用调查，建立适合我国人群的暴露量数据库，提高安全评估的科学性和准确性。

3. 特殊化妆品材料的评估

内分泌干扰物、CMR 物质（致癌、致畸、致突变物质）、矿物质、动物源以及植物源的化妆品原料、生物技术物质以及纳米材料物质的安全评估目前均面临挑战。纳米材料因其具有很小的尺寸和很大的比表面积，具有很强的组织细胞穿透性和生物学效能，其安全问题已引起监管部门和消费者的关注，现有的评价手段是否能满足纳米材料安全评估的需要还存在争议。

4. 人体试验的伦理约束

人体适应性安全测试有时是必要的，但应考虑伦理问题。只有当动物试验和（或）替代方法的结果显示化妆品所有成分及成品不会对人体健康产生危害时，方可考虑人体兼容性测试，而且人体试验不应视为动物实验的替代。

（二）安全评估体系建设的建议

鉴于化妆品安全评估工作面临的问题和挑战，建议在我国化妆品安全评估体系建设中应加强以下工作。

1. 构建科学评估体系

加快国内安全评估专业技术人才的培养，建设以中检院为核心，省市药品检验机构、国家化妆品风险监测工作组成员单位、国家药监局化妆品重点实验室等为支撑，社会优势技术资源为补充的安全评估体系，理顺安全评估工作机制，充分发挥安全评估的作用。

2. 提高安全评估技术水平

加强安全评估新技术、新工具和新模型的开发，提升国内安全评估技术水平。加强化妆品毒理学试验技术和非测试方法研究，积极推动体外替代试验方法和计算机模型技术的研究和应用；对于缺乏毒理学数据的化妆品原料，积极学习并灵活运用分组/交叉参照、比较法等方法，弥补毒理学数据缺口；借鉴欧盟、美国等发达国家和地区的先进经验，积极开展纳米材料、内分泌干扰物质和儿童化妆品的风险评估。

3. 建立化妆品产品暴露数据库

针对我国不同年龄段人群开展化妆品使用暴露量调查，根据化妆品的类别、使用部位和暴露途径等要素，构建符合我国消费者使用特点的暴露量数据库。

4. 建立化妆品原料安全评估数据库

逐步建立常用化妆品原料安全评估公共数据库，为化妆品企业进行产品安全评估提供参考，节约企业资源，减轻企业负担。倡导化妆品企业建立安全评估人才队伍，积极学习相关法律法规和安全评估技术，提高风险管理能力，充分发挥企业的主体作用。

5. 开展高风险物质安全评估

根据我国化妆品监管重点和关注热点问题，分析化妆品不良反应数据，梳理《化妆品安全技术规范》（2015 年版）中的禁限用组分表，按照轻重缓急，制定我国化妆品安全评估规划，开展安全评估，扩充禁限组分安全评估数据，不断优化监管策略。

6. 加强风险交流和分析

积极开展化妆品风险交流和分析，充分利用风险监测数据和安全评估结果，对风险物质的健康危害风险作出科学研判，引导消费者和媒体正确认识化妆品的安全风险，保障消费者用妆安全。

参考文献

［1］SCCS. The SCCS notes of guidance for the testing of cosmetic ingredients and their safety evaluation：SCCS/1647/22（12th revision）［EB/OL］.（2023–05–15）

［2023-09-20］. https://health.ec.europa.eu/system/files/2023-07/sccs_o_273.pdf.

［2］国家药品监督管理局. 国家药监局关于发布《化妆品安全评估技术导则（2021年版）》的公告（2021年第51号）［EB/OL］.（2021-04-08）［2023-09-20］. https://www.nmpa.gov.cn/xxgk/ggtg/qtggtg/jmhzhptg/20210419163037171.html.

［3］秦美蓉，冼静雯，吴熙，等. 化妆品中硝基甲烷的安全评估和使用监管探索［J］. 日用化学工业，2021，51（8）：769-774.

［4］National Toxicology Program（US）. Toxicology and Carcinogenesis Studies of Nitromethane（CAS No. 75-52-5）in F344/N Rats and B6C3F1 Mice（Inhalation Studies）.［2023-09-20］［DB/OL］. https://ntp-niehs-nih-gov.ermg.femh.org.tw：8443/ntp/htdocs/lt_rpts/tr461.pdf.

［5］秦美蓉，吴熙，陈宁，等. 化妆品中比马前列素的安全评估［J］. 香料香精化妆品，2023，119（4）：17-23.

［6］FOOD AND DRUG ADMINISTRATION. Center for Drug Evaluation and Research：application No. 21-275［EB/OL］.（2001-03-16）［2023-09-20］. https://www.accessdata.fda.gov/drugsatfda_docs/nda/2001/21275_Lumigan%20 0.03%20percent%20Opthalmis%20Solution_pharmr_P1.pdf.

课题立项来源：广东省药品监督管理局2023年市县药品监管综合改革创新项目（创示范类重点项目）。项目名称：化妆品中风险物质安全评估工作机制研究。项目编号：ZG-DS-2023015

国际化妆品安全与功效评价替代方法研究进展

杨杏芬[1,2]，何志妮[1,2]，邓俊锋[1,2]，徐飞飞[1,2]，廖伟作[1,2]
1. 南方医科大学食物安全与健康研究中心；
2. 国家药品监督管理局化妆品安全评价重点实验室

摘要： 我国对化妆品实行注册/备案管理，要求相关责任人开展化妆品安全评估及功效宣称评价，并提交产品安全评估/功效宣称评价资料。传统毒理学试验多采用动物实验，但由于动物实验存在耗费大、外推难及动物福利等问题，非动物测试的替代方法已成为国际化妆品安全评估及功效宣称评价的主要方向。本文综述了国际化妆品安全评估及功效宣称评价中的替代方法进展，为我国相关标准的制修订提供科学参考依据。

关键词： 化妆品；安全评估；功效宣称；替代方法

替代方法（alternatives）是指在生物医学领域中能替代实验动物、减少所需动物数量或优化动物实验程序以减少动物痛苦的任何方法或程序[1]，包括利用简单的生物系统、培养的细菌、细胞、哺乳动物和人的组织、器官或非生物构建体系（如计算机模型）等。20世纪50年代《人道主义实验技术原理》一书首次系统性地提出替代动物实验的3R原则，即减少（reduction）、优化（refinement）、替代（replacement）。在政府、科学界等多方面的推动下，替代方法和3R原则已经发展出新的内涵[2]。基于对化学物质结构和生命过程的充分理解，以及细胞和分子生物学、计算机科学等关键技术的整合与应用，替代方法已然成为更高效、更多元以及更接近人体实际情况的科学方法[3]。

替代方法和3R原则提出已逾60年，越来越多国家/地区接受并推行该理念，纷纷成立替代方法研究机构（表1），推动着生命科学与相关学科的发展。替代方法研究机构的主要工作包括了解化合物的结构与活性、开发

/ 改进 / 验证替代方法、整合资源及信息交流等。经验证的替代方法可纳入 OECD、ICH、国际化妆品监管合作组织（ICCR）或其他国家 / 地区的法规标准，在世界范围内使用[4]。除了替代方法的研究与交流，替代方法研究机构还在指导政府制定法规 / 标准、资助动物实验替代研究以及提高民众人道关怀中发挥着重要作用。

表 1　主要的国际替代方法研究机构 / 组织[1]

国家/地区	研究机构/组织	成立时间
欧洲	欧洲替代方法验证中心（ECVAM）	1993 年
德国	德国动物实验替代方法制订和论证中心（ZEBET）	1989 年
澳大利亚	澳大利亚与新西兰研究和实验用动物管理委员会（ANZCCART）	1987 年
荷兰	荷兰动物应用替代方法研究中心（NCA）	1994 年
荷兰	免疫生物制品动物实验替代方法顾问小组（AGAATI）	1995 年
英国	英国医学实验动物替代法基金会（FRAME）	1969 年
英国	英国动物福利大学联合会（UFAW）	1926 年
美国	美国约翰斯霍普金斯动物实验替代方法研究中心（CAAT）	1981 年
美国	美国替代方法验证跨部门协调委员会（ICCVAM）	1997 年
美国	毒理学替代方法跨部门评价中心（NICEATM）	1998 年
美国	美国动物福利学会（AWI）	1951 年
美国	美国国立农业图书馆动物福利信息中心（AWIC）	1986 年
美国	美国动物实验替代法网站（Altweb）	1997 年
美国	美国替代法研究与发展基金会（ARDF）	1993 年
美国	美国人道（保护动物）协会（HSUS）	1954 年
美国	体外生物学协会（SIVB）	1946 年
美国	国际伦理学研究基金会（IFER）	1985 年
美国	美国动物福利科学工作者中心（SCAW）	1979 年
日本	日本替代方法验证中心（JaCVAM）	2005 年
韩国	韩国替代方法验证中心（KoCVAM）	2009 年

基于对 3R 原则的认可，世界上已有不少国家或地区明令禁止化妆品动物试验，其中欧盟是第一个实现禁止化妆品动物实验立法的地区[5]。2003 年，欧盟通过了《统一成员国有关化妆品法律》的修订指令，规定不得销售已有经验证的替代方法、但仍采用动物实验来测试化妆品成分及含有相关成分或成分组合的化妆品；2009 年，禁止使用动物进行化妆品产品急性毒性、眼刺激和过敏试验；2013 年，全面禁止在动物身上进行化妆品产品和原料的安全性测试，不允许成员国进口或销售经过动物实验测试安全性的化妆品[4-6]。美国也积极推动非动物测试，美国环境保护署曾宣布于 2035 年前停止进行或资助哺乳动物进行的研究[7]。截至目前，已出台法规禁止化妆品实施动物实验的国家 / 地区包括欧盟、巴西、挪威、印度、以色列、新西兰、韩国、土耳其、瑞士等[6]；包括美国在内的多个国家 / 地区正在讨论禁止化妆品动物实验的立法[8]。

一、化妆品安全评估替代方法研究进展

（一）国际化妆品安全评估相关法律及管理办法

作为第一个立法禁止化妆品动物实验的地区，欧盟的化妆品安全监管法律体系具有重要的指导和参考意义。欧盟主要强调化妆品原料管理。基于替代方法和风险评估[6]，欧盟化妆品法规 EC1223/2009 的附表 Ⅱ—Ⅵ收录了化妆品禁限用物质成分[9]，并规范了化妆品原料或辅料的使用条件和警示标识[10]。对于化妆品产品的管理，欧盟采取产品备案制和市场监管体制，强调产品安全的责任主体是化妆品企业、制造商及进口商。政府日常监管产品安全性、功效性、企业 GMP 实施情况等，重点审核产品包装和标签所标识的成分[10]。替代方法由相应研究机构（如 ECVAM）提出，经验证后申请收录于国际组织相关指南（如 OECD 化学品安全评估指南）。

许多国家 / 地区参考欧盟化妆品的立法、管理模式和替代方法的研发模式，共建化妆品安全评估 3R 网络[11]。各国化妆品监管主要由食品药品管理部门或卫生福利部门负责，在法律规定下（如美国《联邦食品、药品和化妆品法案》、日本《医药品、医疗器械等品质、功效及安全性保证等有关法律》），对化妆品生产许可、原料使用、市场准入、上市后监督管理、标签标识进行管理和监督[12]；各国替代方法验证中心（如美国 ICCVAM、日本 JaCAVM 等）参与替代方法的验证研究、审查及指南制定工作，并为修订相关法规提供指导。

（二）经济合作与发展组织（OECD）公布的化妆品安全评估替代方法

如表 2 所示，迄今为止 OECD 公布的已验证化妆品安全评估替代方法共 36 项（优化 4 项、减少 3 项、替代 29 项）；正在验证的化妆品安全评估替代方法 12 项，主要为光毒性、皮肤敏感性、皮肤腐蚀、皮肤刺激、眼刺激、遗传毒性、急性经口毒性和生殖和发育毒性评价方法；还有 4 项关于急性毒性、血液毒性和皮肤致敏性试验（2 项）正在起草。另外，OECD 针对化妆品安全评估以及替代方法的使用制定了许多相关策略指南，包括《严重眼损伤和眼刺激综合测试和评估方法（IATA）指南》，《关于报告皮肤致敏综合测试和评估方法（IATA）中使用的已定义方法和个人信息来源指南》等。

表 2　OECD 认可的化妆品安全评估替代方法

编号	方法名称	发布时间	替代类型
429	皮肤致敏局部淋巴结试验（rLLNA）	2010	优化
442A	皮肤致敏局部淋巴结试验 –LLNA–DA 法	2010	优化
442B	皮肤致敏局部淋巴结试验 –LLNA–ELISA 法	2010	优化
436	急性吸入毒性——ATC 法	2009	优化
425	急性经口毒性——上下法	2008	减少
420	急性毒性试验——固定剂量法	2002	减少
423	急性经口毒性——ATC 法	2002	减少
442C	直接肽反应性测定（DPRA）20b	2015	体外
442E	人细胞系活化试验（h–CLAT）	2016	体外
439	体外皮肤刺激：重组人表皮试验（RhE）	2010	体外
437	牛眼角膜混浊渗透性（BCOP）试验	2009	体外
438	离体鸡眼（ICE）试验	2009	体外
435	皮肤腐蚀性：体外皮肤膜屏障试验	2006	体外

编号	方法名称	发布时间	替代类型
430	体外经皮电阻试验（TER）	2004	体外
431	体外皮肤腐蚀：重组人表皮试验（RhE）	2004	体外
432	体外 3T3 中性红摄取光毒性试验	2004	体外
428	体外皮肤吸收方法	2004	体外
460	荧光素漏出（FL）试验	2012	体外
442D	体外皮肤致敏：ARE-Nrf2 荧光素酶测试方法 2（KeratinoSens™）	2015	体外
467	严重眼损伤和眼刺激定义方法	2022	体外
470	哺乳动物红细胞 Pig-a 基因突变试验	2022	体外
471	细菌回复突变（Ames）试验	2016	体外
476	体外哺乳动物细胞 Hprt 和 Xprt 基因突变试验	2016	体外
490	体外哺乳动物细胞腺苷激酶基因突变试验	2016	体外
473	体外哺乳动物染色体畸变试验	2016	体外
487	体内哺乳动物细胞微核试验	2016	体外
488	转基因啮齿动物体细胞和生殖细胞基因突变试验	2022	体外
214	体外叙利亚仓鼠胚胎细胞转化试验	2015	体外
231	体外 Bhas 42 细胞转化试验（Bhas 42CT A）	2014	体外
495	用于光反应性的 ROS（活性氧种类）测定	2019	体外
498	体外光毒性——重组人表皮光毒性试验	2021	体外
491	短时间体外暴露测试方法（STE）【用于识别 i）导致严重眼损伤的化学品和 ii）不需要对眼刺激或严重眼损伤进行分类的化学品】	2020	体外
492	重组人类眼角膜样上皮（RhCE）试验	2016	体外
496	体外大分子测试方法【用于识别引起严重眼损伤的化学物质和不需要对眼刺激或严重眼损伤进行分类的化学物质】	2019	体外
494	Vitrigel 膜－眼睛刺激试验【用于识别引起眼睛刺激或严重眼睛损害和不需要分类和标签的化学品】	2021	体外
497	皮肤致敏性定义方法	2021	体外

二、化妆品功效评价替代方法国际进展

化妆品功效宣称因世界各国监管法规而异，关于化妆品功效评价的方法是多样的。因此各化妆品协会、企业在各国法律许可范围内，可以文献调研、实验室验证、人体功效评价方法、消费者评估等多种方法评价化妆品功效宣称。本节将概述国际上一些地区和国家化妆品功效评价管理办法及功效评价替代方法。

（一）化妆品功效评价管理法规

欧盟关于化妆品功效宣称的法规包括《欧盟化妆品法规 EC1223/2009》[9]、《化妆品宣称合理性通用准则》等。其中《化妆品宣称合理性通用准则》提出了"合法性、真实性、证据支持、诚实信用、公平、消费者知情"六大宣称基本原则[13]。欧洲化妆品协会、欧洲化妆品及其他外用产品功效评价协会（EEMCO）也发布了《化妆品功效评价指南》等评价指南，是人体试验、体外试验的指南性文件。美国《联邦贸易委员会法》规定产品的宣称必须真实可靠、不带有误导性，且需要有相应的证据证明；当消费者以及监管者等提出异议时，化妆品制造商必须对其宣称进行辩护[14]。日本《药机法》对医药品、化妆品等分别进行了定义；日本厚生劳动省对上述商品标签进行审查和监管，允许宣称抑制黑色素生成的防晒产品、宣称去屑的洗发水等对人体产生缓和作用的医药部外品销售[15]。韩国《化妆品法》将化妆品分为一般化妆品和机能性化妆品，机能性化妆品上市前需开展功效性评价并提交审查资料[16, 17]。

（二）国际行业组织／机构公布的化妆品功效评价替代方法

主要的国际化妆品行业组织／机构如欧洲化妆品及其他外用产品功效评价协会（EEMCO）、韩国化妆品协会（KCA）、日本香妆品协会（JCSS），其相应的化妆品指南中收录的化妆品功效评价方法主要以人体功效评价及替代方法为主。在替代测试方法方面，目前仅 KCA 发布了美白皮肤及改善皮肤皱纹的化妆品功效评价指南。

（三）国际化妆品研究机构／企业发表的化妆品功效评价替代方法

目前常用于化妆品功效评价的替代方法包括生物化学法、细胞生物法、斑马鱼替代法[18]。表 3 基于我国《化妆品功效宣称评价规范》中的功效宣称分类，汇总了目前国际上常用的化妆品功效评价替代方法。

表 3　不同功效宣称评价替代方法

功效宣称	方法	类型	检测指标
祛斑美白	酪氨酸酶抑制实验	生物化学法	酪氨酸酶的抑制率[19]
	细胞内酪氨酸酶活性及黑色素含量测定试验[20]	细胞生物法	酪氨酸酶活性、黑色素含量测定、美白相关酶表达等；角质细胞摄取黑色素量以及炎性因子
	重组人表皮模型法[21]	细胞生物法	
	斑马鱼试验	斑马鱼替代法	斑马鱼黑素抑制率[19, 22]
祛痘	痤疮丙酸杆菌抑制实验	生物化学法	痤疮丙酸杆菌生长抑制率[23]
	巨噬／单核细胞法	细胞生物法	炎性因子水平[24]：如 IL-1β
防脱	真皮乳头细胞法	细胞生物法	脱发相关基因及蛋白水平[25]
抗皱	抗氧化实验	生物化学法	抗氧化能力[26]
	抑制金属蛋白酶法	生物化学法	金属蛋白酶抑制能力[27]
	抑制弹性蛋白酶法	生物化学法	弹性蛋白酶抑制能力[28]
	人角质形成细胞／人皮肤成纤维细胞法	细胞生物法	细胞活力、相关酶活性和细胞抗氧化能力以及胶原蛋白含量等[29, 30]
	重组人表皮模型法	细胞生物法	
	斑马鱼试验	斑马鱼替代法	斑马鱼幼鱼尾鳍皱缩抑制率[31]
保湿	人角质形成细胞法[32, 33]	细胞生物法	皮肤屏障相关指标；天然保湿因子，如神经酰胺
	重组人表皮模型法[34, 35]	细胞生物法	
舒缓	透明质酸酶抑制试验	生物化学法	透明质酸酶抑制率
	抗氧化试验	生物化学法	抗氧化能力[26]
	红细胞溶血试验	生物化学法	红细胞中漏出的血红蛋白[36]

续表

功效宣称	方法	类型	检测指标
舒缓	人角质形成细胞法	细胞生物法	皮肤屏障相关指标、天然保湿因子[32,33]；香草酸亚型瞬时受体电位 1 通道蛋白（TRPV1）[37]
	RAW264.7 细胞法	细胞生物法	炎性因子水平[38,39]
	重组人表皮模型法	细胞生物法	皮肤屏障相关指标；天然保湿因子；炎性因子水平[34,35,40]
去屑	马拉色菌抑制试验	生物化学法	马拉色菌生长抑制率[41]

三、我国化妆品安全评估和功效评价替代方法进展

相较国外，我国化妆品安全评估和功效评价替代方法研究起步较晚。1997 年我国第一次将 3R 写进法规性文件[42]；2010 年安全风险评估概念被引入作为化妆品监管的科学方法[43]；2013 年明确风险评估结果能够充分确认产品安全性的非特殊用途化妆品可免予相关毒理学试验[44]；2016 年 3T3 中性红摄取光毒性试验方法[45]被纳入《化妆品安全技术规范》，标志着动物替代方法正式进入我国化妆品标准体系[43]；2018 年成立化妆品替代方法验证和研究工作组，进一步推进和完善化妆品动物实验替代技术体系[46]。我国化妆品替代方法发展至今，已形成包含化妆品急性毒性、致癌性、发育毒性、遗传毒性、皮肤腐蚀性、皮肤刺激性、眼刺激性、皮肤致敏性及光毒性共 14 项现行国家标准和 15 项现行行业标准的化妆品安全评估标准体系。

目前我国化妆品功效评价替代方法仍处于发展阶段，主要以团体标准为主。针对化妆品祛斑美白、祛痘、滋养、修护、抗皱、紧致、舒缓、控油、去角质、防断发、去屑、保湿、护发及其他功效宣称，截至 2023 年 6 月已发布团体标准共 48 项；其中采用替代方法开展化妆品功效评价的团体标准 24 项（表 4），主要集中于抗皱、紧致及舒缓功效评价。

表 4　我国化妆品功效评价替代方法团体标准

功效宣称	标准编号	标准名称	公布日期（截至2023年6月15日）	团体名称
祛斑美白	T/ZHCA 011—2020	祛斑美白类化妆品皮肤变态反应体外测试方法 人源细胞系激活试验法	2020年10月9日	浙江省保健品化妆品行业协会
祛痘	T/CNMIA 0010—2020	祛痘类功效性护肤品安全/功效评价标准	2020年7月21日	中国非公立医疗机构协会
修护	T/ZHCA 020—2022	化妆品修护功效测试 体外人源成纤维细胞迁移能力测试方法	2022年11月24日	浙江省健康产品化妆品行业协会
抗皱	T/AHPCA 044—2023	化妆品抗皱紧致功效检测方法（斑马鱼胚氧化应激模型）	2023年4月1日	安徽省营养保健食品化妆品协会
	T/QGCML 421—2022	化妆品 抗皱功效的测定 斑马鱼胚法	2022年10月25日	全国城市工业品贸易中心联合会
	T/QLMZ 1—2022	基于斑马鱼模型的化妆品抗皱功效评价方法	2022年8月11日	山东省化妆品行业协会
	T/SDAS 456—2022	基于斑马鱼模型的化妆品抗皱功效评价方法	2022年8月11日	山东标准化协会
	T/ZHCA 014—2022	化妆品抗皱功效评价 斑马鱼幼鱼尾鳍皱缩抑制率法	2022年1月25日	浙江省健康产品化妆品行业协会
	T/SHRH 032—2020	化妆品紧致、抗皱功效测试 – 体外角质形成细胞活性氧（ROS）抑制测试方法	2020年12月30日	上海日用化学品行业协会
	T/SHRH 031—2020	化妆品紧致、抗皱功效测试 – 体外成纤维 细胞I型胶原蛋白含量测定	2020年12月30日	
紧致	T/ZHCA 021—2022	化妆品紧致功效测试 体外人源成纤维细胞活性测试方法	2022年11月24日	浙江省健康产品化妆品行业协会
	T/GDCDC 029—2023	化妆品紧致功效测试 体外成纤维细胞弹性蛋白含量测定	2023年2月3日	广东省日化商会

续表

功效宣称	标准编号	标准名称	公布日期（截至2023年6月15日）	团体名称
紧致	T/QGCML 420—2022	化妆品 紧致功效的测定 斑马鱼胚法	2022年10月25日	全国城市工业品贸易中心联合会
	T/QLMZ 2—2022	基于斑马鱼模型的化妆品紧致功效评价方法	2022年8月11日	山东省化妆品行业协会
	T/SDAS 457—2022	基于斑马鱼模型的化妆品紧致功效评价方法	2022年8月11日	山东标准化协会
	T/ZHCA 015—2022	化妆品紧致功效评价 斑马鱼幼鱼弹性蛋白基因相对表达量法	2022年1月25日	浙江省健康产品化妆品行业协会
舒缓	T/GDCDC 030—2023	化妆品舒缓功效测试、体外巨噬细胞一氧化氮（NO）释放抑制测定	2023年2月3日	广东省日化商会
	T/GDCA 016—2022	化妆品舒缓功效的评价 斑马鱼胚胎法	2022年12月30日	广东省化妆品学会
	T/QLMZ 3—2022	基于斑马鱼模型的化妆品舒缓功效评价方法	2022年8月11日	山东省化妆品行业协会
	T/SDAS 458—2022	基于斑马鱼模型的化妆品舒缓功效评价方法	2022年8月11日	山东标准化协会
	T/FDCA 007—2022	化妆品舒缓功效评价 体外NO炎症介质含量测定 脂多糖诱导巨噬细胞RAW264.7测试方法	2022年8月12日	福建省日用化学品商会
	T/ZHCA 016—2022	化妆品舒缓功效评价 斑马鱼幼鱼中性粒细胞抑制率法	2022年1月25日	浙江省健康产品化妆品行业协会
	T/SHRH 034—2021	化妆品舒缓功效测试 – 体外TNF-α炎症因子含量测定 脂多糖诱导巨噬细胞RAW264.7测试方法	2021年1月8日	上海日用化学品行业协会
去屑	T/GDCA 010—2022	去屑产品去屑功效测试方法	2022年6月30日	广东省化妆品学会

四、结语

替代方法是化妆品安全评价及功效评价技术的国际发展趋势，随着我国化妆品安全与功效评价替代方法研究的发展，一些机遇和困难也逐渐显现。其中有两点尤为突出。

首先，我国特色植物原料是美妆产业的巨大宝库。积雪草、芦荟、马齿苋等植物原料成分在化妆品中得到了大量运用[47]。我国特色植物资源化妆品脱胎于传统中草药，配方以复方为主，其功效成分及作用机制并不完全清楚；同时，由于植物原料成分复杂，原料及加工过程引入的风险物质可能危害消费者[48]。因此，在鼓励我国特色植物资源的原料开发与应用的同时[49]，如何有效评价植物原料化妆品的安全与功效，避免植物原料概念性添加是监管部门亟待解决的问题。

其次，欧盟及一些国家主要侧重于化妆品原料安全管理，而我国不仅关注原料安全，同时关注产品安全[10]。为保证进出口贸易的化妆品商品安全与公平，避免国内外化妆品替代方法发展水平不一造成的技术壁垒，我国应大力推动替代方法创新与优化，提升试验材料和仪器设备的本土化生产和自主创新的能力，同时尽快完善替代方法验证制度，推进符合我国国情和化妆品安全评价要求的替代方法转化应用，促进化妆品安全评估的体系化建设。

参考文献

［1］彭双清，郝卫东，伍一军. 毒理学替代法［M］. 北京：军事医学科学出版社，2009：5-16.

［2］Balls M. It's Time to Reconsider The Principles of Humane Experimental Technique［J］. Altern Lab Anim，2020，48（1）：40-46.

［3］程树军. 动物实验替代技术研究进展［J］. 科技导报，2017，35（24）：40-47.

［4］罗飞亚，王钢力，邢书霞，等. 化妆品安全性评价替代试验的研究进展及思考［J］. 中国医药生物技术，2016，11（5）：470-476.

［5］何悦，刘云龙，刘强强. 中国化妆品动物试验立法完善——与欧盟立法比较［J］. 中国发展，2014，14（4）：40-44.

[6] 邢书霞. 欧盟和我国化妆品安全性评价体系的比较研究 [J]. 口腔护理用品工业, 2020, 30 (Z1): 51–53.

[7] Grimm D. U.S. EPA to eliminate all mammal testing by 2035 [EB/OL]. (2019–09–10) [2023–06–18]. https://www.science.org/content/article/us–epa–eliminate–all–mammal–testing–2035.

[8] 吴凯, 余颖. 全球化妆品行业对动物试验说不 [J]. 检察风云, 2021 (15): 52–53.

[9] EUROPEAN UNION. Regulation (EC) No 1223/2009 of the European Parliament and of the Council of 30 November 2009 on cosmetic products [EB/OL]. (2009–12–22) [2023–06–17]. https://eur–lex.europa.eu/legal–content/EN/TXT/?uri=CELEX%3A32009R1223&qid=1640151512603.

[10] 张殿义. 非动物替代实验与国际接轨 还有多远的路要走? [J]. 中国化妆品, 2020 (3): 116–119.

[11] 贺锡雯. 毒理学安全性评价中动物替代方法的研究和应用 [J]. 中华预防医学杂志, 2006 (3): 215–216, 176.

[12] 曹爀, 陈坚生, 刘佐仁, 等. 国际化妆品监管模式对比分析与启示 [J]. 日用化学工业, 2022, 52 (2): 190–198.

[13] EUROPEAN UNION. Commission Regulation (EU) No 655/2013 of 10 July 2013 laying down common criteria for the justification of claims used in relation to cosmetic products [EB/OL]. (2013–07–11) [2023–06–17]. https://eur–lex.europa.eu/legal–content/EN/TXT/?uri=CELEX%3A32013R0655&qid=1686945892677.

[14] 刘恕. 我国化妆品功效宣称监管浅析 [J]. 日用化学品科学, 2019, 42 (1): 22–25.

[15] Ministry of Health, Labour and Welfare, Japan. Outline of the Law for Partial Revision of the Pharmaceutical Affairs Law (Act No.84 of 2013) [EB/OL]. (2013–11–27) [2023–06–17]. https://www.mhlw.go.jp/stf/seisakunitsuite/bunya/0000045726.html.

[16] Ministry of Food and Drug Safety, Republic of Korean. Provisions on the examination of functional cosmetics, Notice of food and drug safety department No. 2021–55, 2021. 06. 30, Partial revision [EB/OL]. (2021–06–30) [2023–

06–17]. https://www.law.go.kr/%ED%96%89%EC%A0%95%EA%B7%9C%E
C%B9%99/%EA%B8%B0%EB%8A%A5%EC%84%B1%ED%99%94%EC%9
E%A5%ED%92%88%EC%8B%AC%EC%82%AC%EC%97%90%EA%B4%80
%ED%95%9C%EA%B7%9C%EC%A0%95.

[17] 罗飞亚，苏哲，黄湘鹭，等 . 国内外化妆品功效宣称管理要求 [J]. 环境卫
生学杂志，2022，12（2）：75–79，101.

[18] 王敏 . 化妆品原料安全与功效评价的测评技术现状——浅谈新《条例》下
体外技术在化妆品中的应用 [J]. 中国化妆品，2022（3）：72–75.

[19] Kang S H, Jeon Y D, Cha J Y, et al. Antioxidant and skin–whitening effects
of aerial part of Euphorbia supina Raf. Extract [J]. BMC Complement Altern
Med, 2018, 18（1）: 256.

[20] Park J J, An J, Lee J D, et al. Effects of anti–wrinkle and skin–whitening
fermented black ginseng on human subjects and underlying mechanism of action
[J]. J Toxicol Environ Health A, 2020, 83（11–12）: 423–437.

[21] Jung E, Lee J A, Shin S, et al. Madecassoside inhibits melanin synthesis by
blocking ultraviolet–induced inflammation [J]. Molecules, 2013, 18（12）:
15724–15736.

[22] Chen Y H, Huang L, Wen Z H, et al. Skin whitening capability of shikimic acid
pathway compound [J]. Eur Rev Med Pharmacol Sci, 2016, 20（6）: 1214–1220.

[23] Tollenaere M, Boira C, Chapuis E, et al. Action of Mangifera indica Leaf
Extract on Acne–Prone Skin through Sebum Harmonization and Targeting C.
acnes [J]. Molecules, 2022, 27（15）: 4769.

[24] Lee W R, Kim K H, An H J, et al. Protective effect of melittin against
inflammation and apoptosis on Propionibacterium acnes–induced human THP–1
monocytic cell [J]. Eur J Pharmacol, 2014, 740: 218–226.

[25] Gupta A K, Foley K A. 5% Minoxidil: treatment for female pattern hair loss [J].
Skin Therapy Lett, 2014, 19（6）: 5–7.

[26] Di Petrillo A, González–Paramás A M, Era B, et al. Tyrosinase inhibition
and antioxidant properties of Asphodelus microcarpus extracts [J]. BMC
Complement Altern Med, 2016, 16（1）: 453.

[27] Maity N, Nema N K, Abedy M K, et al. Exploring Tagetes erecta Linn

flower for the elastase, hyaluronidase and MMP-1 inhibitory activity [J]. J Ethnopharmacol, 2011, 137(3): 1300-1305.

[28] Piwowarski J P, Kiss A K, Kozłowska-Wojciechowska M. Anti-hyaluronidase and anti-elastase activity screening of tannin-rich plant materials used in traditional Polish medicine for external treatment of diseases with inflammatory background [J]. J Ethnopharmacol, 2011, 137(1): 937-941.

[29] Park S C, Wu Q, Ko E Y, et al. Secondary metabolites changes in germinated barley and its relationship to anti-wrinkle activity [J]. Sci Rep, 2021, 11(1): 758.

[30] Han S, Lim T G, Kim J E, et al. The Ginsenoside Derivative 20(S)-Protopanaxadiol Inhibits Solar Ultraviolet Light-Induced Matrix Metalloproteinase-1 Expression [J]. J Cell Biochem, 2017, 118(11): 3756-3764.

[31] 浙江省健康产品化妆品行业协会. 化妆品抗皱功效评价 斑马鱼幼鱼尾鳍皱缩抑制率法: T/ZHCA 014—2022 [S]. 2022.

[32] Gueniche A, Valois A, Kerob D, et al. A combination of Vitreoscilla filiformis extract and Vichy volcanic mineralizing water strengthens the skin defenses and skin barrier [J]. J Eur Acad Dermatol Venereol, 2022, 36(Suppl): 216-225.

[33] Choi E, Kang Y G, Hwang S H, et al. In Vitro Effects of Dehydrotrametenolic Acid on Skin Barrier Function [J]. Molecules, 2019, 24(24): 4583.

[34] Jacques C, Rattier S, Bianchi P, et al. In vitro characterization and clinical evaluation of skin hydration by two formulations mimicking the skin's natural components [J]. J Eur Acad Dermatol Venereol, 2022, 36(Suppl): 521-529.

[35] Lee E S, Ahn Y, Bae I H, et al. Synthetic Retinoid Seletinoid G Improves Skin Barrier Function through Wound Healing and Collagen Realignment in Human Skin Equivalents [J]. Int J Mol Sci, 2020, 21(9): 3198.

[36] Andhare R N, Raut M K, Naik S R. Evaluation of antiallergic and anti-anaphylactic activity of ethanolic extract of Sanseveiria trifasciata leaves (EEST) in rodents [J]. J Ethnopharmacol, 2012, 142(3): 627-633.

[37] Scandolera A, Hubert J, Humeau A, et al. GABA and GABA-Alanine from the Red Microalgae Rhodosorus marinus Exhibit a Significant Neuro-Soothing Activity through Inhibition of Neuro-Inflammation Mediators and Positive Regulation of TRPV1-Related Skin Sensitization [J]. Mar Drugs, 2018, 16(3): 639.

［38］Hasegawa T，Shimada S，Ishida H，et al. Chafuroside B，an Oolong tea polyphenol，ameliorates UVB–induced DNA damage and generation of photo-immunosuppression related mediators in human keratinocytes［J］. PLoS One，2013，8（10）：e77308.

［39］Rho H S，Ghimeray A K，Yoo D S，et al. Kaempferol and kaempferol rhamnosides with depigmenting and anti–inflammatory properties［J］. Molecules，2011，16（4）：3338–3344.

［40］Seurat E，Verdin A，Cazier F，et al. Influence of the environmental relative humidity on the inflammatory response of skin model after exposure to various environmental pollutants［J］. Environ Res，2021，196：110350.

［41］Herrera–Arellano A，Jiménez–Ferrer E，Vega–Pimentel A M，et al. Clinical and mycological evaluation of therapeutic effectiveness of Solanum chrysotrichum standardized extract on patients with Pityriasis capitis（dandruff）. A double blind and randomized clinical trial controlled with ketoconazole［J］. Planta Med，2004，70（6）：483–488.

［42］刘瑞三. 国家"九五"期间实验动物发展的若干意见简况［J］. 畜牧兽医科技信息，1997（21）：3–4.

［43］罗飞亚，苏哲. 中国化妆品安全评估中替代方法的现状［J］. 口腔护理用品工业，2020，30（5）：62–64.

［44］国家食品药品监督管理总局. 关于调整化妆品注册备案管理有关事宜的通告（2013年第10号通告）［EB/OL］.（2013–12–13）［2023–06–16］. http://mpa.gd.gov.cn/attachements/2019/01/09/56a2fb2d1c7415efc30c8b4400ee1e8c.pdf.

［45］国家食品药品监督管理总局. 化妆品用化学原料 体外3T3中性红摄取光毒性试验方法［EB/OL］.（2016–11–07）［2023–06 16］. http://www.pharmnet.com.cn/image/upload/files/20161114090650.doc.

［46］中国食品药品检定研究院食品化妆品检定所. 中检院举办第二届化妆品替代试验国际研讨会［EB/OL］.（2018–09–27）［2023–06–16］. https://www.nifdc.org.cn//nifdc/gjhz/gjjl/20180927095301528.html.

［47］吴建新，赵鸿萍，廖俊，等. 中国药科大学发布特色植物资源化妆品大数据趋势分析报告［J］. 中国化妆品，2021（12）：72–78.

［48］吕智，程康. 中国特色植物原料的创新开发与挑战［J］. 日用化学品科学，
　　　2021，44（6）：10-12.

［49］苏烁然. 新《条例》鼓励中国特色植物资源的原料开发与应用［J］. 中国化
　　　妆品，2020（12）：34-35.

　　课题来源：广东省药品监督管理局科技创新项目 2022ZDZ09《化妆品新原料
安全与功效评价关键技术研究》、2022YDZ11《化妆品抗皱、舒缓等功效评价关
键技术开发及应用》

化妆品安全突发事件应急检验模式研究报告

方继辉[1, 2]，吴震[1, 2]

1.广东省药品检验所；2.国家药监局化妆品风险评估重点实验室

摘要： 本文根据相关文献报道和大量的自身的应急检验实践经验，分析归纳了引起化妆品安全突发事件的风险因素及其来源，构建了包括建立应急检验预案、培养应急检验思维、运用应急检验方法、建设应急检验能力、理顺应急检验程序等内容在内的检验机构化妆品安全突发事件应急检验模式，以期为化妆品监管部门、检验机构和相关企业更加快速、科学处置化妆品安全突发事件提供技术借鉴。

关键词： 化妆品；安全突发事件；应急检验；模式

由于化妆品受众广泛，化妆品安全突发事件容易引起社会广泛关注，造成较大社会影响，需要监管部门和相关企业快速、准确检测确认风险源，有效控制突发事件的后果，降低突发事件可能带来的破坏。应急检验是排查和确认化妆品安全风险源最重要的手段之一。本文根据相关文献报道和大量的自身应急检验实践经验，探索了化妆品安全突发事件发生规律、应急检验需遵循的原则和思维方式，构建了科学、合理、实用的化妆品安全突发事件应急检验模式，以期为监管部门、检验机构和相关企业更加快速、科学处置突发事件提供技术支持。

一、化妆品安全突发事件应急检验概述

（一）化妆品安全突发事件

国外曾发生多起诸如美白产品中杜鹃醇导致白斑[1]、爽身粉检出微量石棉引发诉讼[2]、洗浴产品检出二噁烷成为媒体焦点[3]、喷雾产品检出微量苯[4]等著名化妆品质量安全事件，对化妆品行业产生了很大的影响。但是这些化妆品安全突发事件中的关键环节之一——检验检测的地位并未受到足够重视，检验检测在安全事件的发生、发展和结束中的作用也没有进行系统性总结研究。在应急管理方面，《安全和恢复力 应急管理 事件管理指南》（ISO 22320：2018 Security and resilience—Emergency management—Guidelines for incident management）[5]、《信息和文件 应急准备和响应》（ISO 21110：2019 Information and documentation—Emergency preparedness and response）[6]、《安全和韧性 组织韧性 原则和特征》（ISO 22316：2017 Security and resilience–Organizational resilience–Principles and attributes）[7]、《安全和韧性 安全管理系统 要求》（ISO 28000：2022 Security and resilience Security management systems Requirements）[8]等国际标准的主要内容包括应急管理过程和结构中角色和职责、任务和资源管理，以及共同指导和合作协调等，但针对化妆品行业的安全突发事件管理，暂未查到专门的标准。

我国近些年来不断出现的化妆品安全事件，如"祛斑霜汞超标"事件[9]、"二噁烷"事件[10]、"米诺地尔"事件[11]，以及儿童化妆品中违法添加激素[12]、化妆品"刷酸"问题[13]等，引起人们对化妆品质量安全的广泛关注。我国已颁布了一些关于应急管理方面的法规，如《中华人民共和国突发事件应对法》[14]、《公共安全 应急管理 突发事件响应要求》（GB/T 37228—2018）[15]、《安全与韧性 应急管理 能力评估指南》（GB/T 40151—2021）[16]、《市场监管突发事件应急管理办法》[17]等。2021年国家药监局发布《化妆品安全突发事件应急预案》（国药监妆〔2021〕2号），这是我国监管部门第一个专门针对化妆品安全突发事件发布的文件。此后多个省级药监局分别出台了相关预案，如《广东省药品监督管理局关于印发化妆品安全突发事件应急预案的通知》（粤药监局妆〔2021〕97号），对化妆品安全突发事件分级、组织体系、监测、预警、报告、风险研判、应急响应、处置等进行了规定和要求。

（二）化妆品安全突发事件应急检验

化妆品安全突发事件应急检验是指在化妆品安全突发事件中，检验检测机构应用化妆品检验技术，快速对化妆品质量安全开展检验排查的行为或活动，其目的是筛查和确认是否存在对社会公众生命健康造成或可能造成伤害的安全风险物质或情况。化妆品安全突发事件中涉及的化妆品检验检测工作即为应急检验，此外，化妆品企业所面临的产品可能影响公众生命健康或引起社会舆情广泛关注等的质量安全事件，需要快速检验或确认其质量安全风险物质或情况的检验检测工作，可纳入应急检验。

在应急检验研究方面，对包括化妆品在内的药品质量应急检验案例进行了研究，归纳总结了应急检验的思路和方法，出版了《药品质量应急检验案例研究》[18]。广东省药品检验所通过大量的自身应急检验实践案例，构建了化妆品突发事件应急检验新体系并得到广东省药品监督管理局推广[19]，在此基础上广东省药品监督管理局首次发布了由广东省药品检验所制定的《化妆品安全突发事件应急检验工作指南》[20]，该指南针对应急检验的特点，结合风险管理的理念，把应急检验工作中的职责导向、指挥协调、统筹安排、合理应对等思维导向和行为规范纳入工作原则，围绕管理要求和技术要求两个方面进行说明，用于指导化妆品检验检测机构等相关单位开展应急检验工作。

（三）化妆品安全突发事件应急检验机构

应急检验机构可以是政府部门化妆品检验检测机构、第三方检验检测机构，也可以是化妆品企业内部质量控制部门。

应急检验机构的主要职责是建立安全事件中应急检验响应机制，快速、准确的完成应急检验，确定突发事件的化妆品质量安全因素，提供技术性证据，开展相应的风险评估和信息沟通并提出风险防控建议，以期最大限度减少对社会的危害。应急检验工作覆盖安全事件的全过程，包括在事前积极监测并开展风险分析研判，事中开展应急检验以确定突发事件的化妆品质量安全因素，并提出风险防控建议，事后回顾评估、持续改进。

二、化妆品安全突发事件风险因素分析

（一）化妆品质量安全的风险来源

化妆品质量安全风险来源广泛，覆盖研发、生产、流通和使用全生命周期，既可能来源于人为故意添加等主观因素，也可能来源于原料引入等客观因素。从产品本身质量安全风险来源分析，可分为以下五大风险。

1.违法行为风险

主要包括人为主观故意添加禁用组分、不按注册备案成分投料、超限量

和超范围使用限用组分和准用组分等行为。这种情形是质量安全风险的重要来源，也是引起化妆品安全突发事件的重要原因，如祛痘类产品中添加抗生素、儿童化妆品中添加激素、超量使用防腐剂三氯生等。

2. 研发设计风险

如研发中设计添加多种酸性组分导致 pH 偏低、稳定性试验研究不充分导致近效期产品指标不合格等。

3. 生产过程风险

生产过程带来的风险，如生产中使用不合格原料、环境控制不当引起微生物超标等。

4. 仓储运输风险

化妆品或原料在保存和运输过程的温度、剧烈振摇和降解等可能产生风险物质，如 DMDM 乙内酰脲释放出甲醛、水杨酸酯类原料在一定条件下水解出水杨酸成分等。

5. 原料包材风险

化妆品原料引入安全风险也是质量安全风险的重要来源，一些原料含有技术上无法避免的风险物质，如 PEG 类原料可能带入二噁烷，植物原料白柳树皮可能带入水杨酸，甘油可能带入二甘醇等。此外，包装材料由于自身降解、与内容物接触可能反应或析出风险物质而可能带来风险。

（二）化妆品安全突发事件的信息来源

化妆品安全突发事件的信息来源主要有以下方面。

1. 监管部门

国内外化妆品监管部门通过抽样检验和风险监测，发现对公众生命健康可能造成伤害的化妆品安全信息，是引发化妆品安全突发事件的重要来源，如国家药监局发布的不合格产品信息通报、欧盟非食品类消费品快速预警系统发布的产品质量问题等。

2. 不良反应检测机构

化妆品不良反应监测机构通过收集、分析和评价化妆品不良反应信息，提出的应急处理建议。

3. 社会舆情

文献资料、科学研究等提出的，以及消费者组织等第三方报道、来自广播、电视、报刊、互联网及移动网络等媒体的产品质量安全相关问题引发的社会舆情信息。

4. 企业和检验检测机构

企业和化妆品检验检测机构在检验监测工作中发现的产品质量安全问题。

监管部门和化妆品企业等利益相关方应密切留意各类化妆品安全风险信息，根据事件危害程度和影响范围等因素确定是否纳入化妆品安全突发事件。

三、化妆品安全突发事件应急检验模式

化妆品安全突发事件应急检验是与化妆品安全常规检验相对而言。常规检验主要按照满足标准方法所需的人、机、料、法、环、测等条件开展检验，开展应急检验则通常需要在此基础上进一步拓展，因此思维方式和方法路径均存在一定的差异。

（一）建立应急检验预案

良好的工作机制可以保障应急检验工作中内外部各环节能有效运转并顺利进行。应急检验机构可制定应急检验预案，明确从安全风险监测、工作预警、预防检验、应急检验分级、应急响应启动、开展、总结和后续跟踪等各阶段的任务和事项。

应急检验机构应成立专门的应急检验队伍，建立与应急检验相适应的组织构架。需要时，可把参与应急检验的人员根据机构的实际情况设立若干工作小组，明确工作小组和参与人员的具体岗位及其职责，以便于各参与人员更好的理解并在应急检验过程中能快速沟通和协调。如设立应急检验领导小组，领导和管理应急检验工作；领导小组下可设立综合协调、情报信息、服务保障、检验排查等若干工作组，具体执行职责范围内任务。

根据事件的危害程度和影响范围等因素，《化妆品安全突发事件应急预案》将化妆品安全突发事件分为 4 个等级，即特别重大、重大、较大和一般化妆品安全突发事件，依次对应Ⅰ、Ⅱ、Ⅲ、Ⅳ级响应。应急检验机构可参考监管部门拟定的化妆品安全突发事件的等级，对应制定化妆应急检验的等级。此外，可根据事件的危害程度和影响范围等因素，与相关利益相对人共同约定好化妆品应急检验的分级。

应急检验机构应积极开展化妆品安全风险监测工作，将收集各种途径获得的化妆品质量安全风险信息和事件信息进行研判，根据风险情况拟定下一步的工作计划，做到早发现、早预警、早报告、早处置。

应急检验工作首先应坚持预防为主。应急检验机构对收集的化妆品质量安全风险相关信息，并应用自身技术优势对其安全风险及时进行研判，重点对可能危害公众健康的风险因素、影响范围、紧急程度和可能存在的危害提出分析研判意见，并判定是否发出应急检验预警。根据可能发生事件的特点和造成的危害，预先采取做好启动应急检验的准备，并持续对事件发展情况进行动态监测、分析研判等，必要时可开展预防检验。

接到应急检验任务后，应急检验机构应启动应急工作程序。应急检验工作时效性要求特别高，应急检验机构可进行的检验前动员教育以统一认识、明确任务为目标，同时根据任务的重要性和紧急程度明确给予相应的资源倾斜保障，按程序开展应急检验工作。工作结束后，组织对应急检验的应急决策、组织与实施情况，以及应急保障、应急反应、质量安全排查能力等问题进行调查评估，总结经验教训，提出改进工作的建议，完成应急检验工作总结报告，并做好后续跟踪。

应急检验机构应定期组织应急检验队伍进行应急检验的相关理论培训和实操培训，同时开展有关内容的对外交流与合作，提高应急检验水平。可采取定期或不定期结合的形式，按工作程序组织开展应急排查演练，也可结合实例进行应急检验实践，以检验和强化应急准备、协调和应急响应能力，并对演练结果进行总结和评估，不断完善应急检验预案。

（二）培养应急检验思维

以发现问题为导向，培养正确的思维方式应对应急检验。

1. 职责导向思维

化妆品检验检测机构的根本职责是应用检验检测技术手段对化妆品本身的质量安全作出科学准确的判断。因此，应以化妆品本身的质量安全问题作为检验排查对象，其他不属于其职责范围内的问题不应作为检验排查对象，保证应急检验工作的正确方向。

2. 循证溯源思维

化妆品质量安全问题及其表现形式是多种多样的，有时比较明确而有时又未知且复杂，必须以已出现的危害症状为中心，聚焦方向，以追踪并逐步排除、不断缩小可能产生危害的范围，不断寻找可能产生危害的根源。

3. 循证系统思维

应急检验的开展、实验的设计、结果的分析、结论的判定等以科学方法获得的实验数据来支撑；检验工作的目标调整设定、过程步骤设计实施、数据结果分析确认、检测方法补充建立、检验结论研究确定、最终成果总结应用等，以系统思考的思维来统筹开展，进一步拓展人、机、料、法、环、测等各方面的要求，通盘考虑周全。

（三）运用应急检验方法

应急检验工作方法可分为信息资料排查法、标准检验排查法和实验设计排查法三大类，其中信息资料排查法是后两类方法的基础。针对不同类型的应急检验，对应使用的工作方法各有不同，可通过信息资料排查、标准检验排查和实验设计排查等一种或多种方法进行排查。

1. 信息资料排查法

信息资料排查法是指通过系统收集和调查化妆品在研制、生产、流通和使用过程中与其质量密切相关的资料，对其进行讨论分析，找出产生危害症状的可能原因，并为实验设计和进一步信息排查提供指导的方法。信息资料是一切排查工作的基础，是第一资源，尤其是在化妆品应急检验信息不充分、不对称的情况下，搜集信息资料往往成为最基础、最重要的工作。收集信息的渠道多种多样，如监管部门、网络、数据库、图书馆、新闻媒体、现场调研等。

2. 标准检验排查法

标准检验排查法是指用已有的化妆品检验标准对样品进行检验排查的方法，是应急检验中不可或缺的基本方法、首选方法，通常能解决大部分常规质量问题。如果常规标准检验不能满足应急检验的要求，或者出现问题超出标准检验控制范围的，如擅自添加未有标准检验方法的其他物质，则标准检验排查法会有一定的局限性。

3. 实验设计排查法

实验设计排查是指采用特定分析方法，按照一定的目的或假定，事先设计方案进行的实验操作，并对出现的现象进行观察和记录，进而作出相应结论的研究方法。实验设计排查可以采用标准检验方法或非标准检验方法。

（四）建设应急检验能力

技术能力建设是应急检验机构开展应急检验能力建设的核心。《"十四五"国家药品安全及促进高质量发展规划》中要求加强检验检测体系建设，地方各级检验机构针对日常和应急检验需求，补齐能力短板，力争具备应对突发公共卫生事件"应检尽检"能力。因此应急检验机构应积极加强应急检验能力建设工作，以满足应急检验的要求。化妆品安全突发事件中经常需通过多种排查手段，确认对社会公众生命健康造成或可能造成伤害的技术原因，应有计划地组织开展应对化妆品安全突发事件的相关科学研究，加强对信息的分析、评价及检验检测能力建设。

1. 常规检验能力

常规检验能力是开展应急检验的基础。应急检验机构可参照《化妆品检验检测机构能力建设指导原则》中对照相应层级，尽可能使其技术指标覆盖常规检验项目 / 参数指标，并持续关注新出台的检验技术标准，及时开展能力扩项以更新化妆品质量安全检验项目 / 参数。

2. 循证分析能力

以已出现的危害症状为中心，对收集的信息进行分析研判，广泛筛查、逐步排除并缩小排查范围，寻找可能产生危害的根源。

3. 信息收集能力

可搜集与化妆品安全突发事件相关的各种信息资料，作为检验工作的基础。如构建案例信息库，梳理历年来化妆品质量安全相关领域动态信息，分析化妆品安全突发事件的原因、频率、类型、危害和发展动态，给应急检验信息排查和循证分析提供案例经验和排查线索，作为开展应急检验经验参考。

4. 新标准新方法构建能力

加强包括文献标准检索能力的方法构建能力，以便在发现没有标准方法的违法添加成分、风险物质等安全风险时，能迅速检索文献和其他标准，参考并按照化妆品检测相关技术要求建立相应的检验检测方法。

5. 新技术新方法的储备

密切关注和引进国内外先进的检验检测技术和方法，不断加强新检验检测技术的储备，并应用于应急检验工作。开展如基于色谱 – 高分辨质谱联用的化妆品安全风险物质高通量筛查技术的建设，通过一次实验开展靶向目标和非靶向目标筛查，尽可能发现多种风险物质，提高应急检验工作效率。

四、化妆品安全突发事件应急检验程序

（一）应急检验类型

根据引起化妆品安全突发事件的原因是否明确，可将应急检验划分为已知原因和未知原因两种类型。

已知原因的应急检验，主要是指引发化妆品安全突发事件的问题因素已经基本明确、在处置过程中仅需应急检验机构确认事件中涉及的相关样品是否存在这种情况的情形。这种类型的应急检验还可进一步分为有标准方法和无标准方法两种情形。有标准方法情形的应急检验与常规检验类似，主要在时限上要求更快，这要求检验检测机构在平时工作中加强检验能力的建设和维护；无标准方法情形的应急检验需应急检验机构具有即时文献检索能力和非标方法构建能力。

未知原因的应急检验，主要是指问题因素仍未明确，监管部门或化妆品企业在处置过程中亟需应急检验机构从技术层面排查引发事件因素的检验工作。这种情况下对应急检验机构的要求高，必须在信息有限的情况下，迅速地对化妆品质量安全做出科学准确的判断评估。

（二）构建模式流程

对不同应急检验类型，按照不同的模式迅速开展检验工作。

（1）已知原因且有标准方法的，优先选择法定标准和方法开展标准检验排查并报送排查结果。

（2）已知原因尚无标准方法的，通过查阅文献等探索建立新方法，按规定报告相关部门批准使用该方法，快速、准确报告检测结果。需要时及时申请标准立项进行建标工作，属于需要建立化妆品补充检验方法的，按《化妆品补充检验方法管理工作规程》申报补充检验方法。

（3）未知原因的，可结合收集信息、循证溯源、证据比对等进行实验设计，综合运用信息资料、标准检验和实验设计排查法，根据需要结合各种技术手段，排查化妆品质量安全问题，查明原因后按照上述已知原因的类型开展后续检验工作。

不同情形应急检验流程图见图1。

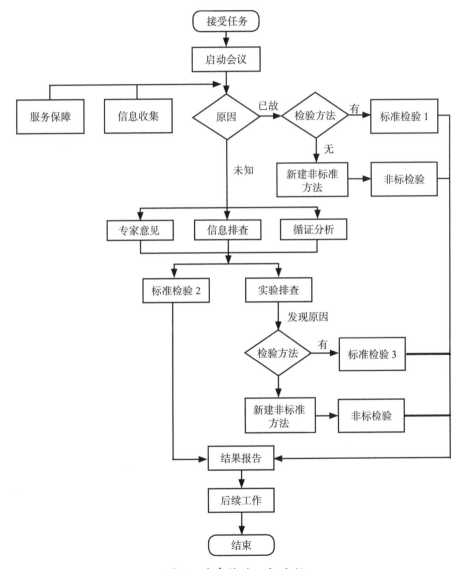

图 1　应急检验一般流程

参考文献

［1］日本化妆品曝"日本化妆品 ZOTERO_BI 特字字［EB/OL］.（2022-04-18）［2024-01-07］. https://news.sohu.com/a/www.sohu.com/a/539019183_120157035.

［2］检测出致癌物！美国强生 624 克瓶装婴儿爽身粉存在微量石棉［EB/OL］.（2019-10-26）［2024-01-07］. https://baijiahao.baidu.com/s?id=1648432641739785281&wfr=spider&for=pc.

［3］香港多款沐浴露检出二噁烷等 澳门有售 – 中国质量新闻网［EB/OL］.（2016-07-16）［2024-01-07］. https://www.cqn.com.cn/zj/content/2016-07/16/content_3160032.htm.

［4］全球日化巨头紧急召回的产品—检出致癌物苯！这些洗护用品，或许你家里也有［EB/OL］.（2021-12-21）［2024-01-07］. https://baijiahao.baidu.com/s?id=1719745344897142911&wfr=spider&for=pc.

［5］ISO/TC 292. ISO 22320：2018 Security and resilience-Emergency management — Guidelines for incident management：ISO 22320：2018［A/OL］.（2018-11）. https://www.iso.org/obp/ui/#iso:std:iso:22320:ed-2:v1:en.

［6］ISO/TC 46/SC 10. ISO 21110：2019 Information and documentation-Emergency preparedness and response：ISO 21110：2019［A/OL］.（2019-08）. https://www.iso.org/obp/ui/#iso:std:iso:21110:ed-1:v1:en.

［7］ISO/TC 292. ISO 22316：2017 Security and resilience-Organizational resilience-Principles and attributes：ISO 22316：2017［A］. 2017.https://www.iso.org/obp/ui/en/#iso:std:iso:22316:ed-1:v1:en.

［8］ISO/TC 292. ISO 28000：2022 Security and resilience-Security management systems-Requirements. ISO 28000：2022［A/OL］.（2022）. https://www.iso.org/obp/ui/en/#iso:std:iso:28000:ed-2:v1:en.

［9］警惕！央视最新报道一款美白祛斑化妆品汞超标 2 万倍［EB/OL］.（2022-09-27）［2024-01-07］. https://www.sohu.com/a/588451843_121123896.

［10］二噁烷"梦魇"难消 霸王连续五年亏损［EB/OL］.（2015-03-23）［2024-01-07］. https://www.clii.com.cn/zhhylm/zhhylmhyzmqy/201503/t20150323_3868889.html.

［11］米诺地尔章光 101 事件［EB/OL］.（2012-10-16）［2024-01-07］. https://www.med66.com/new/201210/pq201210165623.shtml.

［12］婴儿用含激素面霜后成大头娃娃律师解读：涉事企业或违反刑法［EB/OL］.（2021-01-18）［2024-01-07］. https://baobao.sohu.com/a/www.sohu.com/a/445221032_120977553.

［13］科学认识"刷酸"美容 – 新华网［EB/OL］.（2021-08-12）［2024-01-07］. http://www.xinhuanet.com/healthpro/20210812/0e63144eaffb40e9a94344fc62b734ab/c.html.

［14］中国政府网.《中华人民共和国突发事件应对法》（中华人民共和国主席令第六十九号）（2007）［EB/OL］.（2007-08-30）［2024-01-07］. https://www.gov.cn/zhengce/2007-08/30/content_2602205.htm?eqid=bce3f9d30009323c00000002648127c4.

［15］国家标准化管理委员会. 公共安全 应急管理 突发事件响应要求：GB/T 37228—2018［S/OL］.（2018-12-28）［2024-01-07］. https://openstd.samr.gov.cn/bzgk/gb/newGbInfo?hcno=117D72E18CD1A219C2161AEBAD2462AD.

［16］国家标准化管理委员会. 安全与韧性 应急管理 能力评估指南：GB/T 40151—2021［S/OL］.（2021-05-21）［2024-01-07］. https://openstd.samr.gov.cn/bzgk/gb/newGbInfo?hcno=A7A72F1C0C8F3A0A1A64087B42BD4930.

［17］市场监管总局. 关于印发《市场监管突发事件应急管理办法》的通知（国市监办函〔2019〕31 号）［EB/OL］.（2019-03-15）［2024-01-07］. https://www.sohu.com/a/301557142_738189.

［18］谢志洁. 药品质量应急检验案例研究［M］. 北京：中国医药科技出版社，2012.

［19］广东省药品监督管理局. 关于推广省药检所化妆品安全突发事件应急检验新体系的通知［EB/OL］.（2023-01-18）［2024-01-07］. https://mpa.gd.gov.cn/gkmlpt/content/4/4083/post_4083818.html#1880.

［20］广东省药品监督管理局. 关于印发化妆品安全突发事件应急检验工作指南的通知［EB/OL］.（2023-12-13）［2024-01-07］. https://mpa.gd.gov.cn/zwgk/gzwj/content/post_4300027.html.

项目来源：广东省药品监督管理局药品监管综合改革创新项目 –《化妆品应急检验体系建设及应用》，中国药品监督管理研究会化妆品专业委员会项目 –《化妆品安全突发事件应急检验模式研究》

执法实践

药品检查合作计划基本情况与我国申请加入进展

曹轶 [1]

1. 国家药品监督管理局食品药品审核查验中心

摘要： 2023 年 11 月，我国国家药品监督管理局成为药品检查合作计划（PIC/S）正式申请者，标志着我国药品检查制度和标准、质量管理体系、检查员能力建设等方面将全面对标 PIC/S 开启国际化进程。本文综述了 PIC/S 的基本情况、申请加入程序、评估指标、GMP 及有关技术标准、我国申请加入 PIC/S 有关进展，以及对药品检查机构工作的思考。

关键词： 药品检查合作计划（PIC/S）；评估指标；加入程序

一、药品检查合作计划基本情况

药品检查合作计划（Pharmaceutical Inspection Co-operation Scheme，PIC/S）是当今国际药品检查领域的权威技术组织。其前身为 1970 年欧洲贸易自由联盟（European Free Trade Association，EFTA）成立的药品检查公约（Pharmaceutical Inspection Convention，PIC）。1995 年，成立了相对灵活、非政府性质的国际组织 PIC 计划（PIC Scheme），与 PIC 合并运行，简称 PIC/S。

PIC/S 的使命是在医药产品领域领导国际发展、实施和维护统一的生产质量管理规范（GMP）标准和检查机构的质量管理体系。PIC/S 通过不断制修订 GMP 指南、开展 GMP 检查机构和检查员的培训、开展检查机构的评估、加强与国际药品监管机构的合作来推动这些目标的实现[1]。

PIC/S 现有 56 个成员，包括欧盟主要国家以及美国、英国、日本、韩国、澳大利亚的药品监管机构，合作的国际组织包括 WHO、EMA、欧洲药品质量管理局（EDQM）、联合儿童基金会（UNICEF）、ICH 等[2]。

PIC/S 总部和秘书处位于瑞士日内瓦。执行委员会是 PIC/S 议事办事机构，由主席、副主席、7 个专业委员会（合规委员会、战略发展委员会、GMDP 协调委员会、交流委员会、预算风险和审计委员会、专家委员会、培训委员会）和秘书处组成。PIC/S 通常每年召开两次委员会会议，其中一项议程是决定新成员的加入[1]。

二、药品检查合作计划申请加入程序

申请加入 PIC/S 的程序分为"预申请"（pre-accession）和"正式申请"（accession）两个阶段。预申请并不是强制的，但是对于没有采用 PIC/S GMP 标准的监管机构来说，例如我国国家药监局、美国 FDA 等采用自己的药品 GMP 标准体系的，预申请是高度推荐的程序。预申请的目的是让申请机构了解 PIC/S 评估的要求，PIC/S 会指派报告员对评估指标进行解读，以便申请机构对照评估指标开展自评估。预申请的总期限是 2 年，在预申请期间，监管机构可以参加 PIC/S 委员会会议和培训活动[3]。

当申请机构完成本国检查体系与 PIC/S 要求的差距评估，成功完成预申请后，可以向 PIC/S 秘书处提出正式加入的申请。与预申请不同的是，正式申请需要对 PIC/S 审计清单（PIC/S audit checklist）中的指标提供详细证明性文件，并提供包括经费信息、正式申请加入的时间表以及监管机构职责清单等重要信息。PIC/S 任命报告员评估申请资料，并通过文件评估、现场评估、观察检查等方式评估申请机构的符合性。报告员向 PIC/S 委员会提交评估报告，PIC/S 委员会决定同意加入或继续观察。正式申请的评估有 6 年期限，如果超过 6 年没有达到符合标准需要重新提交申请[4]。

三、药品检查合作计划评估指标

PIC/S 审计清单是全球药品监管机构通用的评估工具，也是预申请和正式申请时向 PIC/S 秘书处提交的重要材料。审计清单共有 11 个板块，38 个亚板块，78 个具体指标。每指标采用一个或多个评估方法，包括文件审查、检查机构现场评估、实验室现场评估、观察检查等方式。审计清单评估的主要内容是药品 GMP 合规性监管工作，它不仅限于 GMP 检查，还包括法律法规和监管要求的制定、GMP 技术标准、检查和执法的资源及程序、绩效标准、预警和危机系统、分析能力、监测计划和质量管理体系等方面。因此，在审计清单中的"检查机构"（inspectorate）不仅包括狭义的组织实施现场检查的机构，还包括负责 GMP 合规性监管工作涉及的所有组织结构。审计清单的内容详见表 1。

表 1　审计清单指标及评估方法

指标	亚指标	重要性	评估方法
1. 法律法规要求与范围	1A– 授权法律	极为重要	文件审查
	1B– 利益冲突	非常重要	文件审查、在检查机构进行现场评估
2. 监管指令和政策	2A– 检查员任命程序	极为重要	文件审查
	2B– 执行政策	极为重要	与 7B 合并 – 不合规管理
	2C– 行为规范、道德规范	非常重要	文件审查
	2E– 预警和危机管理	极为重要	与 8A 合并 – 预警机制
	2D– 培训政策	非常重要	与 4C 合并 – 培训计划
	2F– 组织结构	极为重要	与 8A 合并 – 质量管理体系
3. GMP 标准	3A–GMP 具体内容、范围	极为重要	文件审查
	3B– 工艺验证	极为重要	与 3A 合并 –GMP 具体内容、范围
4– 检查资源	4A– 人员设置·初始资质	非常重要	文件审查、在检查机构进行现场评估
	4B– 检查员人数	非常重要	文件审查、在检查机构进行现场评估
	4C– 培训计划	非常重要	文件审查、在检查机构进行现场评估
	4D– 确保培训效果的质量保证机制	非常重要	与 4C 合并 – 培训计划

续表

指标	亚指标	重要性	评估方法
5- 检查程序	5A- 检查策略	非常重要	文件审查、在检查机构进行现场评估
	5B- 检查前准备工作	非常重要	文件审查、在检查机构进行现场评估、观察检查
	5C- 检查报告格式和内容	非常重要	文件审查、观察检查
	5D- 检查方法	极为重要	与 5E 合并 – 实施检查标准操作程序
	5E- 实施检查标准操作程序	极为重要	文件审查、观察检查
	5F- 检查步骤 – 检查后活动	非常重要	文件审查、在检查机构进行现场评估、观察检查
	5G- 检查步骤 – 检查信息存储	重要	文件审查、观察检查
6. 绩效标准	6A- 绩效标准	非常重要	与 11A 合并 – 质量管理体系
7. 执行权力和程序	7A- 违规通知	极为重要	与 7B 合并 – 不合规管理
	7B- 不合规管理	极为重要	文件审查、在检查机构进行现场评估
	7C- 申诉机制	重要	文件审查、在检查机构进行现场评估
	7D- 其他措施	极为重要	与 7B 合并 – 不合规管理
8. 预警和危机系统	8A- 预警机制	极为重要	文件审查、在检查机构进行现场评估
	8B- 危机管理机制	极为重要	与 8A 合并 – 预警机制
	8C- 预警绩效标准	重要	文件审查
9. 分析能力	9A- 访问实验室权限	极为重要	文件审查、在实验室进行现场评估、在检查机构进行现场评估
	9B- 分析支持标准操作程序	非常重要	文件审查、在实验室进行现场评估
	9C- 分析方法验证	非常重要	文件审查、在实验室进行现场评估

续表

指标	亚指标	重要性	评估方法
10. 监测计划	10A– 抽样和检查程序	非常重要	文件审查、在实验室进行现场评估、在检查机构进行现场评估
	10B– 召回监测	极为重要	与 7B 合并 – 不合规管理
	10C– 客户投诉系统	极为重要	文件审查、在检查机构进行现场评估
	10D– 不良反应报告程序	/	暂不评估（不属于 GMP 合规范围）
	10E– 药品质量缺陷报告程序	极为重要	与 10C 合并 – 客户投诉系统
11. 质量管理体系	11A– 质量管理体系	极为重要	文件审查、在检查机构进行现场评估、在实验室进行现场评估

1. 法律法规的要求与范围

该板块主要涉及立法层面的要求，包括对检查机构、检查员的任命的法律授权，明确对检查员实施现场检查时具有检查场所和物品、抽样送检、取证等权力，明确检查员的利益冲突防范。对上市许可持有人、药品生产企业，在配合检查、主动报告严重不良反应、记录影响产品质量的缺陷、主动报告召回情况、持有许可、报告重大变更、禁止在不卫生／不合规的场地生产、处罚到人和追究刑事责任等方面均要求明确规定。另外，还要求立法层面明确对仅用于出口药品的监管。

2. 监管指令和政策

该板块主要涉及规范性文件层面的要求，主要包括检查员的任命、行为规范、培训计划，组织机构、不合规管理和预警机制。该板块与 GMP 合规性监管的具体工作结合更紧密，除要求对检查员资格的确认和撤销、行为规范做出明确规定外，其余指标融合在其他板块中。

3. GMP 标准

该板块虽然只有 1 个指标内容，却是评价 GMP 标准的重要板块。基于 PIC/S GMP 的基本框架和内容，对申请机构采用的 GMP 标准作出规定。如果申请机构不直接采用 PIC/S GMP，那么要求其本国的 GMP 与 PIC/S 保持等效，并且与 PIC/S 保持持续的更新。

4. 检查资源

该板块主要是围绕检查员（部分指标要求对从事 GMP 监管工作的全体人员）的管理而设置的。要求对 GMP 检查员明确资质要求、工作职责，配备与GMP 合规性监管工作相匹配的人力资源，对培训计划、培训效果评估和培训记录等做出具体规定。

5. 检查程序

该板块围绕基于风险的检查理念对检查的全过程提出要求，是评价检查组织实施的重要板块。在检查计划方面，要求依据被检查单位的 GMP 合规历史、关键生产活动以及产品种类，这一点与 PIC/S 的基于风险制定检查计划指南的要求是一致的。在检查实施阶段，要求根据风险确定检查的范围和深度，检查的深度与检查发现的缺陷相适应，必要时可根据检查发现的缺陷调整检查计划，要求根据风险对缺陷进行分级，根据缺陷对企业的整体合规程度做出判断，这些要求也是通过观察检查评估的重要内容。在检查结束后，要求明确包括报告书写、CAPA 审核、下次风险管理、不合规的处理、文件归档要求等程序，对检查发现的缺陷和结论进行内部审查，另外对检查数据的存储和检索也提出具体要求。

6. 绩效标准

该板块没有具体指标，将结合质量管理体系板块进行评估。

7. 执行权力和程序

该板块主要针对不合规情况的后续处理而设置，多属于行政处理措施。具体包括向违规的企业发送书面通知、召回的程序、暂停、撤销 GMP 证书、生产许可证的程序、没收、诉讼、申诉等的程序和机制。

8. 预警和危机系统

该板块只有两个指标，对于 PIC/S 成员是很重要的内容。要求成员建立双向预警机制，即当在其他国家发生产品质量缺陷、产品召回等问题时，成员可以及时接到通报；同时，当某一成员境内监测到发生产品质量缺陷或产品召回等问题时，监管机构亦应及时向 PIC/S 及其成员机构及时通报相关信息。PIC/S 双向预警网络仅针对产品有质量缺陷问题，不涉及不良反应监测及药物警戒内容。

9. 分析能力

该板块主要在于明确 GMP 合规监管与实验室的关系。首先要求监管机构要有权使用有能力开展官方分析检测的实验室。该实验室的质量管理体系要符合 ISO17025 或 EDQM 认证程序，采用 ICH 指南开展分析方法验证等。

10. 监测计划

该板块包括市场抽检、召回管理、客户投诉、不良反应的监测与报告等内容。

11. 质量管理体系

该板块要求从事 GMP 合规性监管工作的所有机构按照国际认可的标准（如 ISO9001）建立质量体系。要求质量手册涵盖 GMP 合规性监管工作的所有要素，制定 GMP 合规性监管工作的关键绩效指标，规范开展内审、管理评审等工作[5-8]。

四、药品检查合作计划 GMP 及有关技术标准

药品检查合作计划 GMP 的基本框架与我国药品 GMP 相同，分为正文和附录两部分。其中正文包括药品基本要求和原料药基本要求，附录包括特殊类别产品的生产和特定要求，详见表 2[9-11]。

表 2 PIC/S GMP 正文和附录的基本内容

正文/附录	名称	版本号	更新日期
正文第一部分	药品基本要求		
正文第二部分	原料药基本要求		
附录 1	无菌药品的生产		
附录 2A	人用前沿治疗药物的生产		
附录 2B	人用生物药用物质和药品的生产		
附录 3	放射性药物的生产	PE 009-17	2023 年 8 月 25 日
附录 4	兽用非免疫药品的生产		
附录 5	兽用免疫药品的生产		
附录 6	医用气体的生产		
附录 7	植物药制剂的生产		

续表

正文/附录	名称	版本号	更新日期
附录 8	原辅料和包材的取样		
附录 9	液体制剂、乳剂、软膏剂的生产		
附录 10	压力定量计量吸入气雾剂的生产		
附录 11	计算机化系统		
附录 12	在药品生产中电离辐射的应用		
附录 13	临床试验用药品的生产		
附录 14	血液制品的生产	PE 009-17	2023 年 8 月 25 日
附录 15	确认与验证		
附录 16	质量授权人和批放行		
附录 17	实时放行检测和参数放行		
附录 18	原料药基本要求（正文第二部分）		
附录 19	对照样品和留样		
附录 20	质量风险管理		

　　我国药品 GMP 与 PIC/S 的 GMP 在框架机构、原则理念上基本一致，主要内容基本等同。需要特别说明的是，附录 1 无菌药品的生产于 2022 年 8 月修订，2023 年 8 月生效。该附录通过 PIC/S 和 EMA 检查员工作组（IWG）与欧洲委员会（EC）和世界卫生组织（WHO）密切合作，经过了一个漫长的修订过程，共同推动了其最终颁布实施。其适用范围涵盖了原料药、辅料、内包材和无菌药品，也适用于有必要控制减少微生物、内毒素 / 热原污染的非无菌药品。相较于 PIC/S 上一版的附录，此次修订做出的改动是巨大的，在结构上形成了从具体操作到质量文化层层递进的逻辑关系，并且提出了污染控制策略（CCS）的概念，强调了质量风险管理（QRM）的应用，引入了知识管理的概念。为我国无菌药品生产和质量管理以及监管检查提供了更全面更科学的思路及方向。

　　PIC/S 还通过发布 GMP 配套的指南文件和检查备忘录来共同支持 PIC/S GMP 的实施。例如，GMP 的数据管理和数据可靠性指南，辅料 GMP 风险评估指南、无菌工艺验证等指南，以及对共线生产污染防控、质量风险管理的实施、生物技术、共用设施等检查的备忘录等。这些检查备忘录最初是为培训各监管机构的检查员而起草的，在应用过程中，业界对检查备忘录的重视程度也在不断加深，备忘录发挥的作用越来越重要。近些年，PIC/S 对检查备忘录的更新工作越来越密集。

五、我国申请加入药品检查合作计划的有关进展

历史上，我国药监部门重视与 PIC/S 的交流。2004 年，首次以观察员身份参加由 PIC/S 举办的研讨会。2011 年，在 PIC/S 40 周年纪念大会上，我国表达了加入意愿。2015 年，原国家食品药品监督管理总局代表团与 PIC/S 讨论加入的路线规划。2017 年，原国家食品药品监督管理总局与 PIC/S 讨论有关工作规则，PIC/S 专家来我国观察评估 GMP 检查体系。2019 年，国家药监局与 PIC/S 谈判加入事宜。2021 年 9 月，国家药监局向 PIC/S 秘书处提交加入的预申请。2023 年 9 月，国家药监局向 PIC/S 秘书处提交正式加入的申请。

申请加入 PIC/S，有助于我国药品监管参与国际交流，与国际接轨，拓展合作领域；有助于规范我国药品检查工作，提升检查水平、监管水平；有助于我国医药产业与国际对标，更多参与国际竞争；有助于适应药品市场一体化、供应链全球化的发展。同时，可以看到我们仍存在很大的挑战。随着各个国际组织合作的不断加深，GMP 标准之间的协调和融合将进一步深化，PIC/S 与 EMA、WHO 共同发布无菌药品生产附录就是一个典型的例子。PIC/S 与 ICH 的深化合作，ICH Q9 质量风险管理、Q10 质量管理体系、Q12 全生命周期管理等指南的修订和实施对 GMP 的技术标准将带来更深的变革。

我国申请加入 PIC/S 的进程已进入关键时期，从药品检查机构的角度来说，笔者认为，首先要参考国际认可的质量管理体系标准结合我国国情，建立相对统一的药品 GMP 检查质量体系。在此体系下，确保各个 GMP 合规性监管机构能够持续稳定的保持药品 GMP 检查的规则、程序、标准、结果处置的协调一致。二是全面分层次的检查员知识管理，建立能力矩阵框架，通过有效的管理机制持续的质量控制手段，确保检查员的培训－资质－使用三者有机协调。三是构建完善的检查技术标准体系，明确 GMP 法规与相关指南

的层级与作用，多层次推进 GMP 标准的持续更新，让 GMP 标准持久焕发生命力。

参考文献

［1］PIC/S. Pharmaceutical Inspection Co-operation Scheme（PICS 1/95（Rev 6））［EB/OL］.［2019-12-24］. https://picscheme.org/docview/2147.

［2］PIC/S. List of PIC/S Participating Authorities（PS/INF 21/2002（Rev. 28））［EB/OL］.［2023-08-29］. https://picscheme.org/docview/6624.

［3］PIC/S. Guidelines for the Pre-accession Procedure（PS/W 12 2019（Rev. 1））［EB/OL］.［2022-04-19］. https://picscheme.org/docview/4650.

［4］PIC/S. PIC/S guidelines for accession（PS W 14 2011（Rev. 2））［EB/OL］.［2019-02-01］. https://picscheme.org/docview/4649.

［5］PIC/S. PIC/S audit checklist（PS W 01 2005（Rev. 3））［EB/OL］.［2022-04-19］. https://picscheme.org/docview/4647.

［6］PIC/S. PIC/S audit checklist- interpretation guide（PS W 31 2019）［EB/OL］.［2020-09-01］. https://picscheme.org/docview/3549.

［7］PIC/S. Quality system requirements for pharmaceutical inspectorate（PI 002-3）［EB/OL］.［2007-09-25］. https://picscheme.org/docview/3462.

［8］PIC/S. Procedure for handling rapid alerts and recalls arising from quality defects（PI 010-5）［EB/OL］.［2017-07-01］. https://picscheme.org/docview/2681.

［9］PIC/S. Guide to good manufacturing practice for medicinal products Part Ⅰ（PE 009-17（part Ⅰ））［EB/OL］.［2023-08-25］. https://picscheme.org/docview/6606.

［10］PIC/S. Guide to good manufacturing practice for medicinal products Part Ⅱ（PE 009-17（part Ⅱ））［EB/OL］.［2023-08-25］. https://picscheme.org/docview/6607.

［11］PIC/S. Guide to good manufacturing practice for medicinal products Annexes（PE 009-17（Annexes））［EB/OL］.［2023-08-25］. https://picscheme.org/docview/6608.

数字化转型在上海市生物医药生产全过程追溯中的应用研究

张清[1]，史岚[1]，邱潇[2]，樊华伟[3]

1. 上海市药品监督管理局；2. 上海市食品药品检验研究院；
3. 上海药品审评核查中心

摘要：药品质量安全是重大的民生和公共安全问题，保障药品生产、检验全过程可追溯是药品生产质量管控的重要手段。通过数字化转型实现药品生产全过程信息追溯，可以打通药品生产、检验各环节之间的数据壁垒，保证数据真实、准确、完整和可追溯，促进风险发现和控制、偏差预防和纠正，确保操作流程的合规性和信息透明度，从而持续保证药品的安全、有效和质量可控。本课题系统阐述了数字化转型对于药品生产全过程追溯的重要意义和基本要求，通过广泛调研地方药品生产过程追溯的数字化转型建设情况，探讨当前实践中面临的主要问题和解决方案，并形成了《药品生产全过程数字化追溯体系建设和运行规范》地方标准，为推动上海市生物医药产业数字化转型，实现高质量发展奠定基础。

关键词：药品生产；全过程追溯；数字化追溯；地方标准

2021 年是"十四五"开局之年，《上海市"十四五"规划和二〇三五年远景目标纲要》强调，本市要强化高端产业引领功能，加快形成战略性新兴产业引领与传统产业数字化转型相互促进、先进制造业与现代服务业深度融合的高端产业集群。在国家战略引领下，生物医药已成为上海三大"先导产业"之一，需要进一步探索通过数字化转型提升产业链协同水平，形成更广泛的"智能+"深度融合应用和技术迭代。建设具有全球影响力的创新发展高地。同时随着产业持续数字化转型，也要求监管部门通过数字化手段加强对医药新技术、新产品、新业态、新经营模式的监管，让监管能力赶上医药创新的步伐。

为此，上海市药品监督管理局会同行业协会联合起草了《药品生产全过程数字化追溯体系建设和运行规范》（以下简称《标准》）地方标准。通过制定本标准，明确药品信息化追溯体系建设总体目标，规范技术要求、数据交换格式等内容，打通药品生产、检验各环节之间的数据壁垒，保证数据真实、准确、完整和可追溯，构建药品生产全过程完整数据链，为推动上海市生物医药产业高质量发展奠定基础。

一、数字化转型对于药品生产全过程追溯的意义

（一）加强企业合规，提高监管效率

数据管理是生物医药质量管理的基石，每一个批次的药品都应形成批生产记录，并且记录需要被长期、完善的保存。以往需要人工将大量生产记录、报告等进行填写、收集、整理、归纳、存档，往往每个批次生产完成后，还需要3—5天的时间来处理生产记录。这些记录的保存、回顾也需要耗费大量的人工来完成，并且容易出现记录真实性、完整性的偏差问题。国内外报道过多起关于药品生产记录作假的典型事件，造成了巨大的社会反响。使用数字化手段管理生产数据既可以避免人为因素造成的数据追溯偏差问题，也有利于提升企业合规性，提高监管部门监督检查效率。

（二）技术应用成熟，管理手段创新

随着数字化技术的不断迭代更新，数字化在其他生产行业上有很多成熟的应用案例。本课题旨在将成熟的数字化技术应用于药品生产过程，促进药品生产企业在业务、服务、管理等方面实现效益创新，主要体现在"四个实现"：一是通过全面监控，实现"透明生产"；二是通过自动采集，实现"数据同步于生产"；三是通过数据分析结合控制，实现"质量精确管理"；四是通过"人机料法环"的整体数字化，实现"机器换人"，从而在源头上保障药品质量。

（三）摸索推广模式，打造引领标杆

通过对上海市生物医药行业头部企业生产全过程追溯数字化转型的研究，总结药品生产全过程追溯数字化转型模式，形成一套可复制、易推广的数字

化追溯体系建设和运行推荐方案。通过企业与监管部门之间的深入探讨，建立行业标杆，引领本市药品生产企业提升数字化追溯能力。

二、地方药品生产过程追溯数字化转型情况调查分析

为全面了解地方药品生产过程追溯的数字化转型情况，课题组以上海为例，通过电子问卷开展专题调研。主要关注受调查企业的数字化追溯现状、对数字化追溯要求的掌握程度、实现数字化转型的意愿、推进过程中遇到的主要问题。本课题组于 2022 年上半年向本市 168 家药品生产企业（不包括单纯委托他人生产的药品上市许可持有人）发放调查问卷，共收到 134 份调查反馈表（问卷回收率 79.7%），分析结果如下。

（一）问卷填写人员情况

本次问卷调查的受调查对象大部分为资深的质量管理（QA）人员（包括质量负责人、质量受权人）占比 80.6%，从业时间多为 10 年以上，占比 95.52%，其中质量负责人、质量负责人兼质量授权人、质量受权人占比分别为 36.6%、28.4% 和 6.7%，此三类人总数占 71.7%，说明企业对于此次调查较为重视，填写人员对于所在企业了解较为深入，见图 1—图 3。

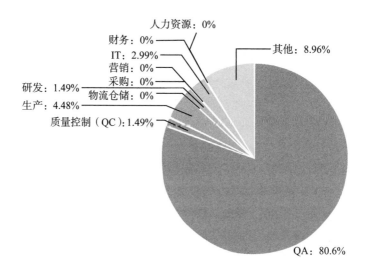

图 1 问卷填写人员的部门分布

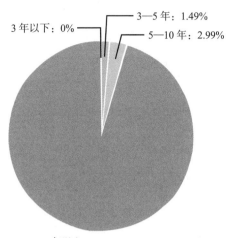

图 2　问卷填写人员的从业时间

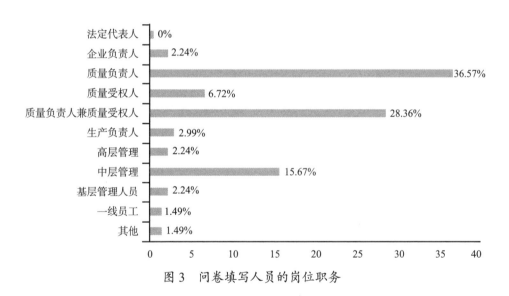

图 3　问卷填写人员的岗位职务

（二）受调查企业的基本情况

本次受调查企业的资本来源呈现多样性，其中民营企业占 50%，国企 26.87%，外资和合资企业分别为 12.69% 和 11.19%（图 4）。

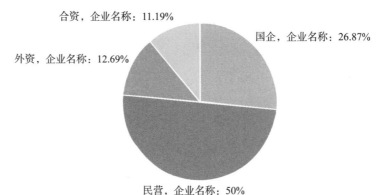

合资，企业名称：11.19%

外资，企业名称：12.69%

国企，企业名称：26.87%

民营，企业名称：50%

图 4　企业资本来源分类

按照产品分类，89 家有创新药产品，59 家企业有仿制药产品，20 家含有受托生产品种；按照药品注册类型分类，54.48% 为化学药企业，34.33% 为中药企业，另有 29.1% 为生物制品企业，与本市医药企业组成结构接近，说明调查结构具有较好的代表性（图 5、图 6）。

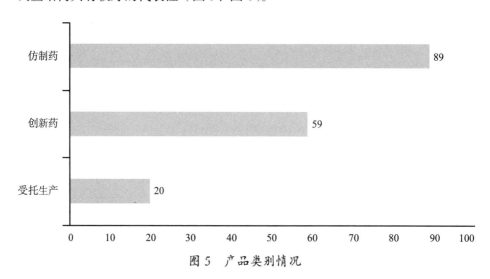

图 5　产品类别情况

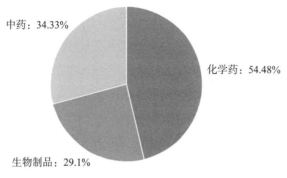

图 6　药品注册类型分类情况

（三）受调查企业的生产过程追溯数字化现状

在生产管理方面：超过 70% 的企业表示已建立成品赋码追溯系统，超过 20% 的企业已经建立了实验室管理系统（LIMS）、生产数据采集系统（SCADA）等数字化追溯系统，其中 LIMS 为 24.63%、SCADA 为 20.15%、质量管理系统（QMS）为 19.4%、视频监控系统（CCTV）为 17.91%、仓储管理系统（WMS）为 17.16%、生产管理系统（MES）为 13.43%（图 7）。

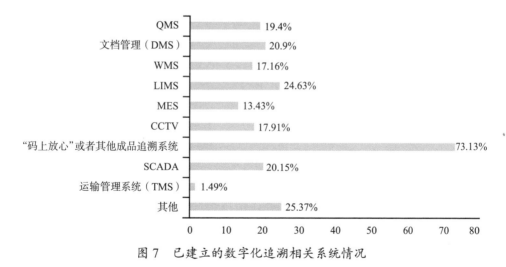

图 7　已建立的数字化追溯相关系统情况

在物料管理方面：合计 74.62% 的企业建立了企业资源计划系统（ERP）或者 WMS 等数字化系统，但其中仅有 7.46% 的企业已实现全程无纸化追溯，44.03% 的企业实行数字化和纸质的双轨制追溯。另有 45.52% 的企业仅以纸质管理，尚未实现数字化追溯（图8、图9）。

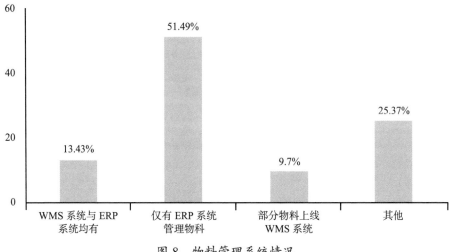

图 8　物料管理系统情况

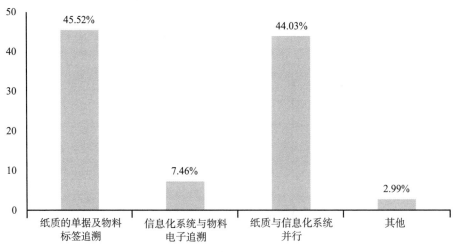

图 9　物料管理的追溯形式

在视频监控方面：超过60%的受调查企业已建立了覆盖生产过程、物料仓储和成品包装环节的CCTV系统。但对于取样和检验环节的监控覆盖率不足40%（图10）。各企业对于视频记录的保存时间方面尚未达成共识，大部分企业规定保存周期为1个月，个别企业规定为长期保存。

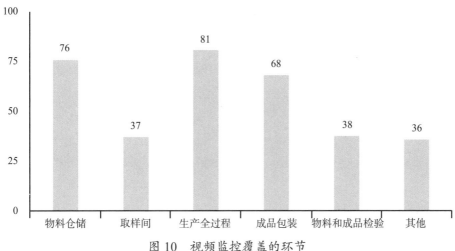

图 10 视频监控覆盖的环节

在成品赋码追溯管理方面：68.66% 的企业已具有成品赋码追溯管理系统，10.45% 正在建设中。其中大部分使用阿里健康的"码上放心"平台等第三方赋码追溯管理平台，其次为上级企业建立统一平台和自建系统。另有 20.9% 的企业尚未建立成品赋码追溯系统，主要原因是法律法规尚无对饮片、原料药、受托生产的追溯要求，系统由上级企业统一建立以及产品未上市（图 11）。

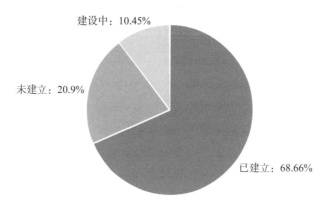

图 11 成品赋码追溯系统的情况

企业认为当前追溯系统的主要不足为：系统相对孤立、各系统数据格式不兼容、系统之间功能重叠等，表示需要加强系统之间的适应性和兼容性，希望能建立共同的标准指导企业的数字化转型工作（图 12）。

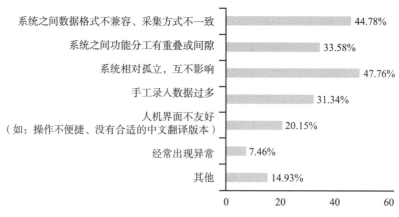

图 12　企业认为主要存在不足

（四）受调查企业对生产过程追溯数字化转型的意向

本市药品生产企业均表示了解法规中关于生产数据追溯的要求，并表示"数字化转型"对加强企业质量管理具有积极意义（图 13、图 14）。

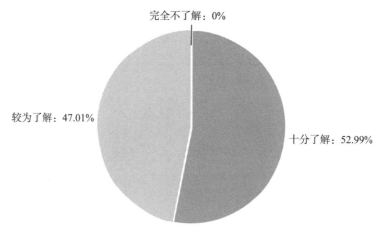

图 13　企业对生产数据追溯要求的了解情况

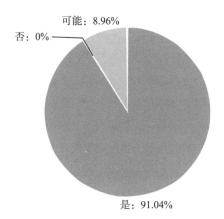

图 14　对"生产全过程追溯数字化转型"的认同情况

受调查企业表示实现药品生产过程追溯数字化的主要困难依次为：生产过程质量参数或关键工艺参数较难获取、生产计划变化大、生产信息上传不及时，设备利用率不高和员工记录不及时等（图 15）。

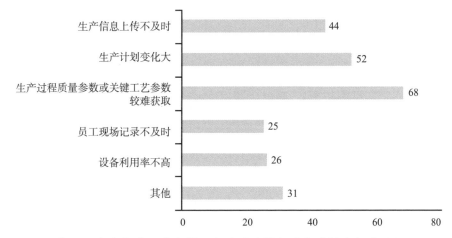

图 15　生产全过程追溯管理上遇到的最大（急需解决）的问题

受调查企业认为实现药品生产过程追溯数字化的关键任务为改善数据追溯模式和优化业务流程（图 16）。

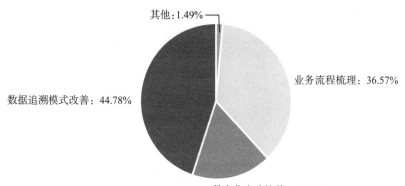

图 16　实现生产全过程追溯管理数字化转型的关键任务

超过 90% 的受调查企业认为药品生产数字化追溯体系标准内容应该包含：WMS、LIMS、MES 和 QMS 等部分；超过 60% 的受调查企业认为标准还应当包括：成品赋码追溯管理、DMS、SCADA、人员权限等部分（图 17）。

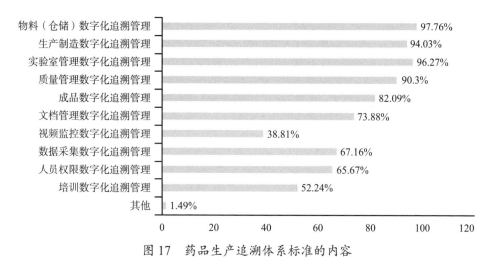

图 17　药品生产追溯体系标准的内容

受调查企业认为药品生产数字化追溯体系应具备的功能依次为：物料管理、指令管理、数据回溯分析、质量管理、电子批记录和生产计划等（图18）。

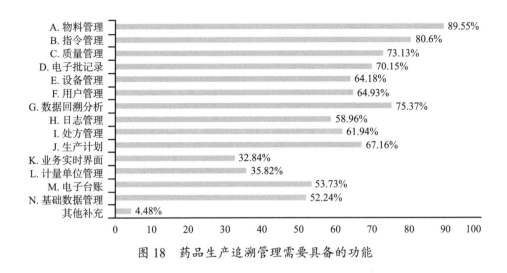

图 18　药品生产追溯管理需要具备的功能

（五）受调查企业对实施标准的意愿

调查显示，企业对实施标准的积极性较高。60.45% 企业有意愿参加标准推广试点。94.8% 的企业表示愿意在标准正式发布后实施（图 19、图 20）。

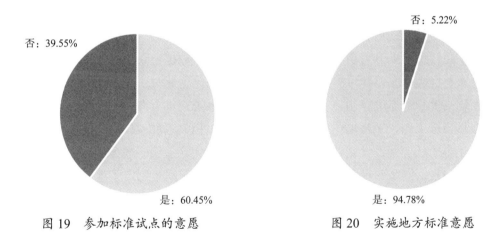

图 19　参加标准试点的意愿　　　　　图 20　实施地方标准意愿

本次调查共收到本市 134 家药品生产企业的调查反馈表，填写问卷人员约 95% 是企业负责人或质量体系中高层管理人员。样本企业的资本来源分类、产品创新类别、药品注册类别等情况与全市基本情况一致，表明调查样本有较强代表性。通过本次调查，了解到本市药品生产企业追溯体系建设的现状：超过 20% 的企业已经建立了 LIMS、SCADA、QMS、CCTV、WMS、

MES 生产数字化追溯系统，70% 的企业建立了成品赋码追溯系统。企业认为实现药品生产过程追溯数字化管理需要解决系统孤立、功能重叠、数据格式不兼容等问题，希望建立共同的标准，提升各系统的适应性和兼容性。企业对于建立地方标准表现出积极意愿，94.78% 企业愿意在标准发布后实施。

三、地方疫苗生产企业生产过程追溯数字化转型调研情况

鉴于疫苗是社会高度关注的高风险药品，推进疫苗生产、检验过程追溯的数字化转型是本课题的重要目标之一。依据《疫苗管理法》第二十五条要求"疫苗上市许可持有人应当建立完整的生产质量管理体系，持续加强偏差管理，采用信息化手段如实记录生产、检验过程中形成的所有数据，确保生产全过程持续符合法定要求"。为此，课题组对上海市疫苗生产企业进行走访调研。

在走访调研中，疫苗生产企业的关键人员和信息化人员表示，一方面数字化转型是《疫苗管理法》等政策法规是硬性要求，另一方面企业也意识到数字化转型对提升疫苗生产质量管理水平，减少数据记录差错，保障数据的真实、准确、完整和可追溯具有重要意义。因此企业对于数字化转型工作均表现高度积极态度，制定了数字化追溯管理系统建设方案，并已完成了相关项目招标工作，承建单位已签订协议并进场，相关建设工作快速推进。企业新建车间从车间设计之初，就考虑到实时采集生产、检验数据的要求，做到同步建设，同步验证，同步完成。前期建设的老车间也制定了生产线改造方案，计划通过配置信息化采集设备以增添数据采集功能。目前企业也提出由于目前国内尚无明确的数字化追溯体系建设标准，企业在制定信息化建设方案时，尤其是面对多种同类信息化系统选择时，往往觉得迷惘。

从调研结果可知，要推进数字化转型工作既需要法律法规的刚性规定，也需要发挥提高生产质量管理效率，减少人力成本的作用。只有提升企业实际获得感，才能产生自发推进的原动力。此外，建立一套贴合生产实际的数字化追溯体系建设和运行标准，对于指导企业数字化转型工作具有积极意义。

四、药品生产过程数字化追溯体系建设和运行的框架和主要内容

课题组在前期调研基础上，结合本市药品生产特点，会同行业协会联合起草地方标准，界定了药品生产全过程数字化追溯体系建设和运行的术语和界限，规定了药品生产全过程数字化追溯体系建设和运行的要求，确立了药品生产全过程数字化追溯体系建设和运行的程序、体系和可追溯对象，提供了药品生产全过程数字化追溯体系建设和运行的指导和建议。

（一）《标准》设立的基本原则

《标准》提出药品生产全过程数字化追溯体系建设和运行应满足药品及其生产原料、工序工艺来源可查、去向可追、责任可究的要求。通过建设透明、有效的药品生产数字化追溯体系，以提升风险研判和处置能力。

《标准》从药品生产过程的 3 个维度进行规定：①时间维度，覆盖从物料进厂至产品出厂的全生命周期；②空间维度，实现生产、质量管理、检验等各个部门之间数据的互联互通；③过程维度，实现原辅料采购及验收、中间品生产、成品生产、产品仓储和销售物流等全部环节的关键参数的监测与控制。

《标准》的基本原则为：①适用性。追溯标准应提取不同剂型在生产过程上的共性因素，并充分考虑不同剂型的个性化特点，统一形成适用于多种剂型的标准条款，为不同药品生产的数字化追溯提供规范和指导；②完整性。追溯标准应对药品原辅料来源、生产工艺、生产过程、药品成品去向等记录和数据的内容以及数据获取、传递、保存和使用方式进行规定，以达到药品生产全生命周期的追溯闭环；③先进性。追溯标准应符合现代化制药发展趋势，充分吸取国内外医药行业在探索和发展数字化追溯中的经验，形成的地方标准应具有前瞻性；④可行性。追溯标准应最大程度上兼顾不同信息化水平的企业，既包含适合大部分企业的普适性条款，也应根据各企业不同信息化水平提出针对性要求。

《标准》明确了药品生产全过程数字化追溯体系建设和运行的术语、定义

和缩略语,提出了数字化追溯一般规定和基本要求,对数字化追溯合规要求和关键指标、数字化追溯的软硬件要求,整体业务架构、各板块的具体追溯要求进行了规定。

(二)追溯体系基本要求

(1)数字化要求　体系设计应以药品生产信息的数字化为基础。

(2)网络要求　各系统间均应建有互联互通的网络,满足设备、生产资源与系统之间的信息交互需要。

(3)信息化要求　应建有 EMS、WMS、LIMS 或其他的信息化管理系统,实现生产运行管理,并满足追溯要求。

(4)集成要求　应实现执行层与基础层、执行层与管理层系统间的信息集成。

(5)安全要求　符合国家主管部门、行业监管部门的管理要求以及网络安全防护要求。

(三)追溯管理基本要素

1. 权限管理

依据用户资质、岗位及职责,系统动态分配并控制每个用户使用系统的功能范围及操作权限,实现用户身份和权限管理的制度化与标准化,确保系统使用规范和安全。各系统的数据管理应与用户的权限强相关,根据用户身份分配数据的增删改查及其他操作的权限。

2. 审计追踪

记录与药品生产全过程质量活动相关数据创建、修改和删除的过程信息,可实现从原始数据追踪到有关的记录、报告或事件,或从记录、报告、事件追溯到原始数据。审计追踪开启后不可关闭、审计追踪数据不能被人为删除(《药品生产质量管理规范(2010 年修订)》附录 – 计算机化系统)。

3. 电子签名

可以通过键入识别码和密码的形式检验签名身份并进行数字化签名,应保证电子签名无法修改及转移,以预防伪造电子记录的情况发生。

4. 时钟管理

系统时钟应具有一致性和唯一性。联网设备应通过网络实时获取标准时间，非联网设备应通过定期校准、与联网设备互联等方式获取标准时间。

5. 数据保存期管理

应根据业务需求及系统实际情况，规定数据保存有效期。针对有效期内数据，应确保其具有完整性、不可篡改性及可读性。数据转换格式或迁移步骤应进行验证，以确保数据的数值及含义没有改变。

6. 系统部署要求

应设置明确的项目角色与职责，如项目经理、系统管理员和业务专家等角色，明确项目的生命周期各阶段与对应的可交付成果，定期监控项目存在的问题，充分执行项目的质量管理计划并开展培训。系统应部署在适合的硬件，稳定安全的网络环境和可靠的信息安全平台上，并开展计算机化系统验证。

（四）追溯体系的业务架构

根据药品生产所涉及的环节，药品生产过程追溯数字化体系可分为生产制造管理、实验室信息管理、质量管理、仓储管理、成品追溯 5 个业务板块，文档管理、培训管理、设备管理、综合监控管理、视频监控管理 5 个支撑板块（图 21）。

1. 生产管理数字化追溯要求

生产管理数字化追溯包括工艺处方管理、生产计划管理、批指令管理、批执行管理、批记录管理以及物料管理等方面（GB/T 37413—2019《数字化车间 术语和定义》）。

工艺处方管理应包括工艺处方设计、工艺处方审批、工艺处方版本、工作流设计等内容。

生产计划应具体到企业的年生产计划、月生产计划、周或日生产计划等。追溯指标包括：生产计划审核、发布、收回等信息，生产计划执行状态，计划完成情况，采购需求报告。

批指令管理对象应包括制造单元的批生产指令、包装单元的包装指令或面向仓库的领料指令等。追溯指标包括批指令生成信息、状态信息、操作信息、收回信息和执行情况。

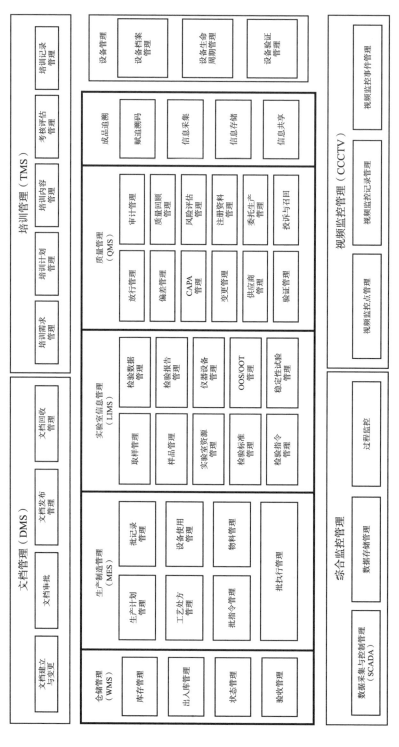

图 21 数字化追溯体系的整体业务架构

批执行管理应覆盖到所有批执行过程中的具体行为及其他信息。追溯指标包括开工检查、投料复核、工艺参数采集、物料平衡计算等报告，物料消耗产出记录、物料标签，取样和送检报告，设备房间清洁情况，偏差信息，中间控制过程与质量复核等。

批记录管理应提供该批产品的生产历史以及与质量有关的情况，包括生产、包装、批记录审核的所有文件记录。电子批记录应包括电子批记录模板管理、电子批记录生成、电子批记录查询等内容。

物料管理应覆盖物料批次、物料谱系、称量、投料复核与防错、物料平衡计算、中间库管理等内容，以实现物料批次在车间区域内移动和存储、生产消耗和产出的全生命周期跟踪。

生产管理数字化追溯的主要对象如图 22 所示。

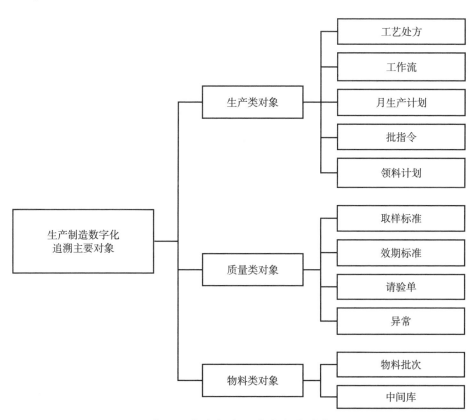

图 22 生产数字化追溯主要对象

2. 实验室管理数字化追溯要求

实验室管理数字化追溯主要包含以下内容（图 23）。

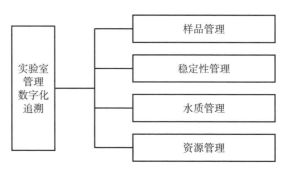

图 23　实验室管理数字化追溯内容

样品管理覆盖从原辅料、包材、中间品、成品检验的完整检验流程，确保各样品从请验、取样、收样、分样、检验标准确定、检验数据采集、检验报告生成，各环节各个状态进行全程控制与跟踪追踪，实现完整的样品的全生命周期的管控。

稳定性管理包括稳定性样品考察计划及稳定性样品的库存管理。追溯指标可包含：稳定性检测周期，稳定性考察条件，稳定性样品检测项目，检测开始日期，检测结束日期，样品的入库、出库、销毁等。

水质管理包括水质信息管理及水质检测计划的维护。追溯指标包含：水质检验类型、需要检测的水点信息、检验项目、检测频率等。

资源管理主要对实验室的各类影响检验质量的检验资源进行控制，确保样品的检验流程的各类检验资源是可靠合规的。追溯指标可包含环境管理、仪器管理、器具器皿管理、试剂管理、标准品管理、耗材管理等。

实验室管理数字化追溯的主要对象如图 24 所示。

3. 质量管理数字化追溯要求

质量管理数字化追溯覆盖了供应商管理、偏差管理、预防纠正措施（CAPA）管理、变更管理、投诉管理、召回管理、审计管理、年度质量回顾管理、委托生产管理、风险评估管理、验证管理、注册资料管理等。通过数字化追溯，达到各相关部门的高效协同，使得偏差管理、CAPA、审计等工作无缝衔接，解决纸质管理的繁琐低效、难监控、难追踪等问题，从而实现质量管理的标准化、流程化、规范化。

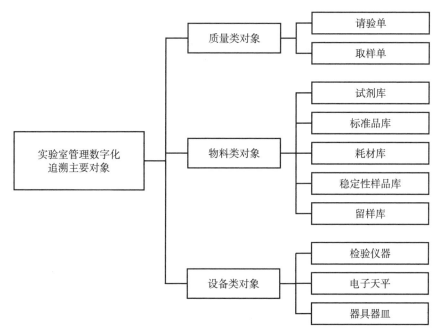

图 24　实验管理数字化追溯主要对象

供应商管理追溯指标包含供应商信息审核、供应商审计、资质证照的复审、供应商变更、供应商质量信息反馈、年度回顾、不良记录档案等信息，确保其满足物料供应和服务的质量要求。

偏差管理追溯指标包含表现为偏差登记响应、调查纠偏处理、原因分析调查、风险评估偏差定性、引发的 CAPA 措施、偏差的审核和批准等流程信息。

CAPA 追溯指标包含：CAPA 起因、CAPA 启动、制定 CAPA 计划、批准 CAPA 计划、CAPA 实施、完成确认和审批、有效性确认等流程信息。

变更管理追溯指标包含：启动变更、变更影响评估、制定变更计划、变更行动项实施、变更完成确认和审批、变更效果监控等流程管理。

审计管理包括内部审计和外部审计。用户可在系统内创建年度审计时间表，系统根据时间表自动向用户发出提醒，记录用户输入的自检内容生成自检记录台账，并追踪自检记录是否如期关闭。

质量管理的数字化追溯对象如图 25 所示。

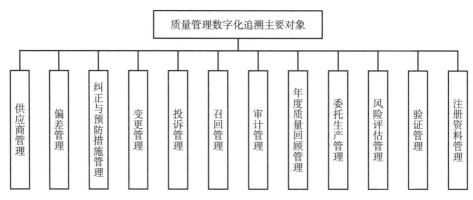

图 25　质量管理数字化追溯的主要对象

4. 仓储管理数字化追溯要求

仓储管理包括库存管理、入库管理、出库管理三部分内容。

库存管理提供了仓库系统中对在库物料的查询、业务操作、履历等功能。入库管理提供了入库单据编制与接收、初检类型与项目、收货、上架、入库确认等功能，包括采购入库、退料入库、成品入库、销售退货入库、寄库入库等。出库管理提供了出库单据编制与接收、下架、出库等功能，包括领料出库、销售出库、不合格品出库、采购退货出库、寄库出库等。物料仓储数字化追溯的对象如图 26 所示。

5. 成品赋码管理数字化追溯要求

成品赋码管理数字化追溯是指使用药品赋码管理系统，为每件销售包装单位的药品赋予的独立标识标签，即"一物一码"。标准明确药品上市许可持有人和生产企业承担药品追溯系统建设的主要责任，可以自建药品追溯系统，也可以采用第三方技术机构提供的药品追溯系统。药品经营企业和药品使用单位应配合药品上市许可持有人和生产企业建设追溯系统，并将相应追溯信息上传到追溯系统（NMPAB/T 1001—2019《药品信息化追溯体系建设导则》）。

药品追溯码应符合国家药监局发布的《药品追溯码编码要求》，使用 20 位编码，其数据结构是由 3 个单元数据串按顺序组成。追溯码前 7 位为产品识别码，包含企业信息、药品名称、剂型、批准文号、包装规格等信息；8—16 位为单件商品序列号；追溯码 17—20 位为校验位。追溯码形式为一维条形码或二维码 + 数字字符，支持自动识别设备及人眼识读，另有追溯码名称、查询方式等信息（NMPAB/T 1002—2019《药品追溯码编码要求》）。

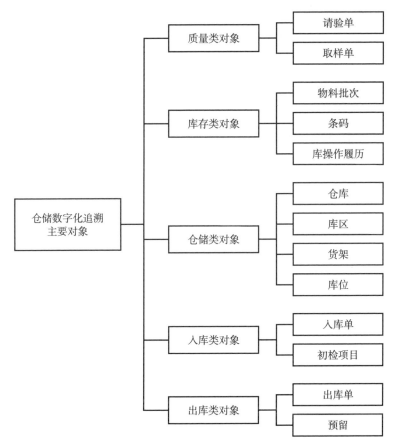

图 26　物料仓储数字化追溯的主要对象

追溯码根据包装类别，分为三级：一级追溯码，印刷于药品最小销售包装；二级追溯码，印刷于药品中包装；三级追溯码，印刷于药品外层包装。

6. 文档管理数字化追溯要求

通过文档管理系统可实现对受控文档高效管理，同时满足合规的要求。在文档完成之后，可自动分发给内部的员工和外部的合作伙伴。并自动替换之前版本的文件，确保使用最新版本。文档管理数字化追溯对象如图 27 所示。

7. 培训管理数字化追溯要求

通过培训管理数字化可实现对培训主体、培训对象、培训计划、培训内容、培训记录、考核评估结果的数字化管理，可以制定培训计划、设计培训课程，开展在线测验，评估培训效果，管理培训记录，对未达到培训要求的对象发出主动提示。培训管理数字化追溯的主要对象如图 28 所示。

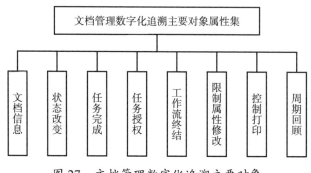

图 27　文档管理数字化追溯主要对象

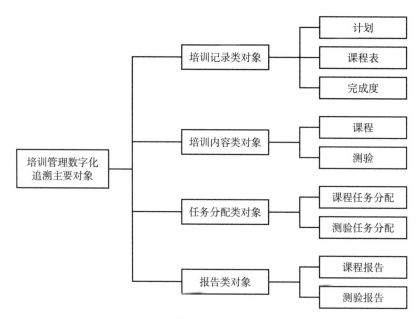

图 28　培训管理数字化追溯主要对象

8. 设备管理数字化追溯要求

设备管理数字化追溯应覆盖生产制造全部工序中使用的所有生产设备、称量器具、容器以及进行生产活动的房间，内容包括设备档案管理、设备生命周期管理和设备验证管理。设备档案管理包含设备档案建立、档案维护、设备变更、履历等。设备生命周期管理包含设备从规划、设计、选型、安装、运行、维护、检修、更新、改造、报废等全生命过程的管理。设备验证管理包含设备验证计划、设备验证结果录入、设备验证履历查询等。设备管理数字化追溯的主要对象如图29所示。

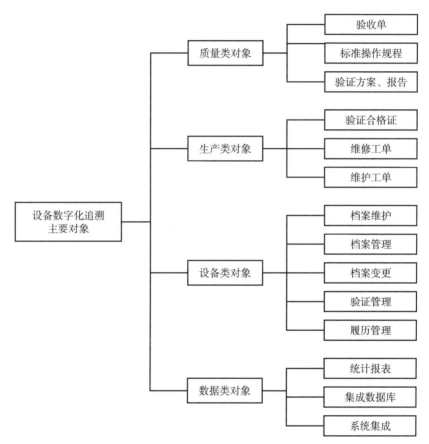

图29 设备管理数字化追溯主要对象

9. 综合监控数字化追溯要求

综合监控包括数据采集、实时监测、报警管理等方面。

数据采集要求包括应采用主流的通讯规约，采集生产过程中可采集的所有数据，如：生产状态、运行参数（温度、转速、压力等）、环境参数（温湿度、洁净度等）、报警信息、开始时间、结束时间、实际完成数量等信息，采集频率应至少达到秒级。

实时监测要求包括建立标准可视化模型，数据更新频率不低于秒级，覆盖工厂内全部的生产设备、门禁设备、水系统设备、空压系统设备、空调系统设备等，可提供产线动态展示以及状态总览等。

报警管理要求对生产过程中发生的和可能发生的报警信息进行预警、记录和存储。报警管理系统应可识别生产过程中影响产品质量和生产进行的各类预警信息，清晰的记录报警发生的时间、位置信息、设备信息、报警内容、处理人、恢复时间、报警级别等必要信息，并且可实时查询、调用和打印报警信息。综合监控数字化追溯主要对象如图 30 所示。

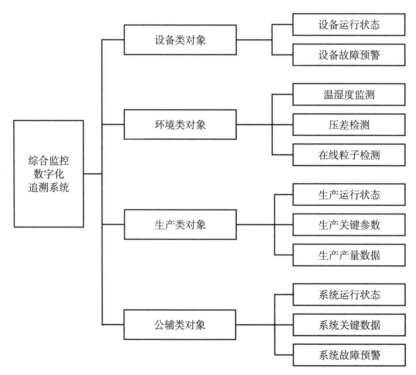

图 30 综合监控数字化追溯主要对象

10. 视频监控数字化追溯要求

视频监控系统可以对关键岗位、关键操作进行远程监控，从而直观、准确、及时地支持药品生产过程的监控与监管，同时减少现场非必要人员的进入，以规避可能的污染风险。视频监控设备的数量、布点、视角和分辨率应满足生产管理要求，关键区域的视频监控设备还应符合相应洁净等级要求。

视频监控记录保存期限应当充分满足偏差调查、风险研判等质量管理活动要求。视频监控数字化追溯的主要对象如图 31 所示。

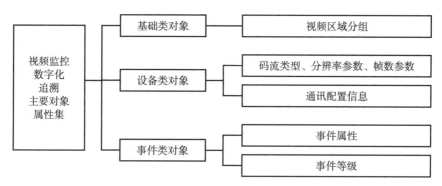

图 31　视频监控数字化追溯主要对象

（五）追溯体系的软硬件要求

1. 硬件要求

过程控制系统及设备需具有数据转发功能的数据通讯模块；支撑数据采集的生产控制层网络交换机设备，应使用防火墙与其他网络层进行隔离；网络版设备应提供对接接口，支持与系统对接，支持系统实时采集数据；单机版设备应具备标准数据输出或者打印输出能力。

2. 软件要求

体系内部软件（SCADA、WMS、MES、LIMS、QMS、DMS、TMS 及 CCTV 系统）之间，以及与体系外系统（ERP、第三方平台）可以通过函数调用方式实现交互，也可以以数据库共享方式进行交互，交互方式可包括：工业通讯协议，如 OPC（IEC TR 62541–1 *OPC Unified Architecture–Part 1*：*Overview and concepts*）、网络接口协议，如基于网络的模块化组件（Web Service）或者中间件（Middleware）（ISO/IEC 24824–2：2006 *Information technology–Generic applications of ASN.1*：*Fast Web Services*），通过数据库查询，如视图和中间表的创建。

3. 数据管理要求

系统间应保证同种数据的来源相同，且数据间具有一致性，不应存在如数值、精度等属性上的差异，数据意义应保持一致。数据的一致性应能够通过技术手段予以验证。人工输入的电子数据，应当对输入的数据和系统产生的数据进行比较核对，原始数据应当按照相关规定保存。经计算机系统采集与处理后生成的电子数据，其系统应当符合相应的规范要求，并对元数据进行保存与备份，备份及恢复流程必须经过验证［《国家药监局关于发布药品记录与数据管理要求（试行）的公告》（2020 年第 74 号）］。

4. 数据存储要求

数据的保存周期应大于药品的有效期后 1 年，且不少于 5 年。数据存储后应能够被实时和快速调用，并具备数据防篡改、防丢失、防破坏的能力，可以采用无法修改的文件格式、密文加密等多种方式提升安全性，通过热备或冷备等方式进行数据备份。

五、结语

药品质量安全是重大的民生和公共安全问题，实现药品生产、检验全过程追溯的数字化转型是进一步提升药品生产质量管控水平的重要手段。本课题通过问卷调查和走访调研，深入了解以上海为例的地方药品生产数字化追溯的现状，系统阐述药品生产过程追溯数字化转型的重大意义和工作要求，探讨数字化转型过程中的问题和解决方案，并广泛征求意见，制定了《药品生产全过程数字化追溯体系建设和运行规范》地方标准，明确药品信息化追溯体系建设总体目标，规范技术要求、数据交换格式等内容，以期打通药品生产、检验各环节之间的数据壁垒，保证数据真实、准确、完整和可追溯，促进风险发现和控制、偏差预防和纠正，确保操作流程的合规性和信息透明度，从而持续保证药品的安全、有效和质量可控。下一步，课题组将选取部分药品生产企业进行试点，结合试点经验上对《标准》进一步优化完善，并制定各子系统的配套团体标准。

本课题的研究成果将为加快推动药品制造业的数字化转型，促进现代信息技术与药品生产深度融合，提升药品生产质量安全保障水平，强化上海市生物医药产业引领功能，加快释放高质量发展新动能中做出积极的贡献。

本文为上海市药品监督管理局 2021 年度研究课题。项目负责人张清（上海市药品监督管理局）；主要执笔人姓名史岚、邱潇、樊华伟

自体细胞治疗产品全过程监管研究

史岚[1]，邱潇[2]，成殷[3]，李梦龙[1]

1.上海市药品监督管理局；2.上海市食品药品检验研究院；
3.上海药品审评核查中心

摘要： 自体细胞治疗产品作为生物医药领域最前沿的药物之一，以其确切的临床疗效为严重及难治性疾病患者提供了新的治疗选择，这种"活"的药物因此也受到了社会的高度重视，呈现出蓬勃发展的态势。上海市已经将推进细胞治疗产品高质量发展作为打造生物医药产业高地的重要举措。复星凯特的阿基仑赛注射液和药明巨诺的瑞基奥仑赛注射液通过国家药监局优先审评审批程序附条件获批准上市，成为国内最先上市的两款细胞治疗产品。自体细胞治疗产品以患者自身细胞为原料，生产个性化特征明显，相对常规药品，在生产和使用等方面有很大区别，具有较高的质量管理风险，带来了新的监管挑战。

课题立项之初，国内尚无覆盖细胞治疗产品采集、生产和使用全过程的针对性监管制度。课题组通过查询国内外文献资料和监管法规，结合本市两款细胞治疗产品上市以来的监管实践，分析了细胞治疗产品生产至使用全环节的监管要素和监管特点，制定了《上海市自体嵌合抗原受体T细胞（CAR-T）治疗药品监督管理暂行规定》，明确了细胞治疗产品生产企业的机构人员、质量管理体系、生产工艺、设施与设备、数字化追溯、生物安全管理、留样管理、放行管理、供应链管理、记录保存、医疗机构审核、医疗机构名单发布、药物警戒以及监督检查等要求。此规定属于全国范围内首份关于自体细胞治疗产品的监督管理规范性文件。

本课题研究成果将为督促上海市自体细胞治疗产品的生产企业、配送企业、医疗机构等相关单位落实责任，规范全过程质量管理，保障人民群众的用药安全、有效和可及，助推细胞治疗产业高质量发展，持续强化上海市生物医药产业创新引领作用，做出积极的贡献。

关键词： 药品监管；细胞治疗产品；监管研究

一、自体细胞治疗产品概述

自体细胞治疗产品是一种以患者自身细胞为原料生产的极为个性化的治疗技术产品，被称为"活"的药物。近年来，随着细胞治疗基础理论、技术手段和临床医疗探索研究的不断发展，细胞治疗产品为一些严重及难治性疾病提供了新的治疗思路与方法。其中通过生物技术对所采集的患者自体细胞进行基因修饰和扩增，再回输患者体内的自体细胞治疗产品，以其确切的临床疗效，成为肿瘤治疗领域最受关注的国际研究热点[1]。目前，国内外研究的自体细胞治疗技术主要有自然杀伤细胞（natural killer cell，NK 细胞）、细胞因子诱导杀伤细胞（cytokine induced killer cell，CIK 细胞）、抗原提呈树突状细胞（dendritic cells，DC 细胞）、T 细胞受体基因修饰的 T 细胞（T-Cell receptor-gene engineered T-cells，TCR-T）和自体嵌合抗原受体 T 细胞（chimeric antibody receptor engineered T-Cell，CAR-T）。目前，我国批准上市的产品共四款，均为自体 CAR-T 细胞治疗产品（以下简称细胞治疗产品）。

细胞治疗产品的原理是通过体外基因修饰技术，将带有特异性抗原识别结构域及 T 细胞激活信号的遗传物质转入患者 T 细胞。该 T 细胞回输入患者体内后，一旦与肿瘤细胞表面的特异性抗原相结合就能被激活，通过释放穿孔素、颗粒酶素 B 等直接杀伤肿瘤细胞，同时还通过释放细胞因子募集人体内源性免疫细胞杀伤肿瘤细胞，从而达到治疗肿瘤的目的，而且还可形成免疫记忆 T 细胞，从而获得特异性的抗肿瘤长效机制[2]。

二、国内外细胞治疗监管制度情况

（一）国外监管制度情况

1. WHO 监管要求

WHO 于 2021 年底发布了 WHO *considerations on Regulatory Convergence of Cell and Gene Therapy Products*（《关于细胞和基因治疗产品监管趋同的考量文件（草案）》），对细胞治疗产品领域中的名词、监管架构、风险评估体系做出了建议，可用于行业人员对自身产品的初步评估。2022 年 7 月发布了 WHO *approach towards the development of a global regulatory framework for cell and gene therapy products*（《WHO 制定细胞和基因治疗产品全球监管框架方法》），概述了细胞治疗产品的监管基本原则。

2. PIC/S 监管要求

在 PIC/S 的 GMP 文件体系中，将细胞治疗产品纳入先进疗法产品（advanced therapy medicinal products，ATMP）领域，并按照 ATMP GMP 附录（PICS GMP *Guide Annex 2A*：*Manufacture of Advanced Therapy Medicinal Products for Human Use*）进行监管。

3. 美国 FDA 监管要求

美国 FDA 对于细胞治疗产品涉及的再生医学领域，制定了专门的 CFR 21 1271 法规，对人体细胞、组织及其来源的产品进行监管。对于细胞治疗产品，应符合药品 cGMP 法规（21 CFR 210 和 211）和生物制品条例（21 CFR 600S）规定。如果应用于 I 期临床试验，则应符合美国 FDA *CGMP for Phase 1 Investigational Drugs*（《I 期研究用药品的现行生产质量管理规范》）的相关要求[3]。

4. 欧盟监管要求

在欧盟，细胞治疗产品属于先进疗法产品，需遵守 ATMP GMP 指南（*Guidelines on Good Manufacturing Practice specific to Advanced Therapy Medicinal Products*），指南对临床研究用 ATMP 和已上市 ATMP 均做出了相应规定。除 GMP 法规之外，欧盟还要求细胞治疗产品生产须遵循人类细胞使用领域的相关要求。

（二）国内监管制度情况

在我国，细胞治疗产品须符合药品相关法律、法规、规章、指南、规范的要求。在针对细胞治疗产品的专项管理方面，2021 年上海药品审评核查中心发布了《自体 CAR-T 细胞药品供应链管理规范》团体标准（T/SHPPA 011—2021）；2022 年国家药监局核查中心发布了《细胞治疗产品生产质量管理指南（试行）》；本课题组部分成员也参与了上述两份文件的起草工作。由于上述文件非规范性文件，且未涵盖细胞治疗产品监管全过程，课题组结合监管实践，启动了对细胞治疗产品全过程监管特点、措施和规范制度的研究。

三、细胞治疗产品全过程监管特点研究

（一）上海市细胞治疗产品情况

复星凯特生物科技有限公司的阿基仑赛注射液和上海药明巨诺生物科技有限公司的瑞基奥仑赛注射液分别于 2021 年 6 月 23 日和 2021 年 9 月 1 日通过国家药监局优先审评审批程序附条件获批准上市。两种产品均由被携带 CD19 CAR 基因的逆转录病毒 / 慢病毒载体基因修饰的 T 细胞制备，用于既往接受二线或以上系统性治疗后复发或难治性 B 细胞淋巴瘤成人患者治疗。其中阿基仑赛注射液由复星凯特生物科技有限公司持有并生产，瑞基奥仑赛注射液由上海药明巨诺生物科技有限公司作为上市许可持有人，委托苏州药明巨诺生物科技有限公司生产。

细胞治疗产品的制备及使用主要涉及以下环节：①由医疗机构从肿瘤患者外周血中分离富集及活化免疫 T 细胞。②生产企业利用基因工程技术，使用携带 CD19 CAR 基因的逆转录病毒 / 慢病毒载体导入嵌合抗原受体基因，得到能特异性识别和杀伤癌细胞的 T 细胞，即 CAR-T 细胞；再将其在体外培养和扩增，制备成细胞治疗产品。③细胞治疗产品经出厂放行和上市放行后通过冷链运输至医疗机构。④医疗机构将细胞治疗产品注入患者体内，达到清除癌细胞的效果。

（二）细胞治疗产品监管特点

本课题对上述两款产品附条件获批上市以来的监管实践进行分析研究，发现细胞治疗产品相对常规药品，在生产、使用上有很大区别，主要包括以下内容。

（1）供者材料来源于人体，可能含有传染病病原体，同时也存在传染病阳性患者的用药需求。

（2）供者材料采集过程和产品使用都在医疗机构进行。

（3）生产批量通常较小，多为患者单人份。

（4）产品生产与临床需求结合极为紧密，用药患者往往处于疾病危重期，生产时限要求苛刻，临床不可替代。

（5）制备工艺复杂（分选、激活、转导、扩增和洗涤等），且活细胞制剂本身不耐受终端除菌和病毒灭活，防止外源因子污染和病毒污染、交叉污染以及混淆和差错的要求极高。

（6）产品必须使用低温冷链运输，对产品运输冷链和时限要求高。

（7）价格高昂（阿基仑赛注射液价格为 120 万 RMB/ 例和瑞基奥仑赛注射液价格为 129 万 RMB/ 例），患者及家属对治疗失败的承受力较低，由此引发社会风险和舆情风险的可能性较高。

（三）全过程监管要素研究

本课题对细胞治疗产品的生产至使用的全过程进行梳理，分析各环节监管要素，主要包括以下内容。

（1）生产环节　机构设置（生产管理部门、质量管理部门、供应链管理部门、信息化管理部门、药物警戒部门等）、关键岗位人员（生产管理负责人、质量管理负责人、质量受权人和药物警戒负责人等）、质量管理体系（原料、辅料和包装材料供应商管理，供者材料验收，药品生产、储存、配送和交接环节，受托生产企业管理等）、生产工艺、设施与设备、留样管理、数字化追溯、生物安全性、放行管理。

（2）配送环节　受托配送企业的质量管理体系、冷链存储设施设备、信息化设备、监控设备等。

（3）使用环节　采集供者材料和使用产品的医疗机构的资质、救治能力、培训和评估情况；企业药物警戒工作等。

同时，本课题对各环节要素的监管特点进行了分析，如在生产工艺方面，由于当前细胞治疗产品生产技术尚处于快速迭代期，有迫切的改进要求；在设施与设备方面，为防止污染和交叉污染，每位患者的产品必须分时段专线生产；留样管理方面，必须考虑到细胞治疗产品批产量不稳定，需要优先满足患者用药需求；数字化追溯方面，每份供者材料及相应产品必须严格对应，应当编制具有唯一性的编号代码，以进行标识和追溯；生物安全方面，需要考虑涉及传染性疾病病原体的供者材料的生产；医疗机构方面，由于医疗机构负责供者材料的采集和产品使用，医疗机构除了符合血细胞单采相关技术要求，还应具备与临床应用风险相适应的救治能力。此外，为方便患者通过正规途径在合格医疗机构用药，应建议企业公开发布通过审核的医疗机构名单。

经研究，课题组认为细胞治疗产品作为最前沿的生物医药产品，无法简单套用常规药品监管模式，因此有必要通过本课题，结合监管实践，研究制定针对全过程的地方性规范性文件，督促本市细胞治疗产品的生产企业、配送企业、医疗机构等相关单位加强各环节质量管理。

四、细胞治疗产品地方规范性文件制定情况

本课题在前期调研基础上，会同行业协会结合细胞治疗产品生产、配送、使用全过程特点，确定了细胞治疗产品企业人员、机构、生产、配送、药物警戒等全过程监管要素的要求，起草了《上海市自体嵌合抗原受体 T 细胞（CAR-T）治疗药品监督管理暂行规定》（以下简称《规定》），以确保细胞治疗产品的安全性、有效性、质量可控性和可及性。

（一）规范性文件起草原则

1. 依法依规的原则

符合《中华人民共和国药品管理法》《中华人民共和国生物安全法》《药品生产监督管理办法》《药品注册管理办法》《药品流通监督管理办法》《药品上市后变更管理办法（试行）》《药品不良反应监测和报告管理办法》《药品检查管理办法》《药品质量抽查检验管理办法》《药品生产质量管理规范》《药物警戒质量管理规范》等法律、法规、规章的立法精神，在法律、法规、规章允许的范围内，对本市细胞治疗产品监督管理的要求进行细化。

2. 践行科学监管理念的原则

全面贯彻国家对细胞治疗产品发展的战略部署，坚持守底线保安全与追高线促发展相结合，综合考量本市细胞治疗产品产业、企业实际需求、数字化转型要求以及细胞治疗产品的特性，着力督促企业提升质量管理能力和主体责任意识，同时积极保障细胞治疗产品的安全性、有效性、质量可控性和可及性。

3. 坚持问题导向和目标导向相结合的原则

在国内尚未出台专门的细胞治疗产品监督管理办法的前提下，提出制度

性监管要求。针对医疗机构负责供者材料采集和产品使用的情况，明确了医疗机构审核要求以及医疗机构名单发布公开的要求。

（二）规范性文件起草过程

本课题与药审中心、稽查局、市药检院、上海市医药质量协会、上海市生物医药行业协会以及相关企业进行了 4 次研讨和修改，形成《规定》征求意见稿。2022 年 5 月 11 日至 6 月 10 日，由市药品监管局向社会公开征求意见，共收到 9 条反馈意见，包括明确药物警戒负责人的资质要求、质量管理体系应覆盖储存方面、增加经营记录保存期限要求、明确医疗机构名单报告要求等方面；市药品监管局政策法规处对照上位法依据进行了合法性审核，提出名称规范表述、职责范围等 10 项修改意见，均予采纳并进一步修改完善。2022 年 6 月 29 日，经市药品监管局局长办公会审议通过，《上海市自体嵌合抗原受体 T 细胞（CAR-T）治疗药品监督管理暂行规定》于 7 月 11 日发布，于 9 月 1 日起正式施行。此规定属于全国范围内首部关于细胞治疗产品的监督管理规范性文件。

（三）规范性文件框架和主要内容

《规定》共二十一条，包括目的和依据、适用范围、分工管辖、机构人员要求、质量管理体系、生产工艺要求、设施与设备要求、数字化追溯、生物安全要求、留样管理、放行要求、供应链管理、记录保存、医疗机构审核、医疗机构名单发布、药物警戒、监督检查、监督抽检、社会共治、实施日期。主要内容如下。

1. 适用范围

本市获批上市的自体 CAR-T 细胞治疗产品的持有人、生产企业、运输和使用单位、原辅料和包装材料生产企业，以及其他从事与细胞治疗产品相关生产活动的单位和个人，应当符合规定相关要求。其他类型细胞治疗产品的上市后监管也可参考规定实施。

2. 机构人员要求

持有人、生产企业应当获得《药品生产许可证》，设置与业务规模相适应的生产管理、质量管理、供应链管理、信息化管理等部门，具备符合细胞治疗产品生产要求的质量管理体系。持有人应当按要求设置药物警戒部门。

生产管理负责人、质量管理负责人、质量受权人和药物警戒负责人应当具有相关的专业知识和工作经验，并能够在生产、质量、药物警戒管理中履行职责。生产管理负责人、质量管理负责人和质量受权人应当具有药学、微生物学、生物学、细胞生物学、免疫学或生物化学等方面的专业知识。药物警戒负责人应当具有医学、药学、流行病学或相关专业背景。

3. 质量管理体系

持有人和生产企业应当建立符合《药品生产质量管理规范》及其相关附录要求，且与细胞治疗产品特点和生产形式相适应的质量管理体系。质量管理体系应当覆盖原料、辅料和包装材料供应商管理，供者材料验收，药品生产、储存、配送和交接环节。采取委托生产方式时，持有人和受托生产企业的质量管理体系应当有效衔接。

4. 生产工艺

持有人和生产企业应当严格按照《药品生产质量管理规范》及其相关附录和经药品监督管理部门核准的药品注册标准和生产工艺进行生产。对于生产工艺需要变更的，持有人和生产企业应当按照《药品注册管理办法》《药品上市后变更管理办法（试行）》《已上市生物制品药学变更研究技术指导原则（试行）》等要求，对生产工艺变更内容开展充分的验证和研究，并依法取得批准、备案或者进行报告。

5. 设施与设备

生产企业应当符合《药品生产质量管理规范》及其相关附录的要求，具有与生产方式和规模相适应的厂房和设备。细胞治疗产品生产应当在独立厂房区域内进行，生产过程应当尽可能采用密闭系统和一次性耗材，以减少污染和交叉污染的风险。

6. 数字化追溯要求

持有人和生产企业应当保证生产活动全过程信息真实、准确、完整和可追溯，根据相关法律、法规、规章和标准要求，通过信息化手段实施生产过程追溯。可参照《药品生产全过程数字化追溯体系建设和运行规范》地方标准（DB31T 1400—2023），建立覆盖供者材料验收、生产、检验、放行、运输、交接全过程的数字化追溯系统。每份供者材料及相应产品应当编制具有唯一性的编号代码，用于标识和追溯。上市的最小包装产品应当按照国家药品监督管理局关于做好重点品种信息化追溯体系建设工作的要求，上传药品追溯信息。

7. 生物安全要求

细胞治疗产品生产和检验应当符合《中华人民共和国生物安全法》以及相关规定要求，做好生物安全防护工作。含有传染性疾病病原体的供者材料和制得的细胞产品，应当在具备相应生物安全防护级别的单独隔离区域进行生产和贮存，并采用专门的生产和储存设备。

8. 留样管理

生产企业应当按照规定保存供者材料和细胞治疗产品留样，留样应至少保留至细胞治疗产品有效期后1年。在供者材料的采集量或细胞治疗产品的批产量较小时，为了保证患者用药需求，可以根据《药品生产质量管理规范》及其相关附录调整留样策略。

对于可能发生外源基因表达、表达载体存在基因整合或者重组风险的细胞治疗产品，生产企业应当进行长期留样评估，纳入评估样品的保留期限应当相应延长。

9. 放行要求

持有人和生产企业进行细胞治疗产品生产放行和上市放行时，应当核对供者材料和细胞治疗产品的一致性，审查所有相关的原始数据、工艺过程记录、环境监测及检验过程记录，以及供者材料采集、运输过程、验收及储存等记录。当确认药品生产符合工艺规程和质量标准时，方可作出药品上市放行决定。

10. 供应链管理

持有人可以通过自建物流或者委托药品经营企业、药品物流企业等方式，建立细胞治疗产品供应链，防控储运过程可能存在的风险，并制定突发事件应对预案，以保证细胞治疗产品的安全性、有效性、质量可控性和可及性。持有人可以参照相关规范或标准建立供应链。

参与细胞治疗产品供应链各环节的单位，应当具有符合细胞治疗产品配送储存需要的冷链存储设施设备、信息化设备、监控设备和质量管理体系及专业人员等，能够实现全流程可追溯的质量监管。

11. 记录保存

持有人和生产企业应当妥善保存供者材料采集、生产、检验、放行、销售、运输、复融及使用的全过程记录，以及供应商审计、确认验证、变更管理、偏差管理、自检等质量管理工作和药物警戒工作的记录。批生产记录至少保存至药品有效期后 1 年，药物警戒记录和数据至少保存至药品注册证书注销后 10 年，其他重要文件应当长期保存。药品经营企业的采购、储存、销售、运输等相关记录及凭证应当至少保存 5 年。

12. 医疗机构审核

持有人应当对采集供者材料和使用产品的医疗机构进行审核。医疗机构应当符合卫生健康部门关于血细胞单采相关技术要求、具备与临床应用风险相适应的救治能力、接受持有人的培训和评估。通过审核后，持有人应当与医疗机构签订质量协议。当发现医疗机构出现不符合操作规程，且可能会对患者健康造成不利影响的情况时，持有人应当及时要求医疗机构采取有效的纠正和预防措施。对不能按要求整改的医疗机构，持有人应当将其从合格医疗机构名单中剔除，并及时报告市药品监管局。

13. 医疗机构名单发布

持有人应当在其网站发布通过审核的医疗机构名单，以方便患者查询。医疗机构名单及变动情况应当通过市药品监管局向相关医疗机构所在地省级药品监督管理部门报告，供各省监管使用。

14. 药物警戒

持有人应当按照《药品不良反应监测和报告管理办法》《药物警戒质量管理规范》等要求，建立健全药物警戒体系，设立专门机构，配备专职人员，开展药物警戒工作，及时上报药品不良反应报告和药品定期安全性更新报告，主动开展上市后研究，按要求开展长期安全性随访，持续评估药品的风险与获益，对已识别风险采取有效的风险控制措施。市药品监管局根据监管要求对持有人药物警戒工作进行检查。

15. 年度报告

持有人应当按照《药品年度报告管理规定》，按自然年度收集所持有细胞治疗产品的生产销售、上市后研究、风险管理等情况，撰写药品年度报告并及时在线提交。受托生产企业、销售企业以及其他有关单位和个人应当配合持有人做好年度报告工作。

16. 监督检查

市药品监管局依法对本市细胞治疗产品的持有人、生产企业、批发企业和零售连锁总部进行监督检查，对生产企业每年至少开展 1 次药品生产质量管理规范符合性检查和 1 次日常监督检查，对持有人、批发企业和零售连锁总部每年至少开展 1 次日常监督检查。各区市场监管局依法对辖区内零售企业和医疗机构每年至少开展 1 次日常监督检查。市药品监管局可根据需要，对本市持有人的受托生产企业和受托配送企业、药用辅料和直接接触药品的包装材料和容器生产企业等开展延伸检查。对有证据证明可能存在安全隐患的，市药品监管局和区市场监管局根据监督检查情况，应当依法采取告诫、约谈、限期整改以及暂停生产、销售、使用等措施，对违法违规行为依法进行处置。

17. 监督抽检

鉴于细胞治疗产品的生产特殊性和伦理要求，在不影响患者用药的前提下，市药品监管局根据监督检查需要，对本市企业持有的细胞治疗产品进行抽样检验。企业应当配合提供符合产品储运要求的包装样品。

18. 社会共治

本市药品相关行业协会应当积极发挥引导作用，通过药品安全宣传教育、法律法规知识普及和年度信用评估等工作，督促本市细胞治疗产品企业加强自律规范，促进本市细胞治疗产品行业的高质量发展。

五、结语

自体细胞治疗产品是生物医药领域最前沿的药物之一，以患者自身细胞为原料生产，相对常规药品在生产、使用上有很大区别，也带来了新的监管挑战。本课题结合上海两款细胞治疗产品附条件获批上市以来的监管实践，制定了全国首部关于自体细胞治疗产品的监管规范性文件《上海市自体嵌合抗原受体 T 细胞（CAR-T）治疗药品监督管理暂行规定》，体现了三方面的特点：一是聚焦细胞治疗产品的技术和过程特性。在符合常规药品监管要求的基础上，对照相关规范制度，进一步细化机构与人员、设施与设备、生物安全、医疗机构审核和医疗机构名单发布等要求。二是突出行业规范化发展导向。提出细胞治疗产品生产企业应建立覆盖供者材料验收、生产、检验、放行、运输、交接等全程数字化追溯系统；增加了社会共治的要求，指出相关行业协会应通过法规宣贯和年度信用评估等工作，督促细胞治疗产品企业加强自律规范。三是细化分级分类监管要求。根据风险分级原则，明确了针对持有人、生产企业、经营企业和医疗机构的监督检查频次。

本课题研究成果将为督促上海市自体细胞治疗产品相关单位落实责任，规范全过程质量管理，推动上海市细胞治疗产业高质量发展，保障人民群众的用药安全、有效和可及，做出积极的贡献。

参考文献

[1] 王跃，王恒哲，毛开云，等. 全球免疫细胞治疗药物开发现状与趋势［J］. 中国生物工程杂志，2018，38（10）：90-102.

[2] 刘昌孝，闫凤英，曹彩. 发展监管科学，促进细胞治疗产品和技术应用科学规范发展［J］. 药物评价研究，2019，42（11）：2125-2135.

[3] 王刚. 细胞和基因治疗产品监管政策的中美比较［J］. 中国食品药品监管，2019（8）：20-25.

本文为上海市药品监督管理局 2022 年度研究课题。项目负责人张清（上海市药品监督管理局）；主要执笔人史岚、邱潇、成殷、李梦龙

生物制品生物安全管理相关法规及风险防控策略思考

梅妮[1,2]，周坛树[1]，刘芬[1]，吴莹[1]，吴浩[1]

1.上海药品审评核查中心；2.复旦大学药学院

摘要：目的：在我国生物制品研制生产进程加速的背景下，为加强生物安全相应的监督管理提供建议。方法：结合生物制品行业现状，采用法规分析、文献调研和问卷调研法，梳理生物制品生物安全管理的风险因素，提出相应的管理对策。结果：在实施《中华人民共和国生物安全法》情况下，介绍生物制品生物安全相关法规要求，管理现状、存在的问题，明确了主要风险因素，提出相应的监管对策。结论：生物制品研制相关单位落实生物安全的主体责任是关键。生物制品研制和生产环节是生物安全管理的重点环节，监管部门要建立联合监管机制，加强对生物制品生物安全的监管。

关键词：生物制品；生物安全管理；生物安全风险；防控策略

2021年4月15日起我国开始实施《中华人民共和国生物安全法》（以下简称《生物安全法》），将生物安全纳入国家法律框架，并规定了生物安全的管理原则、机构设置、风险评估、监督管理和处罚等内容。该法的实施旨在加强生物安全的监管和管理，预防和控制生物灾害和生物恐怖主义活动的发生，保护公共安全和社会稳定。2019年12月1日我国开始实施《疫苗管理法》，国家对生物制品的生物安全管理的要求也不断提高[1]。为做好生物制品监管工作，确保生物制品生物安全持续合法合规，保证生物制品的安全，本文梳理生物制品生物安全管理的相关法规、要求和存在的主要问题，探讨加强和改进生物制品生物安全管理的防控措施，提出相关建议。

一、生物制品生物安全相关法规介绍

我国生物安全法对生物安全的定义：生物安全是指国家有效防范和应对危险生物因子及相关因素威胁，生物技术能够稳定健康发展，人民生命健康和生态系统相对处于没有危险和不受威胁的状态，生物领域具备维护国家安全和持续发展的能力。

1992 年联合国环境与发展大会通过《21 世纪议程》和《生物多样性公约》均专门提到了生物技术安全问题[2]。《21 世纪议程》第 16 章《生物技术：生物多样性和可持续发展》专门涉及生物技术安全问题，强调了需要确保生物技术的安全性和可持续性，并提出了一系列相关的政策和行动建议。《生物多样性公约》第 19 号决议《生物安全议题》专门关注生物技术安全问题。该决议确认了生物技术对生物多样性和人类健康的潜在影响，并提出了保护生物多样性和人类健康的相关原则和措施。其中，特别提到了生物安全协议，该协议旨在确保转基因生物体的安全转移、处理和使用，以减少对生物多样性和人类健康的潜在风险。

《卡塔赫纳生物安全议定书》是依据《生物多样性公约》第 19 条的规定而制定的，其制定的目标是依据国际环境法中的风险预先防范原则，确保在对改性活生物体领域内采取充分的保护措施。这些保护措施主要是凭借生物技术获得的、并可能对生态环境的可持续发展产生不利影响，以及对人类健康所构成一定的风险。而主要针对改性活生物体即转基因生物体的越境转移问题所做出的规定。该议定书对转基因生物安全管理做出了较为全面的规范。

1986 年国际经济与合作组织《重组 DNA 安全因素》报告引入了一些新的生物安全概念，为发达国家生物安全管理提供了标准和依据。该报告于 1992 年修订，修订后的版本进一步明确了有关生物安全的概念和安全操作的基本原则。联合国环境规划署于 1995 年发布了《国际生物技术安全技术准则》，对风险评价和管理、监测、安全管理的国家级和区域级机制、安全管理的国际机构和能力建设等方面做出了规定。这些技术性文件不仅推动了生物安全保护国际条约的制定，而且还为生物安全国际法的实施提供了技术支撑[3]。

（一）国外生物制品生物安全相关法规

1. 美国

美国是世界上最早对生物安全进行研究并且最早进行立法的国家，美国关于生物安全的立法体系和管理体系比较完善。1976 年美国颁布了世界上第一部有关生物安全管理的技术法规《重组 DNA 分子研究准则》，该准则将重组 DNA 试验按照潜在的危险程度分四级管理，规定转基因生物制品运输和转运和程序和条件。1986 年颁布《生物技术管理协调大纲》，规定了美国生物安全管理方面的部门协调机制和基本框架，即由国立卫生研究院、农业部、联邦环境保护署、食品与药品管理局和职业安全与卫生管理局 5 个部门协调管理。《美国生物安全管理规定》规定针对具有潜在生物安全风险的微生物、毒素和其他生物物质的处理和使用进行监管。该规定涵盖了实验室安全、安全设施要求、人员背景调查、安全计划编制等方面的要求。《美国实验室生物安全管理规定》包括实验室分类和分级、个人防护装备、生物安全设施和操作程序等方面的建议和要求。由美国国立卫生研究院和疾病预防控制中心联合编写的《微生物和生物医学实验室生物安全》是美国实验室生物安全的总体指导文件，也是国际公认的实验室生物安全领域的"金标准"。该书介绍了美国实验室生物安全和生物防护的风险管理和操作规范，提供了微生物和生物医学实验室安全管控生物危害的指导建议和最佳实践，要求生物安全实验室管理团队必须设立专门的生物安全管理委员会，负责审查机构内部开展的实验活动，并指定专职生物安全官员对相关实验活动进行全程监督[4]。

在涉及具体生物产品时，美国则采取了较为松散，但针对性较强的立法模式，对许多可被分类的生物产品进行规制，即：其根据各生物产品的类别、研发阶段、上市阶段等要素，制定了数量较大，但涉及规范领域较小的法律、文件或标准。

2. 欧盟

《欧盟生物安全法规》对实验室生物安全、生物安全设施、生物材料的处理和运输、工作人员培训和认证等方面的规定。《欧盟生物材料的分类、包装和标记法规》规定了对生物材料的分类、包装和标记的要求，以确保生物材料在运输和使用过程中的安全性。

《欧盟生物安全指令》包括实验室安全、生物材料处理和处置、职业暴露风险评估等方面的要求和内容。

欧盟关于生物安全的立法与美国较为类似，均为综合性法规与针对性法规相结合对生物安全进行管理[5]。与美国不同的是，欧盟立法的侧重点在于转基因产品的研发、生产与销售的限制。

针对欧盟新型生物产品，欧盟通过单独立法的方式，针对特定产品进行严格管理。例如《第 1829/2003 号条例》对转基因食品与饲料的上市进行了针对性规范。同时，欧盟食物安全局于 2002 年设立，独立负责转基因食品在欧盟境内的监管、评估、许可等事宜[6]。欧盟负责生物安全水平系列法规管理的机构是环境、核安全和公民保护总司，而负责产品系列法规的管理机构为工业总司和农业总司。欧盟 GMP 指南生物制品附录规定，操作活细胞在专门区域进行，生产病涉及原微生物的应专门区域进行，生物安全三级或四级。

3. 日本

日本在生物安全领域立法与美国、欧盟不同，采取了以专门立法为主，其他行政规章制度为辅的立法模式，对生物安全进行规范。

《日本生物安全法》规定了实验室生物安全的要求，包括实验室分类和分级、安全设施和设备、人员培训和认证等方面。《日本生物防御法》规定了生物安全管理的责任主体、生物恐怖主义的预防和处置、紧急情况的应对措施等内容。《日本医疗法》规定了生物制品的保存、运输、标签和记录等方面的要求，以确保其安全和质量。日本科学技术厅颁布了适用于在封闭设施内重组 DNA 研究的《重组 DNA 实验准则》将重组 DNA 实验划分为 7 个物理控制等级和 2 个生物控制等级。

虽然日本以转基因产品为生物安全监管侧重点，但日本发布了《生物技术战略大纲》《生物战略 2019——面向国际共鸣的生物社区的形成》《实验室生物安全指南》等规范，在转基因领域之外，强调了病原体的预防与管理、输入性传染病防治、实验室运营要求等降低生物安全风险的条款[7]。

4. 世界卫生组织

WHO 早在 1983 年就出版了《实验室生物安全手册》。该手册鼓励各国接受和执行生物安全的基本概念，并鼓励针对本国实验室如何安全处理致病微生物制订操作规范。2004 年，WHO 发布《感染性物质运输指南》，提供了关于识别、分类、标记、标签、包装、记录和冷藏感染性物质以供运输并确保其安全运输的信息；2006 年，WHO 发布《生物风险管理：实验室生物安保指南》，提出了生物风险管理方法，以最大限度地减少或防止实验室环境中人为错误的发生及其后果[8]。

（二）我国生物制品管理中生物安全相关法规

我国生物安全法与生物制品生物安全相关的内容包括：第二章 生物安全风险防控体制；第三章 防控重大新发突发传染病、动植物疫情；第四章 生物技术研究、开发与应用安全；第五章 病原微生物实验室生物安全；第六章 人类遗传资源与生物资源安全。

我国与生物制品生物安全相关的其他法规主要有《中华人民共和国传染病防治法》《病原微生物实验室生物安全管理条例》《中华人民共和国人类遗传资源管理条例》《医疗废物管理条例》《人间传染的高致病性病原微生物实验室和实验活动生物安全审批管理办法》《病原微生物实验室生物安全环境管理办法》《可感染人类的高致病性病原微生物菌（毒）种或样本运输管理规定》《人间传染的病原微生物目录》等。其中《病原微生物实验室生物安全管理条例》的规定，新建、改建或者扩建一级、二级有关病原微生物实验室，应当在设区的市级卫生行政部门进行备案。备案单位如果涉及新的病原微生物，或者开展新的检测方法应当重新进行备案，如果实验室地址、试验活动范围等备案事项发生变更的，也要进行备案变更。《疫苗管理法》第二十二条规定：从事疫苗生产活动，除符合《中华人民共和国药品管理法》规定的从事药品生产活动的条件外，还应当具有保证生物安全的制度和设施、设备。《药品生产监督管理办法》生产许可部分第六条规定：从事疫苗生产活动的，还应当具备下列条件：①具备适度规模和足够的产能储备；②具有保证生物安全的制度和设施、设备；③符合疾病预防、控制需要。《血液制品管理条例》规定原料血浆、血液制品检验用实验室应符合国务院《病原微生物实验室生物安全管理条例》。《生物技术研究开发安全管理办法》规定了生物技术研究开发活动风险分级：分为高风险等级、较高风险等级和一般风险等级。

此外，2020年版《中国药典》三部中提出了较其他国家药典更严格的《生物制品病毒安全性控制》要求，还有《生物制品生产检定用菌毒种管理及质量控制总则》。《药品生产质量管理规范》生物制品附件第五条载：生物制品生产企业在生产质量管理过程中，应当按照国家有关生物安全管理法律法规、生物制品生产检定用菌毒种管理规程等建立完善生物安全管理制度体系，应当对包括生物原材料、辅料、生产制造过程及检定等整个生物制品生产活动的生物安全进行评估，并采取有效的控制措施。国家卫生健康委等 5 部委联合印发的《疫苗生产车间生物安全通用要求》规定了风险管理、防护水平分级、机构和人员、车间与设施、生产设备、验证和评估和文件管理等要求，企业应对疫苗生产车间生物安全要进行安全评估，风险评估报告应得到企业生物安全委员会的批准。《细胞治疗产品生产质量管理指南（试行）》规定，因细胞产品的供者材料来源于人体，其生产还应当符合国家生物安全和人类遗传资源管理的相关规定，防止引入或传播传染病病原体。

生物制品生物安全相关的标准有《实验室生物安全通用要求》（GB19489—2008）《生物安全实验室建筑技术规范》（GB50346—2011）《病原微生物实验室生物安全通用准则》（WS233—2017）《病原微生物实验室生物安全标识》（W589—2018）等。

总体来说，我国已建立生物制品相关的生物安全法规体系，基本满足生物制品管理的需求。

二、我国生物制品生物安全管理的要求

生物制品的全生命周期，包括研制、生产、经营和使用过程都应关注生物安全管理和风险，根据法规，生物制品生物安全管理有以下要求。

（一）成立生物安全委员会

生物制品研究机构和企业要根据国际和国内生物安全法规、标准及相关要求等建立生物安全委员会，负责组织项目立项和实施的风险评估。同时还应该建立专门的生物安全组织机构，必须选举或者任命具有相应专业知识和管理经验的人员作为单位生物安全负责人。应明确生物安全风险管理目标，将风险管理纳入文化建设和日常工作中，确保风险应对措施落实在安全管理体系文件中。

（二）建立生物安全管理体系

生物安全管理体系主要包括管理人员和责任部门明确责任范围和工作流

程，让操作人员有标准操作规程可依。有可识别的文件管理体系和可追溯的记录形式，确保记录的真实性和可靠性。在文件体系中还要有明确的人员、物料、设备、环境以及其他系统的控制要求和标准规范，生物安全手册，以确保能应对紧急事件的发生和事故处理。必要时向当地公安机关备案，接受公安机关的监督和指导。根据风险评估的最终结果，再对应风险识别点的等级，制定出不同的安全和安保措施并不断地改进、培训和考核。

（三）开展生物安全风险评估和验证

在生物安全委员会的指导下，根据生物制品生产以及检验所用微生物的防护水平分级进行风险评估，形成风险评估报告并进行签批，以此来确定研发实验室、生产车间和质量控制实验室等风险级别并配置相应的设施。风险评估内容包括：①收集信息（危险识别）；②评估风险；③制定风险控制策略；④选择并实施风险控制措施；⑤审查风险和风险控制措施。

生物制品临床前研究要充分进行安评，包括免疫原性、给药的毒性研究、特别注意由于病原体或者病原代谢产物所导致的致敏、制毒、致癌等生物安全风险，同时还要考虑基因重组和反向遗传是否符合生物伦理，基因修饰体和载体是否有潜在的危害等。要关注涉及染毒的生物制品动物房生物安全风险，临床试验过程中相关人类遗传资源审批，试验用药品和生物样本的运送和储存等环节生物安全管理。

生物制品研发实验室、生产车间和质量控制实验室都要根据所用微生物风险等级的不同设计不同的验证，来确保所用的设施、设备、公用系统、生产工艺系统、检验系统等能达到防护和安保要求，如空调过滤系统的验证、压力报警系统的验证、灭菌保证水平的验证、病毒去除能力的验证、灭活能力的验证、生物安保能力的验证等。验证的实施要经过合理的风险评估，符合法规要求，方案设计合理以及评估切合实际。病毒去除／灭活验证要充分考虑研发阶段和上市阶段模式病毒的选择和去除步骤的选定依据。还应明确影响病毒清除效果的关键工艺参数及控制范围，并在此基础上建立充分的产品制备工艺过程的控制策略。

（四）控制好研发、生产、检验和转运过程

生物安全贯穿生物制品整个生命周期，生物制品的病毒安全性控制要从

菌（毒）种的管理、厂房的设计、研发实验室的管理、生产过程的控制、检验过程的控制和菌毒的转运、产品的转运等多方面进行控制，并根据风险评估实施管理。对起始原材料、原材料和辅料的病毒污染来源控制，主要包括病毒污染的检测和筛查。采用非重组技术生产的灭活生物制品，其生产工艺中针对目标病毒的灭活处理和验证应按具体品种的相关要求执行，采用重组技术生产的生物制品还应符合重组治疗性生物制品的相关要求。

三、我国生物制品生物安全管理的主要问题

我国生物制品生物安全总体较好，但仍存在一些差距。经调研，发现主要存在以下方面的问题。

（一）生物制品生物安全的法规有待进一步细化和完善

疫苗管理法第二十二条规定：从事生物制品生产活动，除符合《中华人民共和国药品管理法》规定的从事药品生产活动的条件外，还应当具有保证生物安全的制度和设施、设备。我国现行版药品 GMP 生物制品附件中第五条明确要求企业建立完善的生物安全的制度管理体系。但生物安全的制度至少包括哪些制度，管理体系基本框架和要求还不够明确，药品 GMP 与其他生物安全法规的衔接不紧密。《疫苗生产车间生物安全通用要求》规定疫苗生产车间生物安全要进行安全评估，风险评估报告应得到企业生物安全委员会的批准，目前仅作为新冠肺炎疫情防控期间推动新冠疫苗生产的临时性应急标准。《生物安全法》中的"法律责任"章节不够具体[9]。

（二）生物制品生物安全管理不够到位

如生物安全的组织机构不够健全，制度管理体系不完善、制度不及时更新升版、信息化管理不足。虽然我国所有生产的疫苗建立了全程追溯系统，但其他生物制品还没有纳入追溯范围，且该系统中缺乏生物安全管理相关信息。目前我国病原微生物实验和涉及病原微生物的生物制品生产车间建设或改建还没有如安评、环评那样的"三同时"管理措施，在建设项目的环评中描述非常简单，只是根据《人间传染的病原微生物目录》进行简单的判断级

别，然后描述针对环境的一些现有处理措施做出一个判断，是否在现有措施下，能做到不会造成环境的影响，对于安全部分则没有说明。所以从目前来看，在项目的设计阶段，对于 P2 的微生物实验室或生产项目，微生物安全并没有引起足够的重视，这样一来会造成项目完成及生产后，针对微生物安全的防护设施不是很全面，需要后续发生相关突发事件后进行改造，逐步完善微生物生物安全防控设施。设备设施合规性检测方面标准不够统一，检测项目如必检项无规定，存在一定的风险。生物制品研制和生产过程中会产生废水、废气、固废等废弃物，目前固废管理比较规范，有专门的医疗废弃物处置企业，但对废水的管理可能存在缺失之处。

（三）从事生物制品相关单位和个人对生物安全的认知和教育培训不够

一些单位和个人缺乏对生物安全法律法规的深入了解，不能准确理解和应用法规要求。这可能导致生物制品研发、生产、运输和销售过程中存在合规漏洞，无法按照法规要求进行操作的风险。例如，按照国务院《病原微生物实验室生物安全管理条例》的规定，新建、改建或者扩建一级、二级有关病原微生物实验室，应当在设区的市级卫生行政部门进行备案。如果涉及新的病原微生物，或者开展新的检测方法应当重新进行备案，如果实验室地址、试验活动范围等备案事项发生变更的，也要进行备案变更。如未备案可能无法采取必要的安全措施和控制措施，增加生物安全风险的发生概率。

生物安全管理部门缺乏既懂法规又熟悉生物安全相关业务的管理人才，更缺少专职管理人员。生物安全风险评估能力不高。

（四）生物制品生物安全的协同监管还不够

我国生物安全管理部门涉及卫生健康委、科技、工业和信息化、市场监管、药监、环保等不同部门，在生物制品监管中的职责划分不够明确，导致监管工作可能出现重复、缺失或遗漏。如涉及饲养病原微生物的动物房因生物安全职责不明确，无法取得《实验动物使用许可证》及生物安全备案凭证，存在管理风险。信息共享不畅：部门之间缺乏有效的信息共享机制，导致生物制品的相关信息无法及时共享和传递。这使得无法全面了解生物制品的生物安全风险和问题，无法做出及时的决策和措施来保障公众的健康和安全。

缺乏统一的监管标准：由于缺乏协同合作，各部门之间在监管标准和要求上存在差异，导致监管工作的不一致性和不完整性。影响生物制品的生物安全和质量控制。使得监管部门无法全面评估和监控生物制品的生物安全风险。缺乏协调的监督行动：各部门在监管行动和执法上缺乏协调，无法形成统一的监管行动。这可能导致监管行动的不连贯性和效果的削弱，无法有效应对生物安全事件和突发情况。监管合力不足：由于缺乏协同合作，各部门之间的监管合力不够，无法形成统一的监管力量和资源整合。这可能导致监管工作的效率低下和效果不佳，无法全面保障公众的生命安全和健康。这些问题使得生物制品的生物安全监督管理难以实现高效、一致的监管，可能存在监管漏洞和风险。

四、生物制品生物安全防控策略

加强生物制品的生物安全管理体系建设，前提是提高生物安全认知，重点是完善生物安全法规和管理体系，关键是健全生物安全风险防控机制，基础是加强生物安全研究和人才培养。我们对生物制品生物安全防控提出以下策略。

（一）完善法律法规和标准

《生物安全法》仅对我国生物安全管理作出原则性规定，后续要出台更具体的法规及标准，如违反该法规定的责任主体可以扩展至与生物资源安全、生物技术安全等领域的个体、政府职能部门、单位和社会组织中，包括生物技术研发者、为研究者个人或项目提供资金支持者；生物安全管理者；相关单位或社会组织的法定代表人、主要负责人等。2020 年 10 月 16 日国家卫健委发布关于征求《病原微生物实验室生物安全管理条例》修订建议的函，拟完善实验室生物安全管理的具体要求。此外，建议药品 GMP 修订时完善和细化生物制品生物安全管理体系要求、生物安全风险评估要求和生物安全检查要点[10]。

（二）完善生物安全制度和管理体系

建议管理部门统一要求生物制品生物安全管理制度清单，完善生物安全操作与记录方面的文件，加强管理体系建设。加快建设生物安全风险监测预警体系，推进生物安全法治建设。

1. 要落实单位主体责任

单位党组织统领，负责人主抓生物安全管理。建议单位加强对生物安全相关法律法规的收集，自查相关法律法规具体要求是否体现在生物安全管理中，从而减少生物安全风险和管理漏洞的发生。加强生物安全法规和技术培训（外部培训和内部培训相结合），外部培训解决培训内容的全面性，内部培训解决培训人员的全面性，通过培训，单位领导知晓安全管理的职责，便于全面的安全策划，提供资源，组织推动落实，全体员工了解生物安全的法规、管理制度和要求，增强生物安全意识和合规意识，理解生物安全与自己工作、自身健康和社会责任的密切关系。提升从事生物制品相关人员的生物安全防控能力和水平。

2. 要健全管理组织

不少单位虽然建立了管理组织，但决策层却没有参与到管理中来；或者是一些基层管理者参与其中，只能解决一些表面上的问题，对于根本上的问题，因为没有决策层做出决策，很多措施都实施不了，对微生物安全管理起到的作用微乎其微，这点需要进一步加强。生物安全法实施后建议将生产生物安全纳入单位总体安全管理的重要组成部分，如生产安全一样，法人或实际负责人承担着生产安全的第一责任。

（三）加强生物安全教育、培训和人才培养

生物安全方面企业可获得的社会支持比较缺乏，培训力量不足，建议利用第三方资源和力量，加强培训教育，提高生物安全意识和管理水平。要加强宣传和教育，从保障人民群众生命安全和身体健康、防范化解生物制品生物安全风险的战略高度来认识、理解生物安全的极端重要性；提高领导干部生物安全理念，掌握生物安全工作政策法规；要加大生物安全科研投入、教育支持，加强生物安全基础理论研究和关键技术创新，加快促进科研成果转化；加快储备具有多学科知识背景、跨学科技术本领的优秀人才。

（四）加强政府协同，健全生物安全监管体系

目前对生物安全的监督管理分为备案监督管理和现场检查管理，前者是审核性质的管理，后者是过程管理，从监督管理上来说比较完善。过程管理一般由单位所在镇的卫生健康管理所进行检查，检查人员管理、管理制度及记录、生产设施管理、废弃物的管理等方面，对检查人员的专业要求较高，建议加强人员配备，提升生物安全管理监管能力。

目前，药品监管部门针对生物制品研制单位的生物安全监管内容较少，检查重点偏重于防止污染、交叉污染和生产用病原微生物对操作人员的安全风险，监管依据主要偏重于生产设施的"厂房与设备"部分，往往忽视生物安全管理制度和管理体系。如果单位向卫健委申报了生物安全实验室备案，则卫健委会每年有针对生物安全实验室运行状态的监督检查。基于生物安全法的实施，建议市药监局联合市、区卫健委等部门，组织对生物制品研制和生产企业的生物安全管理情况进行辅导与监管检查。针对未来可能逐步进入科研和产业化领域的新型生物活性病原微生物生物制品，要有权威的鉴定机构、专家组开展科学、及时的生物安全等级的评价，便于参照相关的生物安全防范等级来进行管理和防护。防范生物安全风险和堵塞监管漏洞。

总之，我国生物制品生物安全方面总体风险可控，但还存在一些潜在的风险，相关法规有待细化和完善，要落实相关单位生物安全管理的主体责任和监管部门的协同有效监管。

参考文献

[1] 张全林. 筑牢国家生物安全法律屏障［N］. 中国审计报，2021-10-27（007）.

[2] 刘哲.《生物多样性公约》谈判形势及其影响［J］. 国际经济评论，2021（3）：155-176，8.

[3] 于文轩，王灿发. 国外生物安全立法及对中国立法的思考［J］. 科技与法律，2005（4）：98-104.

[4] 曹国庆，吕京，胡竹萍. 美国《微生物和生物医学实验室生物安全》发展历程及其启示［J］. 暖通空调，2023，53（6）：1-6.

[5] 陈亨赐，刘洋，尹军，等. 欧盟生物安全法律法规和管理现状的思考［J］. 口岸卫生控制，2021，26（1）：50-53，57.

［6］尹志欣，朱姝. 欧盟保障生物安全措施对我国的启示［J］. 科技中国，2021（2）：26-28.

［7］尹晓燕，鞠永涛，贾颖杰. 日本生物安全法律法规及管理现状简析［J］. 口岸卫生控制，2021，26（1）：54-57.

［8］黄翠，汤华山，梁慧刚，等. 全球生物安全与生物安全实验室的起源和发展［J］. 中国家禽，2021，43（9）：84-90.

［9］宋颖. 我国国家安全立法的不足与完善［J］. 甘肃社会科学，2021（5）：136-143.

［10］刘刚，陈保文，王国治，等. 生物制品 GMP 管理中生物安全问题浅析［J］. 中国药事，2010，20（10）：1022-1024，1004.

本文为上海市市场监督管理局科技项目 2022—2023 年度研究课题

远程与现场相结合检查模式的探索

韩莹[1]，曾琨[1]

1. 山东省食品药品审评查验中心

摘要： 远程检查作为一种提高检查效能的便利手段，在疫情防控等特殊形势下，发挥了积极作用。山东省食品药品审评查验中心与山东省药监局区域检查分局共同开展探索创新检查新模式——远程检查与现场检查结合的检查模式。这是基于疫情特殊背景及我国药品监管模式的一种新探索，既有效实现了远程检查和现场检查的优势互补，又保障了检查标准和质量不降低。本文旨在分享远程检查与现场检查相结合的检查模式经验，并提出相关建议。

关键词： 远程检查；现场检查；有限现场检查；检查模式

2020 年以来，新冠肺炎疫情对药品监管机构实施现场检查计划造成很大干扰。为应对这一突发公共卫生事件，美国 FDA、EMA 和 EDQM 等国外药品监管机构纷纷出台相关远程检查指南。在我国，国家药监局食品药品审核查验中心（以下简称国家药监局核查中心）开展了进口药品远程非现场检查试点工作。山东省食品药品审评查验中心针对这一新的检查模式进行了一系列可行性探索，旨在确保药品监管部门对药品合规性的持续核查，保障公众健康。

一、远程检查开展情况

（一）国外相关指南

2020 年 10 月，EMA 出台了《GMP/GDP 和 PMF 远程评估指南》（*Guidance Related to GMP/GDP and PMF Distant Assessments*）[1]，详细介绍了远程检查的可行性评估、准备以及实施的详细流程；2021 年 4 月，美国

FDA 发布了《COVID-19 突发公共卫生事件期间药品生产和生物研究监督设施远程交互评估》(*Remote Interactive Evaluations of Drug Manufacturing and Bioresearch Monitoring Facilities During the COVID-19 Public Health Emergency*)[2]，介绍了远程检查的范围及考虑因素、准备、实施、结论、检查承诺及时限；EDQM 分别于 2021 年 7 月和 2022 年 2 月发布了《新冠肺炎期间 EDQM 和实时远程 GMP 检查的 API 生产商：克服逆境的创新》(*EDQM and Real-time Remote GMP Inspections of API Manufacturers During the COVID-19 Pandemic: Innovation Overcoming Adversity*)[3] 和《EDQM 远程检查：从试点阶段到 EDQM 检查体系中的永久要素》(*EDQM Remote Inspections: from Pilot Phase to a Permanent Element of EDQM's Inspection Scheme!*)[4]，指出当基于风险评估无法进行现场检查时，通过与现场的实时交互和视频连线，可为 GMP 合规性评估提供新的可能性，并且在对远程检查试点阶段取得的结果和成果进行评估后，认为实时远程检查（real-time remote inspection, RTEMIS）方法适合作为原料药生产商监管系统的一个组成部分，且将成为现场检查和基于文档的 GMP 评估现有方法的补充方法。

EMA 在其发布的指南中给出了远程检查的定义为："联盟主管当局的官员根据文件和面谈对场所是否符合欧盟 GMP/GDP 原则进行的评估，并有沟通、访问系统、共享和审查文件及其他信息的技术支持，而无需检查员出现在进行评估活动的场所以及通常进行检查的地点。"结合 EMA 的定义及其他国家和地区发布的指南，可以看出，远程检查是一种检查员不在现场，通过远程沟通、共享等网络技术手段对生产现场及文件资料进行检查的方式。同时，EMA 发布的指南还提到了"有限现场检查"（limited on-site inspection），即可以在符合当地限制措施的情况下，采用对有关文件进行远程评估和对生产操作、设施、设备进行有限的现场检查相结合的检查模式。

（二）我国远程检查开展情况

2020 年 11 月 23—27 日，国家药监局核查中心首次开展进口药品远程非现场检查试点工作，分别对日本和印度的 2 个重点进口药品品种的境外生产场地实施远程非现场检查。国家药监局核查中心结合我国药品检查的实际情况，研究制定了《2020 年境外检查重点品种非现场检查工作方案》《进口药品生产企业非现场检查工作程序》等制度文件，并聚焦具体品种的质量风险起草了非现场检查工作方案[5]。

2021 年 12 月 13 日，湖北省药品监督管理局出台了《湖北省药品经营活动非现场检查指南（试行）》，用于确认药品经营活动合规性、药品经营质量管理规范以及社会药房质量和服务管理指南符合性[6]。

（三）远程检查特点

与现场检查相比，远程检查除了可以在特殊时期确保检查工作得以开展外，还具有减少差旅费用支出、检查员工作地点灵活以及可由多个场地的检查员参与线上检查等优势[7]。然而，远程检查也存在一些劣势，如文件准备工作量大，录制视频由于角度、光线等问题不清晰或者存在摆拍的可能，需要更长的文件审核时间等，特别是缺乏面对面沟通交流，在一定程度上影响检查结果判定的准确性。

二、远程检查与现场检查结合的检查模式探索

2022 年，为统筹疫情防控和药品注册检查任务，减少检查员跨市流动，山东省食品药品审评查验中心与山东省药监局区域检查第三分局共同探索药品注册检查新模式——借助视频会议、现场连线等信息化手段，让注册检查在线上线下同步开展。这种"线上＋线下"的检查方式是对山东省药品生产企业开展的首次探索性远程检查。

此次探索性远程检查的开展面临着诸多挑战，如国内尚未出台有关远程检查的指导原则，检查员尚未接受过远程检查相关培训，并且没有远程检查的经历等。

通过对本次远程检查和现场检查相结合的检查过程的回顾，本文旨在分享该种检查方式的经验，并提出远程检查工作相关建议。

（一）远程检查准备

1. 监管机构的准备工作

（1）借鉴经验，制定程序　山东省食品药品审评查验中心通过参考国内外远程检查相关资料，借鉴业内远程检查经验，研究制定了《药品注册远程／

部分远程检查工作程序》，进一步细化整个检查流程，明确检查要点，制定可行性检查方案。

（2）质量风险评估，选定试点检查企业　通过对企业进行现场检查历史评估，以及对企业具备的远程检查硬件条件进行评估，选定了本次探索性检查的目标企业。

（3）结合检查模式，选派检查员　基于本次检查品种的特点以及企业接受检查的经历，制定有针对性的检查方案，方案明确了重点关注的检查内容。在检查员选派上，结合检查员的专业特点、检查经验以及远程检查和现场检查的检查模式要求，选派驻地监管机构中有 GMP 检查经验的 2 名检查员作为现场检查员，选派在研发和质量管理方面经验丰富的 1 名检查员担任线上检查员。

2.检查员的准备工作

（1）熟悉检查品种相关信息　检查员要充分利用企业提交的申报资料，提前熟悉工艺流程、品种特性、工艺特点、生产设备、原辅料特性、共线风险评估等信息，必要时可要求企业提供相关的现场示意图、图纸作为参考，以帮助检查员定位。

（2）明确分工，合理安排　检查员应提前熟悉检查方案，明确各自分工，除公共资料（如工艺规程、质量标准等）外，避免对文件资料重复检查，有效提高检查效率。此外，还要根据企业提供的生产计划安排等，明确远程检查内容的时间安排情况，以便企业做好充分的现场分组准备，保障不同检查员对企业检查的有序开展。

3.企业的准备工作

（1）文件资料准备　企业需要提前将必要的文件资料扫描成 PDF 版本，或提前准备加密的 Word 版文件，包括厂区总平面图、生产区域平面图（标明洁净级别、人流、物流）、制水系统、工艺规程、质量标准、质量管理程序等。

（2）硬件设施和资源配备　远程检查主要依赖于网络信息技术，为了支持远程检查的开展，企业应具备必要的资源和 IT 能力，具体如下。

网络配置：企业应安装 4G 网络或 5G 网络，配备足够数量的路由器，确保每个待检查房间都有足够的无线信号强度，尤其要特别注意洁净级别较高的区域，避免现场直播过程中出现卡顿，影响检查进程[7]。

现场直播设备：企业应配备用于视频直播的手机、手持式摄像机等设备，以提供生产操作、设施和设备的实时画面；配备用于外放声音、收音效果好的无线蓝牙音频接收播放器，作为检查员和企业沟通的媒介。设备的选择要经过筛选、现场调试等环节，确保直播画面稳定、清晰，价格高的设备未必合适，每个现场组还要有一套备用设备，防止发生任何设备故障导致检查终止。

屏幕实时共享：企业应将现场使用的电脑系统显示屏幕进行实时共享，或者向检查员提供远程控制计算机化系统的权限。

分组会议室或分组：企业应设置不同检查员与现场之间的单独讨论渠道。

此外，企业还可以配备高拍仪和音频会议系统电话机，用以快速共享临时需要提供的检查资料和举行电话会议。

（3）检查前调试　现场直播画面除了应保持稳定、清晰外，还应简洁，重点突出，这就要求画面中最好不要出现超过 3—4 人。检查前还需要摄像人员和现场人员提前测试，寻找最佳的取景画面。

在检查开始前，检查员与企业人员还需要就远程检查过程中使用的通信平台提前进行调试，以验证其功能。IT 支持人员应随时快速解决现场可能出现的任何 IT 问题。

需要说明的是，如果是飞行检查或有因检查，不能开展检查前调试（演练）。

（二）远程检查实施

远程检查包括首次会议、检查过程和末次会议。首次会议和末次会议可通过视频会议或电话会议的形式举行，如果条件允许，实施阶段的会议以及现场提问等交流环节都应使用视频会议的形式，这有利于参与检查的人员更好的交流。

检查员需要对生产现场和体系文件进行检查。在检查生产现场时，远程检查员通过视频直播与现场人员进行沟通，对企业人员进行提问，或由现场检查员反馈现场信息，这在一定程度上可防止企业故意遗漏关键检查信息、私自篡改文件等违规行为的发生。体系文件检查可通过企业屏幕共享或远程控制企业计算机化系统等方式实现。屏幕共享往往依赖企业人员对文件进行翻页，为了能有针对性地快速开展检查，检查员要对检查内容有侧重点地进行提问，避免通篇检查，耗费大量时间；同时，文件翻页人员需要对文件内容非常熟悉，以便能快速定位文件内容，节约时间。由于远程检查员与现场人员的互动偶有延时，且进行文件检查时无法感知文件实物，远程检查员在检查过程中要保持注意力高度集中。对于一些必要的需重点关注的文件，不能只依靠现场翻页来核查文件，还需要企业将这类文件的电子版提交至检查机构。

特别是当企业对检查结论出现异议时，一定要让企业提交相应文件的电子版或复印件，由现场检查人员带回检查机构，以利于对检查结论的最终判定。

为了促使远程检查的顺利开展，检查组应在每天检查结束前就检查情况召开内部会议。若在当日检查后发现需要企业提供补充文件、记录等，要将第二天需要检查的有关材料通知企业，以便为企业扫描和提供所需文件资料给予充分的准备时间。

在远程检查期间，若发现严重质量风险，应立即向检查派出机构报告，经派出机构与检查组综合研判后，出具处置措施。在检查过程中需要取证的，可通过录音、录像、录屏等方式进行，并通过远程会议系统确认。

三、远程检查建议

（一）建立远程检查的可行性评估

检查员应综合考虑检查品种的风险因素、检查企业的风险因素、检查任务类型以及企业具备的远程检查硬件条件、准备情况，充分评估企业是否适用于远程检查的情形。

（二）采取措施防止违规泄密

虽然屏幕共享在一定程度上规避了企业发送文件泄密的风险，但还是可能存在录屏、录音、对检查过程进行违规录制的情形，因此需要采取一定的措施防止上述违规行为的发生，如与企业签订保密协议等[7]。

（三）增加检查时间，保证检查质量

由于远程检查员和现场检查人员要进行互动，且文件检查依赖企业人员进行文件翻页，远程检查工作量较大且不如现场检查高效。为保证检查质量，应考虑额外增加 1—2 天检查时间，或者额外增加远程检查员 1—2 人。

（四）检查形式多样，充分利用企业资源

远程检查除可通过移动摄像头观看实时画面外，还可以采取观看企业提供的录制视频的方式。对于无菌操作生产等高洁净级别区域，可通过观看企业安装的闭路电视监控检查灌装线上的无菌行为[8]。

（五）制定检查流程，形成通用模式

1. 根据检查品种剂型特点，制订远程检查材料清单，并提前告知企业，以便企业有针对性地准备文件资料，从而在远程检查期间更快速地提供相关文件。

2. 明确双方沟通要求，确定远程检查通信平台的载体，以及检查员远程控制计算机化系统的载体及其可行性。此外，还必须确保只有参与检查的人员能够使用确定的通信载体，且应每天发出新的会议邀请。检查前需对相关通信设备进行调试，确保检查期间沟通交流顺畅。

3. 告知企业申请远程检查需配置的资源，如设施设备、技术支撑、人员储备调配等，使企业能更好地应对远程检查。

（六）融合检查资源，选派检查员

在选派检查员时，应综合考虑被检查品种特点、检查员专业特长，选派药品检验、审评等相关专家参与检查。在开展远程检查时，检查员不需要前往检查现场，只需要在固定时间点进行网络连接，这种检查方式更具灵活性，更有利于检查员的选派。在检查前，检查派出机构应将被检查企业的重点材料交被选派检查员了解和熟悉（可发送电子版），避免盲目检查。

（七）检查前会议与培训

在开展远程检查前，应当召开会议，就检查员和企业迎检人员如何操作

远程检查系统进行培训，以促进参与检查的人员之间的合作，帮助检查员使用远程检查系统，确保检查员和迎检人员具备一定的计算机技能，能够参与虚拟文件审查[7]。

　　不同于以往监管机构采用的远程检查模式，本次对"线上＋线下"检查模式的探索，充分结合了远程检查和现场检查模式，通过检查员之间的互动沟通，反映生产现场的真实情况，有效克服了部分单一线上检查的弊端，是在特殊时期优化药品注册核查模式的有益探索。

参考文献

[1] European Medicines Agency. Guidance related to GMP/GDP and PMF distant assessments［EB/OL］.（2020-10-15）.https://www.ema.europa.eu/en/documents/scientific-guideline/guidance-related-gmp/gdp-pmf-distant-assessments_en.pdf.

[2] U.S. Food and Drug Administration. Remote Interactive Evaluations of Drug Manufacturing and Bioresearch Monitoring Facilities During the COVID-19 Public Health Emergency：Guidance for Industry［EB/OL］.（2021-04-14）. https://www.fda.gov/media/147582/download.

[3] European Directorate for the Quality of Medicines & HealthCare. EDQM and real-time remote GMP inspections of API manufacturers during the COVID-19 pandemic：innovation overcoming adversity［EB/OL］.（2021-7-2）.https://www.edqm.eu/en/edqm-and-real-time-remote-gmp-inspections-of-api-manufacturers-during-the-covid-19-pandemic-innovation-overcoming-adversity?p_l_back_url=%2Fen%2Fsearch-edqm%3Fq%3DEDQM%2Band%2Breal-time.

[4] European Directorate for the Quality of Medicines & HealthCare. EDQM remote inspections：from pilot phase to a permanent element of EDQM′s inspection scheme!［EB/OL］.（2022-2-23）. https://www.edqm.eu/en/-/edqm-remote-inspections-from-pilot-phase-to-a-permanent-element-of-edqm-s-inspection-scheme-?p_l_back_url=%2Fen%2Fsearch-edqm%3Fq%3DEDQM%2B%2Bremote%2B%2Binspections%25EF%25BC%259A.

[5] 国家药品监督管理局食品药品审核查验中心. 国家药监局核查中心首次开

展进口药品远程非现场检查试点工作［EB/OL］.（2020-12-21）. https://www. cfdi.org.cn/resource/news/12900.html.

［6］湖北省药品监督管理局.《湖北省药品经营活动非现场检查指南（试行）》［EB/ OL］.（2021-12-10）. http://mpa.hubei.gov.cn/zfxxgk/zc/qtzdgkwj/qtwj/202112/ t20211213_3910712.shtml.

［7］International Coalition of Medicines Regulatory Authorities. Reflections on the regulatory experience of remote approaches to GCP and GMP regulatory oversight during the COVID-19 Pandemic［EB/OL］.（2021-11-26）. https://www.icmra. info/drupal/sites/default/files/2021-12/remote_inspections_reflection_paper. pdf.

［8］Parenteral Drug Association.June 29, 2020 PDA Webinar Remote Assessments and Inspections during the COVID-19 Pandemic：Regulator Perspectives［EB/ OL］.（2021-6-29）https://www.pda.org/docs/default-source/website-document-library/task-force-updates/june-29th-webinar-notes.pdf?sfvrsn=c8806d81_2.

本文首发于《中国食品药品监管》，2023 年第 1 期，有修改

大市场监管体制下基层药品监管能力标准化建设评价指标体系研究

田蕊[1]，徐匡根[1, 2]，周小军[1]，邹涯霏[1]，左嘉豪[1]
1. 南昌大学公共卫生学院江西省预防医学重点实验室；
2. 江西省药品监督管理局

摘要： 药品是保障人民群众生命健康与安全的特殊商品，监管能力的标准化建设对健全药品安全治理体系、提升药品监管能力、增强人民群众用药安全获得感具有重要意义。市县级药品监管部门是我国药品监管基层一线，其直接面向人民群众，承担着行政审批、监督检查、抽样检验、行政处罚、投诉举报、监测评价、应急处置等多项工作，是药品监管工作的重要环节，也是药品安全的重要保障力量。为强化基层药品监管能力，激励基层药品监管部分的担当作为，大市场监管体制下基层药品监管能力标准化建设成效如何？急需进行评价，以评促建。

本研究运用政府规制理论和整体性治理理论，按照"结构－过程－结果"评价模型理论，结合国家出台的有关文件，以及江西省基层药品监管能力建设现状，在遵循客观性、全面性和可行性三项原则的基础上，经专家讨论，形成大市场监管体制下基层药品监管能力标准化建设评价指标体系，采用层次分析法确定其权重最后，基于SWOT模型，运用策略配对方法，通过绘制基层药品监管能力标准化建设体系SWOT矩阵表进行策略分析，提出构建基层药品监管能力标准化建设体系的SO战略、WO战略、ST战略、WT战略，并提出具体的对策与建议。

研究结果表明，本研究建立的理论与实践相结合的基层药品监管能力标准化建设评价指标体系具有较强适应性及可行性，为促进我国基层药品监管能力建设提供理论基础。

关键词： 基层药品监管能力；监管体系建设；综合评价

一、引言

药品是保障人民群众生命健康与安全的特殊商品，监管能力的标准化建设对健全药品安全治理体系、提升药品监管能力、增强人民群众用药安全获得感具有重要意义。药品安全是最基本的民生保障，在网络发达的今天，一旦发生药品安全事故，网络舆情的传播会迅速造成鼎沸之势，进而引起极大的舆情危机，严重影响政府的公信力。药品方面的质量问题被确定为一个巨大的全球和公共卫生问题，特别是在低收入和中等收入国家，如在 2011 年的巴基斯坦"假药危机"事件是"巴基斯坦药品监管局"改革该国监管结构和建立自治的驱动力。药品安全涉及多方面的原因，如一些药品企业及药店无视法律法规，这些都给政府工作和人民生活带来了负面影响，凸显了管理上的漏洞，也体现出人民群众对药品的关注度日益提升，将药品安全推向风口浪尖，使药品安全成为影响人民群众"幸福感"和国家形象的重大问题。

药品安全监管是关系国家发展、民众身体健康的大问题。当前药品监管执法环节面临着新的形式和变化，药品监管体制的不断调整，一定程度上影响了药品监管执法工作的权威性和连续性。党中央、国务院高度重视药品监管工作，为此，国务院办公厅出台了《关于全面加强药品监管能力建设的实施意见》（国办发〔2021〕16 号）。市县级药品监管部门是我国药品监管基层一线，其直接面向人民群众，是药品安全的重要保障力量，为强化基层药品监管能力，国家药监局印发了《关于推进市县药品监管能力标准化建设的意见》（国药监综〔2022〕15 号），对其组织领导、事权责任、业务运行、工作力量、执法装备、信息化、社会共治、经费保障等提出了明确的要求。大市场监管体制下基层药品监管能力标准化建设成效如何？急需进行评价，以评促建，推动基层药品监管能力高质量发展是落实国家文件精神的重要举措。为此，本研究将以药品监管能力建设的理论与实践为依据，构建出一套符合大市场监管体制下基层药品监管能力标准化建设评价指标体系，并以江西省基层药品监管部门的药品监管现状为基础，运用构建的评价体系进行实证综合评价，一方面验证评价指标体系可行性，另一方面通过评价分析出各地药品监管能力建设存在的问题与经验，推动基层药品监管能力建设，同时，发展和完善我国药品监管治理体系，为促进我国基层药品监管能力建设。

（一）研究思路

通过查阅国内外文献资料，掌握本次研究的基础理论与方法。掌握了解江西省基层市场监管机构的机构设置、财政保障、基本建设、基本装备和人力资源等基层药品监管能力资源配置现状。借鉴政府规则理论、整体性治理理论和"结构－过程－结果"评价模型丰富经验，重点围绕落实国家药监局印发的《关于推进市县药品监管能力标准化建设的意见》（国药监综〔2022〕15号）文件要求，率先提出构建一套科学可行、结构合理、操作简便的基层药品监管能力标准化建设评价指标并进行实证研究和推广。

（二）研究方法

采用文献分析，结合 Delphi 法，构建基层药品监管能力标准化建设初始评价指标体系，并运用层次分析法，确定各级指标的权重，构建最终评价指标体系。

随机抽取江西省12个样本县（区），采用加权 TOPSIS 法、加权秩和比法对基层药品监管机构药品安全监管能力进行实证研究。基于 SWOT 模型运用策略配对方法，绘制基层药品监管能力标准化建设体系 SWOT 矩阵表进行策略分析，提出构建基层药品监管能力标准化建设体系的 SO 战略、WO 战略、ST 战略、WT 战略。

（三）研究意义

本研究基于国家相关政策、法规对基层药品监管能力标准化建设中如何推进药品监管能力建设及具体方面进行分析，形成当前的指标体系，能以客观的数据为检验基层政府药品监管能力有效性提供评判标准，同时也为提升政府基层药品监管能力标准化建设提供科学的评测工具。以填补大市场监管模式下基层药品监管能力评价及监管治理理论空白，为促进基层药品监管能力标准化建设高质量发展提供支撑。

二、基层药品监管能力标准化评价指标体系构建

（一）评价指标体系的初步构建

本研究检索了近 10 年的国内外药品安全现状与药品监管能力评价相关的文献，充分了解国内外药品监管评价指标的研究现状和基层药品监管能力评价方法及指标体系。在文献研究、理论研究和现状调查等基础上，结合了专家讨论会，制定并提出基层药品监管能力标准化建设评价指标体系初始指标，研究提出的初始指标包括 6 个一级指标、13 个二级指标、32 个三级指标。一级指标包括组织管理维度（A_1）、人力资源维度（A_2）、财务运行维度（A_3）、能力保障维度（A_4）、信息化监管维度（A_5）、效果评价维度（A_6）。二级指标包括事权划分机制（B_1）、应急处置机制（B_2）、部门联动机制（B_3）、监管人员配备（B_4）、监管人员专业性（B_5）、监管人员履职能力（B_6）、监管经费投入（B_7）、监管经费使用（B_8）、基本设施配备（B_9）、监管设施装备（B_{10}）、信息系统标准规范（B_{11}）、信息共享功能（B_{12}）、日常监管完成情况（B_{13}）。具体内容见表 1。

表 1　大市场监管体制下基层药品监管能力标准化建设评价指标体系（初版）

一级指标	二级指标	三级指标
组织管理维度（A_1）	事权划分机制（B_1）	Y_1 专门的药械化监管科 / 股
		Y_2 明确的药品监管流程及清单
	应急处置机制（B_2）	Y_3 药品不良反应监测机制
		Y_4 药品安全应急处置机制
		Y_5 药品安全突发事件应急预案
	部门联动机制（B_3）	Y_6 多部门联动工作机制
人力资源维度（A_2）	监管人员配备（B_4）	Y_7 每万人口药品监管人员数
		Y_8 平均每名监管人员监管对象数
	监管人员专业性（B_5）	Y_9 医学及药品相关专业占比

一级指标	二级指标	三级指标
人力资源维度（A_2）	监管人员专业性（B_5）	Y_{10} 3 年以上工作经验人员占比
		Y_{11} 监管人员学历比例
		Y_{12} 监管人员年龄比例
	监管人员履职能力（B_6）	Y_{13} 监管对象培训情况
财务运行维度（A_3）	监管经费投入（B_7）	Y_{14} 本级财政实际投入资金
		Y_{15} 上级转移支付专项资金
	监管经费使用（B_8）	Y_{16} 执法办案经费占比
		Y_{17} 监督检查经费占比
		Y_{18} 队伍建设经费占比
能力保障维度（A_4）	基本设施配备（B_9）	Y_{19} 药品监管业务用房配备率
	监管设施装备（B_{10}）	Y_{20} 执法基本装备配备率
		Y_{21} 取证工具装备配备率
		$Y22$ 快检装备配备率
		$Y23$ 应急保障装备配备率
信息化监管维度（A_5）	信息系统标准规范（B_{11}）	Y_{24} 互联网＋政务服务
		Y_{25} 互联网＋监管
	信息共享功能（B_{12}）	Y_{26} 与上级服务平台互联互通
		Y_{27} 与上级服务平台数据共享
效果评价维度（A_6）	日常监管完成情况（B_{13}）	Y_{28} 投诉举报办结率
		Y_{29} 药品抽检合格率
		Y_{30} 不良反应事件报告率
		Y_{31} 稽查执法办案数
		Y_{32} 日常检查任务完成率

（二）评价指标体系的确定

1. 评价指标体系确定的相关因素

（1）专家选择与积极系数 在第一轮咨询中，共发放问卷 50 份，回收有效问卷 50 份，回收率 100%，专家积极系数（K）=100%；在第二轮咨询中，共发放问卷 55 份，回收有效问卷 55 份，回收率 100%，专家积极系数（K）= 100%。两轮咨询专家均以男性偏多，专家学历以本科居多，专家以来自基层一线药品监管人员、从事政策研究方向、卫生事业管理研究方向人员，不同技术资格的专家均有涉及。其中，第二轮咨专家询有三分之二及以上的专家先前已参加过第一轮基层药品监管能力标准化评价指标体系遴选。专家构成情况详见表 2。

表 2 两轮咨询专家的基本情况表（ n ，% ）

基本信息	类别	第一轮咨询	第二轮咨询
性别	男	32（64.00）	30（54.45）
	女	18（36.00）	25（45.45）
最高学历	本科	38（76.00）	42（76.36）
	硕士	5（10.00）	6（10.91）
	博士	7（14.00）	7（12.73）
职称	初级	7（14.00）	6（10.91）
	中级	10（20.00）	10（18.18）
职称	副高级	3（6.00）	4（7.27）
	正高级	4（8.00）	4（7.27）
	其他	26（52.00）	31（56.36）
工作单位性质	行政管理部门	34（68.00）	31（56.36）
	事业单位	11（22.00）	18（32.73）
	教学科研单位	5（10.00）	6（10.91）
工作年限	0—9 年	15（30.00）	13（23.64）
	10—19	17（34.00）	19（34.55）
	20 年及以上	18（36.00）	23（41.82）

（2）专家意见权威程度及协调程度　在第一轮专家咨询中，针对其初步指标体系，专家建议：①监管人员履职能力包括其对专业性的评估，可与其专业性指标进行合并；②A_1组织管理维度中的：（B_3）部门联动机制、（Y_6）多部门联动工作机制应合并到事权划分机制（B_1）；③删掉应急处置机制中的药品不良反应监测。经过研究组讨论，并对以上专家提出建议的指标进行删除及整合后，根据第一轮专家咨询评价情况，计算专家权威系数、专家意见协调程度。专家对评价指标体系的熟悉程度平均系数为 0.752，判断依据平均系数为 0.986，专家权威程度为 0.869，表明参与本研究的专家权威程度高（表 3）；根据专家评分结果，对各指标进行协调程度分析和卡方检验，一级指标的变异系数为 18.90%，协调系数为 0.206；二级指标的变异系数为 19.58%，协调系数为 0.193；三级指标的变异系数为 20.79%，协调系数为 0.157。三者的变异系数均小于 25%，P 值均小于 0.001，有统计学意义，说明专家的一致性好。详见表 4。

表 3　专家权威系数

轮次	熟悉程度Ca	判断依据Cs	权威系数Cr
第一轮	0.752	0.986	0.869

表 4　Kendall 协调系数W检验统计结果

指标	指标个数	变异系数（%）	协调系数	卡方值	P值
一级指标	6	18.90	0.206	113.122	0.000
二级指标	13	19.58	0.193	240.794	0.000
三级指标	29	20.79	0.157	447.922	0.000

（3）指标体系的确定　通过上述专家的重要性、可操作性、指标归类的正确性评分，最终拟定 6 个一级指标、13 个二级指标、29 个三级指标构成的大市场监管体制下基层药品监管能力标准化建设评价指标体系，形成以组织管理维度（A_1）、人力资源维度（A_2）、财务运行维度（A_3）、能力保障维度（A_4）、信息化监管维度（A_5）、效果评价维度（A_6）6 个方面，各级属性下又分设子指标，构成大市场监管体制下基层药品监管能力标准化建设评价指标体系要素。具体指标详见表 5。

表5　大市场监管体制下基层药品监管能力标准化建设评价指标体系（修订版）

一级指标	二级指标	三级指标
组织管理维度（A_1）	事权划分机制（B_1）	Y_1 专门的药械化监管科/股
		Y_2 明确的药品监管流程及清单
	应急处置机制（B_2）	Y_3 药品安全应急处置机制
	议事协调机制（B_3）	Y_4 部门联动工作机制
人力资源维度（A_2）	监管人员配备（B_4）	Y_5 每万人口药品监管人员数
		Y_6 平均每名监管人员监管对象数
	监管人员专业性（B_5）	Y_7 医学及药品相关专业占比
		Y_8 3年以上工作经验人员占比
		Y_9 监管人员学历比例
		Y_{10} 监管人员年龄比例
财务运行维度（A_3）	监管经费投入（B_6）	Y_{11} 本级财政实际投入资金
		Y_{12} 上级转移支付专项资金
	监管经费使用（B_7）	Y_{13} 执法办案经费占比
		Y_{14} 监督检查经费占比
		Y_{15} 队伍建设经费占比
能力保障维度（A_4）	基本设施配备（B_8）	Y_{16} 药品监管业务用房配备率
	监管设备装备（B_9）	Y_{17} 执法基本装备配备率
		Y_{18} 取证工具装备配备率
		Y_{19} 快检装备配备率
		Y_{20} 应急保障装备配备率
信息化监管维度（A_5）	信息系统标准规范（B_{10}）	Y_{21} 互联网+政务服务
		Y_{22} 互联网+监管
	信息共享功能（B_{11}）	Y_{23} 与上级服务平台互联互通
		Y_{24} 与上级服务平台数据共享

一级指标	二级指标	三级指标
效果评价维度（A_6）	日常监管完成情况（B_{12}）	Y_{25} 投诉举报办结率
		Y_{26} 药品抽检合格率
		Y_{27} 不良反应事件报告率
		Y_{28} 日常检查任务完成率
	药品安全工作满意度（B_{13}）	Y_{29} 居民药品安全工作满意度

2. 确定指标体系权重

（1）评价指标体系权重确定　根据第二轮专家咨询评分情况，采用层次分析 Saaty′s 权重法计算每个具体指标的初始权重，构建判断矩阵，进行权重计算和一致性检验。在一级指标组织管理维度（A_1）、人力资源维度（A_2）、财务运行维度（A_3）、能力保障维度（A_4）、信息化监管维度（A_5）、效果评价维度（A_6）6 个方面，考虑到专家权威程度，通过加权平均计算出各项指标的得分，通过 Saaty′s 权重法对比打分计算，最后归一化权重为 0.1651、0.1692、0.1616、0.1741、0.1609、0.1692，判断矩阵 CR < 0.1，一致性良好，故认为一级指标的各项指标权重判断无逻辑错误。二级指标、三级指标权重及组合权重详见表 6、表 7。经检验所有判断矩阵 CR < 0.1，一致性良好，各项指标权重判断无逻辑错误。

表 6　大市场监管体制下基层药品监管能力标准化建设评价指标体系权重

一级指标	权重	二级指标	权重	组合权重
组织管理维度（A_1）	0.1651	事权划分机制（B_1）	0.3390	0.0559
		应急处置机制（B_2）	0.3289	0.0543
		议事协调机制（B_3）	0.3322	0.0548
人力资源维度（A_2）	0.1692	监管人员配备（B_4）	0.5051	0.0855
		监管人员专业性（B_5）	0.4950	0.0838
财务运行维度（A_3）	0.1616	监管经费投入（B_6）	0.5102	0.0824
		监管经费使用（B_7）	0.4898	0.0791

续表

一级指标	权重	二级指标	权重	组合权重
能力保障维度（A_4）	0.1741	基本设施配备（B_8）	0.4878	0.0849
		监管设备装备（B_9）	0.5122	0.0892
信息化监管维度（A_5）	0.1609	信息系统标准规范（B_{10}）	0.4926	0.0793
		信息共享功能（B_{11}）	0.5074	0.0816
效果评价维度（A_6）	0.1692	日常监管完成情况（B_{12}）	0.5181	0.0877
		居民药品安全工作满意（B_{13}）	0.482	0.082

表 7　大市场监管体制下基层药品监管能力标准化建设三级指标体系权重

三级指标	权重	组合权重
专门的药械化监管科 / 股（Y_1）	0.5076	0.0284
明确的药品监管流程及清单（Y_2）	0.4924	0.0275
药品安全应急处置机制（Y_3）	0.5000	0.0271
部门联动工作机制（Y_4）	0.5000	0.0274
每万人口药品监管人员数（Y_5）	0.5113	0.0437
平均每名监管人员监管对象数（Y_6）	0.4888	0.0418
医学及药品相关专业占比（Y_7）	0.2579	0.0216
3 年以上工作经验人员占比（Y_8）	0.2525	0.0211
监管人员学历比例（Y_9）	0.2492	0.0209
监管人员年龄比例（Y_{10}）	0.2405	0.0201
本级财政实际投入资金（Y_{11}）	0.5022	0.0414
上级转移支付专项资金（Y_{12}）	0.4978	0.041
执法办案经费占比（Y_{13}）	0.3181	0.0252
监督检查经费占比（Y_{14}）	0.3467	0.0274
队伍建设经费占比（Y_{15}）	0.3352	0.0265
药品监管业务用房配备率（Y_{16}）	0.5000	0.0425

三级指标	权重	组合权重
执法基本装备配备率（Y_{17}）	0.254	0.0226
取证工具装备配备率（Y_{18}）	0.2551	0.0227
快检装备配备率（Y_{19}）	0.2449	0.0218
应急保障装备配备率（Y_{20}）	0.2460	0.0219
互联网＋政务服务（Y_{21}）	0.5065	0.0401
互联网＋监管（Y_{22}）	0.4935	0.0391
与上级服务平台互联互通（Y_{23}）	0.5011	0.0409
与上级服务平台数据共享（Y_{24}）	0.4989	0.0407
投诉举报办结率（Y_{25}）	0.2449	0.0215
药品抽检合格率（Y_{26}）	0.2574	0.0226
不良反应事件报告率（Y_{27}）	0.2483	0.0218
日常检查任务完成率（Y_{28}）	0.2494	0.0219
居民药品安全工作满意度（Y_{29}）	0.5000	0.0408

三、基层药品监管能力标准化建设评价指标实证研究

本次研究采用分层抽样方法随机抽取了江西省 12 个县（区）为样本。通过对 12 个样本县（区）的人群调查，获得第一手资料，再以基层药品监管资源配置现状数据为基础，采用加权 TOPSIS 法和加权秩和比法进行综合评价。

（一）机构调查

从江西省所辖的 100 个县（区）中采用分层整群抽样法抽取 12 个县（区），以抽到的样本县（区）基层市场监管机构为研究对象，通过对样本县（区）基层药品监管能力现状进行调查并展开评价，以验证制定的基层药品监管能力标准化建设评价指标体系的科学性与可行性。抽中的 12 个县（区）

为：宜春市的樟树市、上高县和铜鼓县、吉安市的峡江县、万安县和遂川县；赣州市的全南县和瑞金市；萍乡市的安源区；上饶市的婺源县；九江市的彭泽县；景德镇市的昌江区。详见表 8。

表 8　样本县（区）抽样结果

第1等级				第2等级			
县（区）	总人口	累计人口	随机数字	县（区）	总人口	累计人口	随机数字
红谷滩区	382462	382462		宜丰县	235713	235713	
共青城市	118180	500642		彭泽县	268651	504364	1146886
西湖区	440027	940669		广丰区	742184	1246548	
昌江区	192815	1133484	1259525	新干县	275428	1521976	
月湖区	267516	1401000		珠山区	347389	1869365	
湖口县	215193	1616193		德兴市	271732	2141097	
东湖区	354857	1971050		龙南市	290958	2432055	
青云谱区	318656	2289706		浮梁县	239438	2671493	
贵溪市	500618	2790324		青原区	216224	2887717	
德安县	153032	2943356		靖安县	114455	3002172	
渝水区	860013	3803369		章贡区	904642	3906814	
樟树市	464332	4267701	4495687	峡江县	142419	4049233	4260384
浔阳区	389038	4656739		武宁县	310876	4360109	
濂溪县	340059	4996798		南城县	276770	4636879	
永修县	290383	5287181		青山湖区	977517	5614396	
南昌县	1201206	6488387		余江区	312204	5926600	
奉新县	256969	6745356		丰城市	1003113	6929713	
信州区	470677	7216033		全南县	159846	7089559	7373883
分宜县	266434	7482467		南丰县	267414	7356973	
上高县	323809	7806276	7731849	安福县	318384	7675357	
高安市	660855	8467131		万年县	330112	8005469	

第1等级				第2等级			
县（区）	总人口	累计人口	随机数字	县（区）	总人口	累计人口	随机数字
瑞昌市	384766	8851897		崇义县	168882	8174351	
吉州区	365131	9217028		吉安县	410226	8584577	
柴桑区	270007	9487035		井冈山市	150219	8734796	
庐山市	221451	9708486		进贤县	605699	9340495	

第3等级				第4等级			
县（区）	总人口	累计人口	随机数字	县（区）	总人口	累计人口	随机数字
永丰县	365921	365921		广信区	694280	694280	
东乡区	371571	737492		广昌县	201158	895438	
新建区	690453	1427945		万安县	233452	1128890	1617135
铜鼓县	114429	1542374	1516762	信丰县	598342	1727232	
乐平市	721431	2263805		修水县	661434	2388666	
资溪县	92562	2356367		赣县区	525550	2914216	
泰和县	420515	2776882		都昌县	558890	3473106	
安义县	222248	2999130		金溪县	245274	3718380	
横峰县	181444	3180574		寻乌县	265037	3983417	
玉山县	485888	3666462		上栗县	450920	4434337	
安源区	486787	4153249	4918228	弋阳县	327664	4762001	
临川区	1037776	5191025		上犹县	258802	5020803	
南康区	771241	5962266		遂川县	495849	5516652	5642440
芦溪县	249813	6212079		于都县	834126	6350778	
宜黄县	190746	6402825		宁都县	661418	7012196	
吉水县	403446	6806271		会昌县	412989	7425185	
崇仁县	293116	7099387		永新县	372582	7797767	

续表

第3等级				第4等级			
县（区）	总人口	累计人口	随机数字	县（区）	总人口	累计人口	随机数字
万载县	465109	7564496		莲花县	206525	8004292	
婺源县	300344	7864840	8319695	兴国县	647359	8651651	
袁州区	1016120	8880960		石城县	275741	8927392	
湘东区	291566	9172526		瑞金市	589452	9516844	9667744
定南县	199071	9371597		安远县	325074	9841918	
大余县	257323	9628920		乐安县	288502	10130420	
铅山县	375065	10003985		余干县	804753	10935173	
黎川县	200414	10204399		鄱阳县	1140741	12075914	

（二）实证研究结果

1. 加权 TOPSIS 综合评价

（1）计算最优值向量和最劣值向量　根据 Z 矩阵得到最优值向量和最劣值向量，即有限方案中的最优方案和最劣方案为：

$Z^+=$（0.00808，0.01143，0.00854，0.00814，0.01976，0.01512，0.00878，0.00876，0.00869，0.00716，0.01764，0.01606，0.01195，0.01880，0.01383，0.02624，0.01387，0.00813，0.02200，0.00000，0.01265，0.01176，0.01674，0.01550，0.00606，0.00664，0.00635，0.00645，0.01464）

$Z^-=$（0.00808，0.00000，0.00000，0.00000，0.00000，0.00000，0.00000，0.00000，0.00174，0.00286，0.00000，0.00000，0.00000，0.00000，0.00000，0.00000，0.00000，0.00000，0.00000，0.00000，0.0000，0.0000，0.0000，0.0000，0.00606，0.00664，0.00635，0.00645，0.00879）

（2）样本县（区）基层药品监管能力综合评价　根据 Z^+ 和 Z^- 计算出各县（区）与最优方案及最劣方案的距离 D_i^+ 和 D_i^-，再计算出相对接近程度 C_i 值，最后对 12 个县（区）药品监管部门按照结果进行排序，结果可得：排名前 3 的县（区）为：峡江县、万安县、昌江区；排名较后的 3 个县（区）为：婺源县、彭泽县、樟树市。详见表 9。

表9 以县（区）为单位的基层药品监管能力综合排位

县（区）	D^+	D^-	C_i	排序结果
彭泽县	0.87144	0.39431	0.31153	11
上高县	0.70479	0.56092	0.44317	7
铜鼓县	0.68819	0.62586	0.47628	5
万安县	0.56111	0.70990	0.55853	2
樟树市	0.87263	0.39066	0.30924	12
安源区	0.76378	0.55415	0.42047	8
昌江区	0.69591	0.66483	0.48858	3
全南县	0.67215	0.62188	0.48058	4
瑞金市	0.77674	0.50422	0.39363	9
遂川县	0.70037	0.59495	0.45931	6
婺源县	0.85648	0.41997	0.32901	10
峡江县	0.39676	0.84337	0.68007	1

（二）以县（区）为单位加权秩和比法综合评价

1. 各县（区）加权秩和比及排序

采用已确立的各指标权重作为权重系数，计算各评估县（区）WRSR 值并排序，WRSR 值越大说明该县（区）药品监管工作开展越好，监管能力越强。各县（区）WRSR 值及排序详见表10。

表10 12个县（区）加权秩和比计算结果

县（区）	WRSR	排名	县（区）	WRSR	排名
彭泽县	0.4600	12	昌江区	0.5420	5
上高县	0.5400	6	全南县	0.5360	7
铜鼓县	0.5580	4	瑞金市	0.5360	8
万安县	0.6350	2	遂川县	0.5710	3
樟树市	0.4710	10	婺源县	0.4680	11
安源区	0.5030	9	峡江县	0.6810	1

2. 各县（区）的合理分档排序

根据 WRSR 值将 12 县（区）的药品监管能力现状拟分为上、中、下 3 档。以相应概率单位 Probit 值代入上述回归方程推算所对应的 WRSR 估计值，根据 WRSR 估计值 WRŜR 进行分档排序。详见表 11。

表 11 分档排序结果表格

县（区）	Probit值	WRŜR	分档等级Level
彭泽县	3.617	0.442	1
上高县	4.033	0.544	2
铜鼓县	4.326	0.574	2
万安县	4.569	0.62	3
樟树市	4.790	0.487	2
安源区	5.000	0.503	2
昌江区	5.210	0.558	2
全南县	5.431	0.531	2
瑞金市	5.674	0.517	2
遂川县	5.967	0.593	2
婺源县	6.383	0.465	1
峡江县	7.037	0.662	3

3. 3 个档间的 WRŜR 值两两比较

因方差分析结果显示 3 个档间的 WRŜR 值不相等或不全相等，进一步进行两两比较。从两两比较结果来看（$P < 0.05$），3 个档之间各不相等，说明本次分档合理，结果可信，无需重新分档。详见表 12。

表 12 3 个档间的 WRŜR 值两两比较结果

对比组	两组的WRŜR差值均数	WRŜR差值的标准误	P	95%CI
"上"与"中"	0.10263	0.02664	0.004	0.0424—0.1629
"上"与"下"	0.18750	0.03370	0.000	0.1113—0.2637
"中"与"下"	0.08488	0.02664	0.011	0.0246—0.1451

四、完善药品监管能力建设体系政策建议

（一）基于 SWOT 的基层药品监管能力建设体系的分析

SWOT 分析法是由美国 Weihric 教授于 20 世纪 80 年代最先提出的，是现代管理中制定战略计划的一种经典分析方法。该方法将与研究对象密切相关的优势（strength）、劣势（weakness）、机遇（opportunity）和挑战（threat）分析罗列出来，并按照矩阵排列，运用系统分析思维把各种因素相互匹配加以策略分析，从而得出相应对策。其中 S 和 W 主要用来分析内部因素，O 和 T 主要用来分析外部因素。SWOT 分析要求准确识别优势、劣势、机会与威胁因素，发挥优势，抓住机会，明确发展方向，并找出自身存在的差距和不足，针对外部挑战，采取相应措施，最终实现目标。

本研究根据江西省样本县（区）药品监管能力现状调查和综合评价的结果，应用 SWOT 方法对基层药品监管能力建设体系的内外因素和环境进行全面、系统、准确的分析，提出完善基层药品监管能力建设的战略及相应的对策与建议（图 1）。

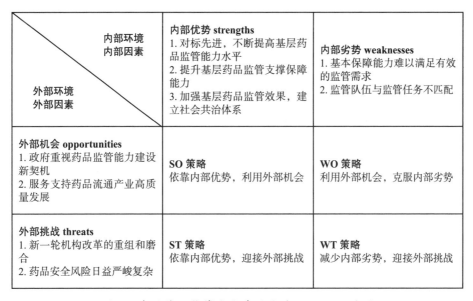

 外部环境 外部因素 / 内部环境 内部因素	内部优势 strengths 1. 对标先进，不断提高基层药品监管能力水平 2. 提升基层药品监管支撑保障能力 3. 加强基层药品监管效果，建立社会共治体系	内部劣势 weaknesses 1. 基本保障能力难以满足有效的监管需求 2. 监管队伍与监管任务不匹配
外部机会 opportunities 1. 政府重视药品监管能力建设新契机 2. 服务支持药品流通产业高质量发展	SO 策略 依靠内部优势，利用外部机会	WO 策略 利用外部机会，克服内部劣势
外部挑战 threats 1. 新一轮机构改革的重组和磨合 2. 药品安全风险日益严峻复杂	ST 策略 依靠内部优势，迎接外部挑战	WT 策略 减少内部劣势，迎接外部挑战

图 1　基层药品监管能力建设体系 SWOT 矩阵图

（二）基于 SWOT 的基层药品监管能力建设体系的策略分析

将组织的优势、劣势、机会、挑战以矩阵方式列出，并运用策略配对方法进行策略分析。在系统分析江西省基层药品监管能力体系的优势、劣势、机会与挑战后，完成 SWOT 矩阵表，提出构建基层药品监管能力建设体系的 SO、WO、ST 和 WT 战略，并提出具体的对策与建议。

1. 依靠内部优势，利用外部机会的 SO 战略

把内部优势和外部机会结合起来，充分认识和利用基层药品监管能力建设体系构建中现有的内部优势，准确把握新时代下政府部门对基层药品监管工作定位和思路，认真研究当前基层药品安全与监管能力不平衡不充分的发展之间的矛盾，借助科学的基层药品监管理念和模式，通过持续推动基层药品监管能力水平、提升基层药品监管支撑保障能力、加强基层药品监管效果，建立社会共治体系，加快推进基层药品监管能力建设体系现代化水平。

2. 利用外部机会，克服内部劣势的 WO 战略

药品是保障人民生命健康的重要物资，药品安全事关社会稳定和国家安全，药品治理水平是国家治理体系和治理能力现代化的重要表现。基层药品监管具有公共服务属性，市县级药品监管部门是我国药品监管基层一线，其直接面向人民群众，是药品监管工作的重要环节，是药品安全的重要保障力量。各级药品监管部门应充分把握药品监管能力建设的新契机，推动基层药品监管能力建设体系，不断深化放管服，加快改变当前基层药品监管能力基础薄弱的现状。强化药品日常监督检查、智慧化监管、执法装备配备等能力建设，特别是要保障药品监管经费满足药品监管能力建设需求。在市场综合监管体制改革的背景下，优化整合多领域的监管队伍资源，通过职业化培训，建设一支能够符合药品监管属性和特点的综合监管队伍，服务、支持和推动药品产业高质量发展，不断完善具有基层特色的药品监管能力监管体系。

3. 依靠内部优势，迎接外部挑战的 ST 战略

要坚持和巩固基层药品监管自身优势，在新一轮市场综合监管体制改革中，整合优化各类监管资源，确保多元主体药品安全责任继续落实到位，确保基层药品监管能力和监管体系持续得到强化，不断提升监管效能，保持基层药品监管能力建设形势持续稳定向好。通过强化自身优势，积极主动面对药品建设能力的外部挑战，主动适应新一轮机构改革，充分利用内部优势，

加快制定实施应对基层药品监管能力标准化建设的战略对策，有效地避免或减轻外在挑战带来的负面影响。

4. 减少内部劣势，迎接外部挑战的 WT 战略

全面分析和客观认识基层药品监管能力建设内部的劣势和不足，主动分析外部面临的挑战，采取必要措施，努力克服体系内部面临的突出问题与主要困难，避免和减轻内外环境、有关因素对推进基层药品监管能力标准化建设体系带来严峻的挑战。

（三）完善药品监管能力建设体系政策建议

基于江西省基层药品监管能力建设实证研究反映基层存在组织管理、人力资源、财务运行、能力保障、信息化监管以及监管效果等方面的问题，提出以下建议。

1. 明确监管事权，建立综合协调机制

县（区）市场监管部门要结合日常监管和专业监管相结合的原则，理顺县（区）级与上级药品监管事权关系。构建以省、市级药品监管部门为中枢、县（区）基层监管机构为延伸的上下联动药品监管工作机制，形成职责清晰、高效运作的统一监管事权；建立明确的药品监管指导文件及事权清单，基层监管部门可按照国家或省级监管部门要求，制定符合自身药品监管能力建设发展的监管流程及清单或由上级监管部门统一制定；健全不同部门之间药品监管联动衔接协调机制，如建立强化针对药品有关突发事件或应急处置预案，与其他部门成立药品安全工作小组等，形成跨部门、跨区域、跨层级的综合监管机制，形成监管合力，有效提升基层药品监管能力建设。

2. 补充基层监管人力资源，提升职业化建设水平

加速推进基层药品监管人员资源补充，加强人才队伍建设扩充监管力量。合理进行人员与岗位的匹配，确保监管工作的人才充足，优化监管队伍配置；加快市场监管部门内部融合步伐，合理调配专业人员，配备与监管事权相适应的专业监管人员充实基层监管一线，实现重心下移，确保药品监管能力在监管资源整合中得到强化；积极引进医药类高层次人才，打造一支年轻、专业、高水平药品监管队伍，强化药品专业化队伍建设，为基层药品监管能力建设提供有力保障。

3. 建立健全基层药品监管能力建设经费运行机制

各级政府和财政部门要把基层药品监管能力建设投入列入公共财政开支的重要内容，将药品监管人员队伍建设、执法办案、监督检查装备标准化建设、信息网络建设、风险监测能力建设等项目纳入财政预算，予以重点保障。同时，建议上级、本级财政要重点支持经济能力较弱县（区）基层药品监管能力建设，解决好基层办公条件差、监管设施设备缺少等问题，尽快夯实基层基础。加大财政投入，大力推进基层药品监管能力标准化建设，保证有充足的监督、执法、队伍建设等履行职责所需的基本硬件和设施设备。

4. 全面提升基层药品监管能力建设保障能力

建立基层药品监管能力建设保障规范化建设方案和年度建设任务，纳入年度考核，在规定事件内使基本设施、监管设备装备等硬件装备配备到位，提高基层市场监管专业化水平。针对基层监管设备装备如执法基本装备、取证工具等设备装备缺乏或缺少的情况，建议财政部门安排专项经费，保证充足的监管能力经费和先进的技术才能更好提升药品监管能力的成效；在现有基本设施配备及监管设施装备的基础上，优先保障基层监管执法、快检装备、取证工具、应急保障专业技术工具需求，每个基层监管分局应至少配备最基本的监管设备装备，满足一线监管需要。

5. 利用信息化监管平台，推进基层药品监管能力标准化建设

随着大数据、云计算、物联网、人工智能的高速融合发展，智慧监管日益成为社会经济发展的重要推动力。明确提高药品智慧监管能力，利用信息化监管平台围绕药品行政审批、监管检查、稽查执法、应急管理、检验监测、风险评估、信用管理等领域，实施互联网＋药品监管项目，建立数据信息共享平台，形成上下级平台互联互通，充分利用已建立的互联网——政务服务系统，创新药品监管大数据能力建设和应用。

6. 加强基层药品监管效果，建立社会共治体系

不断创新药品监管方式方法，加大药品安全公益广告宣传力度，加强对重点地区、重点人群的药品安全知识普及力度。畅通投诉举报途径，加大药品抽检查处力度、不良反应事件处置通报、加强日常监管任务完成情况，不断提高群众药品安全满意度和获得感，营造全社会广泛支持和共同关注药品安全的良好社会氛围，建立社会共治体系。对居民药品安全工作满意度评价引入第三方评价，科学公正评价当地政府药品安全监管工作。

五、结论

1. 构建了 6 个一级指标、13 个二级指标和 29 个三级指标的基层药品监管能力标准化建设评价指标体系。

2. 构建的基层药品监管能力标准化建设评价指标体系具有关联性、可区分度较好和可操作性，能够用于对基层药品监管能力建设标准化建设进行评价。

3. 基于 SWOT 法对完善基层药品监管能力建设体系进行策略分析，并提出具体的对策与建议。

课题来源：中国药品监督管理研究会基金资助（2023-Y-Y-017）

产业前沿

中国医药产业发展现状及趋势分析

董菊红[1]，陈雪薇[1]，刘宁[1]

1.南方医药经济研究所医药经济报研究中心

摘要： 根据2023年前三季度的医药经济运行情况，主要医药上市企业的半年报业绩表现，从政策、创新、资本融资情况等方面简要分析中国医药产业发展现状，探寻医药产业转型升级过程中的新特征与新趋势。

关键词： 医药产业；创新；高质量发展

受成本提升、资本退潮、出口下滑等多重因素的影响，我国医药经济增速放缓，利润率下滑，进入调整期的总趋势不变，但在创新、医保、集采等多层面的政策发力下，国内医药创新升级进程与行业新生态的建立有望加速，保持增长韧劲的医药经济结构将进一步优化。

一、医药经济运行概况

（一）生产端：仍处于增速调整期

1. 医药制造业增加值

2023年1—9月，全国规模以上（规模以上工业企业，即年主营业务收入为2000万元及以上的工业法人单位）医药制造业（医药制造业八大子行业包括：①化学药品原料药制造，②化学药品制剂制造，③中药饮片加工，④中成药生产，⑤兽用药品制造，⑥生物药品制品制造（包括生物药品制造、基因工程药物和疫苗制造），⑦卫生材料及医药用品制造，⑧药用辅料及包装材料制造业。需要特别说明的是，按国家统计局口径，医药制造业数据不含医疗仪器设备及器械制造子行业，医疗仪器设备及器械制造行业数据由国家统计局纳入专业设备制造业中，相关统计信息官方未公布）增加值同比下降 5.2%（增加值增速为扣除价格因素的实际增长率），降幅较前 8 个月继续扩大 0.3 个百分点。从动态看，医药制造业增加值同比在 3、4 月份累计持续下滑至 –7.2% 后，从 5 月份开始降幅连续 3 个月收窄，但 8、9 月份跌幅又略有扩大，仍处于增速调整期（图 1）。

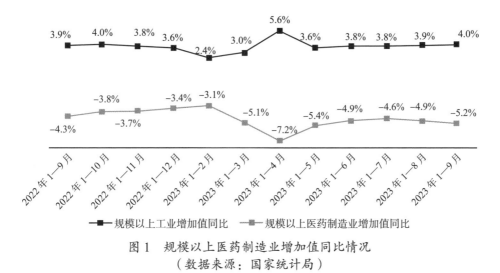

图 1　规模以上医药制造业增加值同比情况
（数据来源：国家统计局）

2. 营业收入

从 2023 年 3 月份起，医药制造业企业累计营业收入（自 2019 年起，国家统计局将发布的"主营业务收入"调整为"营业收入"）的同比增长率由增转降，至 4 月跌至谷底后缓慢回升。5—7 月医药制造业营收有所好转，2023 年 1—7 月，全国规模以上医药制造业企业累计实现营业收入 14305.6 亿元，降幅较前 6 个月收窄 0.3 个百分点，但 2023 年 1—8 月，全国规模以上医药制造业企业的营业收入同比下降 3.3%（按可比口径计算，下同），降幅较前 7 个月扩大 0.7 个百分点，营业收入一直低于 2022 年同期水平（图 2）。

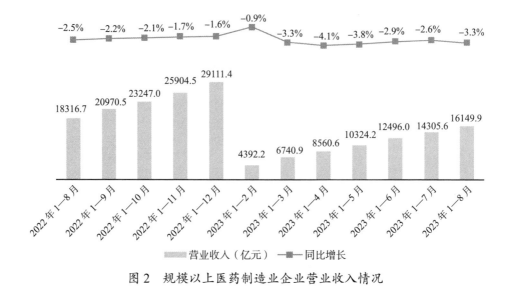

图 2　规模以上医药制造业企业营业收入情况
（数据来源：国家统计局）

3. 利润总额

与 2022 年比，2023 年医药制造业企业的利润总额跌幅有所缩小，但仍处于不断下降的趋势。2023 年 1—8 月，全国规模以上医药制造业企业实现利润总额 2217.2 亿元，同比下降 18.3%，降幅较前 7 个月扩大 1.7 个百分点（图 3）。

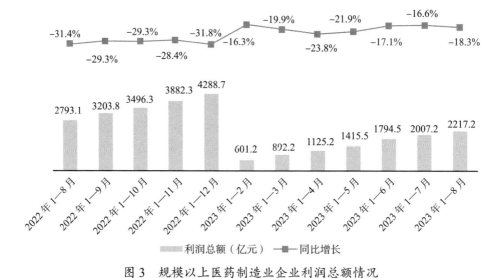

图 3　规模以上医药制造业企业利润总额情况
（数据来源：国家统计局）

规模以上医药制造业企业营业收入利润率继续下降，2023 年 1—8 月为 13.7%，较前 7 个月下降 0.3 个百分点（图 4）。

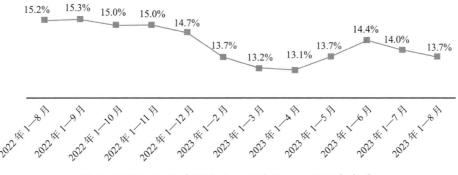

图 4 规模以上医药制造业企业营业收入利润率走势
（数据来源：国家统计局）

4. 产能利用率

2023 年前三季度，全国医药制造业产能利用率为 74.8%，比 2022 年同期减少 0.1 个百分点，比上半年减少 0.9 个百分点（表 1）。

表 1 医药制造业产能利用率

时间	医药制造业产能利用率（%）	比2022年同期增减（百分点）
2022 年前三季度	74.9	−2.5
2022 年全年	75.6	−1.8
2023 年第一季度	75.2	0.6
2023 年上半年	75.7	0.8
2023 年前三季度	74.8	−0.1

数据来源：国家统计局

（二）需求端：稳步恢复常态

2023 年 1—9 月，限额以上单位［限额以上单位是指年主营业务收入 2000 万元及以上的批发业企业（单位、个体户）、500 万元及以上的零售业企业（单位、个体户）、200 万元及以上的住宿和餐饮业企业（单位、个体户）。］中西药品类商品零售额 4914 亿元，同比增长 10.1%，增速比限额以上单位商品零售额高 4.8 个百分点（图 5）。2023 年以来，中西药品类商品零售增长较快，累计零售额增速保持在两位数之上，但增幅逐月回落。与 2022 年底 2023 年初，社会面对发热、咳嗽等类别药品的爆发式需求后，药品零售逐步回归常规销售有关。

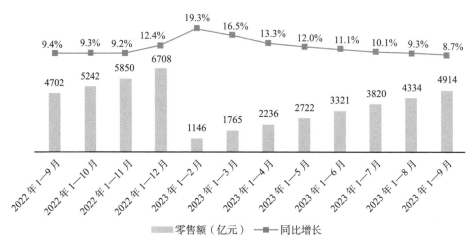

图 5　限额以上单位中西药品类商品零售额情况
（数据来源：国家统计局）

（三）出口端：外需降幅收窄

2023 年 1—6 月，我国医药产品出口贸易额 520.03 亿美元，同比下降 26.1%；分季度看，一季度下降 31.4%，二季度下降 19.8%，医药出口下降态势趋缓。

当前，世界经济复苏乏力，全球贸易投资放缓，单边主义、保护主义和地缘政治等风险上升，外需减弱对我国医药出口的直接影响仍在持续，需求不足、订单下降是当前出口企业面临的主要困难。此外，疫苗、检测试剂等防疫物资出口下降对医药出口影响依然明显，但逐步减弱。其中，生化药（含人用疫苗）出口降幅从一季度的 47.7% 收窄至二季度的 29.2%；医疗器械（含口罩、防护服、检测试剂等）出口降幅从一季度的 44.5% 收窄至二季度的 11.7%（表 2）。

表 2　2023 年上半年我国医药保健品出口统计

商品名称	出口额（亿美元）	同比
中药类	29.2	3.6%
提取物	18.0	2.9%
中成药	1.7	−18.0%
中药材及饮片	6.9	−0.1%
保健品	2.5	55.6%
西药类	264.4	−23.4%
西药原料	213.2	−23.2%
西成药	30.8	−8.0%
生化药	20.5	−40.1%
医疗器械类	226.5	−31.5%
医用敷料	21.5	−48.3%
一次性耗材	45.3	−5.6%
医院诊断与治疗	102.7	−43.7%
保健康复用品	47.2	−5.5%
口腔设备与材料	9.8	12.3%
总计	520.0	−26.1%

数据来源：医保商会根据中国海关数据统计

（四）资本市场：投融资逐步回暖

融资金额显著下滑，细分赛道生物医药仍居首位。2023 年上半年，我国医疗健康产业投融资总额超 56 亿美元（约 410.51 亿人民币），同比下降超 43%；融资交易数量为 650 起，较 2022 年上半年增加 27 起。

其中，生物医药依旧稳居细分领域之首，但融资总额下滑明显。2023 年上半年国内生物医药融资总额为 36 亿美元，较 2022 年同期（58 亿美元）下降 38%；融资事件数与 2022 年上半年不相上下，可见单笔融资额降低，资本对项目更为谨慎。此外，在 2023 年上半年国内医疗健康产业融资额 Top10

（一级市场）中，生物医药领域企业也有绝对优势，以 8 家霸榜，其余 2 家公司为医疗器械企业（表 3）。

表 3　2023 年上半年我国医疗健康产业融资额 Top 10（一级市场）

排名	公司	地区	本轮融资额	轮次	公司类型
1	海森生物医药	安徽	3.15 亿美元	未公开	创新型生物医药服务商
2	生工生物	上海	20 亿人民币	战略融资	DNA 合成定制产品生产商
3	金斯瑞蓬勃生物	上海	2.2 亿美元	C 轮	生物医药合同研发生产商
4	百明信康	浙江	11 亿人民币	C 轮	免疫治疗创新药物研发商
5	康龙生物	浙江	9.5 亿人民币	未公开	CRO+CDMO 服务提供商
6	康诺思腾	广东	8 亿人民币	未公开	创新型手术机器人开发商
7	礼邦医药	上海	8 亿人民币	债权融资	肾脏及慢性疾病治疗产品研发商
8	泰诺麦博	广东	7.5 亿人民币	PreIPO	天然全人源单克隆抗体新药研发商
9	ATLATL 飞镖加速器	上海	数千万美元	未公开	研究解决方案提供商
10	永仁心	重庆	近千万美元	A 轮	心血管医疗器械研发商

数据来源：动脉橙

首次公开募股（IPO）上市审核趋严。2023 年 8 月 27 日，证监会一连发布 3 条公告，涉及收紧 IPO、规范股份减持行为等。事实上，在这之前，IPO 市场已经出现了收紧趋势，科创板上市难度不断加大。2023 年上半年我国医药行业 IPO 市场，无论是新发数量还是融资规模方面都较 2022 年有所下滑，有统计数据显示，上半年 A 股上市生物医药公司共计 12 家（2022 年上半年为 21 家），港股上市 6 家（2022 年上半年也为 6 家）；从融资规模来看，2023 上半年生物医药公司 A 股和港股募集规模分别为 142 亿元与 27 亿元，同比下降 51% 和 29%（表 4）。

科创板是不少尚未盈利创新药企登陆资本市场的重要通道，随着审核趋严，有科创属性争议的企业愈发难以过关。据不完全统计，2023 年上半年，有 5 家涉及医药业务的企业终止科创板 IPO，从终止原因来看，4 家为主动撤回。科创属性不足、板块定位不符、财务风险压顶、盈利能力待考等都可能是企业撤单的重要因素。

表4　2023年上半年A股与港股IPO上市企业

企业	上市时间	首日涨跌幅	市值（亿元）	稀缺性
A股				
新赣江	2/9	58.7%	6	北交所兔年第一股
岭一药业	2/23	52.5%	7	出口日韩的原料药企业
华人健康	3/1	55.9%	69	打通上下游的药店圈新玩家
康乐卫士	3/15	−15.4%	42	国产九价HPV疫苗第一股
宏源药业	3/20	−16.1%	125	甲硝唑原料药龙头
科源制药	4/4	−12.3%	29	降糖类细分赛道原料药龙头
海森药业	4/10	68.4%	31	退烧药安乃近原料药企业
三博脑科	5/5	77.4%	135	民营神经专科医院第一股
安杰思	5/19	−1.2%	71	内镜医疗器械龙头
星昊医药	5/31	−11.5%	12	仿制药"小巨人"
西山科技	6/6	40.8%	71	手术动力第一股
智翔金泰	6/20	−10.2%	113	新进抗体"独角兽"

企业	上市时间	首日涨跌幅	市值（亿港元）	稀缺性
港股				
梅斯健康	4/27	1.1%	79	中国最大的在线医师平台
绿竹生物	5/8	−32.9%	80	带状疱疹疫苗概念股
科笛	6/12	0.5%	74	"药明系"皮肤学生物药公司
药师帮	6/28	5.5%	128	院外医药产业互联第一股
来凯医药	6/29	20.9%	66	全球癌症及肝纤维化创新疗法
艾迪康	6/30	12.0%	100	中国第三方医检龙头

资料来源：Wind、CM10医药研究中心

（五）上市企业：增收不增利

2023 年上半年，医药生物板块上市公司（按申万行业分类）整体实现营业收入 12712.7 亿元，同比增加 4.1%；实现归母净利润 1066.0 亿元，同比减少 21.1%；扣非归母净利润为 941.2 亿元，同比减少 24.6%。医药行业上市公司整体呈现增收不增利的状态。

细分行业来看，表现优异的中药板块在营收和净利润两方面均实现双位数增长，特别是利润端增长强劲，主要得益于中药在疫情防治中发挥的重要作用，以及疫情后滋补需求旺盛带动相关产品销售的大幅增长，但中药材原材料价格的不断上涨也给中成药企业带来经营成本攀升，毛利率承压的隐忧。化学制药和生物制品则呈现营收正增长，净利润负增长的情况，主要与原材料涨价、新冠疫苗的需求断崖式下滑有关。营收和净利润同比双双下滑的是医疗器械和医疗服务板块，其中医疗器械板块的利润端降幅超过 50%。进一步分析，医疗器械板块细分领域分化较为显著，转型升级加速。医疗设备板块在收入端与利润端均表现亮眼，而与新冠诊疗有关的体外诊断板块营收与利润同比收缩明显，医疗耗材板块则因骨科耗材集采降价，叠加低值耗材企业上半年处于海外去库存阶段等因素影响，收入端与利润端双双出现同比下降（表 5）。

表 5　2023 年上半年医药生物各板块营收与利润概况

医药生物	营业收入（亿元）			归母净利润（亿元）			扣非净利润（亿元）		
	2023年上半年	2022年上半年	同比	2023年上半年	2022年上半年	同比	2023年上半年	2022年上半年	同比
	12712.7	12206.9	4.1%	1066.0	1351.3	−21.1%	941.2	1247.7	−24.6%
子板块									
化学制药	2691.9	2563.2	5.0%	241.5	246.7	−2.1%	208.9	217.0	−3.7%
中药Ⅱ	1962.3	1721.3	14.0%	244.7	169.0	44.8%	224.7	166.8	34.7%
生物制品	806.1	761.2	5.9%	77.0	85.6	−10.0%	61.7	68.7	−10.1%
医药商业	5145.6	4489.1	14.6%	121.2	119.1	1.7%	110.8	103.6	6.9%

续表

医药生物	营业收入（亿元）			归母净利润（亿元）			扣非净利润（亿元）		
	2023年上半年	2022年上半年	同比	2023年上半年	2022年上半年	同比	2023年上半年	2022年上半年	同比
	12712.7	12206.9	4.1%	1066.0	1351.3	−21.1%	941.2	1247.7	−24.6%
医疗器械	1202.0	1751.0	−31.4%	235.7	555.9	−57.6%	206.5	540.3	−61.8%
医疗服务	904.9	921.2	−1.8%	146.0	175.0	−16.6%	128.6	151.2	−14.9%

数据来源：同花顺 iFinD

二、主要影响因素分析

（一）强调临床价值，引领创新药研发方向

鼓励药品创新的政策在进一步完善中，相关细则不断出台。与此同时，创新药供给侧改革持续推进，政策层面愈发强调临床价值、以患者为中心的研发导向，这将有助于缓解部分领域研发过热、同质化竞争严重等问题。

1. 新药审评审批不断提速

2023 年 3 月 31 日，CDE 发布《药审中心加快创新药上市许可申请审评工作规范（试行）》（以下简称《工作规范》），明确工作流程与部分环节的时限，保障审评审批效率。

《工作规范》是《药品注册管理办法》《突破性治疗药物审评工作程序（试行）》等一系列鼓励创新药品政策的落地细则，其适用范围是儿童专用创新药、用于治疗罕见病的创新药以及纳入突破性治疗药物程序的创新药（特别审评审批品种除外），CDE 将通过早期介入、研审联动、滚动提交等方式来缩短儿童用药、罕见病用药以及创新药品的研发进程，加快创新药品种审评审批速度。

2. 药物研发"以患者为中心"

2023 年 7 月 27 日，CDE 发布《以患者为中心的药物临床试验设计技术指导原则（试行）》《以患者为中心的药物临床试验实施技术指导原则（试

行)》《以患者为中心的药物获益 – 风险评估技术指导原则（试行）》，三大指导原则明确了以患者需求为出发点、视患者为主动参与者、以临床价值为最终目的的药物研发理念。

此前发布的《以临床价值为导向的抗肿瘤药物临床研发指导原则》《患者报告结局在药物临床研究中应用的指导原则》《罕见病药物临床研发技术指导原则》《组织患者参与药物研发的一般考虑指导原则》等也对以患者为中心的药物临床研发有所体现，但本次三大指导原则是 CDE 在临床试验这个相对宏观的层面首次提出"以患者为中心"，表明该理念已成为当前药物研发的核心指导思想。

3. 中药创新路径更清晰

2023 年 2 月 10 日，国家药监局发布《中药注册管理专门规定》（以下简称《专门规定》），并于 2023 年 7 月 1 日起施行。中药的研发模式和创新路径愈发明晰，《专门规定》明确了适合中药的简化注册审批、优先审评审批、特别审批、附条件审批等相应规定；列举了 5 种可优先审评审批的注册申请情形，主要针对临床定位清晰且具有明显临床价值的中药新药；强调中药注册审评采用"三结合"（中医药理论、人用经验、临床试验）审评证据体系来综合评价。对于来源于古代经典名方、临床实践和医疗机构制剂的中药新药，以及有充足人用经验证据的中药改良型新药等，在特定情形下，可不开展非临床有效性研究和 II 期临床试验。

（二）推进医保改革，促创新药量价关系趋稳

1. 国谈规则更细化

《2023 年国家基本医疗保险、工伤保险和生育保险药品目录调整工作方案》与《谈判药品续约规则》分别于 6 月 29 日、7 月 21 日发布，包括纳入常规目录管理、简易续约和重新谈判等协议到期后不同情况下的续约规则。

与 2022 年相比，2023 年的规则作出了进一步的细化与合理化，主要的修改包括：①连续 8 年纳入"协议期内谈判药品部分"的品种，可纳入常规目录；②连续 4 年纳入"协议期内谈判药品部分"的品种，在简易续约规则下的支付标准降幅可以减半；③ 2022 年按简易程序增加适应证的品种，2023 年续约降幅可以扣减上次已发生的降幅；④对于 1 类化药等创新药，在续约时企业可以选择重新谈判，且降幅可不一定高于按简易续约规则。

总体来看，目前医保谈判品种的量价关系已经基本形成稳定的平衡，只要企业不大幅打破原有平衡的预期，就无需再费劲去进行激烈博弈，而要在规则框架下维持现状即可。2023 年 8 月 18 日，国家医保局公示 2023 年医保国谈初审药品名单。本次 570 个药品 390 个通过初步审查，与 2022 年（490 个药品 344 个通过）相比，申报和通过初步形式审查的药品数量都有一定增加。

2. 药店门诊统筹落地

2023 年 2 月 15 日，国家医保局下发《关于进一步做好定点零售药店纳入门诊统筹管理的通知》，将符合条件的定点零售药店纳入门诊统筹管理。按照文件要求，定点零售药店门诊统筹的起付标准、支付比例和最高支付限额等，可执行与相应统筹地区定点基层医疗机构相同的医保待遇政策。

作为个账改革的配套措施，门诊统筹管理将有效弥补个账缩水带来的客流下降。该项政策是个人医保账户改革的延续，有望加速处方外流，为药店带来更多的人流量，使零售药店逐步成为向患者售药和提供药学服务的重要渠道。

（三）完善集采规则，国产替代不断扩面

2023 年 3 月 1 日，国家医保局发布《关于做好 2023 年医药集中采购和价格管理工作的通知》指出，持续扩大药品集采覆盖面，到 2023 年底，每个省份的国家和省级集采药品数量累计达到 450 种，其中省级集采药品达到 130 种。

集中带量采购目前已进入常态化、制度化，已完成了 8 批以化学药为主体的国采，第 9 批报量也已启动。在公布的第 8 批国采中选结果中，有 39 种药品采购成功，中选药品平均降价 56%，符合市场预期（前 7 批国采平均降幅为 48%—59%）。平均每个品种有 6.5 家企业中选，供应多元化和稳定性进一步增强。

中药方面，全国性 / 省际联盟集采也已相继推开。其中，中成药、中药饮片均已落地，中药配方颗粒采购文件尚待出台。中成药全国集采基本延续了此前省际联盟的思路，并进一步完善规则，强调市占率、临床认可度等因素。2023 年 6 月 21 日公示拟中选结果，共有 63 家企业、68 个报价代表品种中选，中选率达 71.6%，中选品种价格平均降幅为 49.4%，略低于化学药全国

集采（7 次化药国采平均降幅均值约为 54%），且独家品种降幅较小，7 个独家品种平均降价 35.2%。中药饮片联采总体思路以"保质、提级、稳供"为主，实行质量先行，加大道地中药材跨区域的推广力度。2023 年 5 月 22 日，全国首次中药饮片省际联盟采购拟中选结果产生，21 个中药饮片品种共有100 家企业中选，平均降价 29.5%，最大降幅为 56.5%。

生物药集采仍由地方层面持续探索。2023 年 2 月，安徽省将利妥昔单抗注射剂、（重组）人促红素注射剂、双歧杆菌三联活菌制剂口服剂等 6 个生物制剂纳入集采。2023 年 8 月 17 日，《京津冀化学药品、生物制剂集中带量采购文件》发布，集采品种涉及 10 种生物制剂，包括鼠神经生长因子、人白介素 –11（含重组不含Ⅰ）等重磅产品。

三、我国医药创新特质与趋势

尽管当前医药经济依旧承压，但高质量发展进程没有停步。2023 年 8 月25 日，《医药工业高质量发展行动计划（2023—2025 年）》在国务院常务会议审议通过。会议强调，要着力提高医药工业韧性和现代化水平，增强高端药品、关键技术和原辅料等供给能力；要着眼医药研发创新难度大、周期长、投入高的特点，给予全链条支持，鼓励和引导龙头医药企业发展壮大，提高产业集中度和市场竞争力。

结合近来热点与政策产生的潜在影响，未来医药行业可能出现以下变化。

（一）自主研发实力日益增强

有数据显示，2023 年上半年我国授权许可交易总金额为 163.9 亿美元，其中授权许可（license-out）交易总金额达 145.7 亿美元，比 2022 年同期增长 117.4%，有 6 起 license-out 交易金额突破 10 亿美元，而许可引进（license-in）合作的潜在总金额为 12.8 亿美元，仅相当于 2022 年全年金额的 30%。

license-out 交易项目从早期的单一产品逐步拓展到系列产品组合，治疗领域也不完全集中在肿瘤领域，而是呈现多样化。交易项目的研发阶段由上市后阶段向临床及临床前期逐渐推进，这也折射出国产创新药对靶点的跟随不断前置。

同时，license-in 交易明显回落的底层原因在于国内自主研发能力的提升。例如 license-out 交易中频繁涉及的 ADC、双抗产品，国内企业的研发已初显优势。在热门靶点 TROP2、HER2、CLDN18.2、MET 的 ADC 药物研发中，国产创新药进度已跻身全球前三，国内双抗在研药物靶点中有多款为全球首创。

另据不完全统计，由我国本土药企发起的 III 期头对头临床试验，2020 年仅有 2 项，2021 年增长至 7 项，2022 年增长至 8 项。2023 年仅上半年，就已经布局了 8 项。按此趋势，2023 年国内头对头临床试验的数量将会创新高。不断增多的头对头临床试验，是国内创新药行业从规模扩张到高质量增长的体现，也充分体现了创新药企冲击海外市场的雄心。

（二）中药创新进展明显

《中药注册管理专门规定》使得中药注册分类与上市审批、人用经验证据的合理应用、中药创新药、中药改良型新药、古代经典名方中药复方制剂等相关要求更加具体、明确，这将有助于中药企业更加明确管线的布局与发展方向，有望进一步促进中药新药的申报与获批。

2023 年 7 月，枇杷清肺颗粒获批上市，成为继苓桂术甘颗粒后第二个获批的按古代经典名方目录管理的中药复方制剂（即中药 3.1 类新药）。相比于中药创新药，按目录管理的经典名方新药免临床获批上市，研制周期短，且疗效确切，经过历代医家演变，功效与禁忌明确，临床接受度高。经典名方新赛道或将成为中药行业未来主要竞争领域。据不完全统计，已有中国中药、华润三九、仁和药业、吉林敖东、北京同仁堂、神威药业等 35 家中药上市公司布局经典名方。

（三）创新赛道逐步分化

资本寒冬之下，国内创新药政策与生态环境不断优化，众多头部生物医药企业在摸索中逐渐找到"自我造血"的正确路径。例如，2023 年上半年已涌现多家扭亏为盈的 18A 上市公司：复宏汉霖、和铂医药、康方生物发布了首次实现半年度盈利的预告，其实现盈利主要归功于药品销售持续增长、对外授权增加收入以及成本控制改善等。

随着产品和销售能力的差异，生物科技企业（Biotech）逐步出现分化，优质产品叠加成熟商业化能力，头部企业有望通过优质产品盈利，成功从 Biotech 向生物制药企业（Biopharma）转型。但也有部分现金流压力下的 Biotech 企业，将管线和销售渠道融合抱团取暖的可能性也在增加，这类企业更多的是回归研发为主的模式，把产品销售权益转让给大型企业。

（四）新研发同质化问题有所缓解

创新药领域经过一段高速发展期后，靶点扎堆、赛道拥挤的研发同质化问题愈发突出。对此，政策层面从供给侧发力，推动医药创新转向高质量发展。无论是 2021 年的《以临床价值为导向的抗肿瘤药物临床研发指导原则》，还是 2023 年的《以患者为中心的药物临床试验设计技术指导原则（试行）》《以患者为中心的药物临床试验实施技术指导原则（试行）》《以患者为中心的药物获益 – 风险评估技术指导原则（试行）》，均强调临床价值、以患者为中心的研发导向，引导创新药研发从 fast-follow 向 me-better、first-in-class 和 best-in-class 的方向升级。

2023 年 8 月 24 日，CDE 发布《药品附条件批准上市申请审评审批工作程序（试行）（修订稿征求意见稿）》，其中规定：某药品获附条件批准上市后，原则上不再同意其他同机制、同靶点、同适应证的同类药品开展相似的以附条件上市为目标的临床试验申请。意见稿再次明确了国内对 best-in-class 药物的支持，在确证性研究启动后，可放宽操作时限要求，但不鼓励在同机制、同靶点、同适应证的同类药品上 fast-follow，在同质化研究上浪费研究精力及临床资源。若新规落地，拿到附条件批准资格的药物先发优势明显，这将有助于进一步推动企业源头创新的决心，以走出重复竞争的怪圈。

（五）原研药加速本土化生产布局

作为世界主要经济体，我国是跨国药企重点布局的区域，从多家跨国药企 2023 年上半年的中国区业绩表现可见，高于全球增速的中国区增速加强了这些企业对我国市场的信心。为了保持在我国药品销售增长的稳定性，加速本土化布局成为跨国药企的重要选择。据不完全统计，2023 年上半年，有 6 家跨国药 / 械企加码对华投资，合计投资金额超过 150 亿元。

2023 年 8 月国务院发布的《关于进一步优化外商投资环境加大吸引外商投资力度的意见》，生物医药领域被数次提及，如"在符合有关法律法规的前提下，加快生物医药领域外商投资项目落地投产，鼓励外商投资企业依法在境内开展境外已上市细胞和基因治疗药品临床试验，优化已上市境外生产药品转移至境内生产的药品上市注册申请的申报程序"等。这将有助于进一步激发跨国药企在国内的投资热情。

参考文献

［1］中国证券监督管理委员会．证监会统筹一二级市场平衡优化 IPO、再融资监管安排［EB/OL］．（2023-08-27）. http://www.csrc.gov.cn/csrc/c100028/c7428481/content.shtml.

［2］中国证券监督管理委员会．证监会进一步规范股份减持行为［EB/OL］.（2023-08-27）. http://www.csrc.gov.cn/csrc/c100028/c7428483/content.shtml.

［3］中国证券监督管理委员会．证券交易所调降融资保证金比例，支持适度融资需求［EB/OL］.（2023-08-27）. http://www.csrc.gov.cn/csrc/c100028/c7428485/content.shtml.

［4］国家药品审评中心．药审中心加快创新药上市许可申请审评工作规范（试行）［S］. 2023.

［5］国家药品审评中心．以患者为中心的药物临床试验设计技术指导原则（试行）［S］. 2023.

［6］国家药品审评中心．以患者为中心的药物临床试验实施技术指导原则（试行）［S］. 2023.

［7］国家药品审评中心．以患者为中心的药物获益 - 风险评估技术指导原则（试行）［S］. 2023.

［8］国家药品监督管理局．中药注册管理专门规定［S］. 2023.

［9］国家医疗保障局. 2023 年国家基本医疗保险、工伤保险和生育保险药品目录调整工作方案［S］. 2023.

［10］国家医疗保障局. 谈判药品续约规则［S］. 2023.

［11］国家医疗保障局. 关于进一步做好定点零售药店纳入门诊统筹管理的通知［S］. 2023.

［12］国家医疗保障局. 关于做好 2023 年医药集中采购和价格管理工作的通知［S］. 2023.

［13］国务院. 关于进一步优化外商投资环境加大吸引外商投资力度的意见［S］. 2023.

欧洲药品管理局人工智能/机器学习用于药品生命周期管理浅析

姚立新[1]

1. 国家药品监督管理局南方医药经济研究所

摘要： 在临床前、临床开发、生产、上市后监测采用人工智能/机器学习，预期将对药品开发和使用带来深刻影响，促进行业与监管机构数字化、自动化转型。对于行业，药品开发、上市申请、药品生命周期管理必须符合相关法律、法规、指南要求。对于支持创新、规范行业未来发展进程，为相关领域的科学创新设定方向、制定路线，药品监管机构发挥着难以替代的重要作用。通过对监管科学的关注，确保有序推进相关进程，与行业形成良性互动，依据可靠的科学和数据做出监管决策，将越来越多的可用数据整合到有效的数据驱动监管决策中。

关键词： 人工智能；机器学习；跨平台运用；药品生命周期；数据驱动的监管决策；监管沙盒

2023 年 8 月，作为欧盟药品监管机构负责人组织（HMA）与欧洲药品管理局（EMA）大数据指导小组（BigDataSteering Group，BDSG）计划的一部分，EMA 发布《关于 AI 用于药品生命周期的观点报告》（*Reflection paper on the use of Artificial Intelligence（AI）in the medicinal product lifecycle*）[1]，观点文件阐述了 EMA 对人工智能（AI）支持安全有效地开发、监管和使用人用药品和动物用药的看法。通过观点文件与开发机构、学术机构和其他监管机构展开对话，讨论相关领域未来发展方向，发展欧盟药品监管网络在数据驱动监管方面的能力，为这一快速发展的生态系统所带来的监管挑战做好准备，确保相关创新的全部潜力得以实现，造福患者和动物健康[2]。

无论是科学界还是工业界，对 AI 这一术语并没有统一定义，AI 通常被用作一个总称，指基于不同技术展现目前通常与人类智能相关的能力的各种计算机应用[3]。为便于在欧盟成员国使用，欧盟委员会建议在欧盟法律中确立"AI系统"的法律定义，该定义主要基于经济合作与发展组织（OECD）已经使用的定义[4]。依据2023年12月9日相关各方达成的欧盟《人工智能法案（草案）》第3（1）节规定，AI系统指："……采用（法案附件1所列）的（特定）技术和方法开发的软件，可以为一组给定的人为定义的目标产生输出，如影响与之交互的环境的内容、预测、建议或决策"[5]。

基于风险的监管模型中的风险金字塔见图1。

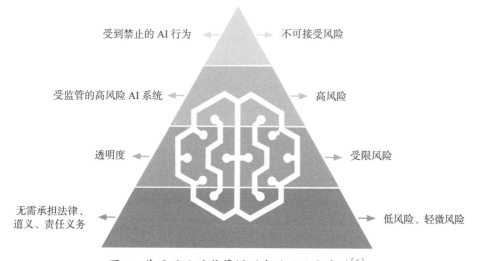

图1 基于风险的监管模型中的风险金字塔[6]

EMA认识到，AI运用成为制药行业数字化转型的重要组成部分，通过分析数据体现智能行为，在一定程度上自主采取行动来实现特定目标。这样的系统通常通过机器学习（ML）过程开发，模型在没有明确编程的情况下具备从数据中学习的能力。由于这些技术通常使用在不透明模型架构中排列的大量可训练参数，因此引入了新风险，需要降低风险，确保患者安全和临床研究结果的完整性，确保数据在存储、传输和处理过程中保持完整、准确、可靠，确保数据没有被意外或恶意篡改、损坏或丢失。由于AI本质上由数据驱动，因此必须采取积极措施，避免在AI/ML应用程序中引入偏倚，提高AI的可信度。

EMA观点文件提供了在药品生命周期中使用AI/ML的考量因素，涵盖药品开发、批准和获批后阶段。发布观点文件的目的，是在考虑相关领域快速发展情况下，在采用这些新兴技术支持安全有效的药品开发和使用时，反映与监管评价相关的科学原则。

需要确定属于 EMA 或成员国药品监管机构职权范围内对 AI/ML 相关运用的监管，数据的审查水平将取决于相关的职权范围。观点文件只关注 AI 在药品生命周期中的使用。在临床试验中，会使用涉及 AI/ML 技术的医疗设备，生成支持上市批准申请的证据，或能够与药品结合使用。在这种情况下，EMA 将参与评估相关设备的特性是否足以产生证据，以支持欧盟的上市批准。如果在产品特征总结中提供的建议涉及采用相关设备，例如在剂量学或监测方面，EMA 将评价拟组合使用的所有相关方面。

一、总体考量

EMA 认为，如果使用得当，AI/ML 工具可以有效支持药品生命周期内数据的获取、转换、分析和解释。模型引导的药物开发（model-informed drug development，MIDD）和生物统计领域的建议、最佳实践和既往经验也适用于 AI/ML 领域。

基于风险的 AI/ML 工具开发、部署和性能监控方法，使开发机构能够主动界定在整个 AI/ML 工具生命周期中需要管理的风险。风险概念并不局限于监管影响所涉风险。

由于系统故障或模型性能下降的影响范围可能从最轻微到严重，甚至危及患者生命。风险程度不仅取决于 AI 技术，还取决于使用场景和 AI 技术的影响程度。此外，在 AI 系统的整个生命周期中，风险程度可能有所不同。计划部署 AI/ML 技术的上市批准申请人或上市许可持有人，从早期开发到退出使用，应考虑并系统管理相关风险。关于风险管理的建议将进一步反映在将来的监管指南中。

在药品开发、评估或监测的背景下使用 AI/ML 系统，预期将会影响到药品的获益 – 风险，因此观点文件建议利益攸关方尽早与监管机构沟通交流，例如确定具体预期用途的创新开发方法。监管审查的程度将取决于该系统带来的风险和监管影响的程度。

上市批准申请人或上市许可持有人有责任确保采用的所有算法、模型、数据集和数据处理流水线符合相关用途，符合 GxP 标准和现行 EMA 科学指南中所述的伦理、技术、科学和监管标准。值得注意的是，在某些方面，这些要求可能比数据科学领域的标准规范更为严格。

对于所有咨询或意见请求，申请人或 MAH 应提供科学依据和足够的技术细节，以便对药品生命周期中使用的所有 AI/ML 系统、数据完整性以及模型对目标人群和特定使用场景可推广性开展全面评价。

二、AI 在药品生命周期中的运用

药品生命周期涉及从药物发现、开发到批准后的场景，例如药物警戒和有效性研究。

（一）药物发现

从监管机构的角度看，AI 在药物发现中的应用属于低风险场景，原因在于非最佳性能的风险通常主要影响申办方。然而，如果相关结果有助于提交监管审评的全部证据，则应遵循临床前开发原则。在这种情况下，申办方通常会审查所采用的所有模型和数据集，从数据质量和数量的角度减轻不占主导地位的基因型和表型可能涉及的伦理问题、偏倚风险和其他可能涉嫌歧视的来源。

（二）临床前开发

AI/ML 在临床前开发中的应用，不仅可以提高数据分析的性能和稳健性，还可能包括 AI/ML 建模方法，以取代、减少和改进实验动物的使用。标准操作规程（SOP）有望扩展到临床前研究中的所有 AI/ML 应用。在 OECD 的《药物非临床研究质量管理规范》（GLP）适用的情况下[7]，应考虑《GLP 原则应用于计算机化系统》（第 17 号）和《GLP 数据完整性》（第 22 号）等建议文件[8, 9]。在开展所有数据挖掘之前，应根据预先指定的分析计划，分析所有可能与药品获益－风险平衡评价相关的临床前数据。

（三）药品临床试验标准规范

预期 ICH E6《药品临床试验管理规范（GCP）》中的所有要求将适用于临床试验中 AI/ML 的使用[10]。值得注意的是，如果模型是针对临床试验申请生成的，则完整模型架构、建模、验证和测试日志，训练数据和数据处理流水线的阐述，会被视为临床试验数据或试验方案案卷的一部分，因此应在上市批准或临床试验申请时予以全面评价。在临床试验环境中应用 AI/ML 时，需要考虑其他信息，其中对特定方面的影响，例如试验复杂性、去中心化要素的使用以及作为决策支持软件的预期用途，应在具体方案的获益 – 风险评价中予以反映。

（四）临床试验中医疗设备和体外诊断的使用

依据欧盟《医疗设备（MDR）条例（EU）2017/745》或《体外诊断医疗设备（IVDR）条例（欧盟）2017/746》监管医疗设备和体外诊断（IVD）[11, 12]，AI/ML 在药品开发和使用领域的应用，可能包括与此类设备的相互作用。因此，提供以下部分是针对具备完整性，并且不影响与医疗设备结合使用的药品的相关现行指南。当 AI/ML 系统用于个体患者的临床管理时，根据 MDR 或 IVDR，可视为医疗设备。关于 MDR 和 IVDR 框架内软件的鉴定和分类的具体指南依据 MDCG 2019-13[13]。根据上述规定对软件进行鉴定或分类，不在 EMA 的职权范围内。使用 CE 标志的设备，可能需要满足额外的要求，以获得在临床试验中使用的资质，以确保受试者的权利、安全、健康、数据完整性和临床试验结果，包括相关设备的通用性。

（五）数据分析与推断

AI/ML 模型用于药品临床试验中数据的转换或分析时，被视为统计分析的一部分，应遵循临床试验统计原则适用指南，包括对下游统计推断影响的分析。在后期临床开发中，需要在统计分析计划中详细阐述预先指定的数据管理流水线和用于推断的完全冻结模型集。

（六）早期临床试验

与药物发现类似，在临床开发早期阶段使用 AI/ML 模型开展数据分析的风险通常很低，但可能包含影响患者安全的高风险应用，例如治疗入组或给药。在任何情况下，都应采取措施确保用于后续临床试验规划的所有估计在统计学封面是稳健可靠的，同时应注意探索性分析与多重检验/多重性有关。对于早期临床试验的数据可能具有重大监管影响的情况，例如在有限的临床开发项目中，要求可能更高，应尽早与监管机构讨论交流。

（七）关键性临床试验

在药品开发后期的关键性临床试验中，必须着力仔细减轻与过拟合和数据泄露相关的所有风险。在部署相关模型之前，应使用前瞻性生成的数据（将来日历时间）测试性能，这些数据代表在预期使用场景的环境或人群中获取的。不接受增量学习方法，试验期间对模型的任何修改，均需要与监管机构交流互动，修改统计分析计划。

在打开用于假设检验的所有数据集之前，应以可追溯的方式锁定数据预处理流水线和所有模型，并在统计分析计划中记录。一旦打开数据集，对数据处理或模型的任何未预先指定的修改，都意味着分析结果被认为是事后的，因此不适用于生成验证性证据。如果可能，鼓励在关键性临床试验中部署模型之前，将其发布在开放存储库中。

（八）精准医学

AI/ML可用于根据疾病特征、患者基因型、宽带生物标志物组合和临床参数等开展的个体化治疗。这可能包括患者选择、剂量、产品变体的全新设计以及从预先制备的变体库中选择。

有可能在产品特征小结中提及AI/ML应用，以帮助作出适应证和剂量学方面的决定。在不影响其他监管机构开展合规性评价的情况下，药品的安全性、有效性以及AI驱动的应用属于药品监管的范畴。

从药品监管的角度来看，在精准医学领域运用AI/ML将被视为高风险用途，与患者风险和监管影响程度有关。除了针对高风险用例所阐述的原则外，还应特别注意界定剂量学变更，在实施前需要监管评价，制定处方者在实际运用中辩证领会的指南，包括发生技术失效情况下的后备治疗策略。

（九）产品信息

用于起草、汇编、翻译或审查药品信息文件的 AI 应用程序将在密切的被认为监控环境下使用。鉴于生成式语言模型容易包含看似合理、实则错误的输出，在提交监管审查之前，需要建立质量审查机制，确保所有模型生成的文本所述事实、语法正确。

（十）制药工艺过程

未来几年，预期在药品生产中运用 AI/ML 将增加，包括工艺设计和放大、工艺质量控制和批放行。模型开发、性能评价和生命周期管理应遵循质量风险管理原则，充分考虑患者安全、数据完整性和产品质量。对于人用药品，在等待修订现行监管要求和 GMP 标准的同时，应考虑 ICH Q8、Q9 和 Q10 原则。EMA 质量创新小组正在积极与该领域的利益攸关方合作，提出相关建议[14]（图 2）。

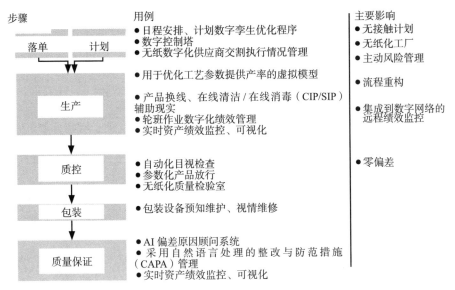

图 2　多个经过验证的用例：成为现实和可实现的未来生物制药工厂的愿景

三、数字化、自动化转型

数字化、自动化正促进制药行业实现现代化，优化生产工艺流程和产品质量，加快为患者开发新疗法[15]。数字化、自动化属于不断发展的主题，通过使用实时监控、模拟和自控系统，从使用固定工艺参数设置的生产方式，向数字化、自动化转变，涉及新兴制药技术、分析技术、受控策略、给药系统、装置和设备。

数字化和自动化涵盖药品的生产、检测和放行过程中所采用的自适应过程模型、自动化、机器人技术、机器学习、AI 和增强现实技术，需要确定多个定义和术语。

在药品生产中采用 AI，除了传统的生物学、化学和过程工程之外，还需要其他专业知识，例如信息技术（IT）、AI 专业知识。

为了使制药商和开发机构能够根据企业及其供应链中新增加的数据源做出运营决策，使监管机构能够根据上市批准申请中所涵盖的数据做出产品审批决策，对数据的高度信任不可或缺，因此涵盖数据集成、数据质量和治理、定位智能和数据富集的数据完整性指南，将成为成功实现数字化和自动化的基础。

四、批准后阶段

EMA 预期 AI/ML 工具可有效支持批准后活动，例如人用药品上市后安全性研究（post-authorisation safety studies，PASS）、上市后有效性研究（post-authorisation efficacy studies，PAES）及药物警戒活动，包括不良事件报告管理和信号检测，符合现行人用药品药物警戒管理规范要求[16]。

AI/ML 药物警戒中的应用，能够使建模方法更加灵活，采用渐进式学习能够不断增强不良事件报告分类、严重程度评分以及信号检测模型。然而，MAH 仍负有验证、监控和记录模型性能的责任，需要将 AI/ML 操作纳入药物警戒系统，以降低与采用的所有算法和模型相关风险。如果上市批准条件中列入批准后研究，则应在监管流程中讨论 AI/ML 应用，除非在批准时已就相关细节达成一致。使用事先指定的统计分析计划、数据流水线和冻结模型的要求可与关键性临床试验相同。

五、与监管机构沟通

申请人和开发机构应对所有 AI/ML 应用开展监管影响和风险分析，在没有明确适用的书面指南时，鉴于 EMA 创新工作组提供对实验技术的早期沟通，建议寻求与监管机构沟通。监管影响与药品生命周期的阶段，以及这些数据在预期环境中的证据权重直接相关。

EMA 人用药品委员会属下的科学咨询工作组制定了针对药品开发中新方法的科学建议和资质认定[17]。这里的资质认定建议、意见涉及用于药品开发的新方法学，其中涉及跨平台使用的医疗设备、软件的方法学，需经过资质认定。

沟通时机应根据监管影响以及在药品生命周期中使用 AI 模型所导致的风险来确定。在影响较大的情况下，在规划阶段就沟通至关重要。依据（欧盟）2017/7455 号法规[18]，如果药品开发或使用严重依赖于 AI/ML 医疗设备提供的信息，或者所生成的信息可能包含在寻求批准的药品的产品特征总结中，建议尽早与监管机构沟通。

用于与监管机构沟通提供信息的文件，应涵盖预期使用场景、可推广性、性能、稳健性和临床适用性等主题，相关信息的详细程度应足以用于全面评价。强烈建议提出具体而明确的监管和科学问题，以便获得简明扼要具有针对性的答复。

六、技术考量

（一）数据获取与扩充

观点文件认为，AI/ML 模型从训练数据中提取权重，本质上由数据驱动，因此很容易导致在模型中引入人为偏倚。应尽一切努力获取平衡训练集，同时考虑到可能需要对罕见人群过度采样，需要将欧盟避免歧视原则和欧盟基本权利中规定的所有相关的偏倚考虑在内。

应依据 GxP 要求，用详细、完全可追溯的方式记录数据来源和数据获取过程，以及所有处理过程，例如数据清洗、转换、填补、注释和归一化。应开展探索性数据分析，以描述数据特征、代表性、公平性和与预期任务的相关性。至少应将下述考量记录在案：①数据相关性和人群代表性，以及所做的插值/外推假设；②类别失衡和采取的相应减轻措施；③使用数据产生有失公允或偏倚结果的潜在风险。

可采用增强技术扩展训练集，包括但不限于几何变换、截断和合并、添加噪声以及成像数据的对比度、亮度、色深、分辨率变化。在某些情况下，采用其他模式的合成数据可能有助于扩展训练集，有助于提高模型性能，避免歧视。

如果训练集仍存在局限性，影响到模型的通用性或公平性，则应在模型文件中明确说明，并建议在模型被认为不适用的情况下，采用其他方法。

（二）训练、验证和测试数据

需要注意的是，对于 AI/ML 应用，验证（validation）这一术语与在药品开发领域的用法不同。在 AI 领域，验证指用于选择模型架构和超参数调整（hyperparameter tuning）的数据，因此被认为属于数据驱动过程的一部分。一旦完成这一过程，就使用留出测试数据集（hold-out test data set）对该模型的性能进行一次评估。

如果测试结果不尽满意，需要进一步开发模型，当前的测试数据集事实上就成为第二阶段的验证数据集，需要一个全新的独立测试数据集来重复更新模型的测试程序。

EMA 强烈建议在所有归一化处理或其他类型的处理（使用汇总测量）之前，尽早予以训练-测试拆分。即便如此，也不能完全排除有意或无意泄漏数据的风险。例如，临床数据库中未知的病例重叠、研究方案之间共享的申办方具体规定的基本特征，甚至是研究结果在总体水平上的通用先验知识，都可能包含增加模型过拟合风险的信息。因此，针对高风险环境的模型，尤其是用于后期临床开发的非透明模型，应使用新获得的数据开展前瞻性测试。

（三）模型开发

由于有丰富的模型可供选用，申请人或上市许可持有人有责任确保标准操作规程促进有利于模型通用性和稳健性的开发实践，尤其是对于在部署过程中模型无法更新的情况；并保留可追溯的文件和开发日志，以便对开发实践进行二次评估。

EMA 强烈建议探索和实施促进通用性的方法，包括正则化方法、剔除和灵敏度分析，并根据日历时间对训练数据分层。

在验证和测试数据集方面，避免过拟合尤为重要。非最佳建模做法导致的过拟合，通常在模型测试阶段就能发现。数据从测试数据集泄漏到训练和验证环境中成为造成过拟合的一个更为棘手的原因。可能有意或无意造成，也可能是通过间接渠道造成，例如数据采集或处理的共享方法，这些方法无法推广到将来的具体使用场景。

必须明确描述模型的预期用途，以便对特征工程（feature engineering）开展有效性评价。例如，由于基线与结果的相关性通常对干预措施不灵敏，在建立用于临床试验评估的单个病例评估模型时，基线因素通常不应纳入训练数据。

（四）性能评价

性能评价指标的选择对充分评价模型至关重要。一般情况下，指标集应包含对类别失衡不灵敏的参数。例如马修斯相关系数（Matthews correlation coefficient），同时给出完整的混淆矩阵描述。为识别确定与训练 – 测试拆分相关的随机效应，应提供交叉验证生成的性能指标分布情况。预计将对少数类别和日历时间进行灵敏度分析，以支持对不同类别比例的数据的通用性，以及与部署时数据中不受控的长期趋势有关的稳健性。事先定义的可与使用环境相关的性能指标阈值，可进一步支持模型性能的可信度。

（五）可解读性和可解释性

在其他条件相同的情况下，为加强程序的公平性、可追责性和防止偏倚，最好使用透明的模型。不过，EMA 认识到一些最有效的建模架构只能有限地了解从特征空间到潜空间，再到预测或分类的转化过程。如果开发机构证实透明（即可解释）模型的性能或稳健性不能令人满意，那么使用相关的黑箱模型或许可接受。在使用模型时，应提供基本的一般理由和有关模型架构、超参数调整、训练指标以及验证和测试结果的详细信息，同时还应提供预定义的监控和风险管理计划，以减轻可能存在的不透明问题。

为便于审查和监控，应尽可能使用可解释 AI 领域的方法，包括针对模型和部署过程中的个别推论提供特征重要性列表（feature importance lists）、SHAP（SHapley Additive exPlanations） 或 LIME（Local Interpretable Model-Agnostic Explanations，局部可解读模型 - 跨平台解释）分析或类似的可解释性度量。计算机视觉模型以及扩展到使用注意力机制的其他模式的模型，应尽可能使用注意力图来支持，核实特征从图像或序列的相关位置提取。

（六）模型部署

AI/ML 模型的部署应按照模型开发中所述的基于风险的方法进行。对于高风险用例，支持模型的软件和硬件堆栈的所有非轻微变更，包括关键依赖项的版本变化，都需要对模型性能进行桥接重新评估。同样，用于推断的数据采集硬件、软件和数据转换流水线符合预先设定的规范也很重要。

应监控模型性能，以便及早发现性能下降的情况，并明确规定可接受的模型性能阈值。可能包括对数据例行抽样人工分类，或使用外部质量控制程序提供的外部测试数据集。此外，还应定期评估性能和是否符合适用标准，尤其是对于自主增量学习系统。

对于所有模型，特别是没有人机回环（human-in-the-loop，HITL）的模型，应制定风险管理计划，确定算法失效模式的可能风险，例如错误预测 / 分类的后果以及监测和风险降低 / 纠正方法，例如如何触发模型暂停 / 退役，以及如何暂停或退役模型。

（七）数据治理

实施数据和算法治理 GxP 原则的标准操作规程，应扩展至能够涵盖整个药品生命周期中用于 AI/ML 的所有数据、模型和算法。与所使用的所有组件的治理、数据保护的应用以及适用于数据保护法律和伦理标准的合规性有关的活动，都应记录在案并定期审查。

（八）数据保护

申请人或 MAH 均有责任确保所有个人数据，包括在 AI/ML 模型中间接保存的个人数据，均依据欧盟《通用数据保护条例》（*General Data Protection Regulation*，GDPR）存储和处理[19, 20]。因此，所有数据处理活动都必须遵守合法性、公平性和透明度、用途范围限制、数据最小化、准确性、存储限制、完整性和保密性、可追责性、数据主体权利以及数据保护源于设计、缺省数据保护等原则。

对 AI 系统数据保护合规性的监督和监控，属于欧盟成员国数据保护机构的职权范围。作为一项总体建议，对于 AI 处理任何个人数据，都应针对 AI 系统开展具体的风险评价。应涉及并用文件记录对数据主体的权利和自由可能产生的影响，评价并证明符合上述原则，包括预期使用个人数据的必要性和相称性。

必要性评价应反映使用匿名或合成数据，或采用不同隐私保护技术的可能性。否则，应说明为什么从所追求的目标来看，相关方案不具可行性。

相称性评价应涉及要处理的个人数据的数量和类型是否充分（符合数据最小化原则），并确定侵入性最小的数据使用方法，尽量减少对数据主体的影响。

（九）完整性

数据转化为超参数模型表征时，会出现新的、尚未完全定性的风险，因为这些模型表征可能包含与训练数据类似的受试者信息颗粒度，但对数据表征的深入了解有限。例如，如果个人数据被用于模型训练，则必须进一步评估是否有可能通过成员、推理和模型逆向攻击来攫取此类信息，以在必要时降低重新识别的风险。

大语言模型通常包含数十亿个参数，由于其存储容量大，记忆风险特别高。过拟合会增加记忆风险，而正则化、剔除和加入随机噪声可以提供部分或完全匿名化，具体取决于实现方式。如果训练数据不适合共享，则应在将模型转移到不太安全的环境之前采取完整性保护措施。

（十）伦理、值得信赖的 AI

EMA 列出的 AI 基本伦理原则适用于人用药品生命周期的所有阶段，并在适当程度上适用于动物用药。这些原则在多份值得信赖的 AI 指南中定义，并在欧盟委员会成立的独立 AI 高级别专家组提交的用于自我评价的《值得信赖的 AI 评价清单》（*Assessment List for Trustworthy AI*，ALTAI 清单）中做了阐述[21]。相关内容涵盖人类能动性和监督；技术稳健性和安全性；隐私权和数据管理；透明度；可追责性；社会和环境福利；多样性、避免歧视和公平性。

ALTAI 清单可指导相关实体，包括 AI 的开发机构和部署者在实际工作中落实这些原则。

为了建立对 AI/ML 工具的有效性、可靠性和公平性的信任，应采用以人为中心的方法指导 AI/ML 的所有开发和部署。这不仅要求在数据采集和建模过程中采取积极措施，还要求在 AI/ML 工具与用户或患者个人交互时，将用户和患者报告的结果和体验措施纳入对 AI/ML 工具的评估中。

应在规划和开发的早期阶段开展系统的影响分析，并在所有项目的早期阶段加入伦理和法律方面的专业知识。EMA 建议申请人和主要负责人考虑欧盟委员会设立的 AI 高级别专家组制定的值得信赖的 AI 伦理准则。

七、利用监管沙盒克服监管挑战

在药品开发和使用过程中适当使用人工智能给监管带来了挑战，要应对这些挑战，监管机构必须适应并跟上这一不断发展的领域。EMA 的任务包括对监管的某些医疗器械和辅助诊断进行咨询，这些医疗器械和辅助诊断可能依赖于 AI。因此，在欧洲药品监管网络（European Medicines Regulatory Network，EMRN）中，建立人工智能监管能力成为 HMA/EMA 大数据工作组联合建议和《EMA 2025 网络战略》的重要内容[22, 23]。

为了做好准备并适应人工智能，EMRN 采取了多项举措，包括成立 EMA 数据分析和方法及数字化转型工作组；建立 EMA 分析卓越中心，以增强监管机构对人工智能的了解，并将其应用于支持监管流程；2021、2023 年 HMA/

EMA 人工智能药品监管联合研讨会；国际药品监管机构联盟关于人工智能的创新网络报告和建议。

在监管 AI 方面，EMA 将遵循 4 项原则：①遵循科学技术，确保决策以证据为基础；②充分利用不同利益攸关方的工作成果和专业知识，包括行业、学术界和患者；③在各个领域之间架起桥梁，包括在药品和器械监管之间；④尽可能与国际合作伙伴保持一致，努力实现协调统一。

建立明确的监管框架，确保试验参与者和接受常规治疗的患者得以保护，并能适应创新，将有利于效益 – 风险比依赖于数字技术（包括 AI）的药品。由于 AI 在各行各业的重要性日益增加，欧盟与 AI 相关的法案，会对人工智能在药物开发中的应用产生影响，其中包括《人工智能法案》《数据治理法案》《欧洲健康数据空间》和《欧洲制药战略》[24-26]。EMA 认为，法律监管框架的发展将有利于效益风险比依赖于人工智能的药品，从而制定适用的监管要求，包括用于为监管评价提供证据或支持药品使用的 AI。这一框架可包括对影响医药产品效益风险比的数字技术进行风险分类。基于风险的评价将确保监管要求根据影响程度进行调整，并可基于欧盟的医疗器械分类，可针对所使用的 AI 技术类型和 AI 的使用方式，例如，是否有人工监督、保障措施、自我学习或设备自主。

当 AI 影响到医药产品的效益 – 风险比时，监管部门有必要获取底层算法和数据集。验证人工智能的使用是否可能影响医药产品或其评估的效益风险比，监管机构有必要获取底层算法代码和输入 AI 算法的数据集。需要评估的数据集包括但不限于临床数据、医疗保健系统数据、用药数据、保险理赔数据。理顺、加强法律监管规定，会有所裨益。

EMRN 将制定一份路线图（观点文件），为制定 AI 在药品开发和使用方面的指南提供依据。其中可包括优先制定新指南或更新指南的领域，以及通过利益攸关方和国际合作伙伴的参与，为指南提供信息。制定的指南涵盖与算法透明度、可解释性、可解读性、性能、有效性（结构、内容、外部等）、监督、不确定性、替代品、伦理和可靠性有关的内容。

正在建立的 AI 监管框架需要不断更新，以确保其适应快速发展的人工智能环境。欧洲委员会的《欧洲制药战略》和《人工智能法》中设想的监管沙盒成为极具前景的辅助方法。这一沙盒系统有望成为多方利益攸关方合作的安全港，以应对监管体系的创新挑战。可使相关创新在严格监督但要求灵活的情况下用于药品开发，并根据所获经验为立法更新和相关技术提供信息。例如利用沙盒，使用 AI 不断改进已获批药品的药物警戒，并在此经验基础上更新监管框架。

八、结论

AI/ML 领域的快速发展，为药品生命周期的各个阶段获得改善带来巨大希望。在数据管理、治理和统计严格性等方面，目前已确立的监管原则、指导方针和最佳实践直接适用于 AI/ML，所有组织都应着力将数据科学能力与药品开发和药物警戒的相关领域相互结合。

在不透明的模型架构中使用大量可训练参数会带来新的风险，需要在模型开发和部署过程中降低相关风险，以确保患者安全和临床研究结果的完整性。由于总体方法本质上属于数据驱动，因此必须采取积极措施，避免将偏倚带入 AI/ML 应用，提高 AI 的可信度。

在药品生命周期中使用 AI 应始终遵守现行法规要求，考虑伦理规范及其基本原则，并充分尊重基本权利。用以人为本的方法指导 AI/ML 的所有开发和部署。

AI/ML 在药品开发、生产、上市后监测中的运用，呈现出在多种环境下，与多种类型的软件、硬件一起使用的跨平台（technology-agnostic）特征。面对技术的不断发展，监管机构需要与利益攸关方达成共识，在推动相关技术运用的同时，充分认识到相关技术的风险和面临的挑战，通过与利益攸关方协作，充分利用创新技术，克服监管机构面临的挑战，共同推动 AI/ML 在相关领域的运用。

参考文献

[1] EMA. Reflection paper on the use of Artificial Intelligence（AI）in the medicinal product lifecycle［EB/OL］.［2023-7-23］. https://www.ema.europa.eu/en/documents/scientific-guideline/draft-reflection-paper-use-artificial-intelligence-ai-medicinal-product-lifecycle_en.pdf.

[2] EMA. Reflection paper on the use of artificial intelligence in the lifecycle of

medicines [EB/OL]. [2023-7-19]. https://www.ema.europa.eu/en/news/reflection-paper-use-artificial-intelligence-lifecycle-medicines.

[3] Council of Europe. AD HOC COMMITTEE ON ARTIFICIAL INTELLIGENCE (CAHAI). Feasibility Study [EB/OL]. [2020-12-17]. https://rm.coe.int/cahai-2020-23-final-eng-feasibility-study-/1680a0c6da.

[4] OECD. Recommendation of the Council on Artificial Intelligence [EB/OL]. [2023-08-11]. https://legalinstruments.oecd.org/en/instruments/OECD-LEGAL-0449.

[5] European Parliament. Artificial Intelligence Act [EB/OL]. [2023-6]. https://www.europarl.europa.eu/RegData/etudes/BRIE/2021/698792/EPRS_BRI（2021）698792_EN.pdf.

[6] EC. Regulatory framework proposal on artificial intelligence [EB/OL]. [2021-04]. https://digital-strategy.ec.europa.eu/en/policies/regulatory-framework-ai.

[7] OECD. OECD SERIES ON PRINCIPLES OF GOOD LABORATORY PRACTICE AND COMPLIANCE MONITORING [EB/OL]. [2022-11-4]. https://one.oecd.org/document/ENV/CBC/MONO（2022）20/en/pdf.

[8] OECD. The Application of the Principles of GLP to Computerised Systems [EB/OL]. [1995-10-5]. https://www.oecd-ilibrary.org/docserver/9789264078710-en.pdf?expires=1696341534&id=id&accname=guest&checksum=50995416DD2181A94ADA1C7C6D363177.

[9] OECD. Draft Advisory Document of the Working Group on Good Laboratory Practice on GLP Data Integrity [EB/OL]. [2020-8-7]. https://www.oecd.org/env/ehs/testing/DRAFT_OECD_Advisory_Document_on_GLP_Data_Integrity_07_August_2020.pdf.

[10] FDA CDER, CBER. E6（R2）Good Clinical Practice: Integrated Addendum to ICH E6（R1）. Guidance for Industry [EB/OL]. [2018-3]. https://www.fda.gov/media/93884/download.

[11] THE EUROPEAN PARLIAMENT AND OF THE COUNCIL. REGULATION (EU) 2017/745 OF THE EUROPEAN PARLIAMENT AND OF THE COUNCIL of 5 April 2017 on medical devices, amending Directive 2001/83/EC, Regulation (EC) No 178/2002 and Regulation (EC) No 1223/2009 and repealing Council

Directives 90/385/EEC and 93/42/EEC［EB/OL］.［2017-04-05］. https://eur-lex.europa.eu/legal-content/EN/TXT/PDF/?uri=CELEX:32017R0745.

［12］EURLex. REGULATION（EU）2017/746 OF THE EUROPEAN PARLIAMENT AND OF THE COUNCIL of 5 April 2017 on in vitro diagnostic medical devices and repealing Directive 98/79/EC and Commission Decision 2010/227/EU［EB/OL］.［2017-04-05］. https://eur-lex.europa.eu/legal-content/EN/TXT/?uri=CELEX%3A32017R0746.

［13］EC. MDCG 2019-13 Guidance on sampling of MDR Class IIa/Class IIb and IVDR Class B/Class C devices for the assessment of the technical documentation［EB/OL］.［2019-12］. https://health.ec.europa.eu/system/files/2020-09/md_mdcg_2019_13_sampling_mdr_ivdr_en_0.pdf.

［14］EMA. 2023 work plan for the Quality Innovation Group（QIG）［EB/OL］.［2023-02-14］. https://www.ema.europa.eu/en/documents/work-programme/2023-work-plan-quality-innovation-group-qig_en.pdf.

［15］EMA. 2023 work plan for the Quality Innovation Group（QIG）［EB/OL］.［2023-2-13］. https://www.ema.europa.eu/en/documents/work-programme/2023-work-plan-quality-innovation-group-qig_en.pdf.

［16］EMA. Good pharmacovigilance practices［EB/OL］.［2023-9-20］. https://www.ema.europa.eu/en/human-regulatory/post-authorisation/pharmacovigilance/good-pharmacovigilance-practices.

［17］EMA CHMP SAWP. Qualification of novel methodologies for drug development: guidance to applicants［EB/OL］.［2014-11-10］. https://www.ema.europa.eu/en/documents/regulatory-procedural-guideline/qualification-novel-methodologies-drug-development-guidance-applicants_en.pdf#:~:text=For%20each%20request%20entering%20the%20qualification%20process%20the, in%20conjunction%20with%20the%20CHMP%20and%20SAWP%20Chairs.

［18］EC. REGULATION（EU）2017/745 OF THE EUROPEAN PARLIAMENT AND OF THE COUNCIL of 5 April 2017 on medical devices, amending Directive 2001/83/EC, Regulation（EC）No 178/2002 and Regulation（EC）No 1223/2009 and repealing Council Directives 90/385/EEC and 93/42/EEC［EB/OL］.［2017-4-5］. https://eur-lex.europa.eu/legal-content/EN/TXT/

PDF/?uri=CELEX:32017R0745.

[19] Official Journal of the European Union. REGULATION（EU）2016/679 OF THE EUROPEAN PARLIAMENT AND OF THE COUNCIL of 27 April 2016 on the protection of natural persons with regard to the processing of personal data and on the free movement of such data，and repealing Directive 95/46/EC（General Data Protection Regulation）［EB/OL］.［2016-4-27］. https://eur-lex.europa. eu/legal-content/EN/TXT/PDF/?uri=CELEX:32016R0679.

[20] EU. Complete guide to GDPR compliance［EB/OL］.［2023-9-26］. https:// gdpr.eu/.

[21] INDEPENDENT HIGH-LEVEL EXPERT GROUP ON ARTIFICIAL INTELLIGENCE SET UP BY THE EUROPEAN COMMISSION. THE ASSESSMENT LIST FOR TRUSTWORTHY ARTIFICIAL INTELLIGENCE （ALTAI）for self assessment［EB/OL］.［2020-7-17］. https://digital-strategy. ec.europa.eu/en/library/assessment-list-trustworthy-artificial-intelligence-altai-self-assessment.

[22] EMA.European medicines regulatory network［EB/OL］. https://www.ema. europa.eu/en/about-us/how-we-work/european-medicines-regulatory-network.

[23] EMA. European medicines agencies network strategy to 2025［EB/OL］. ［2020-12］. https://www.ema.europa.eu/en/documents/report/european-union-medicines-agencies-network-strategy-2025-protecting-public-health-time-rapid-change_en.pdf.

[24] EC. Data Governance Act［EB/OL］.［2021-6］https://www.europarl.europa.eu/ RegData/etudes/BRIE/2021/690674/EPRS_BRI（2021）690674_EN.pdf.

[25] EC. European Health Data Space［EB/OL］.［2023-12-11］. https://health. ec.europa.eu/ehealth-digital-health-and-care/european-health-data-space_en.

[26] EC. Pharmaceutical Strategy for Europe［EB/OL］.［2023-4-26］. https:// health.ec.europa.eu/medicinal-products/pharmaceutical-strategy-europe_en.

人工智能在药物研发中的应用和监管探索

杜涛[1]，刁培哲[1]，李长青[1]

1.深圳埃格林医药有限公司

摘要：近年来，由于人工智能技术的逐渐成熟和在新药开发中广泛应用，使得新分子的发现和候选药物分子的确定时间大幅缩短，这也进一步验证了人工智能在药物发现阶段的确有降本增效的潜力。然而，临床试验作为药物研发过程中成本最高，耗时最长且失败率最高的阶段，仍然是影响一款新药是否成功的关键，也是受到政府监管部门管辖最多的阶段。本文将通过介绍人工智能在药物临床阶段的应用场景，盘点人工智能赋能类研发企业的发展状况和政策基础，分析人工智能应用过程中遇到的监管相关问题，为人工智能药物研发的科学监管提供建议。

关键词：人工智能；临床试验；药物研发；法规；监管

新药研发过程主要包括药物发现、临床前研究、临床开发以及审批上市4个阶段。近几年人工智能技术的逐渐成熟和在药物研发中的应用，使药物发现阶段的时间从3—6年缩短到1.5—3年，已经验证了人工智能在药物的确有降本增效的潜力[1]。虽然我国人工智能制药较欧美起步较晚，但是随着国家政策的扶持和资本的助推，本土的人工智能制药企业不断涌现，涉及新药研发的全链条，涵盖了靶点识别和认证、药物发现、临床前研究和临床研究多个阶段。

不可忽视的是，临床开发的高失败率仍然是研发一款新药过程中的主要障碍之一。据研究统计，所有二期临床的化合物中只有不到1/3进入三期临床，而有超过1/3的三期临床化合物未能获得批准进入新药注册申请。而最复杂的三期试验却占总临床试验成本的60%[2]，每次失败的临床试验造成约8亿至14亿美元的损失[3]，这也构成了研发总投资的重要冲销。如何应用人工智能和机器学习技术来重塑临床试验成为提升药物研发流程整体效率和成功率的关键一环。临床试验也是药物研发周期中监管最为严格的阶段，如何科学指导和监管人工智能和机器学习技术在临床阶段的使用，不仅有利于提高药物研发质量和效率、刺激对创新疗法的探索，而且在优化审评资源、提升审评审批效率等领域也会发挥积极作用。

一、人工智能技术的应用现状

（一）非临床研究场景

在过去的几年中，使用基于人工智能的生成建模算法进行全新分子设计已经越来越受欢迎，因为它们可以克服经典全新药物（De novo）设计方法遇到的问题。生成化学依赖基于人工智能的现代建模工具来发现具有类似药物特性的可合成化合物，同时满足所需的靶点特性。基于数据驱动的方法，生成建模算法从大量数据中学习分子结构，其生物活性和物理化学性质之间的潜在非线性分布，为化合物设计提供信息。简而言之，人工智能引导的生成建模平台执行化合物设计，预测和选择存在有利特性的化合物。几种深度学习架构，如生成对抗网络（GAN），强化学习（RL）和循环神经网络（RNN），卷积神经网络（CNN）已被应用于全新分子设计[4]。目前的生成建模方法也可以根据用于分子特征化的基础方法进行分类。借助现代算力和算法的辅助，目前人工智能技术已经在非临床阶段的以下场景中得到广泛应用，并取得了突破和验证。

1. 药物筛选

人工智能可以通过分析大规模的化合物数据库和生物活性数据，加速药物筛选过程。根据收集到的数据，构建药物筛选的人工智能模型。常见的模型包括机器学习算法（如支持向量机、随机森林、神经网络等）和深度学习模型（如卷积神经网络、循环神经网络等）。通过使用已知的药物活性数据作为训练集，对模型进行训练，以学习药物分子和活性之间的关系[5]。它可以帮助识别具有潜在活性的化合物，缩小候选化合物范围，为筛选出可能成为候选药物的分子提供指导。

2. 药物设计和优化

人工智能可以辅助药物设计和优化，通过预测分子的物理化学性质、药代动力学和毒性等方面。它可以帮助研究人员设计具有目标特性的分子，提高药物的疗效和安全性。

3. 作用机制研究

人工智能可以帮助解析药物的作用机制，特别是对于复杂得多靶点药物。它可以分析基因组、蛋白质互作和代谢网络等数据，揭示药物与靶点之间的相互作用和调节机制。

4. 药物再利用

利用自然语言处理技术（NLP）可以分析已有的药物数据和文献，探索已上市药物在其他疾病或适应证中的新用途。这有助于加速药物再利用的过程，减少研发时间和成本。已知药物拥有庞大的临床和毒理数据，甚至是临床资料，人工智能利用其强大的计算能力和算法在寻找新的适应证和新的药物组合中都可以使老药再获新生。这个策略在紧急公共卫生事件中尤其有效，如新冠治疗药品 Paxlovid 的成分之一，利托那韦的使用就是一个很好的例证。

5. 副作用预测

人工智能可以分析药物和患者临床数据，帮助预测药物的副作用。它可以识别药物与基因型、表型和环境因素之间的关联，提供有关药物安全性的指导。

6. 药物组合研究

人工智能可以分析药物相互作用网络和疾病网络，为药物组合研究提供指导。它可以帮助发现具有协同作用的药物组合，提高疗效并减少副作用。

这些应用利用人工智能在处理大规模和复杂数据、模式识别和预测能力方面的优势，加速了药物发现过程。这些新技术为研究人员提供了更多的信息和工具，以更高效、准确地发现潜在的候选药物，为顺利进入临床试验提供了有利的先决条件。

（二）临床研究场景

导致临床试验失败有 3 个关键因素，分别是适应证的确定，受试者的选择和临床终点的优化。不恰当的适应证，不正确的受试人群和不准确的临床试验终点都将造成临床试验的失败。一次失败的试验不仅使试验本身的投资沉没，还使临床前开发成本沉没，就传统研发模式而言，每项临床试验的失败都会产生数以亿计的高昂成本。因此，应用新技术来提供临床试验效率和成功率成为一款药物开发成功的关键。

1. 重塑临床试验设计

人工智能解决方案可以更快、更准确地生成和分析假设，以增强我们对疾病演变的理解，并改进药物发现、受试者分组、监测、依从性和终点选择。简而言之，在试验设计中实施人工智能方法后，可以观察到改进的结果。例如，队列组成的适用性可以通过临床方案的改进和生物标志物的验证得到改善[6]。然而，需要通过协作来构建用于收集、存档和组织大型数据集的通用协议，从而减少人工智能输出中的错误。

此外，设计良好的人工智能工具可以访问足够好的数据，可用于预测虚拟对照组内的疾病进展。这可以让安慰剂组被仅由合成数据组成的完全虚拟对照组所取代[7]。这样做的好处包括减少预算、减少研究中心和患者负担以及加速临床试验。然而，验证基于与现有临床试验一起构建的训练数据集的虚拟对照组需要大量的时间和资源投资。合成对照组也有可能消除对安慰剂对照组的伦理担忧，更好地鼓励受试者参与临床试验。

2. 患者招募

在临床试验的设置和实施过程中存在的一般障碍中，招募参与者仍然是一项严峻的挑战。众所周知，招募不当对试验的时间和相关财务成本的影响是巨大的。患者选择每项临床试验都对参与患者在资格、适合性、动机和参与授权方面提出了个人要求。特定患者的病史可能使他们不符合资格。符合条件的患者可能不处于疾病阶段，或不属于待测药物靶向的特定亚表型，从而使该患者不适合。符合条件和合适的患者可能没有被适当地激励参与，即使他们参与，也可能不知道匹配试验或发现招募过程过于复杂和繁琐而无法驾驭。在紧迫的招募时间表下让足够多的患者通过这些瓶颈是一项重大挑战，实际上是试验延误的首要原因：86% 的试验没有按时完成招募，近 1/3 的三期试验因入组问题原因而失败。患者招募通常占整个试验时间的 1/3[8]。此类招募挑战是由于复杂的协议、缺乏对试验的认识、对参与的情绪恐惧以及通常只是缺乏参与兴趣[9]。纳入和排除标准也变得越来越复杂，因此很难招募到合适的患者，患者必须符合所需的选择标准以避免潜在的混杂因素或错误分类。

在整个治疗领域，人工智能工具可以结合人口统计学、实验室、影像学和其他组学数据等数据，将患者与那些复杂的纳入标准相匹配，确保招募到适合的病例。这些人工智能工具在招聘中发挥效用的基础是使用标准化语言，因此可以实现系统互操作性[10]。这要求该工具必须能够读取和理解所输入的数据，以实现其预期用途。因此，建议将结构化数据与从患者报告的自然语言处理中获得的见解相结合，以补充用于资格筛选的信息[11]。

3. 临床试验结果预测

临床结果的预测对于精准医学的出现以及通过消除一般人群的统计变异性来为试验设计提供信息至关重要。事实上，人工智能可用于模拟数据以检测更有效的统计结果。研究表明，使用人工智能算法来预测参与者的结果以确定那些最有可能快速进步并更快达到终点的人，可能会缩短试验的持续时间[7]。此外，通过分析电子病历，人工智能还提供了预测临床试验脱落可能性的机会。心血管治疗领域并没有排除潜在的退出，而是努力针对这些特定的登记者并为他们提供额外的教育以鼓励更长时间的参与。此类工具可以减少总体样本量，因此试验需要的参与者更少[12]。

二、人工智能在药物研发领域的发展趋势

（一）个性化精准治疗

大规模高维分子的测量能力推动了当前个性化医疗的发展，过去人类基因组计划耗时 10 年，花费数十亿美元对一个不完整的单倍体基因组进行测序，而到 2022 年，一个更完整的人类基因组可以在 5 小时内测序，仅需几百美元[13]。基因组数据可用性的快速增长产生了对这些数据的快速处理和准确解释的需求。基因组测序和质谱等新方法使获得的分子数据量急剧增加，以寻求更精细的诊断和更高的治疗精度。

数据分析工具也得到了并行改进，以匹配这些分子"大数据"的数量、速度和多样性。机器学习的出现尤其有价值，计算机系统使用大量数据来构建预测统计模型，并通过合并新数据来迭代改进该模型。通过整合患者的基因组数据、临床数据和生活方式信息，人工智能技术可以分析大数据集，训练算法以驱动新型精准药物的设计。随着使用人工智能可以识别的化合物数量的增加，能够治疗精确病理的创新药物将问世。这些治疗将高度针对特定靶点，并与个人遗传背景相关联，从而避免副作用等并发症。这种转变将为

健康产业开辟一个新的未来，对疾病机制的更全面的了解不仅能增加可用疗法的数量，而且可以治愈更多以前没有有效疗法的疾病。

（二）建立数据标准体系

数据一致性和互操作性：在药物研发中，涉及多个数据源和数据类型，如化学结构数据、生物活性数据、临床数据等。建立数据标准可以确保数据在不同平台和系统之间的一致性和互操作性。这样，不同来源的数据可以无缝地集成和共享，提供更全面、准确的数据基础。因为药物研发依赖于可靠、准确的数据，建立数据标准体系可以确保数据的质量和可靠性。通过定义数据收集、存储和传输的规范，可以减少数据错误和不一致性的风险，提高数据的可信度和可用性。药物研发往往需要跨机构、跨领域的合作和数据共享。建立数据标准可以促进不同机构和团队之间的数据共享和协作。标准化的数据格式和交换协议使数据共享更加便捷和高效，有利于加速研发进程和促进合作。

（三）逆转化医学

传统的正向转化是将实验室研究应用于临床试验或患者，但这种方法是有局限性的，最明显在于靶点发现以及药物发现和开发所需的频繁路线逆转。靶点不会凭空出现，这就是以患者为中心的逆向转化方法尤为重要的地方。而反向转化是从患者的表征开始，首先通过识别疾病的独特表型或基因型。接下来，深入了解患者的发病机制，从而能准确地选择靶点。反向转化活动旨在通过一种综合的、跨功能的方法，将深入患者表征的"组学"数据与其健康表型数据联系起来，解释疾病和患者生物学，目标是产生关于疾病机制和药物反应的可行假设，支持现有靶点的验证，确定新的靶点和疾病机制或适应证。借助人工智能技术对临床大数据的分析，目前已经可以实现精准临床前模型选择和患者分层，有助于在进入临床试验前，从体外检测系统和动物研究的数据结果中，计算出在人体试验中的可行性的剂量梯度、给药频率和安全范围，减小候选药物在临床前和临床试验之间的差异[14]。这种研究模式有助于推动患者为中心的药物研发，提供更安全、更有效的治疗方案并实现精准医疗。

随着来自多种技术的高维分子数据变得更加容易获得，组合数据的计算方法变得更加重要。多组学研究，即整合多种"组"数据类型的方法。在过去的 10 年中，技术进步极大地增强了我们大规模测量基本生物过程的能力。由此产生的数据量已经通过机器学习方法得到满足，这些方法越来越适合多维生物数据集的分析。其结果是对疾病分子轨迹的逐步详细了解，目前正在临床医学中得到应用，在罕见遗传病的诊断和某些情况下的治疗方面取得了最大进展。

三、美国 FDA 及国际组织对人工智能的监管现状

人工智能在整个药物开发生命周期中的使用不断增加，及其加速安全有效药物开发的潜力。目前，美国 FDA 虽然还没有正式出台关于药物和生物制品研发中使用人工智能的相关监管框架和指南，但却将人工智能技术越来越多地融入美国 FDA 积极参与的领域中，包括临床试验设计、数字健康技术和真实世界数据分析。在过去的几年中，美国 FDA 发现应用人工智能技术的申请提交数量快速增长。截至 2022 年，向美国 FDA 申请的与人工智能和机器学习相关的临床 / 注册申报数量近 180 余件[15]。

在组织机构的设立上，美国 FDA 为支持人工智能和机器学习的应用，在美国 FDA 药品审评中心（CDER）专门设立了人工智能指导委员会（AI Steering Committee，AISC），该委员会负责协调整个疗法开发过程中涉及人工智能或机器学习的工作。此外，美国 FDA 还以研讨会的形式，就数字健康技术和人工智能相关主题与患者参与咨询委员会（Patient Engagement Advisory Committee，PEAC）进行探讨，评估新兴的人工智能 / 机器学习产品的安全性和有效性，以针对生物医药新技术的特点来构建相应的监管框架和措施。

此外，CDER 还制定和试点了《新药创新科学技术方法计划》（ISTAND），旨在扩展药物开发工具（drug development tool，DDT）资格计划中包含的药物开发工具类型，包括使用数字健康技术的工具。人工智能的应用被认为是新型药物开发工具的代表，可帮助解释和分析传统药物开发工具，例如：生物标志物或临床结果评估，通过增强可用于审评决策的证据，以达到加快为患者提供新疗法的目的。美国 FDA 下属的 CDER 与 CBER 建立了模型引导的药物开发（model informed drug development，MIDD）试点计划，以促进

来自非临床和临床数据源的生物和统计模型的开发和应用[16]。在 MIDD 背景下，人工智能/机器学习可用于帮助改进临床试验模拟、优化剂量选择或估计，或增强预测或机械安全评估。

在立法层面，2022 年 12 月《FDA 现代化法案 2.0》获得正式签署并生效，该法案允许美国 FDA 在批准在研疗法能否进入临床试验时，可以考虑动物实验之外的其他非临床研究证据来评估疗法的有效性和安全性。动物实验是药物研发过程中耗时且昂贵的环节之一，取消动物实验可以减少研发过程中的时间和资源消耗，加快药物的研发进程。法律层面对于传统验证手段的松绑，对人工智能和机器学习等新的替代技术在临床前阶段的发展和应用有非常积极的促进作用，这些技术有望更好地模拟人体生理和疾病情况，提供更准确的预测和评估，为提高整体药物研发效率提供技术支撑。

从全球合作的角度来看，值得注意的是，国际药品监管机构联盟将人工智能列为挑战当前监管的三大创新主题之一。指出在接受人工智能生成的数据和算法迭代之前，需要事先的科学建议。并让使用人工智能工具的发起人在临床试验中充分公开算法，以证明在招募、诊断、疾病进展监测或终点测量方面优于传统方法。这种允许对研发技术选用的建议为药物研发企业增加了获批机会，并在分享专业知识的同时也为未来数字健康解决方案的监管指南提供建设性意见。

最后，世界卫生组织强调道德使用和治理是医疗保健中人工智能使用的主要关注点。临床试验背景下的道德挑战包括使用和管理经同意收集的机密数据；确保数据包容性以避免产出中的偏见和不平等；对受私人商业所有权和相关法律框架限制的算法的访问和控制。WHO 推荐的原则应指导整合人工智能的监管框架和医疗保健实践的构建[6]。

四、国内推动人工智能药物研发的政策基础

人工智能和机器学习在医药研发中应用对于我国意义重大，特别是新冠疫情发生后，各国愈发重视医药工业的战略地位，新一轮技术革命与跨界融合加快。近几年，国家层面已出台多项基础性和支撑性的政策，为医药高质量发展提供了相对稳定的政策环境和创新土壤，体现了我国积极推动医药工

业数字化和智能化转型变革，不断探索科学监管新工具、新标准和新模式的决心。

2017 年 7 月，国务院发布《新一代人工智能发展规划》，特别提出基于人工智能开展大规模基因组识别、蛋白组学、代谢组学等研究和新药研发，推进医药监管智能化。而后，国家发改委《"十三五"生物产业发展规划》提出将加速新药创制和产业化；加快发展精准医学新模式；构建智能诊疗生态系统作为重点发展领域加以推动，并进一步聚焦了新药创制方向。

2018 年 11 月，国家工业和信息化部《新一代人工智能产业创新重点任务》对于医学标准数据集建设和应用提出指标性要求。该政策的发布有利于人工智能 新药研发场景标准化数据的获取和模型训练。

2019 年 5 月，国家药监局药品审评中心发布《真实世界证据支持药物研发的基本考虑》（征求意见稿），确定了真实世界证据在罕见病治疗药物、修订适应证或联合用药范围、上市后药物的再评价、中药医院制剂的临床研发、指导临床研究设计、精准定位目标人群等场景中的应用。

2020 年 2 月，国家工业和信息化部科技司向人工智能相关学（协）会、联盟、企事业单位发出《充分发挥人工智能赋能效用协力抗击新型冠状病毒感染的肺炎疫情》倡议书，强调了优化人工智能算法和算力，助力病毒基因测序、疫苗 / 药物研发、蛋白筛选等药物研发攻关。

2020 年 12 月，国家药监局药品审评中心（CDE）发布了《模型引导的药物研发技术指导原则》；2021 年 4 月，CDE 发布了《用于产生真实世界证据的真实世界数据指导原则（试行）》，这两个指导原则分别针对药物研发模型开发和真实世界数据治理两个重要人工智能应用场景进行规范。

2022 年 1 月，国家工业和信息化部等九部门联合印发的《"十四五"医药工业发展规划》中明确指出以新一代信息技术赋能医药研发。探索人工智能、云计算、大数据等技术在研发领域的应用，通过对生物学数据挖掘分析、模拟计算，提升新靶点和新药物的发现效率。在实验动物模型构建、药物设计、药理药效研究、临床试验、数据分析等环节加强信息技术应用，缩短研发周期、降低研发成本。推进健康医疗大数据的开发应用和整合共享，探索建立统一的临床大数据平台，为创新药研发及临床研究提供有力支撑。

2023 年 2 月，中共中央、国务院印发《数字中国建设整体布局规划》提出，推动公共数据汇聚利用，建设公共卫生、科技、教育等重要领域国家数据资源库。并且强化人才支撑，统筹布局一批数字领域学科专业点，培养创新型、应用型、复合型人才。

2023年，国家发展和改革委员会也出台了《生物技术与信息技术融合应用工程项目的通知》，进一步贯彻落实《"十四五"生物经济发展规划》，推动生物信息产业发展。其中，把"基于人工智能的一站式创新药研发服务平台"作为重点建设目标。

五、人工智能新药研发的监管挑战与考量

在我国相关部门政策的支持和鼓励下，国内人工智能赋能药物研发企业蓬勃发展。根据2022年的一项调查报告显示，在国内使用人工智能技术赋能的医药类企业有74家。其中，有54%处于药物发现阶段，30%处于临床前阶段，进入临床阶段的企业较少，仅有16%[17]。但是，人工智能技术在临床阶段的应用，如虚拟临床试验、临床患者分层、真实世界研究、临床结果预测等方面仍存在巨大需求（图1）。

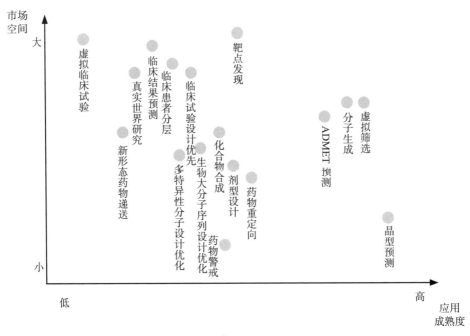

图1　AI＋新药研发各类应用场景发展能力分布[18]

目前，我国人工智能药物研发主要应用于药物发现环节和临床前研究环节，受生物系统内在复杂性和疾病异质性特征的制约，人工智能技术尚不能为药物研发的效率和成功率带来革命性改变，整体仍处于探索阶段。未来，随着算法的更新、算力的突破及大数据的发展，人工智能技术将深入应用到新药研发的各个环节，在化合物合成、药效预测、临床设计等阶段扮演越来越重要的角色。此外，进一步深化人工智能技术的赋能作用，还需传统医药研发基础科学与人工智能核心技术进行深度结合，只有核心技术紧密贴合行业、深刻理解行业，才能真正实现药物研发的智能化。

我国在新药研发中应用人工智能方面取得了一些进展，但同欧美国家一样，也存在一些问题和挑战，包括以下方面。

（1）数据质量和可用性有限　人工智能技术在药物研发中需要大量的高质量数据进行模型训练和验证。然而，我国在数据质量和可用性方面仍然存在一些限制。有些数据不够完整、准确，或者受到数据隐私和保护法规的限制，这可能影响到人工智能模型的性能和可靠性。由于数据的敏感性，缺乏科学监管框架的指导会降低数据的可及性和可用性：一方面，缺乏数据收集监管框架会导致电子数据格式差异很大，不同数据源彼此不兼容会缩小可用数据数量和增加数据清洗的时间。另一方面，严格监管的法律环境严格限制了第三方对患者数据的访问，甚至让患者自己也难以访问自己的数据。这种所谓的"电子医疗数据互操作性困境"被认为是提高医疗保健系统效率的主要障碍。此外，与电子医疗记录的挖掘类似，临床试验需要解决数据隐私和安全的法律方面的问题，以确保基于人工智能的系统可操作并获得监管批准。

（2）跨学科合作的壁垒仍然存在　传统制药是一个高度封闭和保密的行业，而人工智能是强调开发性的行业。但人工智能新药研发需要医学、生物学、计算机科学等多个学科的跨界合作，是生物实验学科和计算机。传统制药行业仍以专家经验为基础，人工智能领域却强调"开放"，注重训练数据的广度和质量。二者属性存在天然差异使得跨学科合作成为一个多方协商与磨合过程，需要将相关学科知识体系重新整合，才能建立一套适用于人工智能制药的方法论。

（3）跨学科人才短缺　人工智能新药研发需要具备跨学科背景和专业知识的人才。虽然我国在人工智能和生物医药领域的人才储备丰富，但跨学科的综合能力和研发经验仍然相对较少。此外，人工智能技术的发展速度很快，需要不断更新和学习最新的技术和方法，因此持续的人才培养和技术提升也是一个挑战。由人工智能或机器产生的新研究范式，需要计算机科学、生物学、医学、工程学、生物统计学等多个交叉学科的配合，这给企业团队提出更高要求的同时，也给监管带来新的挑战，未来监管可能也需要相关跨学科人才来更好地制定与人工智能临床相匹配的监管框架。

（4）数据共享和合作难题 人工智能新药研发需要大规模的数据集和共享平台。在我国，数据的共享和合作仍然面临一些挑战，包括数据保护、数据所有权等问题。解决这些问题，促进数据的共享与合作，可以提高人工智能新药研发的效率和质量。生物制药公司之间的激烈竞争意味着传统上信息共享有限，具有挑战性的监管和合规要求加剧了这种情况。虽然生物制药公司之间的数据共享伙伴关系可以优化人工智能的使用，但只有在公司内部和公司之间改变更具协作性的思维方式时才会有效。这种情况可能不仅需要除药品监管部门外的多个监管部门配合，用科学的法律框架消除企业间的顾虑，促进更多的数据共享与合作。

人工智能已广泛用于药物开发过程中并在不断发展。人工智能的使用有可能加速药物开发过程，并使临床试验更安全、更高效。然而，科学评估人工智能或机器学习的使用是否会带来特定的风险和危害非常重要。例如，人工智能或机器学习算法有可能放大基础数据源中存在的错误和预先存在的偏见，并且当将结果推断到测试环境之外时，会引起与普遍性和道德考虑相关的担忧。此外，人工智能或机器学习系统可能由于其潜在的复杂性而表现出有限的可解释性，或者由于所有权原因可能不完全透明。因此，需要注重开发可信赖人工智能的标准，以解决可解释性、可靠性、隐私、安全性和偏见缓解等特定领域的问题。基于人工智能技术的特有属性和监管的可控性，关注以下 3 个方面的考量可为药物开发过程中使用人工智能提供指导。

（一）"以人为本"的监管治理，保证输出结果的可问责和透明度

以人为主导的人工智能应用的治理有助于确保遵守法律和道德价值观，其中问责制和透明度对于开发值得信赖的人工智能技术至关重要。这种治理和明确的问责制可能会延伸到人工智能药物开发过程中的规划、开发、使用、修改以及终止的各个环节。

作为监管科学的重要一环，考虑使用环境下的风险管理计划可用于识别

和减轻风险。这种方法可以帮助和监控信息记录、透明度和可解释性的水平，跟踪和记录关键步骤和决策，包括任何偏差的理由和能够进行谨慎监督和审计的程序。保持透明度和记录可以对人工智能在特定使用环境中的初始规划、开发、功能和任何修改提供关键见解，而可解释性可以为输出的结果提供证据。

（二）保证数据的质量、可靠性和代表性

人工智能对用于训练、测试和验证的数据的属性或特征特别敏感。尽管并非人工智能药物研发所独有，但缺失数据、偏差和数据漂移通常是重要的考虑因素。确保数据质量、可靠性以及数据适用性（即与特定的预期用途和人群相关）至关重要。因此，在制定监管框架时需要考虑下列潜在的数据相关问题。

（1）偏见　人工智能或机器学习可能会放大基础输入数据中预先存在的偏差。其中包括数据偏见、特征选择偏见，算法选择偏见和标签偏见。需要我们对机器学习系统进行审查和调整，以减少或纠正潜在的偏见，并确保公正、准确的预测结果。

（2）完整性　数据的完整性、一致性和准确性。

（3）隐私和安全　数据的保护和隐私，与数据分类和系统的技术特征相关。医疗数据涉及敏感的个人健康信息，因此必须遵循严格的隐私和安全规定。确保医疗数据的隐私和安全对于在临床环境中使用人工智能至关重要。合规性、数据脱敏、身份识别和访问控制等方面的挑战需要得到妥善解决。

（4）可溯性　记录一条数据的起源，并解释它如何以及为何到达当前位置。记录元数据的出处有关信息，以便研发监管过程中及时审查。

（5）相关性　有足够的数据可用并且适合预期用途。

（6）可重复性　旨在回答同一问题的研究中获得一致的结果，每个研究都获得了自己的数据。在过程的早期澄清数据访问非常重要。

（7）再现性　使用相同的输入数据、计算步骤、方法和代码以及分析条件获得一致的结果。

（8）代表性　生成证据的样本与目标人群足够相似的置信度。在使用患者体验数据（PED）的情况下，代表性包括样本的引出体验、观点、需求和优先事项与目标患者群体的体验、观点、需求和优先事项足够相似的程度。

（三）对模型的开发和性能的评估、监控和验证

人工智能算法通常是通过深度学习和复杂的模型构建的，这些模型可能具有很高的预测性能，但其决策过程通常难以解释。在平衡性能和可解释性时，需要考虑人工智能模型的复杂性。在确定复杂模型时，例如人工神经网络模型，具有相似性能的情况下，选择更传统和简约（即更少的参数）模型可能具有总体优势。在临床环境中，医生和患者需要能够理解人工智能算法的决策过程，以便信任和接受其结果。必要情况下可进行外部验证和评估，使用独立数据集和标准评估指标来验证算法的性能和可信度。

人工智能算法在开发和训练时通常基于特定的数据集和环境，其性能可能在不同的临床场景中有所变化。验证和评估人工智能算法的泛化能力以及其在多样化和真实世界数据中的效果是一个重要的挑战。因此有必要进行多中心的临床试验和研究，验证和评估人工智能算法在不同机构和临床场景中的性能和效果。以及采用跨机构的数据集，确保数据的多样性和代表性，以提高算法的泛化能力。还应设立持续地监测和评估机制，及时检测和纠正人工智能算法在实际应用中的问题和偏差。

监控和记录人工智能模型的运行情况也十分重要，以确保模型随着时间的推移仍然保持可靠、相关和一致。这包括全程记录监控结果以及为确保人工智能产生预期结果所采取的任何纠正措施。真实世界模型运行可以通过收集和监控真实世界证据来支持（例如电子健康记录、产品和疾病登记）。基于真实世界性能的潜在重新训练可以为模型性能提供重要的见解，并且在这种重新训练之后，应当监控和记录人工智能模型以适当地管理风险。

此外，在考虑数据时，还需要提供用于开发人工智能模型的训练数据集的详细信息，以及使用独立的外部测试数据来支持验证和确认时的性能。一般而言，对于在特定使用环境下，需要具有足够质量的数据能够用来代表人工智能开发方法所针对的人群。同时也要确保人工智能模型经过验证，以保证该模型使用后会产生可靠的结果。可信度活动包括软件代码和计算的验证、模型的验证以及验证评估对使用环境的适用性的评估。这些活动包括考虑测量模型预测的不确定性水平。在可信度验证结束后，可以评估确定该模型是否具备足够的可信度，以及该模型是否符合预定的监管目的。

在充分考虑人工智能技术在药物研发周期中的使用场景与关键因素后，

监管部门还应就药物开发中人工智能的考虑因素与患者进行沟通，这对于制定以患者为中心的研究方法和政策至关重要。并让广泛的利益相关者，包括科研机构和药物研发企业都参与进来，进一步讨论在整个药物开发周期中运用人工智能技术的注意事项。这些讨论以及未来与利益相关者的合作会为制定科学的监管框架或指南奠定基础。

六、结语与展望

在过去的三十年里，临床药物开发相对保持不变。这在一定程度上是由于监管部门对于迅速出现但未经证实的技术的审慎，以及缺乏可用的生物医学数据资源和高级分析方法来生成可激发创新疗法和药物开发的假设。但近五年来，现代人工智能技术逐步成熟并得到应用，可以在现实生活中使用人工智能来协助人们工作和生活并进行辅助决策。但与此同时，制药和医疗保健仍然是监管最严格和规避风险的行业之一。将人工智能技术整合到药物研发流程中会产生新的研究范式，创造性地改进流程是一项艰巨的任务，需要逐步解决和实施，以推动药物研发效率升级。

值得注意的是，应用人工智能技术在药物研发过程中的各种探索和尝试离不开监管机构的支持、认可和指导。因此，监管机构与企业一样都面临来自技术、人才等方面的新挑战，只有积极应对和探索新形势下的监管科学，根据人工智能的技术特性科学地制定和完善行业标准，才能让监管走在前面，用新技术突破研发中的瓶颈，在释放科技潜能的同时引导医药工业规范发展。

参考文献

［1］Vijayan RSK, Kihlberg J, Cross JB, et al. Enhancing preclinical drug discovery with artificial intelligence［J］. Drug Discov Today, 2022, 27（4）: 967-984.

［2］Hay M, Thomas DW, Craighead JL, et al. Clinical development success rates for investigational drugs［J］. Nat Biotechnol, 2014, 32（1）: 40-51.

［3］Ralf Huss.The high price of failed clinical trials: time to rethink the model［EB/OL］.［2016-10-3］. https://www.clinicalleader.com/doc/the-high-price-of-failed-clinical-trials-time-to-rethink-the-model-0001.

[4] Meyers J, Fabian B, Brown N. De novo molecular design and generative models [J]. Drug Discov Today, 2021, 26 (11): 2707–2715.

[5] 杜晗, 吴羿霏, 杜新. 人工智能在新药研发中的应用进展 [J]. 药学进展, 2022, 46 (11): 875–880.

[6] Askin S, Burkhalter D, Calado G, et al. Artificial Intelligence Applied to clinical trials: opportunities and challenges [J]. Health Technol, 2023, 13 (2): 203–213.

[7] Lee CS, Lee AY. How Artificial Intelligence Can Transform Randomized Controlled Trials [J]. Transl Vis Sci Technol, 2020, 9 (2): 9.

[8] Harrer S, Shah P, Antony B, et al. Artificial Intelligence for Clinical Trial Design [J]. Trends Pharmacol Sci, 2019, 40 (8): 577–591.

[9] Vazquez J, Abdelrahman S., Byrne L. M., et al. Using supervised machine learning classifiers to estimate likelihood of participating in clinical trials of a de-identified version of ResearchMatch [J]. J Clin Transl Sci, 2020, 5 (1): 1–26.

[10] Chen L, Gu Y, Ji X, et al. Clinical trial cohort selection based on multi–level rule–based natural language processing system [J]. J Am Med Inform Assoc, 2019, 26 (11): 1218–1226.

[11] Shivade C, Hebert C, Regan K, et al. Automatic data source identification for clinical trial eligibility criteria resolution [J]. AMIA Annu Symp Proc, 2017, 2016: 1149–1158.

[12] Krittanawong C, Johnson kW, Tang WW. How artificial intelligence could redefine clinical trials in cardiovascular medicine: lessons learned from oncology [J]. Per Med, 2019, 16 (2): 83–88.

[13] Gomes B, Ashley EA. Artificial Intelligence in Molecular Medicine [J]. N Engl J Med, 2023, 388 (26): 2456–2465.

[14] Wagner JA. Patient–Centered Reverse Translation [J]. Clin Pharmacol Ther, 2018, 103 (2): 168–170.

[15] Zhu H. Application of Artificial Intelligence and Machine Learning in Drug Development and Precision Medicine [EB/OL]. [2023–2–17]. https://cersi. umd.edu/sites/cersi.umd.edu/files/1–6_Zhu.pdf.

[16] FDA. Using Artificial Intelligence and Machine Learning in the Development of

Drug and Biological Products［EB/OL］.［2023-5-10］https://www.fda.gov/media/167973/download.

［17］胡琦玥. AI 赋能药物研发，中国药企进展到了哪里［EB/OL］.［2022-12-14］. https://www.vbdata.cn/1518886082.

［18］陈宣合，吴婧. 2022 AI+ 新药研发行业研究报告［R］. 动脉橙健康产业智库，2022：18.

药品连续制造全球研发进展及对我国的启示

"药品连续制造的监管研究"中国药品监督管理研究会专项　课题组

摘要： 药品连续制造有助于确保始终如一的产品，使生产企业能快速扩大生产规模以满足市场需求；可以利用较小的生产设施和设备，占地小和科技属性高，有助于促进制药行业的发展；通过使用步骤少、加工时间短、能耗低、环境污染小的智能化集成工艺来进行药品生产，帮助制造商从长远上降低生产成本。本文介绍了药品连续制造全球产品研发和获批情况，结合工业和监管实践的实际情况，分析了相关经验对我国的启示，结合前期课题研究成果提出了相关的监管建议，并对我国现阶段监管科学研究方向进行了展望。

关键词： 连续制造；全球研发；经验；启示；监管科学

一、药品连续制造技术简介

药品连续制造（continuous manufacturing，CM）是新时代制药工业智能制造重要的先进发展方向之一，理论上既可以应用于原料／原液，也可以应用于制剂[1-4]。从该技术自身特点来看，其定义一般是指将原料连续地输入和转换，而加工后的输出材料连续地从系统中移出的过程[5]。其中，"系统"是指由两个或更多单元操作组成的集成[6]。连续制造技术已在汽车、食品、消费品和石化行业成功应用多年，以提高制造效率和降低成本；而相比之下，在制药领域则处于起步阶段，传统批量制造技术仍是制药行业生产的主流模式[7]。随着 2021 年 7 月，ICH 发布了 Q13 指南草案[8]，开始向各监管成员机构征求意见，药品连续制造监管发展已经进入了新的时代。

连续制造技术应用于药品的优势与挑战并存[9, 10]。相对于传统批量制造技术，连续制造的优势显而易见，包括从开发转变到商业规模更快速精简、缩短供应链、供应链安全、产品质量提升、在初始投资之后更具成本效益、供应链响应能力提升、患者获益提升、社会效益提升等方面。然而，在药品行业应用连续制造技术相比其他行业更为稳健和谨慎，其潜在的诸多挑战也可想而知，包括现有的设备设施仅适用于批制造工艺、未设置实现端到端工艺设施、交叉学科专业要求高、连续制造工艺复杂、维护方面难度高、注册要求特殊、缺少商品化的合适、工业以及监管经验都比较有限，等等。无论如何，新技术的应用是行业发展的大趋势，近年来该领域科学技术快速发展促进全球业界实践以及监管经验的积累，对我国药品连续制造相关法规指南的制定具有重要借鉴意义。

二、全球产品上市情况和技术研发进展

（一）产品研发和获批上市情况

自 2015 年 Vertex 公司囊胞性纤维症药物 Orkambi 作为第一个采用连续制造技术生产的药品获批以来，行业应用的推广进程一直稳步增长。全球主要监管机构建议，连续制造更适合需要新设施的新化学实体或市场规模不断扩大而需要更高产能的已上市产品。连续制造的大部分项目是由大型制药公司与一些学术和非营利机构合作开展的。另外，仿制药企业参与连续制造的驱动因素与原研制药公司不同，考虑到初始投入较大、技术要求较高，仿制药企业参与的可能性较小[11]。

对国外使用连续生产工艺的口服固体制剂审批信息进行汇总，参见表 1。虽然我国近年批准了两个产品上市，但均为进口产品，国产连续制造药品的研发和产业化还有待进一步研究加以推进。

表 1　全球监管机构批准采用连续制造技术的品种列表 *

药品（商品名）	适应证	企业	连续生产工艺	首次获批份	批准机构	备注
Orkambi®	囊性纤维化	Vertex	连续湿法制粒	2015	美国 FDA、EMA	新药申请；首次批准连续生产

续表

药品 （商品名）	适应证	企业	连续生产 工艺	首次 获批份	批准机构	备注
Prezista®	艾滋病毒	Janssen （J&J）	连续直接 压片	2016	美国 FDA、 EMA	补充申请； 批工艺改连 续生产
Verzenio®	乳腺癌	Eli Lilly	连续直接 压片	2017	美国 FDA、 EMA、PMDA、 NMPA	新药申请
Lorbrena®	肺癌	Pfizer	连续直接 压片	2018	美国 FDA	新药申请； 是否 CM 存 在争议
Daurismo®	髓样 白血病	Pfizer	连续直接 压片	2018	美国 FDA、 EMA	新药申请
Symdeko®/ Symkevi®	囊性 纤维化	Vertex	连续干法 制粒	2018	美国 FDA、 EMA	新药申请
Tramacet®	疼痛	J&J	连续湿法 制粒	2011	PMDA	补充申请
Trikafta®/ Kaftrio®	囊性 纤维化	Vertex	连续干法 制粒	2019	美国 FDA、 EMA	新药申请
Cibinqo®	特应性 皮炎	Pfizer	连续直接 压片	2020	MHRA、美国 FDA、NMPA	新药申报
Duvroq®	肾性贫血	GSK	连续湿法 制粒	2020	PMDA、美国 FDA	新药申报
Tazverik®	上皮样 肉瘤	日本卫材	连续湿法 制粒	2020	PMDA、美国 FDA	新药申报
Xofluza®	流感病毒	日本盐野义	连续湿法 制粒	2021	PMDA	补充申请
12 个品种		7 家集团	3 种生产 工艺		24 个批件	3 项补充申请

*其中部分信息暂无法直接获取，部分信息可能尚存争议

（二）连续制造产品注册和审评关注点

1. 产品的研发过程关注点

通过全球采用连续制造工艺的产品的批准情况来看，关注点有以下方面。

一是连续生产技术的开发要求相关的工艺、工程和设备达到相应水平，相辅相成。连续工艺产品的生产线通常是模块化厂房的设计概念，便于复制，可用于研发和商业化生产，减少工艺放大和技术转移的工作量。二是研发过程中，当时连续生产技术还处于早期开发阶段，监管机构对该技术的了解和接受程度也处于逐步提高的阶段，通过频繁沟通、实地考察和多方努力，达成共识，推动了项目临床和注册的加速进行。三是如工艺由传统工艺变为连续生产工艺，或连续生产工艺本身进行了变更，需与监管机构进行密切沟通和讨论如何进行桥接。四是连续生产技术中使用的模型，会基于收集到的更多数据而进行更新，此类更新是否需要申报及申报类别。

2. 产品注册申报关注点

通过对已上市产品获批情况的初步分析，在产品注册申报中，监管部门通常会关注如下一些方面的问题：一是批量的定义，可由生产时间或重量定义，可以是一个范围。通过延长生产时间增加批量，如其他参数不变，可以通过公司内部质量体系来管理。二是工艺验证，采用了连续工艺验证的理念，可基于三阶段验证法，或可充分利用之前批次的生产经验，结合使用商业规模批次和之前的开发和临床批次。三是技术转移，在不同场地使用了完全相同的连续生产设备，对于技术转移所需的研究和数据可以大大少于传统工艺技术转移所需数据，仅要求对比不同生产厂连续生产的设备。四是清洁验证，使用与传统生产工艺相同的清洁剂、清洁步骤、分析方法和验证方案等。五是控制策略，使用多个控制要素，并且制定应急计划。六是近红外光谱（NIR）技术的稳健性，基于大量的研究数据和稳健的验证。七是物料追溯性，需要考虑如果生产后发现物料不符合质量标准，如何追溯到成品，以及成品如何溯源到物料。

（三）科研机构与工业联盟促进药品连续制造技术发展

1. 增强基础研究是各国提升先进制造业的战略选择

2018 年，美国发布《美国先进制造领先战略》中指出，要建立起美国在先进制造领域的领先地位。2019 年，美国设立了《2019 国家连续药物制造卓越中心》法案，该法案授权美国 FDA 作为国家连续制造卓越中心的认定机构，经过认定的研究机构将被授予 8000 万美元的资金支持，通过与美国 FDA 和工业界合作，为连续制造实施制定国家框架。2021 年，美国《2021 年保障美国药柜法案》中提出创建"药品制造卓越中心"，鼓励美国 FDA 与全国具有连续制造技术经验的大学合作，以提升美国的药品制造能力[12, 13]。

2014 年，德国联邦内阁通过了《新高技术战略》，明确将加强科学与产业联系的网络，促进技术转移作为未来技术发展的五大核心元素之一。2019 年，德国联邦教育与研究部发布《高技术战略 2025 进展报告》，明确联邦政府将成立一个由学术界、产业界和社会不同主体组成的委员会，共同决定德国研究与创新发展的重要未来主题，并推动其战略实施[14]。

2015 年，法国制定了《"未来工业"计划》，提出通过设立新产业领域的跨学科研究项目，增强法国工业制造方式的数字化与智能化，促进法国的传统优势产业升级与先进制造业发展[15]。

2017 年，英国发布《产业战略：建设适应未来的英国》白皮书，提出政府应当建立灵活的监管架构、完善技术教育体系、推动英国各大学与企业的合作来加快科研成果的产业化，促进新科技发展来提高制造业的定制化与数字化程度[16]。

2016 年，日本制定《日本再兴战略 2016》，提出要通过产学政结合来加快相关技术的研发与应用，建立研发促进机制、增加对大学的投资，重构传统制造业结构以提高生产效率。2017 年，日本制定了《未来投资战略 2017》中指出要通过改革创新体系、推进产学政对话机制，破除企业与大学的隔阂，加快基础研究对传统制造业效率方面的贡献[17]。

总体来看，各发达国家均高度重视基础研究在先进制造领域中的作用，并在其战略规划中纷纷制定了如加大资金投入、强化基础设施和人才培养等措施来支持先进制造业的发展和应用。

2. 全球范围在药品连续制造领域中活跃的科研组织及产业合作项目

有代表性的 10 家该领域的科研机构情况见表 2。由于连续制造涉及多学科多领域的交叉，因此这些科研组织往往采用的是网络化、联盟化，而非单一院所组织形式。

表2　10家该领域的科研机构情况列表

序号	缩写	项目名称	成立于	地区	涉及高校/科研机构	聚焦领域
1	C–SOPS	Engineering Research Center for Structured Organic Particulate Systems	2006	美国	Rutgers University, with partner schools Purdue University, New Jersey Institute of Technology, and University of Puerto Rico at Mayagüez	dose/direct compression
2	Novartis–Mit CCM	Novartis–MIT Center for Continuous Manufacturing	2008	美国	MIT	end–to–end CM approach
3	CPAC	Center for Process Analysis & Control	1984	美国	University of Washington	PAT and process control
4	CMAC	Future Manufacturing Research Hub	2011	英国	University of Strathclyde is the hub; British partner universities are Bath, Cambridge, Imperial, Leeds, Loughborough, and Shefeld	API and crystallization
5	SSPC	Synthesis and Solid State Pharmaceutical Centre	2013	爱尔兰	Headquartered at University of Limerick; seven schools total	API, crystallization, solid dose
6	RCPE	Research Center Pharmaceutical Engineering	2008	奥地利	University of Graz is a shareholder	extrusion

序号	缩写	项目名称	成立于	地区	涉及高校/科研机构	聚焦领域
7	PSSRC	Pharmaceutical Solid State Research Cluster	2018	全球	Headquarters: University of Ghent (Belgium); participants include researchers from the universities of Cambridge (United Kingdom), Copenhagen (Denmark), Düsseldorf (Germany), Graz (Austria), Helsinki (Finland), Leuven (Belgium), Lille (France), Lisbon (Portugal), Ljubljana (Slovenia), and Otago (New Zealand)	solid dispersions, solid dose
8	NPTE	New Pharmaceutical Technology and Engineering Institute	2005	日本	Gifu Pharmaceutical University、Aichi GAKUIN University、MEIJO University、Takasaki University of Health and Welfare、Hoshi University...	broad particle
9	NIPTE	National Institute for Pharmaceutical Technology & Education	2005	美国	Duquesne university、Illinois institute of technology、Purdue university、The state university of New Jersey、Texas A&M University、University of Connecticut、The university of Iowa、The university of KANSAS、University of Kentucky、University of Maryland、University of Michigan、University of Minnesota、University of Mississippi、Universidad de Puerto Rico、University of Rochester、The university of Texas at Austin、College of Engineering、Indian Institute of Technology, Delhi	Continuous manufacturing

序号	缩写	项目名称	成立于	地区	涉及高校/科研机构	聚焦领域
10	EPSRC	The UK Engineering and Physical Sciences Research Council	1994	英国	University of Strathclyde、University of Cambridge、Loughborough University、University of Bath、University of Sheffield、Imperial College London、University of Leeds	Continuous Manufacturing and Advanced Crystallisation

通过借鉴国外科研产业联盟的布局及方式，探索建立适合我国产业情况、贯穿创新链的举措是有必要探讨的。第一，加强相关领域的资金投入，改进和完善国家政府基金对技术型基础研究的支持；第二，加强共性关键领域的研发和资助，重视硬件和软件的集成创新，形成一批关键核心技术自主可控的技术设备，并且引导私人资本增加投入；第三，引导相关部门或成立专门的研究所，打造相对稳定的、畅通的、多层次的、可持续的产业共享网络；第四，要加强复合型人才培养，连续制药需要多学科联合攻关才能够实现，涉及机电、设备、电气、自动化控制、制药工程、软件、数理统计等各专业人才。

三、药品连续制造技术的监管

（一）全球监管发展概况

1. ICH

连续制造工艺的开发过程基于对产品和工艺过程更深入的理解，并且需要更为先进的生产控制手段以提升药品质量，因此，ICH 认为连续制造是 QbD 理念的完整体现[18]。2018 年 ICH 开始逐步推进连续制造指南制定工作，直至目前，已有 11 家监管机构和行业组织参加了该工作组。2021 年 7 月 27 日，ICH 签署了 Q13 指南第 2 阶段文件，并由 ICH 监管成员发布，以征求公众意见，这对于药品连续制造的发展具有里程碑意义。

2. 美国 FDA

自 2002 年《21 世纪药品 cGMP》发布以来，美国 FDA 一直鼓励行业采取措施对药品生产进行持续改进，其目标是使供应链现代化、增强制造过程的稳健性，创建一个敏捷、灵活的制药行业，在不扩大监管水平的情况下仍能可靠地生产高质量的药品。美国 FDA 认为连续制造与上述目标非常契合，符合 QbD 理念，并且可以在现有的监管框架内实施。美国连续制造的监管经历了十余年的发展，积累了较丰富的经验[19]。

3. EMA、英国 MHRA

EMA 暂没有提供具体指南，但目前的监管框架足以支持连续制造。EMA 已成立两个小组，为推进药品创新技术提供支持，一个是过程分析技术（process analytical technologies，PAT）小组，一个是创新专责小组。后者涵盖了新兴疗法和技术，汇集了质量、安全性、有效性、药物警戒、科学建议、孤儿药和良好实践合规以及法律和监管事务方面的专家[20]。

英国 MHRA 也在积极推动包括连续制造在内的制药创新技术。作为 PIC/S 的成员，MHRA 通过"准入联盟"与澳大利亚、加拿大、新加坡和瑞士的监管机构建立联系，共同促进更大的监管协作和监管要求的一致性。

4. 日本独立行政法人医药品医疗器械综合机构

日本独立行政法人医药品医疗器械综合机构（Pharmaceuticals and Medical Devices Agency，PMDA）与其他监管机构一样高度支持连续制造。2016 年，PMDA 成立了创新制造技术工作组（Innovative Manufacturing Technology Working Group，IMT-WG），以促进创新制造技术的引进，并于 2018 年批准了一个连续制造片剂产品上市申请[21]。

5. 中国国家药监局

我国一直在积极参与 ICH Q13 的制定。2021 年 10 月 18 日，我国国家药监局药品审评中心官网也发布了关于公开征求 ICH 指导原则《Q13：原料药和制剂的连续制造》意见的通知。"连续制造监管课题"于 2021 年被列为中国药品监管科学行动计划第二批重点项目子课题。为指导企业研发，统一审评尺度，助力 ICH《Q13：原料药和制剂的连续制造》指导原则在国内实施，在国家药监局的部署下，药审中心组织起草了《化药口服固体制剂连续制造技术指导原则（试行）》，2022 年完成起草并征求意见，2023 年 3 月 20 日，该指南发布施行[22]。

6. 其他机构或组织

美国药典委员会（United States Pharmacopeia, USP）一直积极与学术研究中心、制药创新者、仿制药制造商和监管机构合作，以推动药品连续制造标准化工作。2016 年，USP 成立药品连续制造专家小组，持续与药品连续制造利益相关者和领军人物进行接洽。2018 年，发布了"美国药典委员会对药品连续制造的考量"。2021 年，提出了促进美国采用药品连续制造（pharmaceutical continuous manufacturing, PCM）的政策概念，建议制定政策以建立一个更具弹性的供应链，即使在大流行或其他危机时期也可以帮助确保为患者持续提供安全、高质量的药品[23]。

美国材料与试验协会（American Society for Testing and Materials, ASTM）2014 年发布了"制药工业连续工艺应用的标准指南"，包含了连续制造元素的较全面信息，是关于药品连续生产的较早的、简明且相关性较高的指南[24]。

国际制药工程协会（International Society for Pharmaceutical Engineering, ISPE）2022 年发布了"良好实践指南：口服固体制剂的连续制造"[25]，总结过去几年里开发的成果，以建立设备需求、确定协调和灵活集成的可行性，并对改进现有设备的具体方向提出建议，以便与未来的连续制造平台协同工作。

（二）各国监管服务创新团队建设情况

从监管机构与队伍上看，美国 FDA、EMA 和日本 PMDA 都设有跨学科、跨部门、多元化的监管组织或团队，并已进行了多项连续制造相关研究[26]，相关对比见表 3。

表 3　国外连续制造相关监管队伍情况对比

	美国FDA		EMA		日本PMDA
团队名称	新兴技术小组（Emerging Technology Team, ETT）	生物制品先进技术团队（CBER Advanced Technologies Team, CATT）	过程分析技术小组（Process Analytical Technology Team）	创新技术小组（Innovative Task Force）	先进生产技术工作组（Innovative Manufacturing Technology Working Group）
组建日期	2014 年	2020 年	2003 年	2006 年	2016 年

	美国FDA		EMA		日本PMDA
主要成员	来自美国FDA审评、核查相关部门（OPQ/CDER，OC/CDER，ORA）组成的跨部门团队	CBER 审评员、核查员	①资深审评员，来自质量工作组（QWP）和生物工作组 ②GMP检查员，来自EMA质量办公室及生产合规办公室	跨部门团队，来自质量、安全、药物警戒等部门，线上专家根据需要出席并讨论特定问题	①审评员，来自新药办公室、仿制药办公室及细胞和组织产品办公室 ②GMP检查员 ③研究推广办公室的官员
连续制造相关活动	①目前已批准6个连续制造工艺品种，批准全球首个连续制造及全球首个由批生产工艺转变为连续制造的产品。 ②2019年2月发布连续制造的质量考量征求意见。 ③至2021年底，已发起158个ETP会议。 ④1个从ETP毕业的技术：连续直接压片技术 ⑤与其他监管机构的合作（EMA、PMDA等）		①目前已批准7个连续制造工艺品种。 ②现有工艺验证指南、实时放行检测指南、近红外光谱（NIR）应用及申报指南均支持连续生产工艺的监管。 ③与其他监管机构的合作（美国FDA、日本PMDA等）		①目前已批准3个连续制造工艺品种。 ②发布"PMDA关于制药产业应用连续制造的考虑要点""连续制造考虑要点""连续制造的控制状态"等文件。 ③与其他监管机构的合作（美国FDA、EMA等）

（三）连续制造监管经验的思考

纵观全球药品连续制造监管发展历程，笔者认为有很多方面的经验值得我国参考借鉴[1]。指南制订策略方面，建议我国借鉴全球监管机构的指南制订策略，采用专项小组、合作课题研究等方式，扩充专家工作组的专业领域和人才力量。监管提前介入方面，建议进一步借鉴国外经验增强新兴技术团队力量，明确权责和工作制度，并加大提前介入力度。创新知识储备方面，对未来即将出现新技术发展方向较早进行预判，并积极储备知识和经验。国家标准制订方面，参考国外的相关经验有助于进一步优化相关国家标准的制修订，不断完善我国在这一领域的监管框架。行业协会促进方面，在连续制造监管科学研究和行业共识方面也应当充分发挥行业协会的优势。合同研制方面，我国药品上市许可持有人制度已有一定基础，建议进一步鼓励相关优质研发生产服务的供应。仿制药的应用方面，建议对仿制药生产技术创新加以政策鼓励，并加大科学技术指导支持的力度。

四、国内发展现状

（一）国内获批品种介绍

截至 2022 年底，已有两个采用连续制造技术生产的药品（6 个品规）在我国获批上市，分别为礼来公司的唯择和辉瑞公司的希必可，具体见表 4。

表 4　国内已获批上市的连续制造技术产品

商品名	通用名称	适应证	上市许可持有人	生产国家	注册分类
Rzenios 唯择	阿贝西利片 Abemaciclib Tablets	乳腺癌	礼来 Eli Lilly Nederland B.V.	波多黎各	化药 5.1 类
Cibinqo 希必可	阿布昔替尼片 Abrocitinib Tablets	皮炎	辉瑞 Pfizer Inc.	德国	化药 1 类

（二）国内制药企业连续制造调研情况

为更好地从监管与制药企业的角度考量企业对于连续制造的需要，推动连续制造在制药企业的应用，课题组召开了调研会并做了问卷调查，从源头了解当前制药企业连续制造的情况。本次问卷调查从 2022 年 7 月 23 日至 2022 年 8 月 5 日止，通过邮箱、电话等渠道共收到有效问卷 83 份，一共涵盖制药企业 73 家。

连续制造监管所涉及的法律法规可能存在的问题方面，主要从"突出问题、难点问题、执行障碍、原因分析"4 个层面征集了制药企业的意见，主要反馈问题如表 5 所示。

关于连续制造调查问卷之外的建议经汇总分类，主要是围绕政策、推广和应用 3 个层面展开的。表 6 是企业部分反馈的建议。

表 5　法律法规可能存在的问题反馈

突出问题	难点问题	执行障碍	原因分析
法规政策不明确：缺少与"连续制造"相关指导文件和配套法规的引领，如注册审批、GMP 管理、技术规范	PAT 技术发展慢：连续制造需要大量运用 PAT 技术，可 PAT 使用到的各类仪器仪表如何控制，应用的范围、对工艺的在线控制要求等仍需摸索	法规难明确，企业质量管理难，Q13 提出了连续制造关键要素，但内容抽象，需要内化更明确的审评及监管要求细则	新概念推广及落地需要时间
行业缺少经验：涉及的技术细节需要企业和监管机构达成共识，如批定义、工艺模型、变更类型、工艺验证、物料追溯系统、抽样放行等		工艺监测和控制是非常重要的环节，其控制策略需要多领域主题专家（subject matter expert，SME）配合，对现阶段国内的企业来说是较大挑战	技术和法规政策层面不成熟
技术储备不足：专业知识、人才储备、仪器设备及整合、软件控制、模型建立和维护以及工艺开发等需要辅导	技术经验获取难：药品连续制造从美国开始，对于各项技术的应用经验，很难获得	国内成功案例的推广和宣传程度不强，导致企业不敢轻易采取新模式	技术处于探索期，国内没有成功获批的先例
生产成本高：设备投入大，要遴选有价值产品用于研究，市场前景不明确		技术、人员素质要求高，资金和研究时间投入大，缺乏先进的设备	连续制造技术投入成本高，回报不确定性大

表 6　企业部分反馈的建议

序号	类型	建议
1		鉴于开发连续制造相关的工艺和设备投入较大、转化时间长、综合应用技术难度大，建议政府对先进制造与技术的政策 / 资金支持，扶持校企合作，攻关技术难点
2	政策	规范化管理连续制造，加强立法，确定统一限度标准，如间歇式生产的品种如何在注册层面快速过度为连续流生产，需要政府出台相应的注册和变更管理办法和指导原则
3		建议药监部门给予企业市场保证。选择几个品种在国内开展试点，各企业可"揭榜挂帅"，先行先试，积累经验，树立行业标杆，政府给予市场保证等红利
4		加强宣传培训，扩大知晓面，提升共识

续表

序号	类型	建议
5		建议政府 / 意愿企业牵头整合资源，建立一个制药企业、设备企业、监管部门、高校 / 研究机构共同参与的平台，抓一个典型品种引入
6		原料药连续制造的设计和审批管理制度改革和指南出台，制剂连续制造相关验证指南支持
7		希望监管部门能根据 ICH Q13 指导原则尽快建立国内相应的实施细则，指导国内企业进行连续生产项目的申报
8		已成功实施连续制造的企业提供学习及经验交流的机会
9		明星企业先试点，区域内其他企业学习，形成模式推广，如工艺变更的风险及审评，需在行业寻求一套成功案例
10	推广	药监部门可组织设备厂家、制药企业及检验仪器厂家交流、培训，将工艺技术 + 设备整合出一套符合国情的方案，促进行业发展
11		建议以行业或协会组织牵头的方式与监管机构进行沟通，形成统一意见，分步实现
12		监管部门支持，例如美国 FDA 为促进 CM/PAT 的采用或批准，企业可与美国 FDA 过程分析技术团队联系，提出 PAT 生产设施运行前系统的回顾审查要求，美国 FDA 可由一个 PAT 团队或持证的检查员进行实施前的检查
13		通过协会可以多邀请药机厂商、药厂、质量监管部门、海外药品监管机构的专家组织连续制造技术交流峰会、论坛，相互交流学习、共同提升，努力实现
14		连续制造企业这几年快速发展，但是标准不统一，需要从行业层面统一标准
15		目前的厂房设施、工艺设计理念还无法进行连续制造的实施
16		是否可以先从制药用水利用在线系统数据放行，不需要线下再全检，环境监测快检等开始实施
17		间歇式生产的品种如何在注册层面快速过度为连续流生产，需要政府出台相应的注册和变更管理办法及指导原则
18	应用	明确连续制造技术对专业技术要求，如统计、过程控制、建模、QbD、PAT（过程分析技术）等方面；关注连续制造生产小试、中试设备的设计和制造
19		鼓励近红外等在线监测数据的应用，尽快落实具有可操作性强的法规指导
20		同时由于该技术的新颖性特殊性，无论从行业的角度来说还是从监管的角度来说，都有很多需要持续学习的部分，因此希望能够制定相关这方面的具体的技术方面的指导原则

五、连续制造监管研究实践

（一）课题工作进展

2017 年起，上海药品审评核查中心承担科技部国家重点研发计划课题《口服固体制剂生产过程实时检测及控制关键技术、应用及相关监管法规研究》的子课题《PAT 相关的药品监管法规草案和实施指南》，针对我国尚无过程分析技术（PAT）相关的药品监管法规的现状，借鉴欧美 PAT 相关药品 GMP 指南的规定，结合我国 PAT 技术实际应用的状况，组织编写片剂和硬胶囊剂产品应用 PAT 的 GMP 实施指南。2018—2020 年，中心连续三年举办药品连续制造和 PAT 技术长三角专题研讨会，初步凝聚了长三角方面的监管共识。

2022 年，中心先后参与国家药品审评核查中心药品连续制造课题、中国药品监管研究会连续制造课题，在广泛调研基础上形成《连续制造国外调研报告》，内容涵盖国外采用连续制造工艺产品批准情况、全球监管层面药品连续制造发展概况、科研机构与工业联盟促进药品连续制造技术发展、国外审评核查队伍建设情况等。2023 年 1 月，课题组完成中国药品监管研究会连续制造课题结题验收工作，与会领导和专家对本课题的研究结果和成果表示充分肯定，一致认为课题完成了预期任务，达到了验收要求，均同意按计划结题。

（二）近阶段工作重点方向

2023 年 4 月，中国药品监管研究会连续制造二期课题顺利立项，课题名称为"药品连续制造技术的推进与产业化应用"，二期课题关注连续制造技术的落地与实施，关注基于连续制造技术药品的生产与申报，力图解决药品在技术转化落地中的实际问题。二期课题包括三大目标和四大子任务，三大目标分别为：一是进一步完善连续制造检查指南及药典增修订，为连续制造产品落地做好技术储备；二是理论实际相结合，推进国内若干采用连续制造的品种申报；三是举办系列连续制造相关研讨会、宣贯会，促进业界对连续制造理念、相关指导原则的理解。四大子任务分别为：一是工业经验和监管思路，二是小分子连续制造技术，三是大分子连续制造技术，四是指南宣贯。此外，上海药品审评核查中心在微流控芯片上的探索课题《微流控芯片技术发展现状和监管方向研究》，获 2023 年上海市药监局重大课题立项；《RTD 模型在药品连续制造中的应用现状和监管考量》获 2023 年上海市药监局立项课题立项。课题组将进一步在连续制造的细分领域深入探索，以进一步推进连续制造技术在我国的落地实施。

六、展望

药品连续制造是制药行业向"中国制造 2025"和"工业 4.0"迈进的发展方向之一，是全面推进实施制造强国战略的必然方向。然而，要真正推动药品连续制造在我国的落地实施，需要多部门（国家科技部、发展和改革委员会、经济和信息化委员会等）、多层级（国家层面、地方层面）、多学科人才的共同努力，全国一盘棋地持续推进。药品连续制造在国内仍处于起步阶段，但国内部分企业已开展连续制造相关的探索和实践，相信通过政府、行业及科研院所的共同努力，必将促进连续制造技术在我国制药行业中的发展，推进我国向"制药强国"战略目标不断迈进。

参考文献

［1］曹萌，丁力承，胡延臣，等. 药品连续制造全球监管发展现状与思考［J］. 中国药事，2022，36（4）：364–376.

［2］胡延臣. 药品连续生产及全球监管趋势［J］. 中国新药杂志，2020，29（13）：1464–1468.

［3］李香玉，梅妮，陈桂良. 美国食品药品监督管理局关于"新兴制药技术"的监管理念与实践［J］. 中国药事，2020，34（7）：836–839.

［4］邹文博，周桂勤，罗苏秦，等. 过程分析技术在制药连续制造的质量控制策略［J］. 中国新药杂志，2021，30（10）：937–946.

［5］Wahlich J. Review：Continuous Manufacturing of Small Molecule Solid Oral Dosage Forms［J］. Pharmaceutics，2021，13（8）：1–30.

［6］FDA. Quality Considerations for Continuous Manufacturing：Guidance for Industry

［EB/OL］.［2021-10-08］. https://www.fda.gov/media/121314/download.

［7］Vanhoorne V, Vervaet C. Recent progress in continuous manufacturing of oral solid dosage forms［J］. Int J Pharm, 2020, 579: 119194.

［8］ICH. CONTINUOUS MANUFACTURING OF DRUG SUBSTANCES AND DRUG PRODUCTS, Q13［EB/OL］.［2021-10-08］. https://database.ich.org/ sites/default/files/ICH_Q13_Step2_DraftGuideline_2021_0727.pdf.

［9］Lee S L, O'connor T F, Yang X, et al. Modernizing Pharmaceutical Manufacturing: from Batch to Continuous Production［J］. Journal of Pharmaceutical Innovation, 2015, 10(3): 191-199.

［10］FDA. Modernizing Pharmaceutical Manufacturing – Continuous Manufacturing as a Key Enabler［EB/OL］.［2021-10-08］. https://iscmp.mit.edu/sites/default/ files/documents/ISCMP%202014%20-%20Keynote_Slides.pdf.

［11］曹辉, 丁力承, 胡延臣, 等. 国外已上市连续制造药品的注册审评情况及 其启示［J］. 中国药事, 2022, 36(4): 377-383.

［12］Subcommittee on Advanced Manufacturing Committee on Technology of the National Science&Technology Council. Strategy for American Leadership in Advanced Manufacturing［EB/OL］.［2022-3-10］. https://trumpwhitehouse. archives.gov/wp-content/uploads/2018/10/Advanced-Manufacturing-Strategic- Plan-2018.pdf.

［13］The Senate of the United States. National Centers of Excellence in Continuous Pharmaceutical Manufacturing Act of 2020［EB/OL］.［2022-3-6］. https:// www.congress.gov/116/bills/hr4866/BILLS-116hr4866rfs.pdf.

［14］Medendorp J, Shapally S, Vrieze D, et al. Process Control of Drug Product Continuous Manufacturing Operations—a Study in Operational Simplification and Continuous Improvement［J］. Journal of Pharmaceutical Innovation, 2022, 17(1): 85-96.

［15］Ministry of the Economy, Finance and Industrial and Digital Sovereignty. NEW INDUSTRIAL FRANCE［EB/OL］.［2022-3-22］. https://www.economie. gouv.fr/files/files/PDF/web-dp-indus-ang.pdf.

［16］Crown. Industrial Strategy: building a Britain fit for the future［EB/OL］. ［2022-3-1］. https://assets.publishing.service.gov.uk/government/uploads/

system/uploads/attachment_data/file/664563/industrial-strategy-white-paper-web-ready-version.pdf.

［17］ Prime Minister's Office of Japan. Japan Revitalization Strategy 2016［EB/OL］.［2022-3-12］. https://www.kantei.go.jp/jp/singi/keizaisaisei/pdf/hombun1_160602_en.pdf.

［18］ Agnes Shanley. Continuous Manufacturing：Addressing the Tough Questions［EB/OL］.［2022-03-12］. https://www.pharmtech.com/view/continuous-manufacturing-addressing-tough-questions.

［19］ Rogers L，Jensen K F. Continuous manufacturing – the Green Chemistry promise?［J］. Green Chemistry，2019，21（13）：3481-3498.

［20］ EMA. Continuous manufacturing – EMA perspective and experience［EB/OL］.［2021-12-06］. https://dc.engconfintl.org/cgi/viewcontent.cgi?article=1033&context=biomanufact_iii.

［21］ PMDA. PMDA Activities for Implementation of Continuous Manufacturing［EB/OL］.［2021-12-6］. https://www.pmda.go.jp/files/000224561.pdf.

［22］ 国家药监局药审中心. 关于发布《化药口服固体制剂连续制造技术指导原则（试行）》的通告（2023年第19号）［EB/OL］.［2023-04-18］. https://www.cde.org.cn/main/news/viewInfoCommon/fcd2eeca1882b5782411bf00fe21e123.

［23］ USP. Exploring Pharmaceutical Continuous Manufacturing［EB/OL］.［2021-12-06］. https://www.usp.org/research-innovation/pharmaceutical-continuous-manufacturing#：~：text=Exploring%20Pharmaceutical%20Continuous%20Manufacturing%20USP%20is%20actively%20engaging，Manufacturing%20%28PCM%29%20standardization%20efforts%20and%20develop%20collaboration%20opportunities.

［24］ ASTM. Standard Guide for Application of Continuous Processing in Pharmaceutical Industry［EB/OL］.［2021-10-08］. https://www.astm.org/e2968-14.html.

［25］ ISPE. GOOD PRACTICE GUIDE：Continuous Manufacturing of Oral Solid Dosage Forms［EB/OL］.［2022-05-11］. https://ispe.org/publications/guidance-documents/good-practice-guide-continuous-manufacturing-oralsolid–dosage–forms.

［26］葛渊源，曹辉，胡延臣，等. 连续制造技术的监管策略及挑战［J］. 中国医药工业杂志，2022，53（6）：904–911.

本文为中国药品监督管理研究会 2022 年度研究课题（2022-Y-Y-005）。项目承接单位：仿制药一致性评价监管研究专委会、上海药品审评核查中心。项目负责人陈桂良（上海药品审评核查中心）；主要执笔人陈桂良、李香玉、曹萌、曹辉、葛渊源